U0189186

Strabismus Surgery
Innovative and Classic Approaches

斜视手术
创新与经典术式

[美] *Irene H. Ludwig*　原　著

赵堪兴　主　审

赵　晨　主　译

韦　严　姚　静　潘美华　副主译

中国科学技术出版社
·北 京·

图书在版编目（CIP）数据

斜视手术：创新与经典术式 / （美）艾琳·H. 路德维希 (Irene H. Ludwig) 原著；赵晨主译 . — 北京：中国科学技术出版社，2022.10

书名原文：Strabismus Surgery：Innovative and Classic Approaches

ISBN 978-7-5046-9706-6

Ⅰ . ①斜… Ⅱ . ①艾… ②赵… Ⅲ . ①斜视—眼外科手术 Ⅳ . ① R779.6

中国版本图书馆 CIP 数据核字 (2022) 第 129407 号

著作权合同登记号：01-2022-3673

Copyright ©2021 of the original English language edition by Thieme Medical Publishers, Inc., New York, USA

Original title: *Strabismus Surgery*: *Innovative and Classic Approaches, 1e*

by Irene H. Ludwig

Illustrations by Mary Heersink and Paul Mitchell

《斜视手术：创新与经典术式》（第1版）由美国纽约的Thieme Medical Publishers，Inc.于2021年出版，版权归其所有。作者：[美]艾琳·H. 路德维希（Irene H. Ludwig）。插图绘制：玛丽·海尔辛克（Mary Heersink）和保罗·米切尔（Paul Mitchell）。

策划编辑	王久红　焦健姿
责任编辑	史慧勤
文字编辑	吴知临
装帧设计	佳木水轩
责任印制	徐　飞

出　　版	中国科学技术出版社
发　　行	中国科学技术出版社有限公司发行部
地　　址	北京市海淀区中关村南大街 16 号
邮　　编	100081
发行电话	010-62173865
传　　真	010-62179148
网　　址	http://www.cspbooks.com.cn

开　　本	889mm × 1194mm　1/16
字　　数	600 千字
印　　张	20.5
版　　次	2022 年 10 月第 1 版
印　　次	2022 年 10 月第 1 次印刷
印　　刷	运河（唐山）印务有限公司
书　　号	ISBN 978-7-5046-9706-6 / R·2928
定　　价	258.00 元

译者名单

主　审　赵堪兴

主　译　赵　晨

副主译　韦　严　姚　静　潘美华

译　者　（以姓氏笔画为序）

王希莹　文　雯　朱文卿　任小军

庄建福　刘　艳　刘　睿　吴联群

周荣妹　周钰莲　姜　超

内容提要

　　本书引自 Thieme 出版社，由多位资深斜视医生结合多年的实践经验精心打造。相较于其他斜视专著，本书最大的特点是以一个全新的理念"斜视机制"来组织全书内容，通过图片、手绘图、实例和视频深入浅出地展示了各类斜视及其对应的各种术式，便于读者理解。全书共四篇：第一篇绪论，详细介绍了斜视手术的历史；第二篇斜视诊断与手术计划，对斜视的术前评估、基于解剖生理的手术原则和基于斜视机制的各类斜视进行了细致说明，特别对 Pulley 异常和肌瓣撕裂进行了深入浅出的介绍；第三篇术式，作者首先介绍了手术的一般原则、经典术式及斜肌的手术技巧，详细介绍了各类手术的每个细节和手术中的要点，然后直击术式的进展；第四篇总结，对斜视手术进行了展望。本书编排独具特色，图文对应，阐释简明，附有大量典型病例、精美图片和高清视频，便于读者学习和领会，可作为从事斜视专业医生的进阶指导书。

原著编者名单

原　著

Irene H. Ludwig, MD
Director, Pediatric Ophthalmology and Strabismus
Eye Center South
Dothan, Alabama;
Eye Health Partners
Nashville, Tennessee;
Vision America
Huntsville and Birmingham, Alabama

参编者

John E. Bishop, MD
Clinical Associate Professor
Department of Ophthalmology and
　Visual Sciences
University of Texas Medical Branch
Corpus Christi, Texas

Robert Clark, MD
Clinical Associate Professor
Stein Eye Institute
University of California
Los Angeles, California;
Family Eye Medical Group
Long Beach, California

**Monte A. Del Monte, MD, FAAO,
FAAP**
Skillman Professor of Pediatric
　Ophthalmology
Professor of Ophthalmology and
　Pediatrics
Director of Pediatric Ophthalmology
　and Adult Strabismus
Kellogg Eye Center/ University of
　Michigan
Ann Arbor, Michigan

Ronit Friling, MD
Deputy Head
Unit of Pediatric Ophthalmology
Schneider children's medical center
Sackler Faculty of medicine
Tel-Aviv University, Israel

Susana Gamio, MD
Chief of the Ophthalmology Unit
Ricardo Gutierrez Children's Hospital
Professor of Pediatric Ophthalmology
Maimonides University and UCA
Buenos Aires, Argentina

Christiaan Marshall Heersink, BA
Medical student
University of Alabama at Birmingham
Birmingham, Alabama

**Richard W. Hertle, MD, FAAO,
FACS, FAAP**
Chief of Division of Ophthalmology
Director of Vision Center
Akron Children's Hospital
Akron, Ohio;
Professor of Ophthalmology
Northeast Ohio Medical University
Rootstown, Ohio

Malcolm R. Ing, MD, FACS
Clinical Professor of Ophthalmology
John A. Burns School of Medicine
University of Hawaii;
Chair Pediatric Ophthalmology
Kapiolani Hospital for Women and
　Children
Honolulu, Hawaii

Maham Khan, MD
Pediatric Ophthalmology of Houston
Houston, Texas

Lionel Kowal, MD, FRACO
Head, Ocular Motility Clinic,
Royal Victorian Eye and Ear Hospital
East Melbourne, Australia

Rebecca E. Lee, MD
Assistant Professor of Anesthesiology
　and Pediatric Anesthesiology
Department of Anesthesiology
Mount Sinai Hospital
New York, New York

Irene H. Ludwig, MD
Director, Pediatric Ophthalmology and
　Strabismus

Eye Center South
Dothan, Alabama;
Eye Health Partners
Nashville, Tennessee;
Vision America
Huntsville and Birmingham, Alabama

Marilyn Baird Mets, MD, MS
Division Head Ophthalmology
Lurie Children's Hospital;
Professor of Ophthalmology
Feinberg School of Medicine
Northwestern University
Chicago, Illinois

Joel M. Miller, PhD
Director & Senior Scientist at
    Eidactics
Director of Research at The
    Strabismus Research Foundation
    (SRF); Senior Scientist at The
    Smith–Kettlewell Eye Research
    Institute (SKERI; 1982–2013)
San Francisco, California

Paul Mitchell, MD
Clinical Professor
Surgery (Ophthalmology and Pediatrics)
    University of Connecticut Medical
    School
Farmington, Connecticut

Everett A. Moody, MD
Private Practice in Pediatric
    Ophthalmology and Strabismus
Dallas-Fort Worth, Texas

Yair Morad, MD
Head, Pediatric Ophthalmology
    Service
Assaf Harofeh Medical Center
Tel Aviv University
Tel Aviv, Israel

Talita Cunha Namgalies, MD
Assistant professor of ophthalmology
UCSF Benioff Children's Hospital
Oakland, California;
Clinical Scientist
The Strabismus Research Foundation
San Francisco, California

Seyhan B. Özkan, MD
Professor of Ophthalmology
Private Clinic
Aydin, Turkey

Leonard S. Rich, MD
Clinical Professor of Surgery
University Hospital, University of
    South Alabama
Vision Partners, LLC
Mobile, Alabama

Alan Scott, MD
Senior Investigator
Strabismus Research Foundation
San Francisco, California

Maria Felisa Shokida, MD
Honorary Pediatric Ophthalmology
Research co-coordinator
Hospital Italiano de Buenos Aires
Buenos Aires, Argentina

Helen Song, MD
Resident Physician
University of Nebraska College of
Medicine
Truhlsen Eye Institute
Omaha, Nebraska

David Stager Jr, MD, FACS
Pediatric Ophthalmology and Adult
    Strabismus
Plano, Texas

David R. Stager, Sr., MD, FACS
Pediatric Ophthalmology and Adult
    Strabismus
Plano, Texas

Monte Stavis, MD
Director, Pediatric Ophthalmology of
    Houston
Houston, Texas

Donny W. Suh, MD, FAAP
John&Irene Graether Endowed Chair
    in Pediatric Ophthalmology
Chief of Ophthalmology Division
    Children's Hospital and Medical
    Center;Professor Department of
    Ophthalmology and Visual Science
Omaha, Nebraska

Frederick M. Wang, MD
Clinical Professor Emeritus
Department of Ophthalmology and
    Visual Sciences
Albert Einstein College of Medicine
Bronx, New York

原 书 序

20世纪70年代后期，我是约翰斯·霍普金斯大学威尔默眼科研究所的一名研究生，在伟大的生物医学工程师 David A. Robinson 的实验室学习。David Robinson 总是以其过人的智慧和定量分析生物问题的能力令人折服。他曾讲述了自己第一次尝试根据眼球所受机械力之和来计算眼球位置的故事。他认为，数字计算机的出现使得定量计算眼球运动成为可能。他描述了自己是如何根据当时已知的眼球和眼眶组织的几何形态，以及他对肌肉作用力的计算和假设，编写出了一个计算机程序。他将程序打在一叠打孔卡上，因为当时只有这样才能将程序输入计算机，然后在一台当时最先进的数字计算机上运行了该程序。但结果令他很失望，因为计算出来的眼球会翻转，角膜直接向后指向眼眶深部，而视神经则向前方突出。他正确地推断出，这是因为眼肌在转动眼球的时候会发生侧滑，使肌肉处于路径最短位置，除非存在某些未知因素可以限制这种侧滑。这些未知因素是什么？他无从得知，于是在接下来的10年里，那一叠打孔卡就一直被他放在抽屉里。

David Robinson 后来想到了一个试验性的解决方案，即限制肌肉的侧滑。他假设眼外肌肌腱只能发生有限程度的弯曲，虽然这种限制产生的原因尚未可知，但他发现，增加了这一附加条件之后，他的程序不再将眼球向后翻转到眼窝里，而是预测出了合理的眼球位置，但他对限制肌肉侧滑的解剖原因仍感到困惑。

后来 David Robinson 开始与 Joel Miller 合作，将之前的数学模型扩展到双眼模式，并应用于不同斜视类型的解释和斜视手术效果的预测。该模型依旧包含了原来的约束方程，以限制肌肉可达到的侧滑量或弯曲量，但实际上是什么生物学结构实现了这种限制，仍未得知。该模型虽然对单纯水平性斜视预测效果很好，但应用于肌肉转位和多种旋转垂直性斜视时却往往失败。

直到很久以后，Smith-Kettlewell 眼科研究所的 Joel Miller 博士和 Rotterdam 眼科医院的 Huib Simonsz 博士经广泛讨论后才得出结论，眼眶中的肌肉路径对于眼球运动的建模至关重要。他们一致认为，限制眼肌在眼球上的侧滑有两种可能的生物学途径：①通过直肌肌腱和眼球之间的连接；②通过锚定于眶壁的结缔组织。

Huib Simonsz 采用计算机断层扫描研究表明，尽管眼球运动范围大，但眼眶内的肌肉路径相当恒定。之后，Joel Miller 基于更高质量的磁共振成像研究也证实了这一点。接下来的挑战在于找到一种方法，能够鉴别这两种可能的限制因素。Joel Miller 意识到，想要明确区分这两种可能性，将眼肌与眼球广泛分离的斜视手术不失为一种理想的试验方法。于是他开始对行直肌转位手术的斜视患者进行术前术后的 MRI 检查，他推测，如果限制因素是肌肉与眼球之间的连接，那么在转位术后早期，至少在愈合过程产生新的粘连之前，将会发生眼肌的侧滑；而如果限制因素是锚定于眶壁而非眼球的组织，那么即使肌止端的位置发生了巨大改变，眼肌在眶深部的路径变化也会很小甚至不变。Joel Miller 开创了部分此类患者的早期 MRI 研究，后来我们合作完成了这些研究，患者的转位手术由 Arthur L. Rosenbaum 和我自己在 Stein 眼科中心完成。

这些关于转位手术的早期 MRI 研究非常清楚地表明，眼肌和眼球之间的解剖连接并非稳定眼肌路径的原因，而锚定于眶壁的未知结构显然是原因所在，Joel Miller 将其命名为 "Pulley"。我对这些功能性 Pulley 结构的存在非常感兴趣，决定从解剖学上认识它们，描述其解剖学特征，以及对其进行手术操作的可能性。最初是 Joel Miller 和我一起进行相关的解剖学研究，后来 Robert A. Clark、Vadims Poukens、Reika Kono 等许多人都为这一研究做出了重要贡献。之后我们一直在研究眼眶结缔组织 Pulley 系统的结构和功能，对其解剖、生物力学特性、病理变性和手术矫正进行了越来越详尽的探索。所有这些进展都始于 David Robinson 那个开创性的、起初并未成功的眼球转动计算机模型！

Joseph L. Demer, MD, PhD

Arthur L. Rosenbaum Professor of Ophthalmology, UCLA
Professor of Neurology, UCLA;
Chief, Pediatric Ophthalmology and Strabismus Division;
Chair, EyeSTAR Residency-PhD Program in Ophthalmology
and Visual Science
Stein Eye Institute
David Geffen School of Medicine at UCLA
Los Angeles, California

译者前言

　　Irene H. Ludwig 教授是著名的斜视与小儿眼科医生，其主编的这部斜视专著最大的特点，同时也是一个全新的理念，就是根据"斜视机制"而非传统的"斜视类型"来组织全书的内容，希望引导读者以一种全新的方式来看待斜视问题。

　　认识 Pulley 系统及其在眼外肌功能中的重要性是斜视领域的一项革命性发现，这不仅拓展了传统的斜视机制，也必将促进斜视手术技术的创新和发展。相比于传统手术仅仅纠正斜视的表现类型，针对性地纠正斜视病因的手术将获得更加精确和持久的疗效，特别是对一些传统手术矫正效果不理想或术后效果不持久的病例。本书一步步引导读者去剖析深层的病因及机制，从机制出发设计手术方案，收获了意想不到的效果。

　　本书的另一个特点是配有精美的图片和高清的视频。单纯的文字表述有时会过于抽象，图片和视频可以弥补这一不足，本书在此基础上还加入了许多精美的手绘示意图，清晰展示了 Pulley 的复杂解剖结构和肌瓣撕裂的机制等，便于读者深刻理解。此外，各章还附有大量的病例总结，这种结合实际的病例分析是逐层深入、剥丝抽茧的临床思维过程，有助于培养临床医生正确的诊疗思路。翻译的过程也是学习的过程，各位译者普遍反映获益匪浅。

　　衷心感谢 Irene H. Ludwig 教授信任并委托我们进行本书的翻译工作，衷心感谢各位译者的辛勤劳动，衷心感谢出版社为本书出版的努力与付出。愿本书成为国内斜视专科医生解决斜视临床实际问题的良师益友。

　　由于中外术语规范及语言表述习惯有所不同，中文翻译版中如有疏漏之处，恳请各位读者不吝指教。

复旦大学附属眼耳鼻喉科医院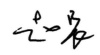

原书前言

　　发展于 20 世纪的斜视手术技术主要基于当时的解剖学知识与假设。大多数斜视手术涉及眼肌的后徙术和截除术，前者通过后移肌肉的巩膜附着点来减弱肌肉力量，后者则通过缩短肌肉长度来加强肌肉力量。后来，基于这些基本术式的新术式不断涌现，共同构成了如今复杂多样的斜视手术方式。

　　斜视手术的结果可能会不理想，尤其对于成年人和再次手术的患者，因为这些患者的手术效果可能无法预测。临床测量结果相同，进行相同斜视矫正手术的患者，对手术的反应可能完全不同：有的治疗效果极佳，有的几乎没有效果，还有的可能发生过矫。应该如何解释这种手术疗效的多样性呢？部分学者喜欢将之归咎于患者的"大脑"，使其很容易成为"替罪羊"。实际上我们可能是犯了"一刀切"的错误，仅仅着眼于相同的临床测量结果，而忽略了患者可能有不同的疾病。如果我们条理清晰地进行诊断，正确地识别斜视发生机制，斜视手术的结果是否会改善？

　　还记得我刚成为一名眼科医生时，曾作为观众参与一次视觉与眼科学研究协会会议。在进行有关眼球运动的讨论时，David Robinson 博士站起来告诉我们，当他第一次尝试编写眼部肌肉的计算模型时，他输入了当时已知的解剖学数据，预测结果显示眼球会向后翻转，角膜向后朝向眶尖。毋庸置疑，这一结果是如此的荒谬，足以对当时已有的假设提出质疑。这一系列的质疑引出了后续大量详细与巧妙的研究，这些有关眼肌和眼眶结缔组织解剖结构和功能的研究，使我们对正常眼球运动和斜视的理解从此彻底改变，但这些研究的结果直到最近才开始应用于斜视手术技术的创新与发展当中。

　　我们现在已有大量解剖学和放射学研究结果，这些结果证实了眼眶胶原支持系统或"Pulley"对眼外肌功能的重要性。医学领域的其他研究也有许多关于胶原、伤口愈合、炎症等方面的新发现。Alan Scott 在肌肉生理学方面的开创性工作，揭示了肌肉在应对位置和张力变化时是如何增加和减少肌节的，并且提示肌肉在生理和病理状态下作用力的不同，为这一研究体系增添了重要的数据。Pulley 的异常可导致斜视的发生，但这一理论知识尚未对斜视手术技术产生实质性的影响。大多数标准眼外肌手术都是根据临床经验发展而来的，而并非基于这些客观事实。我们的标准手术通常能够达到满意的疗效，但有时结果也不理想，或者术后疗效不能持久。当我们开始用客观的心态审视这些新概念，并将其应用于解决实际问题时，我们将在斜视治疗领域迎来一场激动人心的革命。

　　如果从机制出发来矫正斜视，我们将会以完全不同的思维来考虑斜视的治疗。例如，我们可以根据不同病因将斜视 A 征和 V 征归为多种类别，而不再将其统称为一组疾病。眼眶旋转、Pulley 异位、斜肌功能障碍和垂直直肌异常都可能导致斜视 A 征和 V 征，但它们是完全不同的问题。相比仅仅纠正斜视模式，针对性地纠正病因将获得更加精确和持久的疗效。

　　我常喜欢用一个假想的病例来类比斜视患者的治疗。一个腿部骨折愈合不佳的患者发生了跛行，提供一只带后跟垫的鞋子，类似于使用棱镜治疗；训练患者加强脚部力量及用脚趾走路来控制跛行，则与视觉训练的概念一致。而对于难以修复的患腿，骨科医生可以通过在另一条健腿上创造一个相同的缺陷来获得双腿平衡，问题似乎得到了解决，但肯定没有人会同意这样的疗法。然而，我们却在斜视手术中采用了这样的方法，我们选择去改变正常肌肉的自然解剖结构，而不是修复真正的缺陷。

这本书尝试使用一种全新的方式来组织内容，即根据"机制"而非传统地基于"斜视类型"。一直以来，斜视专家们往往被教导要根据斜视的眼位偏斜方向和模式来进行思考和诊断；书籍也通常按照眼位偏斜方向来编排，分为内斜视、外斜视等章节；学术文章也通常以类似方式对患者进行分组，例如对一组连续性外斜视患者进行统计分析，而不考虑其致病机制是否存在内部差异。同样是表现为 V 型内斜视，由于双眼上斜肌功能减弱的患者，与由于慢性筛窦和上颌窦炎所致的双眼内直肌、下直肌纤维化的患者，会有什么共同之处呢？与由于原发性胶原异常，双眼上直肌 - 外直肌带破裂，外直肌发生下移，进而发生 V 型内斜视的患者比较又如何呢？上述 3 种情况，患者可能表现为相同的斜视模式，但它们的发生机制却完全不同，相应的解决方案也完全不同。与之相反，双眼下直肌后徙术后发生瘢痕延伸可表现为 A 型外斜视，与双眼内直肌后徙术后发生连续性外斜视、双眼外直肌截除术后发生复发性内斜视或单眼下直肌后徙术后发生上斜视，却存在着很多共同之处。因为上述患者的斜视都可能是由于伤口愈合异常导致瘢痕延伸所致，且都需要相同的治疗方法。头部外伤可伤及脑神经引起麻痹性斜视，或直接损伤眼外肌引起限制性斜视，两者亦可同时存在，如何才能进行鉴别呢？基于致病机制而非斜视模式来组织一本斜视书的内容是一个全新的理念，这将有望引导读者以一种不同的方式来看待斜视问题。为了促进临床医生的这种思维转变，本书的末尾提供了一个斜视模式的索引，方便交叉引用至不同机制。

我们往往将斜视看作是神经介导的问题，斜视手术则是通过调节终末器官进而调节异常的神经支配。似乎神经系统功能正常的机械性斜视患者仅占少数。眼球运动的复杂控制被认为是中枢介导的；与之相反，越来越多的研究表明，斜视可能主要是一种机械性障碍，因为眼眶 Pulley 系统和眼外肌球层与眶层的差异性止点，使得眼肌可以在不受高级神经支配的情况下也能实现眼球运动的复杂控制（见第 4 章）。

在编写一部斜视手术著作而非一部斜视治疗著作的时候，神经系统疾病应该被置于何处呢？那些需要特殊术式治疗的神经系统疾病，如眼球震颤和颅神经麻痹，将在单独的章节中讨论（见第 17 章和第 18 章）。另一些需要标准术式治疗的神经系统疾病在的编写组织策略下内容偏少，但会在附录 A 和附录 B 中提及，读者可按指引阅读相应的章节。

Irene H. Ludwig

献词与致谢

"如果说我看得比别人更远些，那是因为我站在巨人的肩膀上。"

艾萨克·牛顿，1675 年

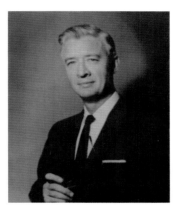

Marshall Parks

（照片由 Grace Mitchell 和 Mary Heersink 提供，Tony Cutts 编辑）

  谨以此书献给尊敬的 Marshall M. Parks 博士，具有远见卓识的他创立了小儿眼科与斜视专科。虽然他的老师 Frank Costenbader 博士是第一位全职小儿眼科医生，但 Parks 博士担当起这一伟大使命，将小儿眼科与斜视专科发展为如今国际上重要的亚专科。Parks 博士开创了许多沿用至今的斜视手术技术，并亲自指导我们练习，这些接受过培训的同事们又会指导自己的同事学习，这样算下来，实际上我们所有人都直接或间接地受到了 Parks 的影响，他的确为我之后的职业发展奠定了手术技能的基础。

  这些年来，还有很多其他优秀的导师为年轻的学生们慷慨地付出时间和精力。很荣幸，我也是学生们中的一员。两位大学教授 Robert Engel 和 Edwin Moise 鼓励我将目标定得比最初更高更远。Cleveland 医学中心的天才神经科医生 Maurice Hanson 教会我如何倾听患者，并根据病史做出正确的诊断。Froncie Gutman 耐心地教会我如何察觉眼科的细微发现。Milton Edgerton 是我见过最具天赋的整形外科医生，他教会我如何识别和剖析不同的组织层面，也让我意识到当一个人足够努力，其手术技能可以达到怎样精湛的水平。他常常实现被认为是不可能的手术结果、修复被认为是不能手术的畸形，这激励我在遇到难治性病例的时候从不轻言放弃。

  我有幸在 Marshall Parks 家族几代人的帮助下完成了此书。本书的封面和书中精美的插图都是由 Parks 的女儿 Mary Heersink 绘制的，她凭借不可思议的天赋和技巧，学习、掌握并绘制了眼部肌肉和 Pulley 的复杂解剖结构，在完成本书的整个过程中，她也是我最大的鼓舞者。Parks 的女婿 Paul Mitchell，在 Grace Mitchell 的打字和后勤辅助下，撰写了"斜视手术的历史"这一章的精彩内容，辅助编辑了所有章节并提供了额外的插图。Parks 的孙子，有望成为眼科医生的 Christiaan Marshall，为"胶原与愈合"这一章提供了部分精彩内容。他的女婿 Marnix

Heersink 和另一个孙子 Sebastian Heersink 为项目的完成提供了设备和人员支持。

Marshall 的 8 名同事（包括我在内）也撰写了书中一些精彩的章节，按其所著章节的字母排序，这些作者为 John E. Bishop、Malcolm Ing、Marilyn Baird Mets、Monte del Monte、David Stager Sr、David Stager Jr、Everett A. Moody 和 Frederick M. Wang。

另外的贡献作者和共同作者也提交了他们经过深入思考和研究的优秀文章。感谢 Robert Clark、Susana Gamio、Richard Hertle、Maham Khan、Lionel Kowal、Joel Miller、Yair Morad、Seyhan Özkan Leonard Rich、Alan Scott、Felisa Shikida、Helen Song、Monte Stavis 和 Donny Suh。Joe Demer 介绍了这项研究的背景工作，以及这项研究有望为斜视手术带来革命性的改变。此外，还要特别感谢 Robert Clark，在过去 2 年里，他耐心地解答了我很多关于 Pulley 和眼肌功能的问题。Leonard Rich 也为此书的组织和内容规划提出了很多建议。

为本书的顺利出版做出贡献的还有很多人：Ben Burgess 帮助获得许可和参考资料，帮助跟进患者数据，并完成了很多手术过程的视频记录；在我的另一个工作地点，Jason Brehm 协助进行手术与录像，Charity Carnley 协助视频及照片的拍摄；Tony Cutts 进行摄影和录像，并将图像数字化，同时也是本文开篇那张 Marshall Parks 精美照片的编辑；Cynthia Harrison 帮助收集患者数据，协调安排所有纳入的患者；Melanie Sheeley 收集参考资料。我所在的两个合作机构，阿拉巴马州多森市南部眼科中心和纳什维尔的 Eye Health Partners，一直鼓励我进行这项工作，没有计较我临床工作时间的减少。我的患者们也很支持我，有的还将自己的照片寄给我，以供书中使用。有一位患者是一名作家，他写了一篇感人的文章作为本书的寄语，使我们回想起选择做一名小儿眼科和斜视专科医生的初衷。

感谢 Thieme 出版社的 Lamsback 先生，是他构思了这个项目并邀请我来完成此书，也感谢参与完成此书的编辑们。

我希望 Marshall Parks 能为这项工作的完成感到自豪，因为他播下的种子如今结出了果实。下面这张照片，正是 Marshall Parks。

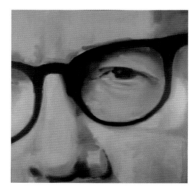

Marshall 的眼神
（Mary Heersink 绘制，Tony Cotts 拍摄）

读者寄语：我从复视中寻求解脱

"很抱歉！"医生说道，"我已经尽力了。"

经过3次努力，我的医生还是无法纠正我严重的眼位偏斜。昨天他刚将我的左眼恢复正位，今天就又滑回了原位，想要拥有正常的双眼视觉功能仿佛又成了不可能，我再次被拽回到一个永无止尽、令人抓狂的复视世界，在这个世界里，我双眼视野里的所有东西都重叠在一起，就像两张随意叠放的图片。

医生选择了放弃，他认为我的情况已经没有改善的希望，我的问题没办法解决。我问他我应该如何做，他才愿意再尝试一次，或者将我介绍给另外的医生，哪怕是一位在尝试某种新型手术方式的研究人员。我跟他说，如果有这样一位医生，哪怕是飘洋过海我也非常愿意去找他。但我的医生只是非常生气地教训我，说我这样苦苦追求一个注定失败的目标是很愚蠢的做法，他让我接受现实，不要再继续追逐不可能的事情了。

他的话对我的打击非常沉重。很明显，想要找到一位能让我重新"正眼看世界"的医生几乎已经不可能了，因为他已经是国内一家顶尖医院的一名杰出的、德高望重的斜视手术专家，他都认输了。

如果他都不能再帮我了，谁又可以呢？

在找到这位专家之前，我在纽约的一位医生那里接受治疗，那仿佛是一个噩梦。在两年的时间里，那位纽约医生给我做了4次手术，每次都在多条肌肉上使用可调整缝线技术，在此过程中产生了厚厚的瘢痕组织。他在我的眼睛里放入鞘和微型Supramid胶，后者是一种不粘胶，试图起到防止组织粘连的作用。但实际上，它不仅没有达到预想的目的，反而硬化变成易碎的半透明碎片，并且开始从我的眼眶里面挤出来，导致我疼痛难忍。

手术一次接着一次，我的视觉问题却越来越严重。我的双眼彼此独立地转动，没有一点协调性可言。我每转动一下眼球就感觉很痒，就像它们被埋在沙子里一样。每次术后的几周时间里，我的眼睛在我走路的时候就松散地上下摆动，我仿佛透过跳动的、光怪陆离的窗格在看这个世界。我的眼珠就像杯子里滚动的弹珠一样，在我的眼窝里不受控制地来回滚动。

我崩溃了。我无法想象余生都要通过一个万花筒来看世界，双眼所见的图像被一条很粗的对角线分割，并彼此向内倾斜。我感到失衡和失稳，不敢直视他人的眼睛，驾驶困难，上楼梯摔跤，也无法在任何事情上集中注意力，被身体的不适和心里的迷茫所淹没。我术前残存的一点深度知觉也消失不见了，有一次在朋友家里吃圣诞晚宴，我试着给自己倒一杯红酒，结果却把酒全部倒在了白色的桌布上。

除了身体不适和视觉障碍，我还受到了深刻的心理困扰，但那位著名的斜视专家却对此不以为意，他只觉得我执着于一件不可能的事情很没有意义。我把自己比作一个从战场归来的伤痕累累的士兵，虽然还活着，但很虚弱、很不甘、很挫败。我失去了自己很重要的一部分，我已经不完整了，于是逐渐在社交场合中感到不自在，逐渐丧失了自信。

我花了好几年的时间寻找能够修复此前治疗所致眼部损伤的人，我在互联网上无休止地搜索，打电话或拜访美国各地的眼科专家及欧洲的医学研究人员，但都没有结果。慢慢地，我开始意识到，也许那个教训我的专家是对的，我应该接受命运，放弃这无谓的寻找。

***

实际上，我自幼就有复视的问题，大约 2 岁的时候，家长就注意到我的眼位不正，但当时不知道原因为何。我还记得妈妈带着我一起去看眼科医生，然后去一家面包店吃布朗尼。3 岁和 5 岁时进行了两次眼肌手术后，我在努力下可以实现原在位的图像融合，但却出现了侧方注视时不可调节的外斜视和上斜视。在我的一生中，我看到的世界都是双重的，就像是在看分屏的电视直播，这让我感到很痛苦。因为我的深度知觉很差，当棒球嗖嗖地飞向我的时候，我往往不能用手套接住它，而是任凭它直接打在我的脸上，有一次还打掉了我的一颗牙。

大学时，某天深夜，我在图书馆里看书，我发现自己很难控制双眼盯着同一页内容。那些文字不断地上下浮动，需要费很大劲儿才能让它们保持重合。我决定做一个实验：停止挣扎，放松双眼，然后惊讶地发现一幅图开始稳稳地向上飘移。我觉得很有趣，想知道它最后能飘多远。我当时不知道，这其实是受损或异位的肌肉让我的眼睛难以保持正位，而是告诉我的大脑放松可以使我的眼睛移动到一个更舒适的位置，哪怕是极度错位的。我当时并不觉得有什么地方不对劲儿，虽然看起来很愚蠢，但我不得不承认，直到成年我都不认为复视是一件不正常的事情！

随着年龄的增长，我的视力越来越差，我的复视也越来越严重，越来越难以忍受。即使是原在位，实现融合也越来越费劲儿。我自己研究了一下，了解到我这种情况被称作斜视，部分可以通过手术纠正。在 10 年的时间里，我咨询了全国各地的眼科医生。

最后我去了洛杉矶，加州大学的一名著名外科医生说我的情况"并非普通的斜视"。他没有表现得很乐观，但建议我做个手术，可能会让我的情况得到一定的缓解。但当时我刚搬到纽约，新任 *Reader's Digest* 期刊的编辑，在加州做手术和随访会很不方便，所以我请那位洛杉矶的医生推荐了一位在纽约的医生。这是我一生中犯下的最严重错误。

在我新工作最初的 3 个月里，这位纽约的医生为我做了 4 次手术，每次截除多达 5 条肌肉，然后用可调整缝线将其重新与巩膜连接起来。每次术后第二天的清晨，我都会回到医生办公室进行调整，他拽着我眼睛上的线，而我则努力朝相反方向注视，眼泪混着血液顺着我的脸颊流下来。我坐在一张躺椅上，身体往后倾斜，眼睛向上凝视。医生站在我的身后，戴着像带有透镜的防毒面具，挥舞着剪刀和长镊，在我的上方盘旋。他拉动缝线，直到他认为眼球转动距离合适，然后把线打结，把我带到另一个房间，让我注视屏幕上投影的一个白色矩形物体并描述自己看到了什么，如果那两张图片不能对齐，就得重新回到躺椅上进一步拉动和调整缝线，而且经常都需要反复调整。在他给我进行第 4 次也是最后一次治疗时，我的妻子和 7 岁的双胞胎女儿在候诊室玩了整整 3 个小时的游戏，直到我睁着一双疼痛、肿胀变形且依旧没有恢复正位的眼睛，出现在她们面前。

这位纽约医生的一系列堪称灾难性的手术使我原先的病情看起来比治疗后反倒程度更轻，甚至更令人愿意接受。"我到底做了些什么？"我心想。我的复视比以前更糟糕了，除此之外，还多了疼痛、水肿、斜视及定向障碍、深度知觉完全丧失、光敏感增强、眼球运动严重受限，还有无尽的疲惫和心理障碍。曾经我还拥有一点融合功能，那是莫大的享受啊！现在我的双眼已经完全无法集中了，我的大脑无法接受或整合两幅相互冲突的图像。它持续不断地努力将图像统一起来，但实际上是徒劳的，这种持续的无谓挣扎反而导致我的眼部肌肉过度疲劳与耗竭。

***

我在一家大型全国性期刊做着一份重要的、压力很大的工作，刚工作了 3 个月就愚蠢地与纽约医生约定了手术时间，我当时只希望能够解决复视问题，像一个"正常人"那样享受余生。在第一次手术前，医生对手术的后果轻描淡写并打消了我的顾虑，说术后我的眼睛可能只会"有一点红"。我和我的家人对即将到来的噩梦毫无防备。

在 *Reader's Digest* 期刊工作的 3 年时间里，我每天都头晕目眩，后来我的眼睛问题使我已无法胜任那样的工作负荷。持续的复视，加上疼痛的、受限的眼球运动，使我无法正常阅读，而一个无法阅读的编辑还有什么用？那份工作还需要经常开会，自然就意味着要与人打交道。我试图将注意力集中在手头的事情上，但除了身体的不适、难堪，以及扭曲的、不同步的画面在我眼前打转之外，我的脑海里什么都没有。在我的精力和乐观消耗殆尽之后，我辞职了，我不知道该如何养活我的妻子和两个年幼的孩子。

***

经历了 5 个月的漂泊不定和失业之后，突然传来一个令人兴奋的消息：我得到了一个到华盛顿特区联邦政府工作的机会！我很激动，同时又很害怕，因为我还在挣扎，在努力掩饰自己沉重的生理与心理包袱。总统行政办公室的出版经理工作压力很大，我应该如何应对？后来，我被新工作的种种要求所淹没，逐渐放弃了对解决眼睛问题所抱有的全部希望，最终接受了那位让我放弃无谓挣扎的专家的建议。我只能接受现实。

大约一年后的某天，一位同事在共进午餐时倾听了我的悲伤故事，他不经意间说了一句"不要放弃，肯定有人能帮助你"，竟成了我人生的转折点。

我心想，他说的对，不放弃又有什么损失呢？于是，我又重新燃起热情，继续寻找。经历了数周的互联网搜索、电话、电子邮件，遭遇了种种错误线索和死胡同，我偶然看到路易斯安那州大学的一个网站，以及一位名叫 Irene Ludwig 医生的个人简历，她的成就和经历给我留下了深刻的印象。她的确有着相当多的技术知识和优秀的简历，但真正使我感兴趣的是她对瘢痕的关注，以及关于手术对眼部肌肉和其他组织影响的研究。她对肌肉修复的关注超越了工具、测量及眼球运动机制，她关注的是眼睛本身、眼部肌肉的行为及其愈合过程。基于 Ludwig 博士的学习经历和特殊的研究领域，只要她有足够的耐心来倾听，我感觉她可能会对我的故事产生兴趣和好奇。

我打电话到路易斯安那州大学，得知 Ludwig 博士已经搬去了纳什维尔。我通过谷歌搜索到了她的电话号码，于是抓住机会拨通了电话，同时心里也做好了再次碰壁的准备。她很快就接听了电话，说自己刚做完一天的手术，正在从医院回家的路上。我主动提出打电话给她的助理，约时间再与她谈。她说没关系，漫长的通勤途中她有足够的时间与我聊天。我们聊了 45 分钟，其间她询问了我的经历，复视的病史、症状，以及既往的手术史。她也描述了自己的经历、接受的培训，以及跟随 Marshall Parks 博士的学习经历，还说她"老派"的手术方法常常让她与其他更加"先进"的眼科医生产生分歧。谈话结束时，我感觉自己如此接近希望，此前从未有过，我感觉自己很可能不再需要继续寻找了。

与 Ludwig 博士的第一次见面加深了我对她的第一印象。她对我的病情立即产生了浓厚的兴趣，她解释道，我的情况很不寻常，瘢痕组织很明显，眼位偏斜也非常严重。然而，她与其他选择放弃的专家不同，她没有被问题的复杂性所吓倒，而是将我视为一次挑战，并有信心能帮助到我。Ludwig 博士的执着精神让我深受鼓舞。交谈之后，她很快推断我的眼部问题很可能是年幼时发生的一次意外导致的。2 岁时，我在附近的操场上漫步，走在一条小路上，不小心被木制秋千猛击面部，鼻子也被撞破了。Ludwig 博士猜测，那次外伤很可能同时撕裂了我的眼部肌肉，导致我在侧方注视时出现了严重的外斜视，在她之前，从来没有人将那次意外与我的眼部问题联系起来。

我的病史显示，在我童年的 2 次手术和此前医生的 4 次手术中，我的部分眼肌被截除又重新连接到巩膜上累计六七次。Ludwig 博士解释说，纠正我的复视需要一定的时间，而且肯定需要进行多次涉及多条肌肉复位和移植的手术，但她确信自己能够修复大部分损伤并尽可能矫正我的眼位。我不确定自己有她那样的乐观，但她的自信的确给了我安慰和鼓励。

10 年的时间里，在纳什维尔、亨茨维尔和伯明翰的医院里，Ludwig 博士为我做了 8 次眼部手术，每一次都让我的双眼视觉功能更加协调。她小心翼翼地清除瘢痕组织，将肌肉安稳地固定在眼球表面，而不是使用可调整缝线，她称后者为"把肌肉挂在一根线上"（在我看来，Ludwig 博士的成功很大程度上归功于她对那些时髦技术的拒绝，以及对那些他人看来已经过时但已被证实可靠的方法的依赖）。在她的 3 次手术中，她都探查到并清除了此前医生留在我眼眶里的易碎的 Supramid 胶块。为了防止术后巩膜组织与眼窝或内眼睑的粘连，她最初是取另一只眼的结膜来修补不平整的区域，后来，她利用薄而透明的上皮组织膜进行移植，不需要再从供体眼中切取结膜组织，也取得了惊人的效果。这种上皮移植物由干细胞组成，它们会神奇地表现出宿主组织的特征，与邻近细胞发生同化，有效融合为巩膜的一部分，且整个过程都是无痛的。

我没办法用专业的技术知识去描述，甚至还没有开始理解所有的细节，包括哪些肌肉被移动了，为什么要这样移，以及具体移了多少量。但结果可以总结为一句话，就像上次手术 Ludwig 博士写的术后小结那样，"严重粘连综合征修复后，眼位正且外观良好"。

"眼位正"，我从未想过这样的字眼有一天也会被用在我的身上。这并不是说我的问题已经完全解决，我的眼球运动仍有限制，极度向侧方注视时图像会分离。然而，只要是在向好的方向改善，对我来说就是巨大的成功，就是革命性的改变。凭借着她的坚持、技术和友好，Ludwig 博士修复了我曾以为已经永远失去的东西。距离我最后一次手术已经过去 8 年了，我现在原在位的眼位很正，看东西也很舒适，也不再因为复视而心烦意乱。我的深度知觉和平衡感失而复得，谢天谢地，我对生活的热爱也失而复得了。

Jim Watson, BA

著者对 Watson 先生所述的一些感想

  Watson 先生这篇感人的文章强调了斜视对患者生活的严重影响，尤其是那些具有正常融合功能和立体视觉的患者。我们的专科有时会被保险公司忽视，其价值有时也会被其他处理危及视力疾病的眼科亚专科低估。我见过被复视深深困扰的患者，有的请求为其摘除一侧眼球，还有的甚至承认曾有过自杀的想法。

  同时，这篇文章也可作为一个开端，借以说明书中出现的一些概念。Watson 先生的斜视很严重，需要很多先进的技术来矫正眼位。治疗应从回顾详细的病史和治疗经过开始（见第 2 章）。幸运的是，他保留了所有既往手术的记录，包括幼年时的两次手术，他还有写日志的习惯，记录了哪些手术之后情况得到了暂时改善，以及多久之后复视再次出现恶化。他的手术记录显示，除了左眼上直肌之外，他的每条直肌都曾被后徙或截除过，有的甚至还是多次！在我之前的最后一次手术使用了可调整缝线技术，的确让他的复视症状得到了短时间的缓解。他也非常清楚地记录了在术后恢复过程中，他的垂直复视相比术前位置发生了逆转。这给了重建过程一个很好的出发点，我需要将肌肉移至上次手术的目标位置，用不可吸收缝线将其固定在巩膜上，以保持位置不变。的确，肌肉的附着位置相比上一位外科医生所描述的已经发生了明显的迁移。所有的手术报告都提到有致密的瘢痕组织，这是主要的问题所在。尼龙（Supramid）鞘的使用原本试图改善眼球运动，结果反倒让情况变得更糟糕。年幼时的外伤史，患者在首诊的时候就已经说明，但直到进入重建过程才意识到它的重要性。他从一开始就有明显的瘢痕组织，而且他异常强大的融合和立体视功能与先天性病因不符。我自己一直在做关于肌瓣撕裂的研究，所以再次询问了患者年幼时期的外伤史，于是联系就建立起来了。一个正常的儿童，曾因外伤引起最初的外斜视（见第 20 章和第 29 章），并出现了过强的愈合反应（见第 5 章和第 28 章），而过强的愈合反应导致了难以预测的手术结果及肌肉附着位置的迁移（见第 5 章）。由于存在旋转（见第 11 章）和非共同性斜视，三棱镜对其没有帮助。

  检查发现他的穹隆纤维化收缩，结膜瘢痕明显，尤其是双眼内直肌、左眼下直肌和右眼上直肌的上方，其内外眦和巩膜之间也存在粘连。他同时存在外斜视、集合不足、左眼上斜视、垂直和外侧非共同性，以及中度双眼外旋。

  修复的过程持续了数年，逐步重建瘢痕化的、迁移的肌肉，起初是用自体结膜移植物替代缺失的结膜组织，后来则用羊膜移植（见第 14 章和第 28 章）。肌肉看起来类似瘢痕延伸（见第 5 章和第 27 章）所致的肌肉滑脱和迁移，但实际原因并非瘢痕形成不良，而是在愈合的瘢痕挛缩阶段，严重的肌肉周围粘连将肌肉拽离了原来的位置。令人沮丧的是，每次手术都有出现意外的趋势，可能是肌间带引起的 Pulley 移位（见第 4 章、第 19 章和第 30 章），如水平直肌手术后出现意外的垂直移位。随着时间的推移和瘢痕组织的控制，这个问题逐渐减轻。肌肉内部纤维化和后部粘连产生的限制与肌肉作用方向相反，而系带样限制（见第 20 章、第 29 章和第 33 章）则与肌肉作用方向相同，两者共同导致肌肉的运动功能受限。在最后一次手术中，利用羊膜移植物进行了单纯结膜后徙，特意引起少量过矫。术后几周会感觉不舒服，难以避免的瘢痕使得眼位恢复正位，而且稳定维持了 8 年之久。末次手术后 3 年，即 2013 年，他的最近一次全面眼科检查显示，他向各个方位注视时眼位均为正位，视近时外斜视 4PD，立体视检查结果 40s。2018 年，他的最近一次局部检查显示，原在位外斜视 1PD，向上注视外斜视 2PD，向左和向下注视眼位正，向右注视内斜视 2PD。

$$
\begin{array}{ccc}
 & X2 & \\
 & | & \\
E2 \text{ — } & X1 \text{ — } & 0 \\
 & | & \\
 & 0 & \\
\end{array}
$$

视近外斜视 4PD，眼球运动除向上为中度受限外，其余各向均为轻度受限。

视频列表

视频 13-1　假定与鼻窦相关的斜视（Irene H. Ludwig）
一例假定与鼻窦相关的斜视患者，其眼外肌及肌肉周围组织的术中表现。

视频 14-1　自体结膜移植（Malcom Ing）

视频 16-1　分离垂直性斜视的特征（Susana Gamio）

视频 16-2　非对称性分离性垂直斜视（Susana Gamio）

视频 16-3　上直肌悬吊后徒术治疗分离垂直性斜视（Susana Gamio）

视频 19-1　通过结膜观察肌肉移位（Irene H. Ludwig）
通过结膜观察肌肉行径可能有助于在结膜不切开或切开之前判断肌肉是否移位。

视频 19-2　移位的肌肉（Irene H. Ludwig）
视频包含 5 例存在肌肉移位的患者。

视频 19-3　内直肌移位与内斜视（Irene H. Ludwig）
第 19 章中病例 2 的手术视频，展示了对双眼下移的内直肌行肌肉固定术时，眼睛出现矛盾性的外移现象。

视频 19-4　外直肌 – 上直肌带缺陷可能与出生时产钳损伤有关（Irene H. Ludwig）
一位 29 岁的女性患者，从幼儿期内斜视开始，曾多次行斜视手术治疗复发性内斜视。眼位纠正可以维持数年时间，但不可避免会复发。最近一次复发是因妊娠期胶原功能减弱所致。MRI 显示上直肌鼻侧移位，外直肌向下移位，如视频中所示，Pulley 鞘膜联结术可以矫正上述异常。这种外直肌 – 上直肌带的缺陷可能与出生时的产钳损伤有关。

视频 20-1　正常的下直肌和内直肌（Irene H. Ludwig）
若干正常下直肌的肌鞘发生转折，远离肌肉而转向 Desmarres 牵开器。内直肌显示有完整的肌鞘直至肌止端。完整的睫状血管以及没有外部组织牵拉也是肌肉正常的标志。

视频 20-2　肌瓣撕裂的表现（Irene H. Ludwig）
7 例患者中，不同类型下直肌和内直肌肌瓣撕裂的不同表现。

视频 20-3　单纯肌瓣撕裂修复术矫正 70PD 的外斜视（Irene H. Ludwig）
病例 4 的手术视频，术中修复了双眼内直肌板层肌瓣和右眼下直肌肌瓣，联合右眼外直肌后徒 9mm，术后眼位为 25PD 内斜视。后期需行外直肌前徙术，见视频 5-4。

视频 20-4　外伤性下斜肌横断（Irene H. Ludwig）
病例 6 的手术视频，其下斜肌因钝挫伤而发生横断。

视频 27-1　**瘢痕延伸（一）（Irene H. Ludwig）**
一例 39 岁的男性患者，年幼时行内斜视矫正术后发生 40PD 的连续性外斜视，视频展示了其双眼内直肌瘢痕延伸修复过程。

视频 27-2　**瘢痕延伸（二）（Irene H. Ludwig）**
一例患有连续性外斜视的 8 岁女童，视频展示了其双眼内直肌瘢痕延伸修复过程。

视频 27-3　**翻转肌肉观察瘢痕延伸（Irene H. Ludwig）**
一例 9 岁患者的左眼内直肌瘢痕延伸修复术，需离断内直肌并观察肌肉下方才能识别瘢痕延伸。

视频 27-4　**外直肌瘢痕延伸（Irene H. Ludwig）**
一例患有连续性内斜视的 19 岁患者，其外直肌瘢痕延伸修复使用 6-0 聚丙烯缝线。

视频 28-1　**瘢痕和结膜后徙（Irene H. Ludwig）**
一例 58 岁的男性患者，脸部朝下从屋顶坠落后出现小角度内斜视，行瘢痕组织和结膜后徙术治疗，术中的唯一发现为左眼内直肌周围的鼻侧组织纤维化。

视频 28-2　**去除结膜瘢痕组织联合结膜后徙和羊膜移植（Irene H. Ludwig）**

视频 28-3　**羊膜移植（Irene H. Ludwig）**
限制性斜视行羊膜移植。

视频 29-1　**右眼下直肌肌瓣撕裂，与左眼正常下直肌的对比（Irene H. Ludwig）**
一例 8 岁女童存在右眼下直肌和内直肌撕裂，表现为外斜视和集合不足，3 年后进展为外斜视合并右眼上斜视。视频展示其左眼正常下直肌和内直肌与右眼的对比。

视频 29-2　**左眼下直肌肌瓣撕裂导致左眼上斜视，与右眼正常下直肌对比（Irene H. Ludwig）**
一例年轻患者存在左眼下直肌肌瓣撕裂，视频展示其右眼正常下直肌与左眼对比。

视频 29-3　**右眼下直肌肌瓣撕裂（Irene H. Ludwig）**
一例 39 岁女性患者，右眼眶底骨折修复后继发复视，视频展示其右眼下直肌肌瓣撕裂。

视频 29-4　**纵向肌瓣撕裂导致外斜视和集合不足（Irene H. Ludwig）**
一例 7 岁患儿，伴有外斜视（25PD）和集合不足（40PD），有跌倒后面部撞击史。

视频 29-5　**纵向肌瓣撕裂（Irene H. Ludwig）**
一例 7 岁男童，伴有外斜视（30PD）和集合不足（40PD），无特殊外伤史，但存在双眼下直肌明显肌瓣撕裂和内直肌少量肌瓣撕裂，视频展示其右眼下直肌肌瓣修复。

视频 29–6　**小的肌瓣撕裂**（Irene H. Ludwig）
一例 58 岁女性患者的小的肌瓣撕裂，该患者有 33 年的右眼大角度上斜视以及外斜视病史。

视频 29–7　**双眼内直肌和下直肌肌瓣撕裂**（Irene H. Ludwig）
一例 32 岁的女性患者的双眼下直肌和内直肌存在肌瓣撕裂，可能由于幼年外伤史所致，尽管已行双眼外直肌后徙术，该患者仍有复发性外斜视和持续性右眼上斜视。本次肌瓣撕裂修复后发生了小角度连续性内斜视。

视频 29–8　**严重内直肌和下直肌肌瓣撕裂所致的大角度外斜视**（Irene H. Ludwig）
一例 63 岁的女性患者自 20 多岁起就有外斜视病史（可能由于配偶的反复虐待）并随着年龄增长逐渐进展。其 11 岁时有戴眼镜和遮盖治疗史。外斜视度数为视远 66PD、视近 85PD，伴有左眼上斜视 20PD，看左及看下时更明显。手术修复了下直肌严重的肌瓣撕裂和内直肌的板层肌瓣撕裂，并将外直肌后徙 9mm。术后仍存在外斜视，视远 25PD、视近 30PD，故行内直肌探查，发现了第一次修复时未发现的内直肌向后回缩的板层肌瓣，明确其位置并进行修复后，患者表现为 12PD 的连续性内斜视。本视频详细记录了第二次手术的过程。

视频 29–9　**通过修复内直肌的板层肌瓣矫正大角度外斜视**（Irene H. Ludwig）
一例 63 岁的女性患者在 52 岁左右出现了明显的外斜视，但她认为自己的融合功能自幼就不正常。该患者 35 年前有车祸外伤史，其左侧面部和头部遭受过撞击。她有 50PD 的外斜视，伴左眼 4PD 的上斜视。进行内直肌板层肌瓣撕裂修复和左侧下直肌小的肌瓣撕裂修复术后，该患者外斜视纠正为 8PD。

视频 29–10　**一名婴儿的内直肌板层附着不良**（Irene H. Ludwig）
一例 9 月龄的女婴自出生起即有外斜视，修复其内直肌板层缺陷之后得以矫正。

视频 29–11　**非常小的板层肌瓣撕裂**（Irene H. Ludwig）
一例 64 岁的男性患者，有较长时间的歪头和垂直复视病史，行左眼下直肌小的斜向肌瓣撕裂修复术。

视频 29–12　**下直肌后部、深部肌瓣撕裂和下斜肌横断**（Irene H. Ludwig）
一名患有复视伴左眼上斜视的老先生，10 年前作者曾为其进行左眼下斜肌后徙术以矫正。现复视复发，且发现左眼下斜肌存在肌瓣撕裂，但修复之后仅获得部分矫正。再次探查发现其下直肌和下斜肌的肌腹中部破裂，视频展示了其修复过程。术后他回忆起在本次复视复发前不久，的确曾有跌倒且面部受到撞击，但是是在第一次下斜肌后徙术后 10 年。

视频 29–13　**下斜肌和下直肌之间的外伤性粘连**（Irene H. Ludwig）
一例 13 岁的患者几年前因调节性内斜视恶化行简单的双眼内直肌后徙术矫正。本次就诊前 6 个月，其父母注意到患者有明显的眼位改变，伴有外斜视和可变的上斜视。本次首次诊断为 10PD 外斜视伴双眼下斜肌功能亢进，追问外伤史，患者的确曾被曲棍球球棍击中面部，造成严重面部损伤。术中发现双眼下直肌损伤和右眼内直肌轻微损伤，修复之后患者眼位恢复正位。特别之处在于，术中发现左眼下斜肌肌腹和左眼下直肌止点之间存在粘连，使两条肌肉的作用方向发生扭曲。本视频展示了术中发现及修复过程。

视频 29-14　肌瓣撕裂所致内斜视（一）（Irene H. Ludwig）

一例 33 岁的男性患者，20 岁时发生内斜视。双眼大量内直肌后徙效果不佳，患者仍有50PD 持续性内斜视。术中意外发现并修复了双眼下直肌明显肌瓣撕裂，两条下直肌中部撕裂处均与眶中部有粘连。第一次手术时右眼外直肌截除 8mm，2 个月后再次行左眼外直肌截除 9mm 矫正残余内斜视，现长期稳定保持 2PD 内斜视。本视频展示了右眼下直肌修复过程。

视频 29-15　肌瓣撕裂所致内斜视（二）（Irene H. Ludwig）

一例 57 岁的男性患者，视远时内斜视 35PD 和右眼上斜视 14PD，视近时内斜视 35PD 和右眼上斜视 6PD，行双眼下直肌肌瓣撕裂修复、左眼内直肌从原后徙 4mm 处再次后徙至距肌止端 7mm 处矫正。术后一年半，患者视远时眼位正，视近时外斜视 8PD，立体视 100s。

视频 29-16　复合性外伤所致高 AC/A 比值（Irene H. Ludwig）

双眼下直肌明显肌瓣撕裂，伴上直肌 – 外直肌带破裂、外直肌下移、上直肌鼻侧移位，导致患儿出现明显高 AC/A 比值。上述情况发生于患儿在金属楼梯上跌倒且面部受到撞击之后不久。

视频 29-17　Pulley 撕裂伴右眼下直肌受限，无肌肉撕裂（Irene H. Ludwig）

一例中年男性患者，有多年歪头和复视病史。测量发现其有右眼下斜视和外旋。右眼下直肌完整，但其 Pulley 和肌间隔组织发生撕裂，且与眶缘有粘连，导致眼球运动受限，修复之后限制得以缓解。

视频 29-18　右眼外直肌丢失（Irene H. Ludwig）

一例女性患者，年幼时曾行单眼外斜视矫正手术，后发生单眼连续性内斜视，多次手术矫正均效果不佳。本视频展示了医源性丢失的右眼内直肌被找回并重新固定的过程。

视频 30-1　Pulley 后固定（Irene H. Ludwig）

内直肌 Pulley 后固定手术。

视频 30-2　松眼综合征（一）（Irene H. Ludwig）

外直肌肌肉固定术治疗松眼综合征，左眼手术。

视频 30-3　松眼综合征（二）（Irene H. Ludwig）

斜角截除术联合肌肉固定术治疗松眼综合征，双眼手术。

视频 30-4　内直肌移位与外斜视（Irene H. Ludwig）

一例因内直肌下移引起 A 型外斜视和内旋的患儿，行双眼内直肌肌肉固定术治疗。

视频 30-5　肌肉固定术治疗左眼上直肌移位（Irene H. Ludwig）

一例 67 岁的男性患者，患有左眼 3PD 上斜视和严重内旋，左眼上直肌鼻侧移位，行肌肉固定术矫正。

视频 30-6　Pulley 鞘膜联结术（Irene H. Ludwig）
一例因外直肌 – 上直肌带缺陷引起的获得性内斜视患儿，行 Pulley 鞘膜联结术（外直肌到上直肌）联合肌肉固定术治疗，双眼手术。

视频 30-7　**重眼综合征（一）**（Irene H. Ludwig）
一例年轻男性患者，患有重眼综合征伴单眼高度近视，行 Pulley 鞘膜联结术（外直肌到上直肌）联合外直肌肌肉固定术治疗。

视频 30-8　**重眼综合征（二）**（Irene H. Ludwig）
一例中年女性患者，患有重眼综合征伴严重高度近视，既往退 – 截术后无好转。

视频 30-9　Pulley 修复手术（Irene H. Ludwig）
外伤可在不引起肌肉本身撕裂的情况下，破坏肌肉周围组织，Pulley 扭曲可引起肌肉移位及作用改变，进而引起斜视。本视频展示了 3 例此类患者。

视频 31-1　**肉毒毒素联合布比卡因注射治疗外斜视（右眼）**
（Alan Scott and Talita Namgalies）

视频 31-2　**肉毒毒素联合布比卡因注射治疗外斜视（左眼）**
（Alan Scott and Talita Namgalies）

视频 31-3　**肉毒毒素联合布比卡因注射治疗内斜视**（Alan Scott and Talita Namgalies）

视频 31-4　**术中直视下肉毒毒素注射**（Seyhan B. Özkan）

视频 32-1　**可调整缝线滑结技术**（Maria Felisa Shokida）

视频 32-2　**下直肌后徙术，使用安全缝线**（Maria Felisa Shokida）

视频 32-3　**上直肌后徙，可调整缝线技术**（Maria Felisa Shokida）

视频 32-4　**术后调整和安全缝线**（Maria Felisa Shokida）

视频 32-5　**术后调整**（Maria Felisa Shokida）

视频 33-1　**系带肌瓣**（Irene H. Ludwig）
在 Bieslchowsky 现象中，下直肌产生的系带肌瓣限制眼球向下运动。

视频 33-2　**眶壁固定**（Irene H. Ludwig）
将左眼外直肌固定于外侧眶壁。

视频 34-1　**左眼外直肌斜角截除术**（Irene H. Ludwig）

视频 34-2　**右眼上直肌斜角截除术**（Irene H. Ludwig）

视频 34-3　**多肌肉切开术**（Irene H. Ludwig）
右眼下直肌多处肌肉切开术。

视频 34-4　**右眼内直肌斜角后徙术**（Irene H. Ludwig）

视频 35-1　**上直肌和下直肌颞侧转位术，使用加强缝线**（Irene H. Ludwig）
使用加强缝线，将左眼上直肌和下直肌的肌止端向颞侧转位，联合内直肌肉毒毒素注射，治疗左眼第Ⅵ对脑神经完全麻痹。

视频 35-2　**外直肌和内直肌向上转位术，联合内直肌截除术，使用加强缝线**（Irene H. Ludwig）
使用加强缝线，将外直肌和内直肌向上转位，联合内直肌截除术，治疗第Ⅲ对脑神经部分麻痹。

补充说明：本书配套视频已更新至网络，读者可通过扫描右侧二维码，关注出版社"焦点医学"官方微信，后台回复"斜视手术"，即可获得视频网址，请使用 PC 端浏览器在线观看。

目　录

第四篇 总 结

第一篇
绪 论
Introduction

第 1 章 斜视手术的历史
The History of Strabismus Surgery

Paul Mitchell　著

任小军　译

摘 要

斜视的明确记录始于公元前 2723 年，各种打孔的面具和眼镜用于尝试重新调整眼睛位置，但都没有成功。Paul Mitchell（1703—1772 年）骑士是一位旅行游医，尝试了最早的手术矫正。但第一例真正的斜视手术——MR 减弱术，是由 Johann Friedrich Dieffenbach 在 1839 年 10 月 26 日完成的。随后出现的肌腱切开术减少了过矫的问题，加之后继的各种改进，包括应用针头、缝合线、麻醉、切口和无菌性操作等，都提高了手术的准确性。转位手术、Faden 手术、可调整缝线技术、肉毒杆菌毒素和 Pulley 的发现都使更复杂的斜视问题得以纠正。接下来的章节将更详细地讨论这些主题和其他议题。

关键词

斜视，内斜视，外斜视，手术切口，后徙，截除，斜肌手术，转位，肉毒杆菌毒素，Pulley，A型，V 型

一、埃及的斜视历史

目前已知的最早的关于斜视的描述是第三王朝（公元前 2778—2723 年）法老 Djoser 的雕像，历史上记载 Djoser 法老在埃及塞加拉建造了第一个金字塔 [1, 2]。另一幅关于内斜视的画是在 Isis 夫人的石棺的画盖上发现的，Isis 夫人是艺术家 Khabekhent（公元前 13 世纪，埃及第十八王朝末）的配偶 [1]。第十八王朝（公元前 1878—1834 年）的法老 Sesostris 三世的雕像显示了外斜视。

二、词源学

希波克拉底（公元前 460—377 年）将斜视称为 "streblos"（希腊语斜视，名词）。strabos 和 strabismus 可能来自动词 strebloun，意思是 "转" [1]。

三、病因学

斜视被认为是一种由于邪恶灵魂的造访而导致的不平衡结果，并且无法治愈 [3, 4]。希波克拉底说："我们知道秃发者的父辈是秃发，眼睛为蓝色者的父辈也是蓝眼睛，在大多数情况下斜视也是这样，身体的其他部位也是如此。[1]" 早期治疗包括使用药水、净化和灰尘。在古代，斜视被认为是某一条肌肉的缺陷 [6]。Maitre-Jean（1707 年）认为角膜异常凸起导致斜视 [6, 7]，Ferrein（1733 年）[6, 8] 认为这是由晶体的位置倾斜引起的，Porterfield（1737 年）[6, 9] 提示视网膜最敏感部分的移位是形成斜视的原因。然而，Saint-Yves 早期的一项研究将

斜视解释为某条直肌的位置不一致[6, 10]。对成人患者，眼肌麻痹是导致斜视的可能原因。Saint-Yves 讨论了复视和视网膜相对应范围的概念[6, 10]。Taylor 没有将此概念归功 Saint-Yves，Taylor 后来重复了 Saint-Yves 的许多想法[6, 11]。Taylor 还使用了一种带有可移动孔的仪器或面具来纠正眼位偏斜，但是 Taylor 不认为这是 Saint-Yves 的成果。

《眼科》的第一部德语文本，由 Georges Bartisch（1535—1606 年，德国眼科的奠基人）1583 年完成，Bartisch 在书中写道："遗传性斜视和先天性斜视（经由母亲的子宫）遗传自父母……由于父母的失职或由于看到闪亮的盔甲、火灾和风暴、闪电、炮火、水中反射的阳光引起，也见于濒死或严重虚弱的人……或者看到了那些斜着眼睛看不清楚的人[12]。由于所有这些疏忽，女人会变得邋遢，或者对她子宫内的胎儿造成伤害，这种邋遢会传给孩子们……"（图 1-1 和图 1-2）。

1825 年 Pare 指出，"酗酒父母的孩子自己也变得酗酒，因为他们会模仿父母[1, 13]"。1842 年，Johann Friedrich Dieffenbach（1794—1847 年）[1, 14]将模仿描述为一个因素，但他补充说："人们不能否认，斜视是由父母传递给孩子的。我已经看到斜视的三代遗传，有斜视的母亲或父亲出现大量斜视后代并不少见。"自中世纪以来，婴儿斜视一直被归咎于婴儿被放在不合适的位置造成的，例如摇篮放置位置靠近窗户，或靠近灯或其他明显的物体[1, 15, 16]。也有人观察到婴儿被抱在同一只手臂上或用同一侧乳房喂养。

四、非手术治疗

公元 7 世纪，亚历山大的 Paullus Aiginites（埃伊纳岛）写道："孩子从出生起就存在斜视，可以通过戴斜视面具迫使他们直视来治愈。"[1, 17] 以下几位医生，即 Pare（1564 年）、Cornelius van Solingen（1684 年）、Johann Baptist Lamzweerde（1693 年）、Lorenz Heister（1719 年）、Marc Thomin（1749 年）和 Pierre Dionis（1773 年）、Michael Underwood（1784 年）和 Jacob de Wenzel（1808 年）都提到了不同的斜视面具、眼镜、管状物和穿孔绷带[1, 13, 15, 18-23]。

1722 年 Saint-Yves 在比较后指出，"通常只有健康的眼睛通过洞看东西，而斜视的眼睛仍然处

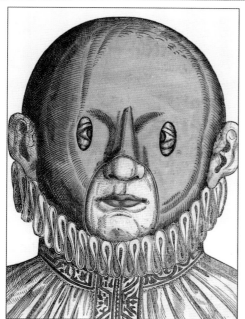

▲ 图 1-1　**Bartisch** 提出的治疗内斜视的面罩

经 von Noorden GK. 许可，引自 The History of Strabismology，Belgium：JP Wayenborgh；2002.

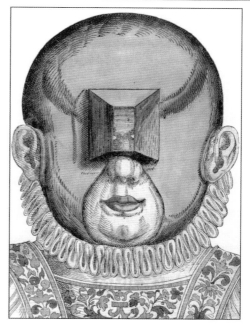

▲ 图 1-2　**Bartisch** 提出的治疗外斜视的面罩

经 von Noorden GK. 许可，引自 The History of Strabismology，Belgium：JP Wayenborgh；2002.

于异常位置 [1, 10]"。因为这一方法很少成功，并且偶尔会导致斜视恶化 [1, 24]，1831 年 von Rosas 对治疗斜视的眼镜提出警示。不幸的是，用不透明的胶带或涂抹指甲油遮挡鼻部或颞部眼镜的方法仍然被许多训练师推荐 [25]。

五、斜视手术

斜视第一次手术干预记载来自臭名昭著的 John Taylor（1703—1772 年）骑士，他是所有行走江湖的骗子和外科游医中最不切实际的一位，他的马车上用拉丁语和英语分别写着他的座右铭："谁给了人们光明，谁就给了他们生命"。Taylor 可能在患者低于内直肌（medial rectus, MR）的位置截除了一条结膜条带，并错误地认为他切断了供应 MR 的神经。他可能碰巧截除了一块 MR 组织，使患者的眼位产生了戏剧性的变化。术后，Taylor 包扎了患者未做手术的眼睛，这样之前偏离的眼睛会保持固定在正位，看起来是被治愈的。在 John Taylor 离开小镇后，当未手术眼绷带被取下，偏斜重新显现，但这时 John Taylor 早已离开了手术现场（图 1-3）[1-4, 6, 25-28]。

第一次真正的斜视手术是在 1839 年 10 月 26 日由 Johann Friedrich Dieffenbach 完成 [1-4, 6, 25-28]。几天后，布鲁塞尔的 Florent Cunier 也进行了同样的手术，被认为是该手术的真正发明者，但功劳应归于实际上是先做手术的 Dieffenbach。Dieffenbach 截除了一个 7 岁内斜视男孩的 MR，先做结膜切口，钩住 MR，并切断距肌止端 6~8mm 的肌肉 [29]。到 1842 年，Dieffenbach 出版了一本书，描述了他处理 2000 例斜视病例的经历 [14]。他的肌肉切断术结果显示，对外直肌（lateral rectus, LR）和下斜肌（inferior rectus, IO）切断术效果"极好"，但 MR 切断经常导致术后外斜视，且不能内转。

有关内斜视手术的进展的描述，如 1857 年 von Graefe 描述了采用 MR 部分肌腱切开术来满足小角度内斜视的需求 [2, 30]。后来 Abadie（1880 年），Stevens、Ziegle 和 Verhoeff（1903 年），O'Connor（1911 年），Blascovics（1912 年），Bishop-Harmon（1913 年），Astruc（1913 年），Todd（1914 年），Terrien（1920 年）以及其他医生也陆续报道了内斜视手术的改进及手

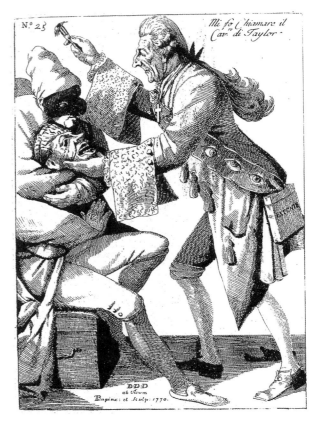

▲ 图 1-3 **John Taylor（1703—1772 年）在这幅 18 世纪的画中展示了他的斜视"手术"**

Helveston EM 许可，引自 Surgical Management of Strabismus, 5th edition. Belgium：JP Wayenborgh；2005.

术的各种结果（图 1-4）[3, 26]。

1. **切口** 最流行、易教、易学的显露肌肉切口的方法是角膜缘切口，在 Helveston、Parks 的斜视手术图谱和 Wright 的眼科手术彩色图谱中均有清楚的描述和图解说明（图 1-5 和图 1-6）[3, 31, 32]。对于 MR 的手术，首先通过结膜囊和 Tenon 囊做一个靠下方的放射状切口，然后做角膜缘结膜切开，接着在鼻上象限平行第一个放射状切口做第二个放射状切口。眼外肌（extraocular muscle, EOM）手术完成后，关闭两侧翼状结膜切口至角膜缘（图 1-7）。这一切口的缺点包括结膜缝线刺激、角膜凹痕形成，需要非常小心地缝合以避免瘢痕、潜在的巩膜外血管出血、角膜缘干细胞丢失，以及可能会干扰未来而做小梁截除术 [3, 33-35]。其优点包括在没有手术助手时操作更容易，适用于结膜脆弱的老年人，易于术后可调整缝线操作，以及适用于伴随某些二次手术

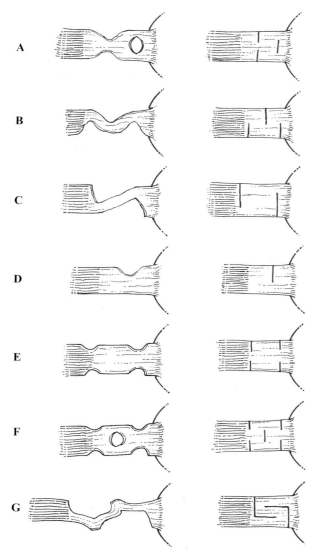

▲ 图 1-4　**Helveston** 印版，肌腱延长手术

A. O'Connor；B. Bishop-Harmon；C. Blaskovics；D. von Graefe；E. Badie；F. Vehoeff；G. Terrier。（经 Helveston EM 许可，引自 Surgical Management of Strabismus，5th edition. Belgium：JP Wayenborgh；2005.）

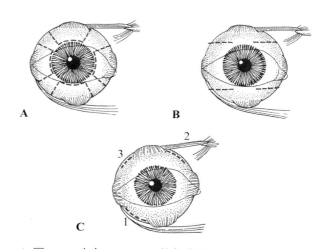

▲ 图 1-5　来自 **Helveston** 的角膜缘和 **cul-de-sac** 切口

经 Helveston EM 许可使用，引自 Surgical Management of Strabismus，5th edition. Belgium：JP Wayenborgh；2005.

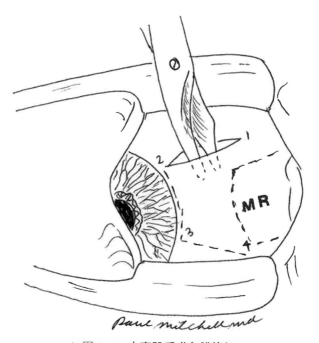

▲ 图 1-6　内直肌手术角膜缘切口

第 1～2 和 3～4 线为放松切口，第 2～3 线为角膜缘切口。用 Westcott 剪剪开结膜。MR. 内直肌

后出现的结膜后徙 [3]。在经过反复试验后，角膜缘切口被早期斜视外科医生所采用，但实际上是 Harms 医生在 1949 年首次描述该术式。随后，在 1968 年，von Noorden 报道了在约翰斯·霍普金斯大学 Wilmer 眼科研究所完成的 600 余例采用该切口的斜视手术 [36-38]。

1954 年，Swan 和 Talbot 在《Tenon 囊下后徙术》中报道了结膜切口的另一个重要的进展 [3, 39]。Helveston 注意到，切开结膜和前部的 Tenon 囊，游离出后部 Tenon 囊平面上的肌肉 [3]，在前部 Tenon 囊和巩膜之间进入寻找肌肉，能够直接靠近肌肉并很好地显露肌肉止端 [32]。不利的方面是，切口直接在肌止端处，愈合后在切口位置会形成脊样凸起，同时存在眼外肌和睫状血管损伤的风险，并伴随出血和血肿的形成 [34]。

1960—2001 年，Marshall M. Parks 在 Colby

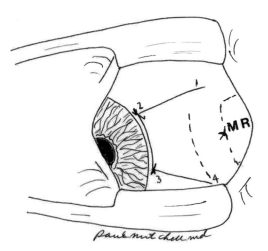

▲ 图 1-7　在位置 2 和位置 3 间断缝合关闭角膜缘切口和松弛结膜，已完成后徙的内直肌

MR. 内直肌

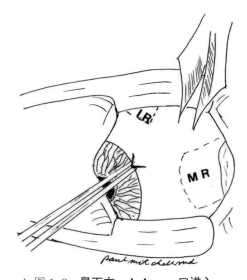

▲ 图 1-8　鼻下方 cul-de-sac 口进入

Lester 钳向颞上方牵拉眼球，Westcott 剪在内直肌和下直肌之间切开结膜。MR. 内直肌；LR. 外直肌

学院教授 Lancaster 眼科课程中的眼球运动部分。在他 1966 年的一次眼睛解剖学讲座中，Parks 医生考虑通过 cul-de-sac 入路进行手术，他回到华盛顿特区后开始使用这种方法（个人交流，1971年）。Parks 医生汇编了他的研究结果，在 1968 年，他具有里程碑意义的论文《水平直肌手术穹隆部切口》发表[40]。cul-de-sac 或穹隆切口的优点包括切口隐藏在眼睑下方，由于眼睑压力保持切口闭合而不需要缝合的可能性，提高了患者的舒适度、减少了眼前节侧支循环中断的风险[3, 31, 32, 40]。其缺点包括技术难度增加，显露范围减少，老年人结膜脆弱，以及可调整缝线的手术操作困难（见第 23 章，图 1-8 和图 1-9）。

在一项对美国小儿眼科和斜视协会成员的调查中，Mikhail 和同事总结了切口偏好如下：对于儿科患者的首次手术，58.1% 首选穹隆，40.8% 首选角膜缘，1.1% 首选其他切口[41]。成人首次手术，53.5% 选择穹隆，40.1% 选择角膜缘，1.4%选择其他切口，4.9% 都不适用。对于儿童再手术，58.1% 选择角膜缘，39.1% 选择穹隆，2.1% 选择其他切口。对成人再手术，63.4% 选择角膜缘，29.9% 选择穹隆，1.4% 选择其他切口，5.3% 不适用以上切口。他们的结论是，角膜缘切口术中显露更充分，容易教学，而穹隆切口术后疼痛更少，愈合更快。成人和儿童首次手术首选穹隆切口，而角膜缘切口适合儿童和成人的二次手术。

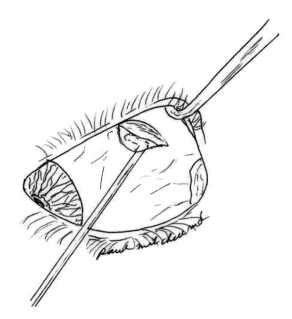

▲ 图 1-9　移开开睑器

Jameson 钩拉开下眼睑，Stevens 钩推平鼻下方 cul-de-sac 切口，切口无须缝合

2. 针和缝合线　在过去的至少 50 年里，眼部肌肉手术缝合线被固定在或压在针上（无损伤）。眼肌手术用的针为垂直切割针，分为用锋利的下表面（"反向切割"针）或锋利的上表面（"弯曲切割"针）。Parks 医生与 Davis & Geck 的Sol Singerman 合作，设计了广为采用的 SLO-1铲针，它被替换成 6-0 地克松聚乙交酯纤维（聚

乙醇酸）缝合线（个人交流，1971 年）。Ethicon 随后制造了一种类似的产品，称为 S-29 针 [31]。因为后徙的肌肉将会固定在巩膜最薄的区域，铲针实质性减少了巩膜穿孔的风险。铲针能以不穿透巩膜的方式插入巩膜，因为针的宽度窄和弯曲弧形，可以形成较长的巩膜内通道，尤其适用于 Parks 交叉缝线技术 [3, 31, 32]。White 和 Parks 报道了 116 例使用聚乙醇酸缝合线患者的检查结果，其中包括 78 例斜视、23 例白内障和 15 例眼整形患者 [42]。所有斜视患者的一侧眼采用聚乙醇酸缝合线，对侧眼采用铬结肠缝合线。78 例患者中有 3 例（3.57%）出现术后反应，局部应用抗生素有效。然而 78 例使用铬结肠缝合线的患者中有 26 例出现过敏性炎症反应，需要局部抗生素或皮质类固醇 – 抗生素组合。一名患者需要全身性糖皮质激素。White 和 Parks 提供了令人信服的证据，证明了聚乙醇酸缝合线在眼科手术中优于铬结肠缝合线。

3. 后徙术　1922 年，P.C.Jameson 推广了 MR 后徙手术，即将 MR 重新缝合到肌止端后 3～6mm 处 [26, 43-45]。随着铲针的出现，眼肌手术的并发症减少。早期论文报道的并发症包括斜视术后视网膜裂孔、巩膜穿孔、全眼球炎、眼球痨和眼球摘除、白内障、前房积血、眼内炎、晶状体脱位、视网膜脱离、玻璃体出血、前房积脓性角膜炎和眼窝蜂窝织炎（见第 7 章和第 23 章）[26, 46-52]。

4. 肌腱和肌肉延长术　1902 年，Stephenson 首次报道了延长术。后来，Kuhnt、Gonin、Bamert 和 Hollwich、Focosi 和 Ruzzi 于 1978 年提出了通过移植阔筋膜来延长长度的方法 [25, 26, 53-61]。O'Connor、Bishop-Harmon、Blaskovics、von Graefe、Abadie、Verhoeff 和 Terrien 等医生也提出了其他手术方式（图 1-4）[3, 26]。

5. Fanden 术　1975 年，Cuppers 为斜视手术提供了一种新的方法，也被称为赤道后肌固定术或后固定缝合术 [25, 62, 63]。该方法采用角膜缘切口，显露直肌并暂时离断止端，后固定缝合线位于肌止端后 13～15mm 的巩膜上，同时缝线穿过肌腹部打结，然后将肌肉复位到原来的位置。操作时必须注意，避免损伤涡状静脉和睫状长动脉。因为 Fanden 术的设计是不改变原在位的斜

视度，所以可能需要后徙或截除来治疗基本的斜视（见第 33 章）[25, 62-64]。

6. 截除术　1875 年，Vieusse 首次描述了截除术、肌肉截除术和肌腱截除术 [26]。今天使用的技术源自 Reese 和 Blaskovics 医生 [26, 65]。截除术通常被归为一种肌肉加强手术，主要作用可能是增强拮抗肌肉后徙的效果 [3]。截除术更容易出现眼红和结膜 "肥厚"，因为肌腱 / 肌肉的较厚部分向前附着在原始肌止端。不像后徙术肌腱 / 肌肉被固定在肌止端更远的地方，没有结膜增厚的问题。其他问题包括下直肌（inferior rectus，IR）截除术后可能发生睑裂狭窄，上直肌（superior rectus，SR）截除术后可能出现上睑下垂，LR 截除可能会无意中包含 IO（见第 23 章）[3]。

7. 下斜肌手术　上斜肌（superior oblique，SO）麻痹或无力通常通过 IO 的减弱手术来治疗，包括下斜肌切断术、下斜肌截除术、后徙、前转位或去神经 [3, 31]。SO 折叠或截除的加强手术可导致医源性 Brown 综合征。IO 减弱术更容易预测并且更有效（见第 8 章和第 25 章）。

8. 上斜肌手术　SO 异常包括松弛或肌腱过长，没有反转肌腱和滑车，以及先天性 SO 麻痹。治疗包括加强松弛的 SO 肌腱；如果 SO 缺失，减弱拮抗肌或配偶肌；减弱同侧 SR（见第 9 章和第 26 章）[3]。

> 著者按语
> SO 麻痹时做 SR 后徙确实减少了上斜，但也增加了外旋（译者注：原书有误，已修改），所以这是不可取的。

9. 转位术　在眼肌麻痹病例中，通常加强手术（如截除术）不能恢复眼外肌功能。Hummelsheim 在 1907 年设计了第一个转位手术。他将上直肌和下直肌靠颞侧一半移到麻痹的 LR 肌止端 [3, 66]。从 Hummelsheim 最初的手术以来，O'Connor、Wiener、Pete、Hildreth、Schillinger、Beren 和 Girard、Uribe 和 Knapp 也提出了许多其他手术改良 [3]。Helveston 在他的画中描述了 Jensen1954 年对直肌麻痹手术的改良 [3, 67]。转位术已用于眼肌麻痹、双上转肌麻痹、双下转肌麻痹和肌肉丢失病例（见第 35 章，图 1-10）。

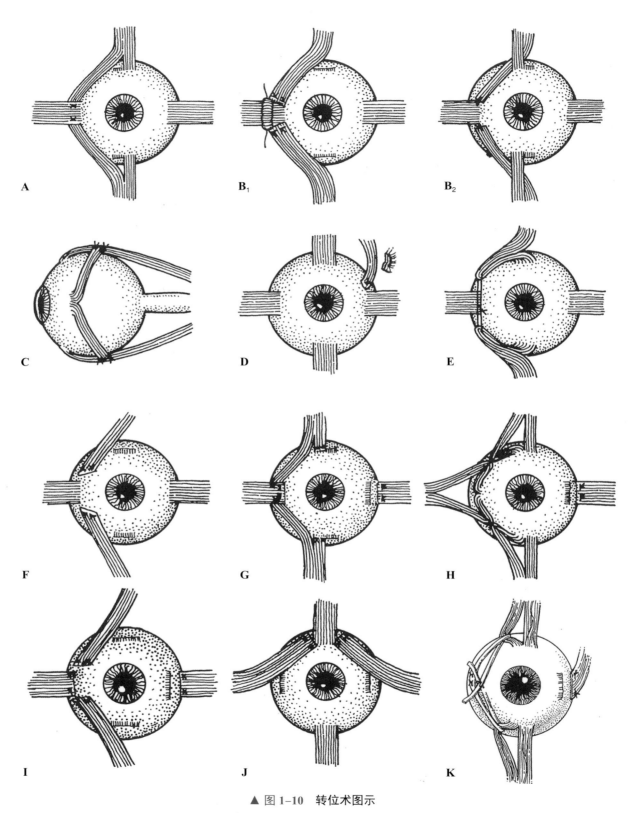

▲ 图 1–10 转位术图示

A. Hummelsheim；B₁. O'Connor；B₂. Modified O'Connor；C. Wiener；D. Peter；E. Hildreth；F. Schillinger；G. Beren-Girard；H. Jensen；I. Uribe；J. Knapp；K. Helveston（经 Helveston EM 许可，引自 Surgical Management of Strabismus，5th edition. Belgium：JP Wayenborgh；2005.）

10. 可调整缝线　第一次调整缝线技术可能源于 Bielschowsky 在 1907 年报道的技术，在该种技术中，他进行了肌腱切开术，并将缝线穿过巩膜肌止端残端然后打结 [26, 68]。术后几天内，通过收紧或放松外部线结，可以改变术后结果。其他人使用缝合环作为调整的一种方式 [69-71]。20 世纪 60—70 年代，Jampolsky 重新唤起了人们对可调整缝线的兴趣。现在它仍然是世界各地许多小儿眼科医生使用的常见技术（见第 32 章）[72-75]。

六、肉毒杆菌毒素（Botox）

减弱眼外肌力量可以通过手术或戴远视镜减少内斜视和使用抗胆碱酯酶药物。1972 年，Alan Scott 医生开始试验各种药物来使眼肌力量减弱和（或）麻痹，发现肉毒杆菌毒素（A 型）是最有效的。Alan Scott 医生于 1977 年开始进行人类研究（见第 6 章和第 31 章）[3]。

七、Pulley

近年来，在 Joseph Demer、Robert Clark 及其同事进行具有里程碑意义的工作之前，关于眼睛肌肉解剖学几乎没有什么有重要意义的发现 [76-79]。在这本书的前言中，Demer 医生总结了 David Robinson 对这项研究的历史，包括他在巴尔的摩威尔莫眼科学院的生物医学工程师同事，采用计算机眼球建模和侧视图，以及随后的计算机断层扫描（computed tomography，CT）扫描和磁共振成像（magnetic resonance imaging，MRI）研究和其他研究。基于对患者和正常对照组进行高分辨率 MRI 成像，以及对人类和猴子眼眶组织的其他组织学和组织化学研究，作者发表了以下声明："对眼外肌解剖学和生理学的重新审视，明显表明了一种具有广泛基础和临床意义的根本思考模式的转变"[3, 76-79]。

Helveston 对 Demer 及其同事的结论总结如下 [3]。

- 被称为"Pulley"的眶壁结构与每一条直肌和下斜肌有关。

- Pulley 接受眼外肌的收缩力，并有"性质上类似于滑车肌腱经由滑车的路径方式"。
- 眼外肌功能来源于它们的 Pulley。
- 眶壁上一半的眼外肌纤维肌止端 Pulley，一半的眼外肌纤维在肌肉肌止端并向前附着在眼球上。
- 只有 Pulley 之前的眼外肌部分会向眼球的运动方向移动。
- 由胶原蛋白、弹性蛋白和神经支配丰富的平滑肌组成的 Pulley 位于眶壁上，在以前被称为 check 韧带的区域。它们在临床上不容易区分，需要特殊的技术才能在实验室中看到。
- 对 Pulley 功能的认知有助于理解斜视患者和正常患者的眼球运动。通过对眼外肌 Pulley 的了解，加强了对斜视的诊断、治疗计划和治疗结果的评估（见第 4 章、第 19 章和第 30 章）。

八、A 型和 V 型

A 型和 V 型表现为，当眼睛从原在位沿中线向上和向下注视的水平偏斜有明显的变化。1897 年，Duane 描述了垂直的非共同性。但直到 1948 年 Urrets-Zavalia 和 1951 年 Urist 的研究中，垂直伴随着的水平眼偏差的重要性才被强调 [80-84]。Jampolsky 建议命名帐篷或帐篷状综合征，但华盛顿特区儿童医院的 Dan Albert 医生提出了以 A 型和 V 型命名，这个建议得到了普遍接受 [85-87]。A 型中，当眼睛从向上注视到向下注视移动时，外斜视增加或内斜视减少。在 V 型中，当从向上注视到向下注视移动时，外斜视减少或内斜视增加。A 型和 V 型可能与原在位的正位、内斜视或外斜视有关。当伴随 A 型和 V 型模式，代偿头位可以改善眼位，获得正常的视网膜对应（normal retinal correspondence，NRC）双眼单视的可能（见第 4 章、第 8 章、第 9 章、第 11 章、第 25 章、第 26 章和第 30 章）[79]。

Malcom Ing 按语

关于先天性内斜视早期手术矫正后功能结果研究的事实与意见

1939 年，Chavasse 是第一个提倡先天性内斜视的早期手术矫正眼位的人。他认为，如果手术矫正眼位能在足够年轻的年龄阶段实现，双眼视就会发展[88]。然而，Chavasse 并没有提供任何案例来支持这一理论。事实上，直到 1958 年，小儿眼科之父 Frank Costenbader 才在第二届斜视眼科研讨会上列举了一个案例，其中发现早期手术矫正眼位对视功能有价值[89]。Costenbader 报道，他做过的一个 16 月龄儿童的斜视矫正手术，在 5 年后

的检查中，该名儿童能够融合 Worth 四点灯。1963 年，Taylor 发表了最早的一系列早期手术与双眼视的文章，引发了早期手术的支持者和后期手术的支持者之间的激烈辩论[90]。特别是 von Noorden 强烈反对早期手术，因为他认为早期手术临床证据不足，会导致大量过矫和欠矫，而达不到最初眼位矫正的目的[91]。在写给《眼科文献》杂志编辑的信件中交换意见时，von Noorden 强烈批评了 Taylor 的工作。在同样的致编辑的信中，Costenbader 则为 Taylor 的研究进行了有力的辩护，这些辩论还在继续[92]。

参考文献

[1] von Noorden GK. The History of Strabismology, Belgium: JP Wayenborgh; 2002

[2] Duke-Elder S, Wybar K. Ocular Motility and Strabismus. St Louis, MO: CV Mosby; 1973 System of Ophthalmology; vol. 6

[3] Helveston EM. Surgical Management of Strabismus. 5th ed. Belgium: JP Wayenborgh; 2005

[4] Albert DM, Edwards DD, eds. The History of Ophthalmology. Cambridge, MA: Blackwell Science; 1996

[5] Hirschberg J. The History of Ophthalmology in Antiquity. Blodi FC, trans. Bonn, Germany: JPWayenborgh; 1985

[6] Berg F. The Chevalier Taylor and his strabismus operation. Br J Ophthalmol. 1967; 51(10):667–673

[7] Maitre-Jean A. Traite des maladies de l'oeil, etc Troyes, France: 1707:431

[8] Ferrein A. Journal des Scavans, 100, 458

[9] Porterfield W. An Essay concerning the Motion of the Eyes. In: Medical Essays and Observations. Vol 3. 4th ed. Edinburgh, Scotland: 1752:149

[10] de Saint Yves C. Nouveau traite des maladies des yeux, les remedes qui y conviennent & les operations que leurs guerisons exigent. Paris, France: Le Mercier; 1722

[11] Taylor J. Le mechanism ou le nouveau Traite de l'anatomie du globe de l'oeil, avec l'usage de ses differentes parties, & de celles qui lui sont contigues. Paris, France: David; 1738

[12] Bartisch G. Oftalmodoleia—Das ist Augendienst. Dresden, Germany: 1583

[13] Pare A. Des moyens et artifices d'ajouter ce qui defaut naturellement ou par accident. In: Dix livres de Chirurgie. Paris, France: Le Royer; 1564

[14] Dieffenbach JF. Uber das Schielen und die Heilung desselben durch die Operation. Berlin, Germany: Albert Forstner; 1842

[15] Heister L. Chirurgie, in welcher alles, was zurWundartzney gehoret, nach der neuesten Art abgehandelt und in vielen Kupfertafeln die neu erfundenen und dienlichen Instrumenten nebst denen bequemsten Handgriffen der Chirurgischen Operationen und Bandagen deztlich vorgestellet warden. Nuremberg, Germany: Stein u. Haspe; 1752

[16] Unzer JA. D. Johann August Unzers medicinisches Handbuch. Nach den Grundsatzen seiner medicinischen Wochenschrift DER ARZT von neuem ausgearbeitet. Leipzig, Germany: Junius; 1780

[17] Arlt F. Die Krankheiten des Auges. Vol 3. Prag. Credner U. Kleinbub; 1856

[18] van Solingen C. Manuale Operatien der Chirurgie beneffens het Pligt der Voefrouwen. Amsterdam, the Netherlands: Bouman; 1684

[19] Lamzweerde J B a: Appendix variorum tam veterum, quam recenter inventorum Instrumentorum ad Armamentum Chirurgicum Johannes Schulteti etc. Lugdunum Batavorum (Leiden), Boutesteyn, Luchtmans 1693

[20] Thomin M. Traite d'optique mechanique. Paris, France: Coignard, Boudet; 1749

[21] Dionis P. Cours d'operations de Chirurgie. Septieme edition revue, augmentee de remarques importantes & enrichie de Figures en Taille-douce, qui represent les Instruments nouveaux les plus en usage par George de La Faye. Paris, France: d'Houry; 1773

[22] Underwood M. Treatise on the Diseases of Children. London, England: Matthews; 1784

[23] de Wenzel J. Manuel de l'Oculiste ou Dictionnaire ophthalmologique. Vol 2. Paris, France: Lavater; 1808

[24]　von Rosas A. Lehre von den Augenkrankheiten. Vienna, Austria:Wallishauser; 1831

[25]　Medow N. Strabismus: the first 3500 years. J Pediatr Ophthalmol Strabismus. 1999; 36(1):30–34

[26]　Evens L. History of strabismus treatment. Bull Soc Belge Ophtalmol. 1981; 195:19–52

[27]　James RR. Studies in the History of Ophthalmology in England. Cambridge, England: Cambridge University Press; 1933:132–216

[28]　Dieffenbach JF. Treatment of congenital squint by section of the medial rectus. Strabismus. 1999; 7(2):125–127

[29]　Teichmann KD. J.F. Dieffenbach: treatment of congenital squint by section of the medial rectus. Strabismus. 1999; 7(4):245

[30]　Graefe, A. Beitrage zur Lehre vom Schielen und von der Schieloperation. Arch Ophthalmol. 1857; 3(1):177–386

[31]　Parks MM. Atlas of Strabismus Surgery. Philadelphia, PA: Harper and Row; 1983

[32]　Wright KW. Color Atlas of Ophthalmic Surgery. Philadelphia, PA: Lippincott; 1991

[33]　Sami DA. Conjunctival incisions for strabismus surgery: a comparison of techniques. Tech Ophthalmol. 2007; 5(3):125–129

[34]　Holland EJ, Schwartz GS. Iatrogenic limbal stem cell deficiency. Trans Am Ophthalmol Soc. 1997; 95:95–107, discussion 107–110

[35]　Willshaw HE. Rectus muscle surgery–how to do it. Trans Ophthalmol Soc U K. 1986; 105(Pt 5):583–588

[36]　Mojon DS. Comparison of a new, minimally invasive strabismus surgery technique with the usual limbal approach for rectus muscle recession and plication. Br J Ophthalmol. 2007; 91(1):76–82

[37]　Harms H. Uber muskelvorlagerung. Klin Monatsbl Augenheilkd. 1949; 115: 319–324

[38]　von Noorden GK. The limbal approach to surgery of the rectus muscles. Arch Ophthalmol. 1968; 80(1):94–97

[39]　Swan KC, Talbot T. Recession under Tenon's capsule. AMA Arch Opthalmol. 1954; 51(1):32–41

[40]　Parks MM. Fornix incision for horizontal rectus muscle surgery. Am J Ophthalmol. 1968; 65(6):907–915

[41]　Mikhail M, Verran R, Farrokhyar F, Sabri K. Choice of conjunctival incisions for horizontal rectus muscle surgery–a survey of American Association for Pediatric Ophthalmology and Strabismus members. J AAPOS. 2013; 17(2):184–187

[42]　White RH, Jr, Parks MM. Polyglycolic acid sutures in ophthalmic surgery. Trans Am Acad Ophthalmol Otolaryngol. 1974; 78(4):OP632–OP636

[43]　Jameson PC. Correction of squint by muscle recession with scleral suturing. Trans Am Ophthalmol Soc. 1922; 20:166–181

[44]　Jameson PC. The surgical entity of muscle recession. Arch Ophthalmol. 1931; 6:329–361

[45]　Jameson PC. Some essentials and securities which stabilize operations on ocular muscles. Arch Ophthalmol. 1932; 8:654–669

[46]　McLean JM, Galin MA, Baras I. Retial perforation during strabismus surgery. Am J Ophthalmol. 1960; 50:1167–1169

[47]　Havener WH, Kimball OP. Scleral perforation during strabismus surgery. Am J Ophthalmol. 1960; 50:807–808

[48]　Knobloch R, Lorenz A. Uber ernste Komplikationen nach Schieloperationen. Klin Mbl Augenheilk. 1962; 141:348

[49]　Hittner HM. Lens dislocation after strabismus surgery. Ann Ophthalmol. 1979; 11(7):1115–1119

[50]　Gottlieb F, Castro JL. Perforation of the globe during strabismus surgery. Arch Ophthalmol. 1970; 84(2):151–157

[51]　Bedrossian EH. Hypopyon keratitis: following muscle surgery. Am J Ophthalmol. 1966; 61(6):1530–1532

[52]　von Noorden GK. Orbital cellulitis following extraocular muscle surgery. Am J Ophthalmol. 1972; 74(4):627–629

[53]　Stephenson S. A short note on some cases of convergent strabismus healed by lengthening of tendon of the internal rectus muscle. Trans Ophthalmol Soc U K. 1902; 22:276

[54]　Kuhnt H. Uber die operative Behandlung des konkomittierenden Schielens. Zeitschr Augenheilk. 1908; 20:231–247

[55]　Kuhnt H. Uber ein einfaches Verfahren die Wirkung der Tenotomie zu dosieren. Zeitschr Augenheilk. 1912; 27:49–58

[56]　Gonin J. Des procedes aptes a remplacer la tenotomie dans l'operation du strabisme. Ann Ocul (Paris). 1911; 146:340–350

[57]　Bamert W. Erfahrungen mit den Sehnenverlangerung nach Kuhnt–Bangerter. Ophthalmologica. 1956; 131:257–261

[58]　Hollwich F. Die Sehnenverlangerung nach Gonin. Ophthalmologica. 1961; 142:412–417

[59]　Hollwich F. Die chirurgische Behandlung des Horizontalschielens. In: Hollwich F: Schielen (Pleoptik, Orthoptik, Operation). Bucherei des Augenarztes, 38 (p. 135–167). Stuttgart, Ferd EnkeVerlag, 1961

[60]　Hollwich F, Krebs W. Ehrfahrungen mit der Sehnen verlangerung nach Gonin. Klin Mbl Augenheilk. 1965; 147:480–487

[61]　Foc, o, si M, Ruzzi P. Su di una nuova tenica d'indebolimento muscolare mediante l'innesto tendino. Boll Ocul. 1978; 57:3–12

[62]　Cuppers C. The so–called Fadenoperation (surgical correction by well–defined changes of the arc of contact). In: Second Congress of the International Strabismological Association. Marseille, France: Diffusion Generale de Librairie; 1976:395–400

[63]　Cuppers C, Thomas C. L'operation du fil, sur,un oeil pour le traitement du ptosis de l'autre oeil par la provocation d'une impulsion d'elevation sur cet autre oeil. Bull Mem Soc Fr Ophtalmol. 1975; 87:318–328

[64]　Quéré MA, Pechereau A, Clergeau G. La nouvelle chirurgie des ésotropies fonctionnelles (opération du fil et techniques classiques). J Fr Ophtalmol. 1978; 1(3):221–228

[65]　von Blaskovics L, Kreiker A. Eingriffe am Auge. Stuttgart, Germany: F Enke; 1943

[66]　Helveston EM. Muscle transposition procedures. Surv Ophthalmol. 1972; 16 (2):92–97

[67]　Jensen CDF. Rectus muscle union: a new operation for paralysis of the rectus muscles. Trans Pac Coast Otoophthalmol Soc Annu Meet. 1964; 45:359–387

[68]　Hass HD. Rucklagerung mit Fixationsnahten beim Strabismus concomitans convergens. Klin Mbl Augenheilk. 1965; 146:44–50

[69]　Gobin MH. Récession avec anse du droit interne. Bull Soc Belge Ophtalmol. 1975; 171(172):789–795

[70]　Gobin MH. Nouvelles conceptions sur la pathogénie et le traitement du strabisme. 2. partie: Traitement du strabisme.

Introduction. Chirurgie primaire. Chirurgie secondaire. J Fr Ophtalmol. 1981; 4(1):7–18

[71] Weiss JB, Horovitz G, Vergne JL. [Quantified tenotomy]. Bull Soc Ophtalmol Fr. 1978; 78(10):677–678

[72] Jampolsky A. Strabismus reoperation techniques. Trans Sect Ophthalmol Am Acad Ophthalmol Otolaryngol. 1975; 79(5):704–717

[73] Jampolsky A. Current techniques of adjustable strabismus surgery. Am J Ophthalmol. 1979; 88(3 Pt 1):406–418

[74] Metz HS. Adjustable suture strabismus surgery. Ann Ophthalmol. 1979; 11 (10):1593–1597

[75] Rosenbaum AL, Metz HS, Carlson M, Jampolsky AJ. Adjustable rectus muscle recession surgery. A follow–up study. Arch Ophthalmol. 1977; 95 (5):817–820

[76] Demer JL, Miller JM, Poukens V. Surgical implications of the rectus extraocular muscle pulleys. J Pediatr Ophthalmol Strabismus. 1996; 33(4):208–218

[77] Demer JL, Miller JM, Poukens V, Vinters HV, Glasgow BJ. Evidence for fibromuscular pulleys of the recti extraocular muscles. Invest Ophthalmol Vis Sci. 1995; 36(6):1125–1136

[78] Demer JL, Oh SY, Poukens V. Evidence for active control of rectus extraocular muscle pulleys. Invest Ophthalmol Vis Sci. 2000; 41(6):1280–1290

[79] Demer JL, Poukens V, Miller JM, Micevych P. Innervation of extraocular pulley smooth muscle in monkeys and humans. Invest Ophthalmol Vis Sci. 1997; 38 (9):1774–1785

[80] Duane A. Isolated paralyses of the ocular muscles. Arch Ophthalmol. 1897; 26:317

[81] Uretts–Zavalia A. Abduccion en la elevacion. Arch Oftalmol. 1948; 22:1

[82] Uretts–Zavalia A. Paralysis bilateral congenital del musculo oblicuo inferior. Arch Oftalmol. 1948; 23:172

[83] Urist MJ. Horizontal squint with secondary vertical deviations. AMA Arch Opthalmol. 1951; 46(3):245–267

[84] Urist MJ. Surgical treatment of esotropia with bilateral elevation in adduction. AMA Arch Opthalmol. 1952; 47(2):220–247

[85] Mitchell PR, Parks MM. A and V patterns. In: Duane's Clinical Ophthalmology. Philadelphia, PA: Lippincott; 1991

[86] Jampolsky AJ. Annual review:Strabismus. Arch Ophthalmol. 1957; 58: 152

[87] Albert DG. Annual review:Strabismus. Arch Ophthalmol. 1957; 58:152

[88] Chavasse FB.Worth's Squint. Philadelphia, PA: Blakiston Co; 1939:519

[89] Costenbader FD. Clinical course and management of esotropia. In: Allen JH, ed. Strabismus Ophthalmic Symposium II. St Louis, MO: CV Mosby Co; 1958:325–353

[90] Taylor DM. How early is early surgery in the management of strabismus? Arch Ophthalmol. 1963; 70:752–756

[91] von Noorden GK. Strabismus surgery: Early and very early, letter to the editor. Arch Ophthalmol. 1964; 71:761

[92] Costenbader FD. Strabismus surgery: Early and very early, letter to the editor. Arch Ophthalmol. 1964; 71:761

第二篇
斜视诊断与手术计划
Strabismus Diagnosis and Surgical Planning

Part A 斜视术前评估
General Preoperative Evaluation

手术计划之收集数据

"在没有证据之前就建立理论，这是最大的错误。不知不觉中，人们开始扭曲事实以适应理论，而不是将理论用于适应事实。"

《福尔摩斯：波西米亚的丑闻》

亚瑟·柯南·道尔爵士

"我们被迫从结果退回到原因。你还记得吧，我们处理这个案子的时候，脑子里是一片空白，这总是有利的。我们还没有形成任何理论。我们到那里只是为了观察，并从观察中得出结论。我们最先看到的是什么？"

《福尔摩斯：纸板盒的冒险》

亚瑟·柯南·道尔爵士

概 述

斜视的手术矫正必须从完整的数据收集开始。至少 75% 的临床诊断来自病史，约 20% 来自检查，5% 或更少通过医技检查获得。现代眼科医生由于时间的压力或可能缺乏相关培训，往往会忽视这一原则。眼科医生把大部分病史收集和部分检查交给技术人员，自己简要询问病史，进行部分检查，然后采取过度的非针对性的医技检查来寻找诊断。这会花费患者额外的时间和金钱，并可能导致漏诊或误诊。

在斜视中，眼位情况通常是作为计划斜视手术的唯一充分数据。但是对复杂斜视的精准治疗是不够的。我们经常错过病史中的重要元素，例如在检查期间忘记检查眼底是否有旋转，而这对于识别 Pulley 移位和斜肌功能障碍至关重要。

斜视专家应该对病因和治疗保持空白和开放的心态，直到所有数据收集齐全，包括手术探查过程的仔细观察，有条不紊地、开放地思考，而不是匆忙地执着于单一的（通常是错误的）诊断，如此才能更好地治疗患者，改善手术效果。

第 2 章　斜视的病史及检查
The History and Examination in Strabismus

Irene H. Ludwig　Everett A. Moody　著

任小军　译

摘　要

斜视的诊断从一个完整的病史收集开始。获取良好的病史是一项重要的可学习的技能，不应委托给助手或以问卷调查形式获得。病史收集也包括对患者旧照片、既往门诊就诊记录和手术记录的回顾。复习患者的病史和随后的检查往往对获取相关的临床信息至关重要。

熟练的知觉运动检查是一种可以通过学习获得的技能，这对儿童尤其重要，他们很容易对检查感到沮丧。Moody 博士在吸引孩子的关注和获得合作的技巧上是专家，他为我们提供了这方面的技巧。

门诊三棱镜适应和"遮盖试验"是一种有用的技术，有助于发现在初始知觉运动检查中没有立即测量到的偏斜。

"数据！数据！数据！"他不耐烦地叫道，"没有黏土，我就不能做砖。"

《福尔摩斯：铜山毛榉的冒险》

亚瑟·柯南·道尔爵士

关键词

斜视病史，知觉运动检查，三棱镜适应，遮盖试验，单眼注视综合征，立体视觉，眼位检查，融合测量，眼球运动评估

一、收集数据以计划斜视手术

斜视的手术矫正必须从完整的数据收集开始。至少 75% 的临床诊断来自病史，约 20% 来自检查，5% 或更少通过医技检查获得。迫于时间压力以及缺乏培训，现代眼科医生往往会忽视这一原则，把大部分病史收集和部分检查交给技术人员。眼科医生简要地接触病史，进行部分检查，继而采取过度的非针对性的医技检查来寻求诊断。这将花费患者额外的时间和金钱，并可能导致漏诊或误诊。

在斜视中，眼位通常被当做计划斜视手术的充分的数据，但是对复杂斜视的精准治疗仅仅依据这一点是不够的。但我们经常错过病史中的重要元素，例如在检查期间忘记检查眼底是否有旋转，而这对于识别 Pulley 移位和斜肌功能障碍至关重要。

斜视专家应该对病因和治疗保持空白和开放的心态，直到所有数据收集齐全，包括手术探查过程的仔细观察。有条不紊地、开放地思考，而不是匆忙地专注于单一的（通常是错误的）诊断，可以更好地治疗患者，改善手术效果。

二、获取一个完整的病史记录

1. 概述 如果你学会了怎么倾听，患者通常会告诉你出了什么问题。对斜视问题尤其如此，因为斜视的复杂性是多层次的。

著者按语

我在一家大型医疗机构做住院医生期间，有一位神经学专家以能够解决最令人困惑的病例而闻名。当有神经病学病例把大家难倒时，就会请这位专家会诊。他进入病房不过 30 分钟，就会重新出现在大家面前并提出他的意见——建议做 1～2 个医技检查。他几乎是对的。我很幸运地和这个创造奇迹的医生一起待了 3 个月，学习了他的技能。他会拉一把椅子挨着患者坐下，问一些问题，然后倾听。他会根据需要去引导谈话，并仔细倾听答案。他还在整个问病史的过程中观察患者。当他开始对患者体检时，他已经明确知道该找什么了。检查结束后，只需要少量针对性医技检查来确保他的诊断。

在获得所有的信息之前，检查人员应该对诊断保持开放的心态。有针对性的询问将有助于在体检开始前获取最可能的诊断。这是一项需要经过多年经验磨练的技能，可以通过直接观察资深眼科医生的实践过程来加速提高这一技能。

2. 儿童

(1) 发病年龄及病程：首先问父母曾经看到了什么，以及确切开始的时间。尽可能确定准确的发病年龄。很多人会说在孩子出生时就观察到斜视（如 Duane 综合征、颅面异常等），随着引导，家长承认在孩子几个月大的时候发现有斜视（如先天性内斜视和外斜视）。一些家长会说，症状始于婴儿时期的某个时候，经进一步思考后可以准确指出发病年龄。父母经常忘记小的创伤，创伤可发生在一生的任何时候，这一点可能很重要。一个斜视家族史为阴性的年长儿童，直到 9 岁开始踢足球时才表现出斜视，可能与另一个有明显家族史和多年间歇性斜视的同龄儿童有完全不同的病理过程。

斜视发作是急性、亚急性还是渐进的？是否存在间歇性控制（提示融合能力和后天的过程）？疲劳时斜视是否加重（提示存在需要三棱镜适应的较大隐性斜视或重症肌无力）？视力下降是否越来越明显（提示屈光不正或眼球震颤）？急性发作可能提示相关的急性疾病、神经系统疾患或创伤。亚急性发作表明可能是一个进展的过程，如迅速扩大的肿块，由肌间带衰退引起的肌肉移位或活动性炎症。逐渐发作提示可能肌肉逐渐挛缩、缓慢扩大的良性肿块病变或逐渐移位的肌肉 Pulley。显然有比这里列出的更多的疾病可能，目的是提出一些随着病史进展可以排除的建议。一种多年来逐渐发展的疾病不可能是由侵袭性恶性肿瘤引起。因此，随着这些问题得到回答，医生心里的一系列鉴别诊断范围就会缩小。

(2) 相关疾病和家族史：在发病时是否有同时合并其他疾病？这点提示有炎症过程的可能。孩子是否有不寻常的柔韧性？这表明胶原蛋白和 Pulley 异常的可能。

家族史也很重要。试着让父母详述家族中任何眼科疾病的性质。"弱视"的家族史可能意味着上睑下垂、弱视、斜视或先天性白内障。

3. 成人

(1) 斜视的发病时间：通过询问成人患者的斜视病史，可以排除很多可能性。是否存在复视？如果没有复视，可能会有一种长期存在的知觉障碍（如单眼注视综合征），使患者容易发生斜视。它是什么时候开始的？由于血管疾患而发展为急性斜视的患者通常可以相当准确地确定发病情况。是否在很长一段时间内有非常缓慢的发作，亚急性发作或突然发作？对于有本身炎症病因的患者，有时斜视症状的逐步加重与炎症加剧有关联，如鼻窦炎（见第 12 章和第 13 章）。具体询问头部或面部的创伤，以及是否有过瘀伤（见第 20 章和第 29 章）。

关于儿童家族史和相关疾病的问题（如上述）同样也适用于成人。在儿童急性、亚急性和慢性进展性病程上的诊断思路也适用于成人，当然成人有少部分细节的不同。既往斜视手术和其他眼部手术变得更频繁，全身系统性疾病的影响因素也更大。记得追问患者既往近视史，尽管以前有严重的近视，但现在许多成年人接受了白内障摘除，不再戴眼镜。成人糖尿病患者的内斜视未必由第Ⅵ对脑神经麻痹引起，仍然有些人可能会在没有进一步思考的情况下试图做这样的诊断。成人获得性斜视应常规考虑重症肌无力，因此需要考虑的问题包括不稳定的斜视度数、上睑下垂和身体无力。每个患者都必须仔细考虑病史。

(2) 旧照片：当斜视病史不清楚时，回顾儿童早期的旧照片可能非常有帮助。头部倾斜可能从儿童早期就出现，表明先天性异常；后天获得的头部倾斜提示创伤、炎症、肿块病变或其他病因。外斜视患者经常忘记首次斜视手术前的斜视是内斜视，这一点也能通过旧照片得以证实。

(3) 既往手术史：许多成年斜视患者来就诊之前已经接受过斜视手术或其他影响眼肌的眼科手术。尽可能复习之前的手术记录是非常有用的。知道肌肉所在的位置，进而观察肌肉附着点位置可以为治愈患者提供大量的信息。如果没有之前的手术记录，就无法诊断出瘢痕位置（见第 5 章）。

对既往有多次斜视手术的复杂病例，以一个列表或图表的形式来总结每次眼肌手术是有帮助的。如果有既往门诊记录，每次手术后眼位情况为将来制订手术计划提供了重要的信息。著者在这本书前部对 Watson 先生论文的讨论中描述了这种方法的一个例子。

(4) 观察："你看到了，但你没有去观察。两者的区别是很明显的。"

《福尔摩斯：波西米亚的一场丑闻》
亚瑟·柯南·道尔爵士

有价值的收集资料的方法之一是在询问患者病史和做体检期间去观察患者。通过观察细节，我们可以了解很多东西。

> 著者按语
> 本作者（IL）经历了许多因为观察而及时对潜在的灾难性疾病做出诊断的病例，以下举几个例子。
> - 一名眼位控制良好的调节性内斜视青少年患者正在接受她每年的例行门诊检查。她和她的母亲都没有注意到任何问题。在近距离眼位评估时，她用左手伸手去拿近视棒，观察到她的右手无力地放在膝盖上。当她换到右手抓住目标时，有一个轻微的震颤。这个问题在她身上从未被注意到，她母亲因此被问及胳膊无力多久。她并没有意识到这一点。患者因此及时转诊进行神经系统评估，后颅窝肿块病变得以被早期发现和完全截除，患者被治愈。她的神经外科医生对早期发现感到惊讶和高兴。
> - 一位有交流困难的老年患者因复视和斜视被转诊。患者是由她的陪护人带来的，陪护人员不知道任何有关该患者有痴呆症的病史。与患者当内科医生的儿子的通话显示，她没有患痴呆症，所以立即将其转诊给她的内科医生。内科医生发现其有新发作的糖尿病和危险的血糖水平升高。几周后患者返回，糖尿病得到控制，精神功能正常，斜视评估得以恢复。
> - 一名既往健康的十几岁女孩因急性复视和上睑下垂就诊，并被诊断为完全的右侧第Ⅲ对脑神经麻痹。女孩未抱怨有明显的疼痛。她被神经科收治，并接受了一系列的检测和影像学检查。她被眼科住院医师介绍给笔者，根据畏光、面部苍白和疲劳的外观，她立即被诊断为偏头痛。2 天后诊断得到证实，脑神经麻痹和所有其他症状均得到解决。

三、斜视患者的知觉运动检查

1. 概述　本章节的目的是确定在儿童和成人斜视实践过程中最实用和最有价值的检查。其目的在于解决"我希望我早在实践中就知道的事情，证实对检查室有经验的医生来说有价值的。"此外，目的不是在同行临床医生之间创建完全一致性，而是在专业的临床医生之间产生创造性思维碰撞。如果能促使读者重新思考并改善某个操作，这一努力将是值得的。

2. 技术人员的使用　大多数实践操作会雇用技术人员来完成，他们可以收集既往史和现病史，测量视力和立体视，面对面检查周边视野，拍摄全脸照片。照片打印在一张纸上，上面有预先打印好的划线用于填写结果分析，预留一处空白为医生签名用（所有的检查注解都必须有个人签名）。法规要求主诉必须由医生亲自获取，以确保是否按照患者或家属自己的原话记录下来。除了节省医生的时间，技术人员还可以安抚和安慰年幼患者，以便让医生能进行更好的检查。经过反复视力测量后，医生通常会在学龄前儿童中获得 1～3 行更好的视力。

检查者可以检查低龄儿童的周边视野，双手各拿一盏灯同时放在孩子脸的两侧。交替打开灯，检查者观察孩子看亮的一侧。在打开灯之前，检查者的双手必须同时放置在孩子脸的两侧，以防止手的动作引起头部或眼睛转动。有一种用于测试儿童面对面视野的设备被称为 D'Lite 拇指或指尖灯，在魔术商店里有出售。它被放置在检查者的拇指或示指上，挤压时，假指尖会"神奇地"亮起来。在检查的后期，同样的设备还可以作为引导眼球转动的固定目标。同时它还很有趣，增加了医生和患儿之间的融洽关系和合作。

全脸照片有助于记录眼睑的水平高度、瞳孔大小、形状和颜色、面部轮廓和异常、假性内斜视、斜视的偏斜角度、固视偏好和头旋转。这是作为所有患者入院过程的一部分。这些记录可帮助防止术后不满意。例如，父母可能会抱怨斜视手术后有轻微的上睑下垂。回顾入院照片通常会显示一个细微的眼睑水平差异，表明眼睑差异在手术前就存在，而不是手术并发症。照片需要解释和签名。

3. 进入检查室　在进入检查室之前，需要检查技术人员的记录，并简要回顾患者的初步数据。可能发生的令人尴尬的遭遇，例如"您好，我是 ×× 医生。""是的，我们知道的，明天您将为我们的女儿手术。"是可以避免的。使用照片是我最喜欢的开场白，这是为了建立一个友好的问候。我给患者看他（她）的照片，开玩笑地问："这是谁？"答案通常同样有趣："那就是我"。

如果患者是一个孩子，一些医生喜欢先接触患者，不过尽快地关注父母也很重要。其他医生也会有其他的沟通流程。主要的目的是需要有一个例行程序，以确保这些关键问题顺利进行。

4. 主述和系统回顾　虽然每个医生可能有不同的常规来获得病史，但保持一个标准化的体系是一个好主意。计划你自己的问题内容，使其成为一个严格的习惯。在斜视实践中，问题的顺序可能如下：今天就诊的主要关注点的是什么？你是否注意到其他的问题？你可能想到的问题？眼睛看起来是正位吗？这个孩子看起来能看得清楚吗？

5. 检查

(1) 视力和屈光度：视力和屈光度的测量是知觉运动检查的重要组成部分。由于它们并不是专门用于手术计划的必需检查，除计划眼球震颤手术的特殊情况外，其将在本次讨论中省略。估计眼球震颤患者视力的一种方法是同时测双眼的视力，这代表了视力更好眼的视力。然后，每只眼睛都可以分别进行测量。另一种方法是戴高度数正球镜，让一只眼睛视物模糊，而不是用遮挡板（压抑法）。判断眼球震颤中哪只眼睛视力更好会影响手术计划。

(2) 测量斜视度：有四种基本的方法来测试斜视度：①远距离和近距离（约 33cm）的棱镜加遮盖 - 去遮盖，交替遮盖是测量斜视度的金标准。最好在做交替遮盖时让患者阅读字母（或图片）（图 2-1）。同时使用棱镜和遮盖对于测量微小斜视和显斜是必要的。交替遮盖同时要测量上下注视及左右注视。一些幼儿可能需要远距离放置固定视频或动画动物目标，以让其持续关注（图 2-2，视频 2-1）。近距离可能需要一些发声和发亮的玩具。有时我会在我的前额放一个小贴纸作为一个看近的固定目标，以释放双手做棱镜和遮盖测试。

② Krimsky 医生提供了估计斜视度的一个方法：在患者注视检查者眼睛旁边的笔灯时，把棱镜放置在偏斜眼前，改变棱镜或串镜度数，直到患者双眼角膜反光点对称[1]。当 Parks 医生"错误地描述"了 Krimsky 的测量方法，即将棱镜放在"注视"眼上（这更容易、更准确）。Krimsky

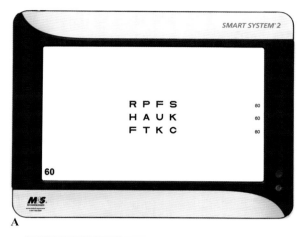

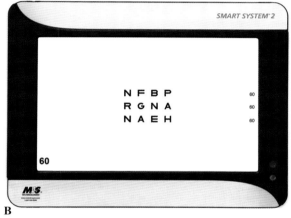

▲ 图 2-1 计算机化的投影设备允许无限制地扰乱字母，以防止患者在斜视度检查过程中进行记忆和失去固视。图片来源 M&S 技术公司的智能系统 II PC-Plus

愤怒地给他打了电话。Parks 以他的绅士风度道歉，然后一切继续（我只是想你们可能想知道这段飞秒手术的历史）。事实上，当交替遮盖试验无法进行时，这是一个有用的测试。

③ 患者可能会被要求注视放在检查者眼睛旁的笔灯，有经验的检查者可以通过映光点来估计斜视度。

④ 当一只眼睛是失明的，偏斜角可以通过透过放在健眼前面的棱镜（远距离和近距离）来估计，直到看到盲眼居中。这是一种方便确定盲眼手术矫正的目标偏斜角的方法。

眼球震颤和隐匿性眼球震颤患者通常通过交替遮盖试验进行测量，可能需要两种评估技术［上述②和③］。

（3）双眼运动：斜肌功能障碍可以通过双眼运动测试评估，记录为功能亢进 1～4 "+" 或功能不足 1～4 "-"（见第 8 章）。除了在这些注视眼位的数字测量外，垂直和水平直肌也可以通过 1～4 "-" 表示功能不足。

小的 "发声和发光" 玩具有助于检查眼部转动。使用 D'Lite 的 "魔术" 可以帮助检查非常年幼的孩子。当光被移动到每个象限时，他们被要求 "吹灭" 它（视频 2-2；同样在视频中，你会发现一些有趣的魔术，让孩子更好地参与和合作）。

（4）融合：这本书的读者应该熟悉以下术语：融合、抑制、单眼注视[2]、双眼注视[3] 和立体视，但它们是令患者和父母困惑的概念。对家庭使用非正式语言是有帮助的，可以防止因为误解导致依从性差和永久性视力丧失。使用手势有助于加强解释，同时仔细观察父母的表情，评估是理解还是困惑。医生可能有必要重复或尝试其他解释，直到对方用肢体语言表明解释清楚了。

一个范例讨论可包含如下概念：每只眼睛形成一个独立的图像，而两只眼睛通常将这两张图像合并成一个 3D 图像。这个过程被称为 "将图像融合在一起"。"你可以举起双手来代表这两张

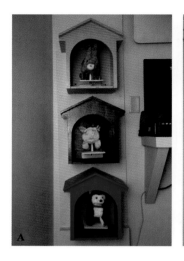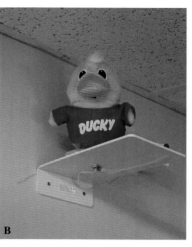

◀ 图 2-2　通过脚动开关操作的动画动物是一种历史悠久的远距离固视工具，用于测试语言前儿童的斜视度

虽然商业化的远距离固视装置被纳入了计算机视觉测试系统，但它们可能不会引起视频饱和的现代儿童的注意。机械玩具是儿童知觉运动检查的宝贵资产。A. 三个垂直排列的玩具，由一个单脚开关操作。每个"房子"都有一个单独的灯，用于照亮会发声和移动的动物；B. 安装在天花板上的附加目标可以增加兴趣。固视玩具之间的物理分离导致婴儿的眼睛从一个到另一个之间"扫视"。能观察到这种运动表明患儿视力良好

图片，并把它们画成一个完美的重叠部分。"（这可能是介绍立体视这个词的好时机。）告诉父母："然而学龄前斜视儿童会关闭一只眼的视力，以避免复视。我们称之为一眼的视力抑制。"请强调，如果孩子在 5 岁以下，所有病例无一例外都会发生，因为大脑不喜欢看到复视。可以像这样表达："抑制在任何地方都会发生，他们无法避免这样做！"这有助于指出，眼睛并不是失明的（尽管如果弱视不接受治疗，会发生失明）。"这就像关闭灯的开关一样，但如果我盖住他们的注视眼，视力开关就会重新打开。"当你说话时，看着父母的脸。如果他们看起来仍然很困惑，你指出，如果孩子年龄较大时开始斜视，他们不会出现抑制，而是出现复视。就像成年人，我们遭受外伤导致的眼位偏离，不会发生抑制，我们看到的是复视。抑制发生在学龄前阶段的斜视。

精确的对话随着父母的理解水平而不同，但有三个基本要素是抑制和弱视开始于学龄前阶段。最重要的是，弱视只能在学龄前成功治愈，儿童早期手术矫正是重新获得融合和立体视的最佳机会[4]。

单眼注视综合征

在诊室里，花太多时间向父母详细解释单眼注视综合征或精细立体视并不是一个好主意。然而，这种综合征在医生中被广泛误解，所以对该综合征进行学术讨论是值得的。

1969 年，Marshall Parks 医生在他撰写的美国眼科学会（American Ophthalmological Society，AOS）论文中，对"单眼注视综合征"进行了定义（Parks）[2]。（同年作者获得奖学金）这篇论文最初有 96 页，但出版时减少到一半[3]。

单眼注视综合征的情况，表现为一只眼的中枢抑制和双眼的外周融合的结合[2, 5, 6]。因此，单眼注视一词表明，只有一只眼睛"注视"了目标。Parks 指出，在双眼前同时放置 Bagolini 线状镜可以证实中心抑制的存在。患者一只眼睛看到一条完整的线，另一只眼睛看到一条中央间隙的线。一只黄斑功能正常，另一只因为竞争抑制没有黄斑功能。（当一只眼睛被遮盖，失去竞争的情况下，每只眼睛都能看到一条完整的线）。Worth 四点灯检查也证明了同样的现象[7]。如果将手电筒靠近患者，将图像投射到视网膜融合的周边，就能看到所有四盏灯。然而，当手电筒从患者身上移开，只投射到中心或黄斑区域时，红灯或绿灯就会消失。一只眼睛看到了灯光，另一只眼睛由于中心抑制而没有看到灯光；这是单眼中心抑制而双眼周边融合的另一个证明。

Parks 测量到单眼注视者的立体敏锐度是下降的。他将那些立体视好于 67s 的人定义为双眼视者，而将那些立体视差于 67s

的人定义为单眼视者。那些没有立体敏锐度的人被称为"非融合者"。

立体敏锐度本身并不能证明单眼注视的存在，但它具有非常可靠的相关性。此外，它可能代表患者在自我矫正能力上的可定量强度。这种特性使立体敏锐度在判断预后和手术决策中具有独特的价值。

在这篇定义单眼注视论文的最后，Parks医生提出了这样一个问题："为什么要大惊小怪？"他指出，这些患者大多过着功能性很高的生活，这些概念极大地影响了临床思维。

Parks 还评论道，他永远无法将婴儿型内斜视患者转化为双眼视者（有一个例外）。婴儿型内斜视必须早期纠正，有助于患者双眼视融合功能，这种紧迫性对父母来说是个好建议。

通过立体视测量的融合能力是预测手术和融合结果的定量因子。例如，对于处于临界状态的外斜视，一个良好的立体视结果提示人们延迟手术是安全的。如果家庭知道早期干预可以有助于预防或减少弱视，并有助于保持良好融合的自我协调能力，那么他们更有可能遵守随访。

(5) 眼底检查：对于年龄较小的儿童，通常需要散瞳后的眼底检查，这在手术前尤为重要。有些情况，由于年龄或发育迟缓，诊室无法进行良好眼底镜检查又需要手术患者，可以在麻醉（exam under anesthesia, EUA）诱导后和手术前进行检查。

著者按语
评估眼底旋转对于评估斜视至关重要，详见第 11 章。

(6) 对儿童和父母的合理关心：古谚有云，"儿童和成年人都被接受的态度所吸引"。如果医生建立了一种安全和可以接受的关系，患者和父母就能够更好地倾听。对儿童积极的环境包括对儿童友好的装饰，医务人员之间的友好文化，医生的热情问候，有趣、无威胁性的技巧，认真倾

听，以及深思熟虑的解释和制作良好的宣传册。

有趣的特技（我的很多特技都围绕着"魔法"展开）包括可以升高的魔法椅子、吹灭灯、"出现"和"消失"的特技，以及通过夸奖和赞美让孩子成为英雄。

父母和成年患者都害怕问所谓的愚蠢问题。避免这种不适可以使用如下回复，"好问题，我很高兴你问了这个问题"。其他的令人消除顾虑的回答，例如"作为一名医生，当家人需要手术时，我同样不能摆脱恐惧"、"我明白你的意思"、"我知道你的感受"和"我明白，我也是如此。"

每一天过得开心，很棒。

四、门诊三棱镜适应

三棱镜适应已被证明是一个有用的测试，能更准确地确定内斜视手术的目标矫正量。一项随机对照临床试验的三棱镜适应研究（prism adaptation study，PAS）显示能显著提高棱镜应答者的手术成功机会。不少个体在戴棱镜后获得了融合功能，这部分人群的手术设计要依据三棱镜适应度数，而不是初始测的斜视角度[8-10]。改善的运动矫正效果在 1 年后持续存在，也没有增加手术过矫率[11]。也有报道三棱镜适应对外斜视患者有效[12]。

PAS 的测试非常耗时，患者需要多次门诊就诊。在眼镜上配 Fresnel 压贴棱镜也有额外的不便，对日常不戴眼镜的患者来说可能很难保持。1991 年，该作者（IL）开始尝试进行 10～15min 的门诊棱镜适应试验，每次尝试增加初始 Fresnel 棱镜度数，以减少操作步骤。这个工作非常好以至于不断被重复，每间隔 15～20min 重复测量一次，如果斜视度增加，就增加三棱镜度。随着时间的推移，这项测试被调整为完全在诊室内完成，时间为需 2～4h，给予落格试验架和散的棱镜。要求患者戴试镜架阅读，每 15～20min 重新检查一次。通过戴棱镜测量看远的斜视度（图 2-3），增加棱镜直到达到中和点，即当偏斜角出现一个小的反转。如果看近存在残留斜视度，则进一步适应，直到近视看到相同的棱镜中和点。接着去除棱镜眼镜，戴正常矫正眼镜，在所有方向、远距离和近距离快速测量斜视度。最终的测

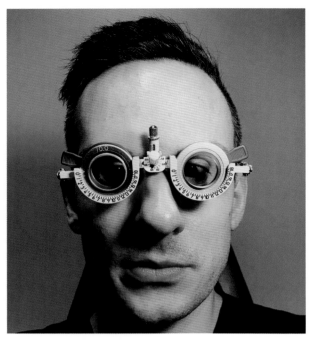

▲ 图 2-3 门诊三棱镜适应，患者戴试镜架中的棱镜，在两次测量之间进行 15～20min 的阅读

量结果确定了斜视手术的目标角度。作者（IL）对门诊诊室三棱镜适应的积极经验与 PAS 报道的结果一致。

虽然门诊三棱镜适应主要用于获得性内斜视病例，但也被证明适用于上斜视和外斜视。内斜视可耐受的斜视角有时可能相当大，到测试结束时，斜视度可增加近 50 个棱镜度。对上斜视和外斜视来说，三棱镜适应前后角度变化并不显著，但仍然可能有显著偏差。两者使用的技术是相同的。水平斜视和垂直斜视也可以同时做三棱镜适应。对于成人和儿童，需要三棱镜适应的指征是：斜视度随疲劳增加的病史，提示警觉时正在使用融合性转向。已证实 6 岁儿童能成功接受三棱镜适应。

遮盖试验 由于三棱镜适应很耗时，一些斜视学家推荐了"遮盖试验"，即 45～60min 的单眼遮盖，然后立即进行棱镜加交替遮盖试验。Kushner 认为这个方法对间歇性外斜视最有用，并在门诊检测到比患者既往病史记录到的更小的垂直斜度[13]。

参考文献

[1] Krimsky E. Fixational corneal light reflexes as an aid in binocular investigation. Paper presented at: American Academy of Ophthalmology and Otolaryngology; October 12, 1942; Chicago, IL

[2] Parks MM. Th monofixation syndrome. Trans Am Ophthalmol Soc. 1969; 67: 609–657

[3] Parks MM. Stereoacuity as an indicator of bifixation. In: Strabismus Symposium, Giessen, August 1966. Basel/New York: 1968:258–260

[4] Ing M, Costenbader FD, Parks MM, Albert DG. Early surgery for congenital esotropia. Am J Ophthalmol. 1966; 61(6):1419–1427

[5] Parks MM, Eustis AT. Small angle esodeviations. Am Orthopt J. 1962; 12:32–38

[6] Jampolsky A. Esotropia and convergent fixation disparity; of small degree: differential diagnosis and management. Am J Ophthalmol. 1956; 41(5):825–833

[7] Lancaster WB. In: Allen JH, ed. Strabismus Ophthalmic Symposium II. St Louis, MO: CV Mosby; 1958:507–510

[8] Prism Adaptation Study Research Group. Efficacy of prism adaptation in the surgical management of acquired esotropia. Arch Ophthalmol. 1990; 108(9): 1248–1256

[9] Repka MX, Wentworth D, Prism Adaptation Study Research Group. Predictors of prism response during prism adaptation. J Pediatr Ophthalmol Strabismus. 1991; 28(4):202–205

[10] Repka MX, Connett JE, Baker JD, Rosenbaum AL, Prism Adaptation Study Research Group. Surgery in the prism adaptation study: accuracy and dose response. J Pediatr Ophthalmol Strabismus. 1992; 29(3):150–156

[11] Repka MX, Connett JE, Scott WE, Prism Adaptation Study Group. The one-year surgical outcome after prism adaptation for the management of acquired esotropia. Ophthalmology. 1996; 103(6):922–928

[12] Park MR, Lee YC, Park SC. The effect and availability of prism adaptation test in patients with intermittent exotropia. J AAPOS. 2007; 11:93–94

[13] Kushner BJ. The examination. In: Kushner BJ, ed. Strabismus. Cham, Switzerland: Springer; 2018:15–16

第 3 章　医技检查、会诊和术中评估
The Use of Testing, Consultants, and Intraoperative Assessment

Irene H. Ludwig　著

任小军　译

摘　要

过度的（医技）检查和会诊是医疗中的一个常见问题，在斜视领域也不例外。这会占用患者的时间，造成可能的不必要的显露及增加开销，并且加重医疗系统的整体负担。准确完整的病史收集和体检能够锚定（精准定位）医技检查，以及确定能够提供最有价值信息的会诊。

术中探查是手术计划的一个重要步骤，因此是术前资料收集的一部分。首先进行被动牵拉试验，包括旋转被动牵拉、斜肌加强被动牵拉试验和回弹平衡试验。尽快对肌腹行径（特别是没有条件做磁共振成像时）、肌肉鞘膜、肌肉周围组织和 Pulley 位置进行探查，这些因素都可能导致手术计划调整。对再次手术病例，测量实际的肌止端位置，与既往手术记录位置相比较，可以为患者伤口愈合情况提供重要信息。诊断瘢痕延伸的其他特征包括正常肌腱与巩膜间被一段瘢痕组织分隔，肌腱长度长于正常值，以及新肌止端位置的异常附着。

关键词

斜视实验室检查，斜视磁共振成像（MRI）扫描，斜视计算机断层扫描（CT），斜视会诊，被动牵拉，主动收缩，识别肌肉行径，平面，肌止端，再次手术和复杂斜视的系统探查，旋转试验，加强被动牵拉试验，回弹平衡试验

一、概述

本章节的目的并不是为每个实验室或影像学研究创建检查清单，来确定可能导致斜视的疾病。这些细节将在后续有关疾病或机制的各章节中进行讨论。本章节的目的是提供一个系统的框架，使用医技检查和会诊来精准诊断，为患者花费最少的时间和费用。随着病史收集和门诊检查的完成，斜视专家应对诊断有基本判断，并且排除了其他不符合病史和检查的诊断。作者曾看到成年的复视患者带着颅脑的磁共振成像（MRI）扫描和实验室检查报告来就诊。病史和检查表明，由于外直肌 Pulley 逐渐移位而导致分开不足型内斜视，唯一需要的医技检查是眼眶的详细冠状面 MRI 扫描，这却是头颅 MRI 中缺乏的。患者通常因为不必要的医技检查和重复的检查表现出愤怒和沮丧情绪。更为糟糕的是，因为干眼而出现单眼复视的患者接受了头颅成像的检查和不必要的知觉运动会诊。

本章最有价值的目的是引导读者带着对病史的讨论，回到第 2 章。这是做出明确诊断的秘密。同时结合良好的知觉运动检查和对患者的常规观

察。在上述两个步骤很好执行并且有初步诊断之前，不要考虑任何医技检查。

二、有助于斜视手术的术前检查

1. 实验室检查　实验室检查应该是基于已有初步诊断基础上有目的的检查。同样，医嘱里的（医技）检查于病史和体检而言要有意义。多年来逐渐加重的复视，可以用棱镜控制，就不需要做急诊检查。非糖尿病老年患者的急性复视则是另一种情况，简单易行的沉降率检查就可以发现巨细胞动脉炎并防止失明的发生。如第2章所述，一种快速的血糖检测方法可能发现未被诊断出来的糖尿病。预约一组无用的实验室检查对患者和任何必需的会诊都是有害的，可能会耗费患者的保险福利或财产，也会给会诊带来困难。会诊时患者可能需要某些特定的检查，这些检查可能因为之前的经历被拒绝。

2. 辅助诊室检查

(1) 被动牵拉试验：在诊室进行被动牵拉试验可以帮助排除斜视的麻痹因素。该技术在本章第六章节中描述。清醒患者行被动牵拉试验时需要更温和的操作。让患者向检查的方向注视（以放松拮抗肌），去感受限制。

(2) 主动收缩试验：被动牵拉试验在手术开始时的麻醉下很容易进行，但是主动收缩试验必须在患者清醒下进行。主动收缩试验对确认肌肉无力或麻痹至关重要，但是当肌肉移位或肌瓣撕裂时，由于肌肉力量减弱，也会出现阳性结果。眼睛被局部麻醉后，让眼睛处于原在位，抓取角膜缘附近的结膜，然后要求患者往被观察肌肉的作用方向注视，当怀疑肌肉无力时，可以通过镊子感觉到肌肉的力量。

(3) 眼轴长度：当怀疑眼球的肌肉移位是由于眼球增大引起时，可以测量眼轴长度，这是一项容易操作的门诊检查。对老年人来说，既往的白内障手术可能已经纠正了高度近视，因而这一病史容易被患者遗忘。

(4) 虹膜血管造影术：当拟行的斜视手术和前节缺血相关时，虹膜血管造影有时用于评估前睫状血管。其主要是一种研究工具。

3. 影像技术　由于不断发展的新技术已能矫正移位的肌肉和Pulley，因此影像技术在斜视治疗中变得越来越重要。关于肌肉行径的精准知识对诊断和处理病例来说至关重要。影像学也是自信地诊断脑神经麻痹和间室眼肌麻痹所必需的（见第4章）[1]。

(1) 眼眶MRI：只有在怀疑有病变时，才需要进行眼眶MRI的对比增强扫描。如果扫描是为了评估肌肉位置以及排除可能因麻痹引起的肌肉萎缩，那么增强扫描是不需要的，同时也会给患者带来不快和负担。

(2) 头颅MRI和MRA：如果通过病史和检查考虑有严重颅内肿块病变，那么当然应该进行头颅MRI，并进行增强扫描。如果是血管类病因，如动脉瘤，磁共振血管造影（magnetic resonance angiography，MRA）也可能有帮助。眼眶和颅内成像为了方便患者可以在同一天进行。同样，如果需要会诊，请提前联系会诊医师，以确定在会诊之前需要提前做哪些有帮助的医技检查。会诊医生可能会坚持在某个特定的影像中心完成影像检查，也可能需要从放射科医生获得详细信息。

(3) 眼眶、鼻窦的计算机断层扫描：计算机断层（CT）扫描在检测眼眶骨折和鼻窦炎方面优于MRI。如果这两种诊断中的任何一种处于您鉴别诊断列表的较前位置，建议优先考虑CT扫描而不是MRI。CT扫描有显著的X线暴露，这是必须考虑的因素。除非绝对必要，最好避免对儿童使用。再次，除非怀疑有病变，否则无须做对比增强扫描。一些患者由于植入起搏器、支架或其他金属植入物而不被允许接受磁共振检查，这使得CT扫描成为他们唯一的选择。

三、会诊

对斜视医生来说，最有用和最必要的会诊医生是神经科医生、神经眼科医生、耳鼻咽喉科医生（见第13章）、风湿科医生、内分泌科医生（见第12章）、放射科医生（见第4章、第19章和第30章）、内科医生和儿科医生。术前麻醉会诊有时也很有帮助（见第21章）。会诊时需要知道你的具体关注点，以及你希望获得的信息，或者你怀疑在他或她的专业领域中有哪些疾病。给每个诊断不明确的成人斜视患者进行神经系统会诊对患者和会诊医生来说，既浪费时间又浪费系统资源。此外，除非会诊医生特别要求，否则预约影像等检查可能没有用处。您给患者预约的医技检查可能并不是正确的选择，而让患者重新检查在逻辑上或经济上都是行不通的。

四、术中评估

"这个世界充满了显而易见的东西，却不曾被观察到。"

《福尔摩斯：巴斯克维尔家族的猎犬》
亚瑟·柯南·道尔爵士

虽然在经过完整的眼球运动、眼科检查以及可能的其他特殊检查（如影像）后，门诊即可制订出初步手术计划，但最终方案应等待术中探查来决定。手术计划只应作为参考，当手术中遇到非预期的意外情况时，需要做灵活处理。

五、初步探查

首先检查眼部组织和休息状态下的眼位。例如下图显示穹隆组织下方和中部增厚，提示眼周炎症（图 3-1），可以看到既往手术的结膜瘢痕。进一步检查包括用镊子拖动结膜再试一下，看它是否会滑过下方组织，或是否存在粘连。

六、被动牵拉试验

用有齿钳在角膜缘抓住结膜，同时进行双侧被动牵拉试验，去感受对上转、下转、内收和外

展的不对称阻力（图 3-2）。对于脆弱容易撕裂的结膜，有齿钳可以抓在肌止端部位。

（一）旋转被动牵拉

然后进行旋转被动牵拉和斜肌的加强被动牵拉试验（视频 3-1）。旋转被动牵拉用于评估纯粹的外旋和内旋阻力，具体操作如下：在 3 点钟和 9 点钟位置抓住角膜缘结膜，轻提眼球，在遇到阻力前评估外旋和内旋的程度［如果结膜很脆弱（如老年人），可以抓住内直肌和外直肌肌止端中点的位置牵拉］（图 3-3 至图 3-5）。在每个方向上正常旋转的范围通常是 60°～70°。肌锥内和肌锥外空间之间的不正常粘连可导致角度变小，如炎症疾病、外伤粘连、肌瓣撕裂。Pulley 异位或移位也可能导致旋转被动试验的异常（限制或松弛）。

（二）斜肌的加强被动牵拉试验

斜肌的加强被动牵拉试验或被动牵拉试验也做（视频 3-1）[2]。在试验中，轻压并外旋眼球，使眼球向鼻上方转动。这个位置可以感觉到紧绷的上斜肌腱在鼻侧滑动。内旋眼球和向鼻下方旋转眼球可以对下斜肌进行同样的评估。该试

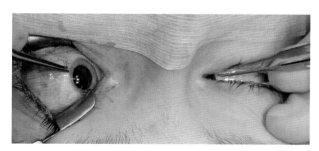

▲ 图 3-2　被动牵拉，相对于右眼，左眼受限

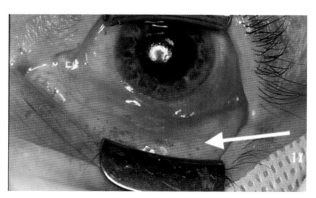

▲ 图 3-1　炎症性斜视患者穹隆部（箭）增厚

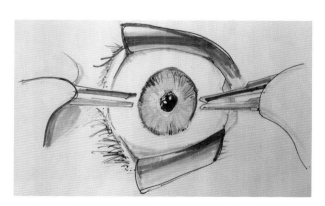

▲ 图 3-3　旋转试验，左眼，外科医生的视角，抓住结膜

验优先评估斜肌的后部纤维，而上述的眼球突出的旋转被动牵拉试验则用于评估前部纤维。这些操作有助于确认先天性病例的上斜肌松弛，并排除可能的伪装综合征，如对侧下直肌纤维化。它们还可以帮助区分 Pulley 移位，Pulley 移位会影响旋转被动牵拉，但不应影响加强的牵拉试验。

七、肌肉行径的检查

眼肌行径可以通过直接检查来快速评估，以排除肌肉移位，这越来越被认为是斜视的一个重

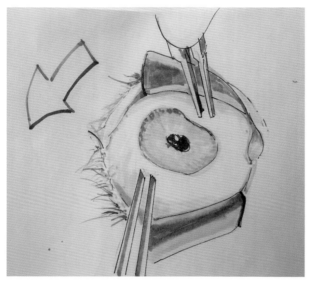

▲ 图 3-4　旋转试验，左眼，外科医生的视角，如箭所示内旋眼球

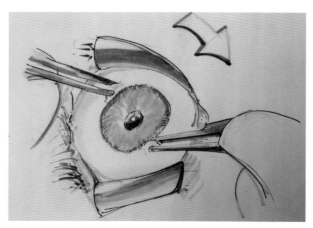

▲ 图 3-5　旋转试验，左眼，外科医生的视角，如箭所示外旋眼球

要原因。因年龄小、牙套或心脏起搏器而不能进行磁共振成像时，这一点尤为重要。可以通过一个穹隆切口检查两条直肌，根据其偏离程度制订手术计划。有时，我们需要观察所有的四条直肌。本文中最常见的方法是通过鼻下穹隆切口检查内直肌和下直肌，然后通过颞上穹隆切口检查上直肌和外直肌。如果怀疑外直肌 Pulley 移位，则改用颞下穹隆切口。用 Green 斜视钩勾住肌肉，通过 Desmarres 牵开器显露肌肉行径，放松肌肉的所有张力，以防止肌肉行径扭曲。如果存在肌肉移位，通常可以用这种方法来确定（图3-6）。没有强烈怀疑某特定象限的肌肉移位时，透过结膜检查肌肉行径就足够了，而无须做结膜切口。

八、肌肉平面 / 肌层的检查

需要检查相关肌肉或有问题的肌肉，以确定肌肉正常的宽度、厚度、完整的鞘膜和肌肉周围层。医生通过经验积累和不断的观察来熟悉肌肉的正常外观（图 3-7）。认识肌肉及包绕肌肉的组织层和 Pulley 的异常，对识别和修复受损肌肉至关重要，这将在第 20 章和第 29 章中讨论。

九、再次手术

所有再次斜视手术的初始阶段都是检查和收集资料。当患者既往的手术记录无法被查看时，

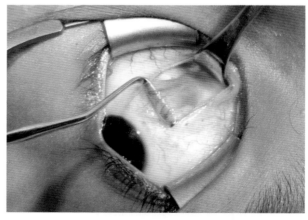

▲ 图 3-6　左眼内直肌向下方移位（肌止端放松张力以进行观察）

将手术探查的所有发现记录到新的手术报告上，对未来是一份重要的记录。向患者提供一份记录副本，同时自己也永久保留一份。

1. 测量肌肉附着的位置　如果有既往斜视手术的记录，它们可以提供关于患者愈合的宝贵信息。如果肌肉距离原始附着点是 5mm，但现在是 7.5mm，就说明其发生了移位。在规划当前的再次手术计划时，这是需要考虑的一个重要问题。首先，识别和清理原始附着点，然后从此处进行测量。如果没有既往手术记录，那么据此可以推断出一些信息。例如，如果发现再手术的内直肌附着在原始肌止端后 8mm 的巩膜上，而原始手术是在 20 世纪 70 年代进行的，基本可以假定已经发生瘢痕移位（见第 5 章和第 27 章）。因为当时没有大量后徙的操作，这个量在今天仍然被认为是巨大的。

2. 观察瘢痕组织的走行　当斜视手术后肌肉附着位置发生移位时，有时可以在巩膜表面看到一条薄的瘢痕组织（图 3-8）。这提供了既往可能做过某些操作以及该患者愈合状态的线索（见第 5 章和第 27 章）[3]。

3. 观察肌止端和肌腱　延伸瘢痕的诊断主要是靠再次手术探查时视觉上的观察。熟悉正常愈合的肌止端的外观（图 3-9 和图 3-10）和正常的肌腱长度能提高对延伸瘢痕的识别能力。后者（图 3-11）并不总是容易被发现，因为瘢痕组织倾向于沿应力线定位其纤维走行并且外观类似肌腱（见第 5 章和第 27 章）[3]。

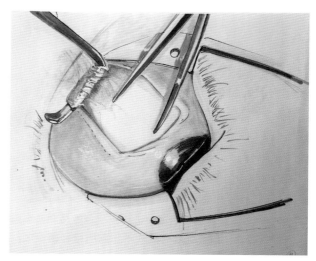

▲ 图 3-8　瘢痕的迁移，注意原始手术附着位置（卡尺）和实际发现的附着位置（钩）之间的结缔组织痕迹

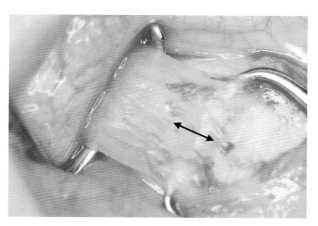

▲ 图 3-9　对正常愈合的内直肌后徙的再手术，注意肌腱长度相对正常（双头箭）

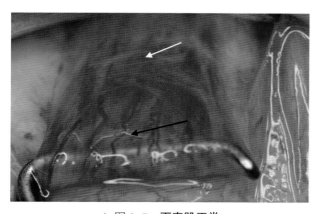

▲ 图 3-7　下直肌正常
注意完整的鞘膜（黑箭）和鞘膜层后反射，无 Pulley 扭曲（白箭）

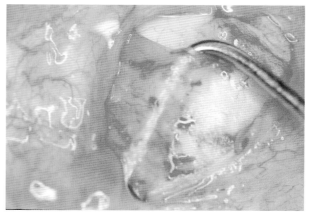

▲ 图 3-10　正常愈合的后徙内直肌（见图 3-9），注意牢固固定在巩膜上，不要抬起或滚动斜视钩

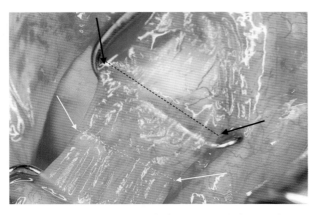

▲ 图 3-11 内直肌后徙后瘢痕延伸，黑色虚线和箭表示巩膜附着位置；白色虚线和箭表示正常肌腱和瘢痕之间的区域

十、回弹平衡试验

部分患者在麻醉下仰卧位表现出与诊室不同的斜视度。在由于年龄小或异常愈合不适合做调整缝线的情况下，这是一个特别棘手的问题（见第 5 章）。对于这些病例，可以在操作刚开始的时候用回弹平衡试验来测量眼睛的紧张性平衡[4]。该操作可以帮助在病例结束时估计所锚定的最佳目标位置。

参 考 文 献

[1] Clark RA, Clark MD. Orbital Imaging in Strabismus. J Binocul Vis Ocul Motil. 2018; 68(3):87–98

[2] Guyton DL. Exaggerated traction test for the oblique muscles. Ophthalmology. 1981; 88(10):1035–1040

[3] Ludwig IH. Scar remodeling after strabismus surgery. Trans Am Ophthalmol Soc. 1999; 97:583–651

[4] Jampolsky A. Spring–back balance test in strabismus surgery. In: Symposium on Strabismus: Transactions of the New Orleans Academy of Ophthalmology. St Louis, MO: Mosby–Year Book Inc; 1978

Part B　手术解剖生理及手术原则
Surgical Anatomy and Physiology and Surgical Principles

第 4 章　眼外肌的外科解剖
Surgical Anatomy of the Extraocular Muscles

Robert Clark　著

任小军　译

摘　要

目前的手术方法过度强调了眼外肌（EOM）肌腱附着点的重新定位，而忽略了眼外肌解剖的关键概念。这些概念为手术技术的创新及持久的改善眼位及眼球运动提供了基础。例如，在正常受试者中，EOM 常规行径经由眼眶从眶尖到眼球是高度稳定的，2~4mm 的行径偏离足以触发功能异常。肌肉行径受限于结缔组织的纤维肌带，Pulley 鞘会受许多疾病影响，并且随年龄增长整体稳定性下降。Pulley 鞘强度和位置的变化会造成正常肌肉功能不稳定及肌肉力量不平衡，进而导致眼位和运动失调。这些异常可以通过加强和重新定位 Pulley 鞘得以恢复，而不是去重新定位肌腱附着点。而且，大多数眼外肌包含两半分区的神经肌肉神经支配，在单个肌腹内包含了两个能进行独立有效活动的肌肉分室。在评估上斜肌功能时，这种分隔的神经支配特别重要，因为滑车神经的不对称隔间式的麻痹会优先影响旋转或垂直眼位。最后，每条眼外肌都有两个功能层，靠外部的眶层嵌入与之相连的结缔组织 Pulley 鞘而非眼球壁；内层球层则附着在眼球上。当外伤仅伤及眼眶结缔组织，未伤及肌肉时，也可因为 Pulley 位置改变及 Pulley 运动受限，从而造成肌肉功能障碍。

关键词

眼外肌，Pulley，眼外肌分室，上斜肌麻痹，肌瓣撕裂，眶层，球层，斜视手术，转位手术

一、解剖是功能的基础

正常的眼外肌（EOM）功能依赖于完好的神经支配、适当的限制、正常的肌肉行径、正确的解剖学关系和稳定附着于球壁的肌腱。然而，临床检查中的正常眼球运动并不完全依赖于正常的解剖结构。

1. 融合的作用　眼外肌功能不足的情况，尤

其是程度轻微或随时间缓慢增加时，可以通过融合机制补偿。典型例子：较大范围的垂直融合力在正常人群中几乎不存在，但是可以存在于先天性上斜肌（superior oblique，SO）麻痹患者中[1]。事实上，由于眼球和眼眶在人类的自然生命周期中是不断变化的，因此维持正常眼球运动的融合功能对所有人来说都至关重要。从婴儿期到青春期再到成年期，眼球的生长和延长改变了眼外肌肌止端的相对位置，同时眶壁深度加深和体积变大也改变了眼外肌的长度和行径[1]。在老年人群中，衰老导致结缔组织的强度和弹性减弱，相应的伴随眼球和 Pulley 鞘下垂，带来另一种可能影响运动的不稳定因素[2, 3]。对大多数个体，能够终身拥有正常双眼视，是得益于融合机制补偿了解剖结构的变化。

2. 眼眶解剖的作用　相应地，融合得益于两个关键的解剖结构：①纤维肌肉结缔组织带形成的 Pulley 鞘，引导直肌通过眼眶，将注视变化过程中的侧滑减少到最小[4]；②直肌的一部分—眶层，嵌入 Pulley 鞘而不是眼球，Pulley 的位置在收缩期动态地向后移动，在松弛期动态地向前移动（图 4-1）[5, 6]。这两种结构显著降低了神经控制眼球运动的复杂性，从根本上实现了眼眶内协调三个轴向眼球机械运动所需的许多复杂旋转的数学问题，而不需要更高层次的输入[5-8]。

眼外肌行径或 Pulley 鞘主动前后运动异常会破坏正常眼眶的生物力学，将明显增加控制眼球运动的难度。这种破坏是否最终会造成双眼视的问题，则取决于另外两个因素，即异常的严重程度和患者的融合能力。多发的严重 Pulley 位置异常（如颅缝早闭综合征）会造成正常眼球运动的明显损害[1]，但是，单一的 Pulley 较轻的移位完全可以通过融合补偿，除非有脑震荡头部损伤等事件损害融合，并且暴露了潜在不稳定性。同样的，在眼眶爆裂性骨折后，嵌顿的下直肌（inferior rectus，IR）的 Pulley 会立即造成眼

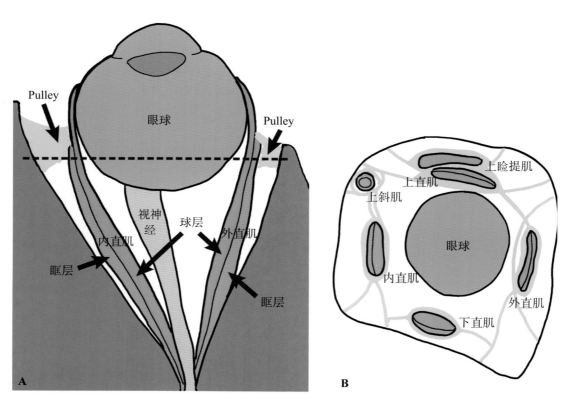

▲ 图 4-1　**A.** 这张水平直肌上左眼眶壁的轴向视图显示了眼球赤道后方的 **Pulley** 组织。内直肌和外直肌有两层功能层。内部的球层附着眼球壁，而外部的眶层嵌入 **Pulley** 组织。在收缩过程中，球层传递的力使眼球旋转，而眶层的力推 **Pulley** 组织向后。**B.** 在虚线水平垂直于视轴的冠状位横截面图。除上睑提肌外，每个眼外肌都分为眶层和球层。此外，每条眼外肌都被纤维肌肉结缔组织的鞘所约束，可以尽量减少注视变化时的侧滑

球运动限制和复视[1]，程度较轻的创伤可能会导致肌肉内的肌瓣撕裂伴随形成瘢痕，在历经数月或数年后逐渐演变为斜视[9]。最后，由儿童斜视、屈光参差、白内障形成或年龄相关性黄斑变性引起的视力下降引起的融合力不足，可相对突然地将长期可控制的解剖缺陷转变为临床上的显性斜视。

　　总之，眼外肌解剖结构独特和完美的特性简化了双眼眼球运动的神经控制。这种解剖结构的破坏削弱了协调眼球运动的生物力学基础，随后不知不觉破坏融合，最终形成临床上重要的斜视。

二、眼球中心是关键的标志

　　"眼球运动"是一种不恰当的表述——因为当眼外肌改变注视方向收缩时，平均的变化不到 1mm[10]。实际上，当眼球转到一个注视的位置，是平衡了所有眼外肌作用在眼球整体力量的结果。各眼外肌作用于眼球水平（外展和内收）方向、垂直（上转和下转）方向、旋转（内旋和外旋）方向的力取决于每条眼外肌作用力方向相对于眼球旋转轴的相对位置，旋转轴的平均位置大约在实际眼球中心的内 1mm、前 0.5mm 处。

　　无论在眼球旋转轴的水平平面还是垂直平面，Pulley 鞘通过将力矢量集中至眼球旋转轴附近，能明显简化眼外肌作用力对眼球的影响。当适当居中时，尤其是水平直肌，在收缩时对眼球产生垂直方向和旋转方向的力最小（图 4-2A）。另一方面，Pulley 位置的离心，会对眼球产生混杂的垂直和旋转方向的力，并且和眼球中心的位移量成正比（图 4-2B）[11]。2~4mm 的移位看起来是产生临床显著效应的阈值，它将收缩力的 10%~15% 从肌肉的主要作用方向转移到次要旋转轴上。

　　Pulley 呈环形悬吊水平直肌通过 Pulley 环与垂直肌的内侧和外侧连结。内直肌（medial rectus，MR）与上斜肌（SO）和上直肌（superior rectus，SR）连结，同时和滑车与眶内侧壁相连。外直肌与上直肌通过被标记为 LR-SR 鞘连结。同样的，连结 MR 与 SR 被标记为 MR-SR 带。下直肌（IR）与下斜肌（inferior oblique，IO）连结，

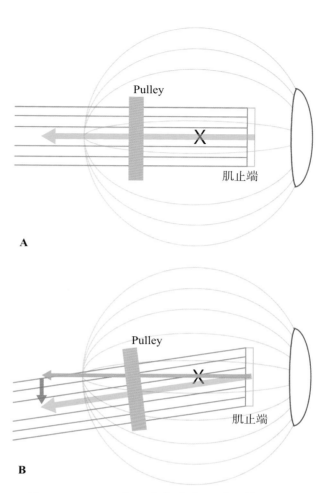

▲ 图 4-2　A. Pulley 将肌肉集中在眼的旋转轴（X）上，将所有肌肉作用力导向收缩方向，用红箭标记；B. 当 **Pulley** 错位时，肌肉收缩相对于眼球的旋转轴（X）产生两个力矢量分量。较长的绿箭表示大部分力仍然施加在所需的方向上，但较短的蓝箭表示一些收缩力与原始力矢量正交。非正交力使眼球运动的控制复杂化和不稳定

以及通过 MR-IR 带与 MR 连结。虽然在 LR 和 IR 之间有一层组织，它包围着 IO，但尚未得到证实，因此没有命名。这些连结之间存在密度差异，MR-SR 带密度最大，LR-SR 带在成像上最明显。

　　1. 检查 Pulley 位置异常　目前仅通过临床检查还不能检测到眼外肌 Pulley 位置的解剖异常。尽管不确定面部不对称或外部解剖标志（如外眦角）的移位与 Pulley 位移相关，但是这种异常的表现应该提醒临床医生存在 Pulley 位置异常的可能性[12]。另外，无创成像可以很容易地检测到临床上显著的 Pulley 移位[11, 13, 14]，应作为非共同性

斜视或特殊斜视检查的一部分。

(1) 成像技术：磁共振成像（MRI）软组织分辨率高且没有电离辐射，是目前眼眶成像的首选。但为获得高分辨率图像，需要延长检查时间，这成为了该检查受限的因素之一。在图像采集过程中，头部或眼球位置的微小移动会降低图像质量，伴运动伪影。高质量的图像通过直接冠状位图像获得。具体要求如下：患者头部稳定，眼睛固视注视目标，最好是中心注视，使用 T_2 加权快速自旋回波技术[15]。为了额外增强图像质量，可以通过将眼眶扫描分割到更小的层面获得，并使用表面线圈来提高信噪比（图 4-3）[15]。

(2) 图像分析：一旦获得图像，首先使用眶外解剖标志（如半球间沟）将图像校正到正确的解剖方向[10]。然后进行各眼外肌和眼球扫描平面的分析（图 4-3）。划分眼球中心的水平和垂直线约在各直肌的 1/3 处穿过（图 4-3）。如果这些分隔线没有触碰到肌肉，说明肌肉移位超过正常位置的 2 个标准差，会在肌肉收缩时对眼球产生明显次分力[14]。

2. 确定 Pulley 位置异常的生物力学影响　Pulley 异常的生物力学效应可分为两大类：①肌肉通过眼球中心的作用力不平衡导致中心注视异常；②由于 Pulley 的位置异常，导致相关眼外肌的非共同性眼球运动。如果整个眼眶旋转（如颅缝早闭综合征），直肌的主动肌和拮抗肌相对于眼球中心正常位置做对称移位，在肌肉作用平面不会引起中心注视失衡。然而，异常的 Pulley 位置引起的眼球旋转二次偏差在试图改变水平和垂直注视方向时，可以导致类似斜肌功能障碍的表现[14]。同样的，伴随 A 征或 V 征的非共同性斜视也可由先天性或获得性眼外肌 Pulley 移位引起，而并不都是斜肌功能障碍[14]。另外，当只有一条肌肉移位时，就像外直肌引起的松眼综合征一样[2, 3]，外直肌失去 10%～15% 的中心注视力就足以导致视远时的内斜视，而临床上并不会表现出外展不足。

三、每眼各含 11 个眼外肌分室功能区

每条眼外肌，除上直肌和上睑提肌外，都包含两个隔离的神经肌肉神经支配区（图 4-4）[16-18]。因为平行的肌肉纤维相对机械作用力是独立的[19, 20]，在体内大部分的眼外肌分室显示出独立的收缩和松弛[21-23]，实际上有 11 个不同的眼外肌分室功能区作用于眼球。

1. 上斜肌　上斜肌拥有最复杂的生物力学解剖。临床上，上斜肌肌止端的前半部和后半部一直被认为具有不同的功能：它的前半部附着眼球赤道，向眼球提供更多的内旋力，而它后半部分附着赤道后，在眼球上传递更多的下转力（图 4-5）[17]。独立的分室神经支配的发现，使得从神经支配角度分开并独立控制这两种功能成为可能[17]。

上斜肌实际上是条带状眼外肌，就像其他直肌一样，成圆柱状穿过滑车[17]。滑车神经在进入肌腹之前分叉，将神经支配划分为内侧和外侧神经肌肉分室[17]。内侧神经分支选择性地支配附着在前部赤道附近的肌纤维，控制内旋[17]；而外侧神经分支选择性地支配附着在后部赤道肌纤维，控制下转（图 4-5）[17]。内室和外室的分隔线在解剖学上不是垂直的，与肌腹的垂直长轴偏离约 30°（图 4-4）。

上斜肌的两个独立的神经肌肉分室，有助

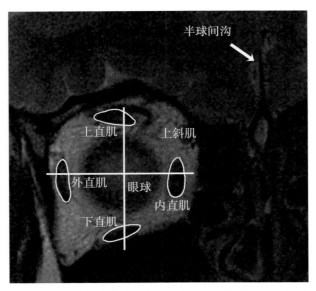

▲ 图 4-3　正常成人中心注视时的冠状位图像，拍摄于眼球后缘前方 2～4mm

半球间沟与扫描仪垂直对齐，确保图像平面不旋转。每条直肌的眼外肌（EOM）都用白色显示轮廓。每条直肌至少有一部分被划分眼球中心的水平和垂直线穿过。如果这些线没有穿过肌肉的任何部分，说明肌肉移位超过 2 个标准偏差，足以引发运动问题

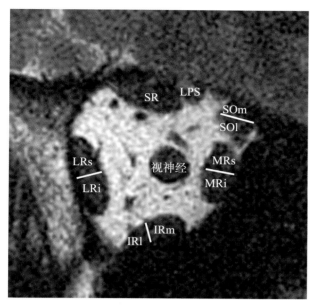

▲ 图 4–4　正常成人中心注视时的冠状位图像，切面位于眼球后缘后 6～8mm

除上直肌（SR）和上睑提肌（LPS）外，所有眼外肌都被分为两个神经肌肉分室，具有分离的神经支配和独立的收缩。上斜肌分为内室（SOm）和外室（SOl），分别优先控制内旋和下转。外直肌和内直肌分为上室（LRs、MRs）和下室（LRi、MRi），而下直肌分为内室（IRm）和外室（IRl）。下斜肌，未做描述，同样有双支神经支配与两个功能区神经肌肉分室

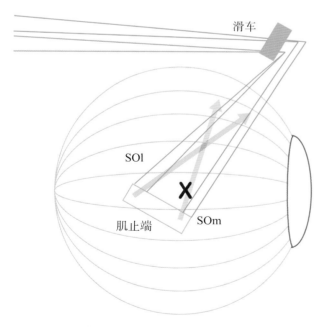

▲ 图 4–5　上斜线（SO）的宽附着区使其两个神经肌肉分割区相对于眼球旋转轴（X）具有不同的旋转力矢量。内侧区（SOm）（红色纤维 / 箭）附着赤道附近，主要提供内旋力，而外侧区（SOl）（绿色纤维 / 箭）附着赤道后方，主要传递下转力

于解释由滑车神经麻痹引起的各种临床表现。上斜肌不是单一整块的肌肉，某个分室的选择性萎缩，可能会造成垂直失衡大于旋转失衡，反之亦然 [24, 25]。眼眶成像可以帮助诊断，在冠状位成像上观察到的上斜肌麻痹类型与滑车神经完全麻痹和滑车神经分室麻痹相关 [24, 25]。萎缩的圆形肌腹与完全麻痹有关，而萎缩的拉长肌腹与分室麻痹相关（图 4–6）[24, 25]。

2. 内直肌和外直肌　内直肌和外直肌分室呈垂直走向（图 4–4）。因为肌腱附着点宽，对眼球中心上、下方的外力有显著的补偿作用，内、外直肌的每个分室都有潜在的临床重要的垂直和旋转作用，前提是分室独立作用的情况下（即便 Pulley 鞘在正常位置）。这种表现方式已通过内直肌上室的肌肉在共轭运动时的收缩比会聚运动时的收缩更明显得以证实 [26]。对于外直肌下室，它在眼球反向转动时比上室收缩更多 [21]。此外，第 Ⅵ 对脑神经麻痹的一个亚型，外直肌上室麻痹，最近被证实为第 Ⅵ 对脑神经的部分麻痹未累及 LR 下室 [27]。与完全性外直肌麻痹患者相比，该类确诊的患者中央注视内斜视较小，外展力减弱更少；最重要的是，这些患者往往表现出因为外直肌力量不平衡而造成小度数下斜视，但不同时伴有垂直肌麻痹 [27]。

3. 下直肌和下斜肌　下直肌神经支配的解剖结构更为复杂；整个肌腹由独立的肌肉运动神经支配，但外侧 1/3 由一个单独的附加神经共同支配，该神经也来自动眼神经主干的分支（图 4–4）[16]。当小度数垂直偏差诱发正常受试者的融合时，证实了下直肌内室存在收缩不对称性 [23]。支配下斜肌的神经在进入肌腹之前也会分叉，每个分支的支配肌纤维群是不重叠的 [23]，体内下斜肌潜在的分室活动尚未被证实。

4. 确定分室异常的生物力学作用　在某种程度上，分室解剖解释了临床中做眼外肌独立运动功能检查时出现的细微差别，例如，当眼球处于内转位，下斜肌的下转功能独立出来，有助于证明上斜肌外室有独立的功能 [1]。然而，这种方法的问题在于，眼球的每一次旋转都依靠作用于眼球上的所有力的总和；除了受试肌肉，眼外肌力许多貌似合理的变化都会影响受试眼球的转动。

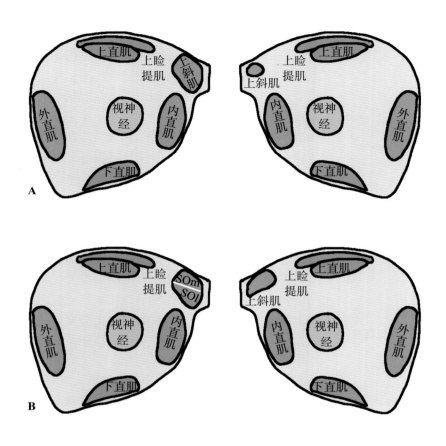

◀ 图 4-6　**A.** 在这些眼眶中间区域的冠状位图像中，除了右图中的麻痹性的上斜肌（SO）外，所有的眼外肌横截面都是对称的。肌腹部呈广泛对称性地比对侧眼小，相当于完全性上斜肌麻痹，对两个分室的影响相同；**B.** 在这些图中，麻痹性上斜肌（SO）是唯一在眼眶切面不对称的肌肉。在这个病例中，右图中的上斜肌较小，但被拉成细长，反映了其中一个上斜肌分室的不对称萎缩，另一个分室肌肉相对完整。从影像学上无法判断内室（SOm）还是外室（SOl）是否是麻痹的，但拉长的形态是上斜肌分室麻痹的特征

（1）内转时的下转（上斜肌"功能不足"和"功能亢进"）：例如，内转时，下转可以通过选择性地增加上斜肌外侧室的神经支配来实现；下转也可以通过选择性地增加下直肌内室和内直肌的下室的神经支配来实现，两者都由眼动神经下支控制，而不改变上斜肌的神经支配。可以通过正常范围内转的限制来增加那些区域的神经冲动，以补偿上斜肌的麻痹。或者，临床上明显的内转时下转不足可能是动眼神经部分轻瘫对这些分室的神经支配受损的结果，而不是上斜肌麻痹。也许真正的问题是内直肌 Pulley 的向上移位，内转时上转，只能通过上斜肌外室神经冲动的增加来部分代偿。最后，对侧下直肌在外转眼位时受限，通常见于肌瓣撕裂，这将减弱向下运动的范围，模拟上斜肌在内转眼位时功能亢进。

所有这些可能的异常会导致的潜在结果，使得临床中眼球在内转时下转的范围上表现出明显的变化，这种下转范围的变化仍然经常被错误地标记为"功能亢进"或"功能不足"。随着眼外肌分室的发现，每个眼球旋转背后可能的力量组合大大增加，而临床检查只能提供关于眼眶内实际发生了什么的最表浅的线索。

（2）眼眶影像的作用：无创成像可以提供关于肌肉功能的有用信息，尽管分析过程不如分析 Pulley 位置简单明了。第一步是遵循本章概述的指南，以获取图像，并确定 Pulley 位置异常是否会影响运动功能。然后，可以比较眼眶中间区域，距球后 6～8mm 的肌肉横截面积，判断眼眶之间的肌肉横截面是否存在不对称（图 4-6）。完全性麻痹会看到肌肉的减少占到整个肌肉最大横截面积 40%～50%[28]，而分室麻痹首先表现在包括受累分室肌肉形状的不对称性[27]。然而，检测受损分室功能的最佳方法是比较同一眼眶平面上注视位置之间的图像，即中心注视、内直肌内收和外直肌外展，并将横截面积细分为更小的区域，以增加分室变化的特异性和敏感性[29]。这种复杂的测量方法目前仅限于研究应用。能为临床提供测量眼外肌分室神经支配的可靠的无创性技术方法仍有待发现。

四、眼外肌分为两层

在微观层面上，每条眼外肌包含 6 种纤维类型，分为两个不同的层，即眶层嵌入到 Pulley 鞘上，球层附着到球壁上 [30-32]。对于斜肌，眶层完全包裹了球层，而对于直肌，眶层呈 C 形，除了面向视神经和球体的间隙外，其余部分包绕了球层（图 4-1）[30-32]。

1. 各层的功能　眶层主要包含抗疲劳肌纤维，对神经支配的反应时间较慢（类似于骨骼肌慢相纤维）[30-32]。其目的是在眼球旋转时重新定位 Pulley 鞘，以优化协调眼球运动的机械力 [6]。球层包含较少的抗疲劳肌纤维，对神经支配的反应时间更快（类似于骨骼肌快相纤维）[30-32]。目的是将肌肉收缩的力量传递到眼球上。在原在位，两层肌肉约 70% 的肌纤维被激活 [32]，这表明，即使在中央（正前方）注视下，眼球也停留在一个平衡所有眼外肌力量总和的位置。任何从原在位发生的注视改变都包括了增加主动肌的激活和减少拮抗肌的激活的过程，其伴随着眼眶神经的协调支配，以维持双眼正位。

2. 各层结构的临床应用　了解这两个眼外肌层很重要，有两个原因：①肌肉与眼眶结缔组织的直接连接，会引发一种远离肌腹的外伤或医源性眼眶损伤影响肌肉功能的机制 [33, 34]。②当 Pulley 鞘内肌肉丢失或滑脱时，层间的肌肉内连结为其提供了一个可靠的止点。第一种情况，识别肌肉和 Pulley 组织之间的连接可以鉴别限制性斜视的原因是否为 Pulley 组织阻碍或嵌顿引起，即便是肌肉本身表现正常时 [33, 34]。第二种情况，手术探查部位将从眼球转向定位每条肌肉 Pulley 的结缔组织鞘，可以帮助发现和找回丢失的肌肉。

五、眼外肌肌腱对眼球产生的力

肌肉收缩的力通过眼外肌肌腱施加到眼球上的三种生物力学知识：神经支配状态、Pulley 鞘的位置（肌肉的功能起源）和肌腱附着点在眼球的位置，为全面理解眼外肌在眼球转动时的作用提供了框架。在这三个因素中，肌腱附着点的位

置虽然重要，但因为变化最小而显得无趣。只有上斜肌肌止端位置显示出很大的变异性，通常伴随滑车神经麻痹 [1]。其他的肌腱附着点通常在预期位置的前后几毫米内 [35]，相对于眼球旋转轴的偏差，对生物力学影响很小。

肌腱位置的手术意义　与自然状态肌止端位置不同，手术复位肌止端通常是最有趣的。肌止端位置靠前并且容易分离，因此肌止端复位成为最简单和最常见的矫正斜视的方法。肌肉向前或向后重置的技术改变的是作用于眼球的力的幅度，而不是力的方向 [1]，当然前提是术后肌止端能重新牢固地附着在眼球壁上 [37]，要维持眼外肌在眼球旋转轴上行径不变时可有以下操作：直肌后徙或截除，或者加强肌肉而不移动肌止端（如折叠）[36]。

(1) 肌腱转位：当肌腱重新缝合到垂直于肌肉原始作用力的位置时，增加了肌肉的次要作用 [38]。关于眼球的旋转轴，从转位的肌止端到 Pulley 鞘新的垂直力的方向决定了肌肉力量对次级运动的相对贡献（图 4-7）。用于 Pulley 转位的后巩膜缝线的使用，显著增加了转位 Pulley 方向上肌肉的力量（图 4-7）[38, 39]。最近已经证明了对 Pulley 组织的转位采用永久缝合线 [40] 或者硅胶条带 [41]，在不移动肌止端的情况下也可以实质性地改变肌肉相对于眼球中心的力矢量。这种技术对于纠正由 Pulley 位置异常引起的运动问题特别有效。斜肌的肌止端转位更为复杂，由此产生的肌肉力量的变化可以增加、减少甚至逆转斜肌的主要作用。这些类型的转位将在其他章节详细介绍。

(2) 肌腱劈开及斜行 / 不对称固定：即便在发现分室神经支配之前，有关肌腱的部分手术已经被提出用于治疗各种斜视疾病。带有 Y 形劈开的外直肌后徙用于扩大外直肌附着范围，最大限度地减少 Duane 综合征可能导致的上射和下射 [38]。水平直肌的斜行后徙用于治疗各种非共同性斜视 [42-45]，而部分肌腱转位，使用或不使用后巩膜固定缝合，已作为一种保留睫状血管和前节循环的技术 [38]。上斜肌的部分肌腱手术，长期以来作为矫正垂直或旋转异常的首选 [38]。随着进一步研究，针对相关肌肉分室的靶向手术应该得到推广，取代将眼外肌作为一个单一整体来治疗的方法。

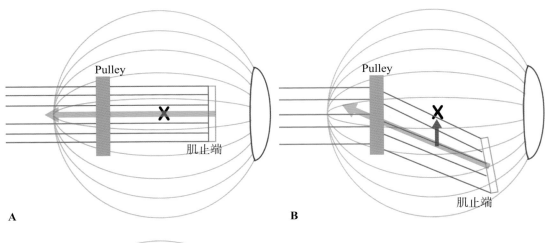

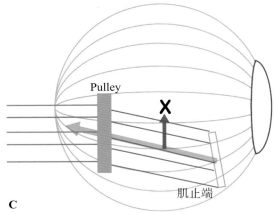

▲ 图 4-7　A. 当 **Pulley** 和肌止端与眼球旋转轴（**X**）对齐时，所有肌肉作用力（红箭）沿原始方向；**B.** 只有当肌止端发生转位时，部分肌力的方向与原始作用力方向垂直（蓝箭），但大多数力仍然和原始方向一致（红箭）；**C.** 如果肌止端和 **Pulley** 都转位，新产生的垂直方向作用力几乎增加一倍（较长的蓝箭），但大部分肌肉力量仍然保持原始方向（红箭）。因此，通过 **Pulley** 转位来增强的肌止端转位通常只增加转位方向的力，而不会显著减少肌肉的原始作用力

著者按语
眼外肌的科学家关于主动 Pulley 假说和眼肌分室神经支配的概念存在争议。是否有必要，甚至有可能，用中枢刺激和直接的周围神经记录来证明这些理论是一个有争议的问题。然而，本章包含了许多正在发展中的概念，有大量的间接成像证据的支持。随着无

创性工具和分析技术变得更加精细，我们对功能解剖学的知识会继续发展。
目前，我们早期利用本章解剖信息发展的新外科技术的经验已经产生了前所未有的结果。这些问题将在第 19 章和第 30 章中进行讨论。

参 考 文 献

[1] Lueder GT, Archer SM, Hered RW, et al. Section 6: Pediatric Ophthalmology and Strabismus. Basic and Clinical Science Course. Vol 6. San Francisco, CA: American Academy of Ophthalmology; 2014

[2] Chaudhuri Z, Demer JL. Sagging eye syndrome: connective tissue involution as a cause of horizontal and vertical strabismus in older patients. JAMA Ophthalmol. 2013; 131(5):619–625

[3] Demer JL, Chaudhuri Z, Clark RA. Apt Lecture Workshop: Cutting no slack for sagging eye syndrome. J AAPOS. 2013; 17(1):e33

[4] Demer JL, Miller JM, Poukens V, Vinters HV, Glasgow BJ. Evidence for fibromuscular pulleys of the recti extraocular muscles. Invest Ophthalmol Vis Sci. 1995; 36(6):1125–1136

[5] Demer JL, Oh SY, Poukens V. Evidence for active control of rectus extraocular muscle pulleys. Invest Ophthalmol Vis Sci. 2000; 41(6):1280–1290

[6] Kono R, Clark RA, Demer JL. Active pulleys: magnetic resonance imaging of rectus muscle paths in tertiary gazes. Invest Ophthalmol Vis Sci. 2002; 43(7): 2179–2188

[7]　Demer JL. The orbital pulley system: a revolution in concepts of orbital anatomy. Ann N Y Acad Sci. 2002; 956:17–32

[8]　Misslisch H, Tweed D. Neural and mechanical factors in eye control. J Neurophysiol. 2001; 86(4):1877–1883

[9]　Ludwig IH, Brown MS. Strabismus due to flap tear of a rectus muscle. Trans Am Ophthalmol Soc. 2001; 99:53–62, discussion 62–63

[10]　Clark RA, Miller JM, Demer JL. Three–dimensional location of human rectus pulleys by path inflections in secondary gaze positions. Invest Ophthalmol Vis Sci. 2000; 41(12):3787–3797

[11]　Clark RA, Miller JM, Rosenbaum AL, Demer JL. Heterotopic muscle pulleys or oblique muscle dysfunction? J AAPOS. 1998; 2(1):17–25

[12]　Velez FG, Clark RA, Demer JL. Facial asymmetry in superior oblique muscle palsy and pulley heterotopy. J AAPOS. 2000; 4(4):233–239

[13]　Demer JL, Clark RA, Kono R, Wright W, Velez F, Rosenbaum AL. A 12–year, prospective study of extraocular muscle imaging in complex strabismus. J AAPOS. 2002; 6(6):337–347

[14]　Clark RA. The role of extraocular muscle pulleys in incomitant strabismus. Middle East Afr J Ophthalmol. 2015; 22(3):279–285

[15]　Demer JL, Dushyanth A. T_2–weighted fast spin–echo magnetic resonance imaging of extraocular muscles. J AAPOS. 2011; 15(1):17–23

[16]　da Silva Costa RM, Kung J, Poukens V, Yoo L, Tychsen L, Demer JL. Intramuscular innervation of primate extraocular muscles: unique compartmentalization in horizontal recti. Invest Ophthalmol Vis Sci. 2011; 52(5):2830–2836

[17]　Le A, Poukens V, Ying H, Rootman D, Goldberg RA, Demer JL. Compartmental innervation of the superior oblique muscle in mammals. Invest Ophthalmol Vis Sci. 2015; 56(11):6237–6246

[18]　Peng M, Poukens V, da Silva Costa RM, Yoo L, Tychsen L, Demer JL. Compartmentalized innervation of primate lateral rectus muscle. Invest Ophthalmol Vis Sci. 2010; 51(9):4612–4617

[19]　Shin A, Yoo L, Chaudhuri Z, Demer JL. Independent passive mechanical behavior of bovine extraocular muscle compartments. Invest Ophthalmol Vis Sci. 2012; 53(13):8414–8423

[20]　Shin A, Yoo L, Demer JL. Independent active contraction of extraocular muscle compartments. Invest Ophthalmol Vis Sci. 2014; 56(1):199–206

[21]　Clark RA, Demer JL. Differential lateral rectus compartmental contraction during ocular counter–rolling. Invest Ophthalmol Vis Sci. 2012; 53(6):2887–2896

[22]　Clark RA, Demer JL. Functional morphometry demonstrates extraocular muscle compartmental contraction during vertical gaze changes. J Neurophysiol. 2016; 115(1):370–378

[23]　Demer JL, Clark RA. Magnetic resonance imaging demonstrates compartmental muscle mechanisms of human vertical fusional vergence. J Neurophysiol. 2015; 113(7):2150–2163

[24]　Suh SY, Clark RA, Le A, Demer JL. Extraocular muscle compartments in superior oblique palsy. Invest Ophthalmol Vis Sci. 2016; 57(13):5535–5540

[25]　Shin SY, Demer JL. Superior oblique extraocular muscle shape in superior oblique palsy. Am J Ophthalmol. 2015; 159(6):1169–1179.e2

[26]　Demer JL, Clark RA. Magnetic resonance imaging of differential compartmental function of horizontal rectus extraocular muscles during conjugate and converged ocular adduction. J Neurophysiol. 2014; 112(4):845–855

[27]　Clark RA, Demer JL. Lateral rectus superior compartment palsy. Am J Ophthalmol. 2014; 157(2):479–487.e2

[28]　Demer JL, Miller JM, Koo EY, Rosenbaum AL. Quantitative magnetic resonance morphometry of extraocular muscles: a new diagnostic tool in paralytic strabismus. J Pediatr Ophthalmol Strabismus. 1994; 31(3):177–188

[29]　Clark RA, Demer JL. Functional morphometry of horizontal rectus extraocular muscles during horizontal ocular duction. Invest Ophthalmol Vis Sci. 2012; 53(11):7375–7379

[30]　Oh SY, Poukens V, Demer JL. Quantitative analysis of rectus extraocular muscle layers in monkey and humans. Invest Ophthalmol Vis Sci. 2001; 42(1):10–16

[31]　Spencer RF, Porter JD. Biological organization of the extraocular muscles. Prog Brain Res. 2006; 151:43–80

[32]　Porter JD, Baker RS, Ragusa RJ, Brueckner JK. Extraocular muscles: basic and clinical aspects of structure and function. Surv Ophthalmol. 1995; 39(6): 451–484

[33]　Ortube MC, Rosenbaum AL, Goldberg RA, Demer JL. Orbital imaging demonstrates occult blow out fracture in complex strabismus. J AAPOS. 2004; 8(3): 264–273

[34]　Pirouzian A, Goldberg RA, Demer JL. Inferior rectus pulley hindrance: a mechanism of restrictive hypertropia following lower lid surgery. J AAPOS. 2004; 8 (4):338–344

[35]　Apt L. An anatomical reevaluation of rectus muscle insertions. Trans Am Ophthalmol Soc. 1980; 78:365–375

[36]　Chaudhuri Z, Demer JL. Surgical outcomes following rectus muscle plication: a potentially reversible, vessel–sparing alternative to resection. JAMA Ophthalmol. 2014; 132(5):579–585

[37]　Ludwig IH, Chow AY. Scar remodeling after strabismus surgery. J AAPOS. 2000; 4(6):326–333

[38]　Rosenbaum AL, Santiago AP. Clinical Strabismus Management: Principles and Surgical Techniques. Philadelphia, PA: WB Saunders Co; 1999

[39]　Foster RS. Vertical muscle transposition augmented with lateral fixation. J AAPOS. 1997; 1(1):20–30

[40]　Clark TY, Clark RA. Surgical correction of an inferiorly displaced lateral rectus with equatorial myopexy. J AAPOS. 2016; 20(5):446.e1–446.e3

[41]　Krzizok TH, Kaufmann H, Traupe H. New approach in strabismus surgery in high myopia. Br J Ophthalmol. 1997; 81(8):625–630

[42]　Biedner B, Rothkoff L. Treatment for 'A' or 'V' pattern esotropia by slanting muscle insertion. Br J Ophthalmol. 1995; 79(9):807–808

[43]　Choi MY, Hwang JM. The long–term result of slanted medial rectus resection in exotropia of the convergence insufficiency type. Eye (Lond). 2006; 20(11): 1279–1283

[44]　Kushner BJ. Insertion slanting strabismus surgical procedures. Arch Ophthalmol. 2011; 129(12):1620–1625

[45]　Snir M, Axer–Siegel R, Shalev B, Sherf I, Yassur Y. Slanted lateral rectus recession for exotropia with convergence weakness. Ophthalmology. 1999; 106 (5):992–996

第 5 章　胶原与愈合
Collagen and Healing

Christiaan Marshall Heersink　　Irene H. Ludwig　**著**

庄建福　**译**

摘　要

结缔组织及其胶原组织对眼外肌本身及其周围眼眶 Pulley 和肌肉 Pulley 鞘的功能是至关重要的。原本薄而松的结缔组织可能引起 Pully 移位，并引起肌肉功能紊乱。致密、结实的结缔组织可能会由于炎症（甲状腺相关性眼病和鼻窦相关性斜视）或外伤而更容易引起限制性斜视。

伤口愈合和最终的瘢痕强度也可能有个体差异。从有瘢痕延伸和瘢痕迁移风险的伤口愈合不良，到有纤维化和限制性斜视风险的侵袭性瘢痕增殖。

术前对患者结缔组织类型的了解，可以帮助斜视医生根据患者的胶原蛋白和伤口愈合状况制订手术计划，以防止意外的发生。加强斜视手术在胶原蛋白水平较低的患者中可能不成功，所以如果可能的话，应改为减弱手术。在弱愈合组，提倡使用不可吸收缝线、更彻底地分离周围组织和避免使用类固醇。而在强愈合组中，提倡小心保护组织层间关系和合理使用类固醇。

伤口愈合优化的手术原则，已在其他外科领域中有了很好的研究，但在眼科，却很大程度上被忽略了。大多数眼科手术的目的是尽可能地抑制愈合，以防止角膜瘢痕引起视力下降或青光眼手术中的滤过泡关闭，这些分支的重点是尽可能地减少瘢痕的形成。斜视医生主要处理肌腱移位，因此，需要精确管理瘢痕形成，以有足够的力量来承受多年的肌肉拉力。斜视手术的目的应该是在需要维持肌肉预期位置的部位，形成牢固的瘢痕，但在其他方向要防止瘢痕形成（这违背了手术目的）。

关键词

胶原和斜视，瘢痕延伸，眼外肌纤维化，Pulley 松弛，瘢痕迁移，一分为二综合征，黏附综合征，粘连综合征，斜视手术愈合，手术原则

一、胶原的生物学

"胶原"这个词起源于古希腊。富含胶原的马以及其他动物的肌腱、肌肉和其他组织，被用来制成胶水，因此命名为 "κόλλα"（kolla，意为"胶水"）和 "γεν"（gen，意为"形成"）[1]。被制成胶水的胶原蛋白的作用，是被用于黏合木制家具、修缮壁画、黏合书籍，这种作用十分接近于其在人体中的作用。胶原存在于人体每一个组织的细胞外基质中，对人体结构完整性至关重要。胶原是一种使人体黏合在一起的分子，因此，胶原蛋白作为一种微观分子，对肌肉纤维、肌腱和结缔组织的宏观完整性有重要作用。为了更好地理解这种关系，需要学习胶原在生化、细胞和组织水平上的知识，因为宏观水平上的变化也能在微观水平上得以解释。

基于有很多功能特异的变体，所有胶原蛋白的基本生化结构是形成原胶原分子的三螺旋的多肽。原胶原随后形成原纤维，原纤维再进一步聚集成纤维束，形成功能性组织[2]。氨基酸、胶原单蛋白、原胶原、原纤维、原纤维束之间相互作用，最后形成组织，这是一个广而深的研究领域，在过去 40 年里发表了 10 万篇以上的相关论文[3]。这些相互作用的变化，形成了许多不同类型的胶原，最后形成了更多不同功能的组织。由于这本书主要是为眼科医生而写，而不是为胶原研究者而写，所以大部分都超出了我们的研究范围。不管怎样，因为眼球运动系统很大程度上依赖于肌肉和肌腱，Ⅰ型胶原蛋白显得尤为重要。

在肌纤维、肌腱和结缔组织的强度、稳定性、弹性方面，Ⅰ型胶原是一种非常重要的分子。这源于其在所有这些组织的细胞外基质中的整体作用。肌肉特别依赖Ⅰ型胶原，在肌肉干重中高达 10% 都是胶原[4]。在结构上，肌纤维周围的细胞外基质比肌纤维本身更硬，从宏观意义上来说，很大程度上弹性取决于肌肉中胶原的含量，而不是肌肉组织本身[5]。肌肉萎缩症、老化、糖尿病和运动受限也证明了这个结论。肌肉组织学检查显示细胞外基质胶原纤维的不断增殖与纤维化和硬度增加有关[6, 7]。然而这些发现是非特异性的，因为不仅胶原数量而且胶原蛋白的组成在弹性方面都起决定作用。有几个研究发现胶原生化的改变，例如病理上不断增加的交联与不断增加的组织硬度有关[8-10]，因此得出结论，肌肉和肌腱硬度的变化是由胶原的数量和质量变化引起的，尤其是Ⅰ型胶原。

这种硬度变化同样出现在正常人群中，尽管大多数是在病理方面的研究。在正常健康的个体中也可以看到各种不同弹性的变化（图 5-1 和图 5-2）。这种胶原数量和特征的变异的基础很大程度上来源于胶原发育、增殖、成熟、修饰和维持所需的酶和细胞[11, 12]。尽管Ⅰ型胶原的基本分子结构是由两种基因（一种对应一个异三聚体，由两种分子组成）决定，但当考虑到所有负责修饰和支持的功能和表达的基因时，基因变异可能呈指数增长。举个病理学例子来阐明这种情况：Ehlers-Danlos 综合征（Ehlers-Danlos syndrome，EDS）是一类由于组织不稳定引起的一组胶原功

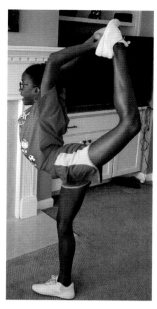

▲ 图 5-1　这名儿童特别灵活，她患有由于外直肌 Pulley 向下移位导致的内斜视

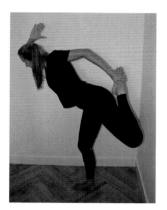

▲ 图 5-2　这名年轻女性与图 5-1 中的儿童一样健康和运动，但具有非常不一致的灵活性，推测在胶原蛋白和结缔组织组成方面存在差异

能失调的疾病。EDS 的肌肉弹性和关节灵活性增加，尽管在一定可变程度之内。胶原病的遗传学研究目前是一个热点。尽管 EDS 是一种胶原病，但已知引起 EDS 的仅有一半突变作用于可知的胶原分子基因，其他作用于对正常胶原形成起重要作用的酶类[13]。这种大量的基因变异引起一种综合征，导致表现为肌肉和肌腱弹性的临床异质性，证明了胶原疾病的复杂性。在正常群体中，也可能存在同样多的基因变异，因此也就存在灵活性的变异。

胶原成分的分类在斜视手术中起重要作用，

因为不同类型的胶原需要不同的手术方法。尽管存在评估像 EDS 这类疾病的病理指南，但是参考文献中几乎没有胶原正常变异的数据，也几乎没有非病理状态下评估这些不同的指南。然而，这并不意味着斜视手术医生不应该研究这些不同。类似 EDS 检查，医生可以采用关节移动试验来评估胶原的完整性。与正常人相比，不仅仅是运动过度提示胶原结构松垮无力[14]，运动不足也与胶原数量增多及交联的增加有关[15]。整形外科常用角度测定来评估关节的活动性，从而大致评估胶原的特性。一个像量角器一样的仪器被用于评估人体不同关节的活动范围，这些数值被用来做参考值范围。尽管关节活动性试验与胶原硬度有关，但还有其他因素在起作用，如弹性蛋白、肌肉的力量和完整性。为了更加特异性的评估胶原的完整性，也许可以设计一些新的评估方法。

皮肤病学中，共聚焦显微镜被用来评估胶原纤维的三维排列[16]。这是一种常被用于皮肤癌的细胞学评估的显微技术，也被用来评估真皮层的网状结构的胶原。真皮层中正常胶原结构的丢失与老化、瘢痕、糖尿病有关，特别是在胶原病中，如 EDS[17]。同样可以推断出，真皮层胶原结构的丢失可能显示出细胞外基质系统胶原组织的丢失和完整性的丧失。能否用共聚焦显微镜测试眼周皮肤胶原的三维结构和完整性来预测眼肌的胶原类型？这仅仅是推测，还需要更进一步的研究来制订参考指南。糖胺聚糖的阿尔新蓝染色可以用来评估胶原样品的交联程度[18]，也可能被用来作为测试胶原状态。如果做了活检，可以使用新开发的方法测试单胶原纤维的力学性能[19]。随着胶原遗传学领域的发展，也许将来也可以从基因上筛查出胶原蛋白的差异。

二、胶原、结缔组织和斜视手术愈合（包括延伸瘢痕）

1. 概述　结缔组织形成了"脚手架"样结构，以维持细胞外基质自身的适当功能。这些被称为"Pulley"结构的解剖和功能，在维持正常的眼位和眼球运动方面，显示出与肌肉本身一样重要的作用（Pulley 一词在第 4 章和 19 章中有概述）。

重新认识结缔组织结构对细胞外基质功能的重要性，我们可得出结论，胶原蛋白和结缔组织疾病可能是斜视发展的主要原因（这种趋势在作者的临床实践中被观察到，但尚未进行科学研究）。如果愈合太强或太弱，胶原病都可能会对斜视手术产生不正常的反应[20-22]。

2. 斜视手术中的胶原和结缔组织

（1）薄弱疏松的胶原：胶原蛋白的种类有很多种，关于这个的讨论已经超出了本书的范围。遗传疾病如 EDS、马方综合征和成骨发育不全中的胶原蛋白功能障碍是众所周知的，但在正常人群中存在的固有变异却很少被认识到。有些人具有高度的灵活性（如关节活动过度综合征）（图 5-1）[23]，而另一些则很僵硬（图 5-2）。易拉伸、结缔组织无力可导致 Pulley 移位和机械性斜视，这种过度活动关节综合征和斜视之间的关联已经被观察到，如外直肌 Pulley 移位引起儿童获得性内斜视病例。如果由于胶原薄弱而引起支撑细胞外基质的结缔组织疏松，那么重力可能导致 Pulley 移动和眼位改变，这还尚未开始研究，但马方综合征患者表现出，在注视位置变化时，Pulley 也会发生变化[24]。

> **著者按语**
> 本文作者已对一些疑似有 Pulley 疾病的患者进行仰卧位眼位的重复检测，结果发现直立位与仰卧位测量之间有惊人的差异。这是一项尚未进行过系统研究的新发现。

已经发现，小脑扁桃体下疝畸形与内斜视有关。虽然其中一些可通过神经外科矫正手术解决斜视，但有些不能，而是需要通过斜视手术或棱镜解决[25-28]。小脑扁桃体下疝畸形已被认为可能是一种遗传性结缔组织疾病，并被认为与枕寰枢椎活动过度有关[29]。有趣的是，有超过一半的病例同时出现分开不足型内斜视[26,27]，这与外直肌 Pulley 移位有着同样的表现（见第 19 章）[30,31]。有些小脑扁桃体下疝畸形的内斜视实际上可能是一种由胶原无力和 Pulley 移位引起的伴随疾病，而不是一种原发性神经系统疾病？

我们人体的组织中，胶原蛋白的产生和含量会随着年龄的增长而减少[9,30,31]。这些变化受到基因和环境的双重影响。长期吸烟、慢性疾病、使用类固醇和营养异常只是众多削弱结缔组织作用因素中的一部分[20, 32]。年龄引起的 Pulley 移位已经被证实除了引起垂直旋转性斜视，还会引起分开不足型内斜视[30, 31]。

(2) 僵硬紧密的胶原：胶原过度形成和纤维化会使肌肉本身及周围组织和 Pulley 变短变硬，限制其活动，多见于炎症性疾病，如甲状腺眼病（见第 12 章）、严重翼状胬肉（见第 14 章）和慢性鼻窦炎（见第 13 章）。

(3) 加强和减弱斜视手术：基于胶原和愈合考虑的斜视手术计划：除了在诊断斜视时考虑患者的胶原成分外，在计划斜视手术时也需要考虑胶原的成分，特别是关于较强稳定愈合的潜能，以及组织支持缝合的能力。将手术分为加强和减弱斜视手术是考虑这些概念的一种有用方式。如果胶原本身太薄、易拉伸，那么缝线就容易被拉出，那么旨在拉紧或加强肌肉和（或）组织（加强手术）的手术设计注定会失败。如果任何轻微的损伤，都会引起积极愈合反应并出现明显纤维化，加强手术就会起到好的作用和过矫，在减弱或放松肌肉和组织的手术（减弱手术）中，就会出现相反的问题。异常愈合和胶原本身异常不总是同时存在。有些人胶原弱，Pulley 下垂，他们能够正常发挥强的伤口愈合反应；而有些人胶原强，愈合能力则较差。当然，致密的胶原蛋白可能与强愈合反应有关，而弱的胶原蛋白可能与弱愈合反应有关。这一过程和疾病是复杂和多因素的。

① 斜视加强手术：加强手术是通过增加肌肉的力量而达到预期作用，牢固的手术黏合对手术结果至关重要，其包括肌肉截除并前徙、肌肉固定、下斜肌前转位、直肌移位、移位肌肉的修复、Pulley 后部固定、Faden 手术、Pulley 鞘联结、系带肌瓣制作、皱褶和折叠手术。在这些手术中，特别是当怀疑结缔组织薄弱时，应考虑使用不可吸收缝线（使用硅胶带或"小鸡缝线"的上斜肌断腱术往往会被拉伸开，除非使用不可吸收缝线，所以在加强手术组应考虑使用不可吸收缝线，尽管它们会削弱肌肉作用）。

② 斜视减弱手术：斜视减弱手术是指以降低肌肉主动牵拉力或松解限制因素为目的的手术，其包括后徙、肌肉切断、断腱、肌瓣撕裂修复术，以及使用自体结膜移植或羊膜移植结膜囊

成形术。在这些情况下，缝线的选择基于其他考虑，如缝线反应和操作是否简单；但缝线力量不是很关键，手术部位张力较小（上斜肌止端是一种特殊情况，因为它往往是一个低张力的位置，不容易形成瘢痕延伸或迁移。尽管身体其他部位的愈合能力较弱，或其他肌肉的瘢痕延伸，可吸收缝线可以很好固定上斜肌前徙。因此，在减弱手术组可以考虑上斜肌止端手术。此外，尽管肌瓣撕裂修复可以缓解张力，并且在张力很小的情况下进行肌瓣再附着，但当使用可吸收缝线时，肌瓣会再次脱落，因此推荐使用不可吸收缝线）。

3. 斜视手术后的愈合　外科手术是一种针对组织损伤修复或去除异常组织的医源性行为。它必然会对组织造成新的损伤，然后组织再经过复杂的分期愈合[20, 33, 34]。最后组织的完整性需要一个足够强大的瘢痕形成，以抵抗正常的压力[35, 36]。最初的损伤导致凝血，伴有血管收缩和血小板诱导的血栓形成。炎症期开始于 24h 左右，多形核白细胞进入创面，随后巨噬细胞进行创面修复和纤维增生。随后是纤维形成（或增殖）期，这一时期胶原形成、交联开始。在这个阶段会发生血管生成、肉芽组织的形成和伤口挛缩。最长的时期是重塑期，在此期间胶原束增大，炎症减轻。胶原束交联增多，胶原纤维沿张力面排列。愈合阶段相互重叠，是复杂的多因子过程，涉及大量细胞、生长因子和蛋白质。这些阶段的任何中断都可能会干扰最终的瘢痕（或者形成弱瘢痕，或者过度瘢痕形成），从而改变手术结果[32-34]。

4. 一般手术原则　大多数眼科伤口愈合研究的目标是尽量减少瘢痕的形成，以保持角膜透明或防止滤过泡和青光眼引流阀的堵塞。在大多数其他外科领域中，手术创伤愈合的目的是促进形成一个牢固的、有益于健康、恰到好处的瘢痕。斜视手术更类似于整形外科中的肌腱移位手术，而不像角膜或眼内手术。因此，整形外科医生和普通外科医生的手术指导原则也值得斜视医生考虑。

手术伤口是在治疗受伤组织同时产生的。动作轻柔可使组织损伤和炎症反应减小到最轻。过度烧灼会引起组织坏死，但血肿形成也会影响愈合，所以烧灼术的使用应该适当而准确。缝线缝得太紧会损害组织，用钳子或夹子夹组织也有破坏性。所有这些组织损伤都会使瘢痕变得更窄，

并降低最终的组织功能。瘢痕越长越宽就越弱，防止伤口内形成腔隙也很重要。组织分层缝合和防止组织损伤将最大限度地减少腔隙的形成。在肌腱吻合术中，缝合肌腱周围能获得最好的结果，避免中央切口组织粘连[37]。

双面伤口手术原则在一般外科手术中是相通的[18]。斜视手术中出现的情况是，一个受伤的组织（被分离的肌腱）缝合到另一个未受伤的组织（巩膜），在普通手术中没有类似的情况[16]。肌腱直接缝到巩膜上可能会在进针和出针处造成一定的组织损伤，但在后面或可调整缝线手术时没有巩膜损伤（这可能是斜视手术在可调整缝线后瘢痕牵拉发生率较高的原因)[20, 21]。

普通外科医生学习识别和分离组织切面，是良好手术技能的基础，且被证明能减少出血（因为组织面无血管）和提高手术效果[38]。肌瓣撕裂、肌肉丢失和肌肉滑脱的成功修复需要对眶内的组织切面进行识别[22, 39-41]。

伤口的张力可能会在短时间内使缝合失败和伤口裂开，长此下去，会引起瘢痕延伸并增大[19, 42]。外科医生采用许多技术来降低全身伤口的表面张力，如夹板固定、缝线固定、深叠瓦缝合、组织损害、绷带和胶带技术[43-46]。

瘢痕组织无法达到原始胶原的强度。在不同的动物研究中[20, 50]，愈合的肌腱强度能达到正常强度的10%左右，膝关节韧带40%[47]，皮肤25%～80%[48, 49]，筋膜50%～80%。

在组织培养中，细胞所受张力会随着DNA的产生和细胞分裂、胶原生成，以及蛋白质、硫酸软骨素、透明质酸和前列腺素的合成而增加[51-55]。胶原在张力下会发生蠕变，这种趋势在瘢痕组织中比正常肌腱中多。正常组织在受到张力的时候会被延伸和生长、纤维增生、胶原蛋白生成增加、胶原纤维重新排列和血管化[58-60]。整形外科医生在整形手术中利用这一特性，使用组织扩张技术[61]。

5.胶原与斜视手术　斜视手术设计应考虑患者的胶原强度和既往伤口愈合异常情况。如果胶原弱，组织中没有足够的支撑来支持缝合，那么斜视可能就会复发。其他企图处理胶原弱所致的并发症的手术包括腹壁切口疝手术[62]、关节活动过度手术[23]和子宫、膀胱脱垂手术[63]。手术矫正这些病症面临着类似的问题。

另一个极端则是那些具有异常强的愈合反应的患者。虽然纤维化通常与手术创伤技术有关，但也是患者愈合过程的一部分。患者因外伤或既往手术引起的过度角化瘢痕，提示斜视医生尽可能减少创伤地设计和实施手术。

(1) 弱胶原

① 斜视中的瘢痕延伸：当瘢痕组织受到张力时，它可能由于延伸、生长或两者共同作用而逐渐加宽、加长。延伸是由于机械拉伸（胶原蠕变）导致的组织变薄，而生长涉及新组织的形成。在张力作用下两种过程共同参与在所有的身体瘢痕组织中[20, 44, 64]，其中研究得最好的是腹壁切口疝。斜视术后眼肌的新附着点也存在同样的问题，发生率2%～8%[20-22]，与腹壁切口疝3%～20%[60]相似。为了方便起见，这种现象被称为"瘢痕延伸"，但更正确的说法可能是"延伸变长的瘢痕"。如果首次手术是肌肉后徙，那么就可能会引起斜视的连续性过矫，而截除延伸的瘢痕可能又会使原斜视复发。平衡后徙或截除手术后的内外直肌的延伸力量后，通常会因为内直肌的力量较大[63-67]（瘢痕片段更长）而出现外斜视、眼球突出和半脱位[68]。正如腹壁疝的修复需要不可吸收缝线以防止复发，眼外肌手术的瘢痕延伸也需要不可吸收缝线修复。

大量延伸瘢痕的病理评估显示为致密的结缔组织（图5-3）和没有规律排列的眼外肌肌腱（图5-4）。目前还未发现可区分不同瘢痕延伸机制的方法。当张力解除时，截除的延伸瘢痕段失去线性外观（图5-5），不像截除的正常直肌肌腱（图5-6）。眼外肌延伸的瘢痕节段在细胞培养中也显示出比正常肌腱细胞排列更随意。它们也比肌腱细胞产生更多的细胞外基质[20]。

切口张力大时更容易形成瘢痕延伸。力量较大的下直肌切口处更容易形成术后瘢痕延伸[65-67]，之后是内直肌和上直肌[20-22]。外直肌和下斜肌不常见，上斜肌尚未观察到。大量截除和移位可增加切口处的张力，更容易形成瘢痕延伸和迁移。在这些病例中，主要手术步骤建议使用不可吸收缝线，以防止形成瘢痕延伸。

应用不可吸收缝线修复可显著降低延伸瘢痕修复后的复发率[20-22]，这种优于可吸收缝线的改进也在动物模型中得到了证实[20]。

▲ 图 5-3 连续性外斜视延伸瘢痕修复后，截除的延伸瘢痕病理检查

致密、波浪状结缔组织，没有正常肌腱的规则排列

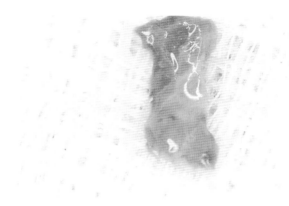

▲ 图 5-5 截除后的延伸瘢痕段

瘢痕在张力作用下，活体内结缔组织纤维的规则排列消失，纤维变得无序

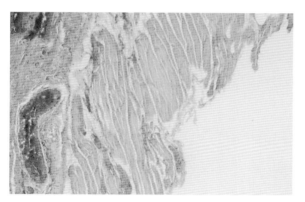

▲ 图 5-4 正常眼肌肌腱

胶原组织成离散的线状束

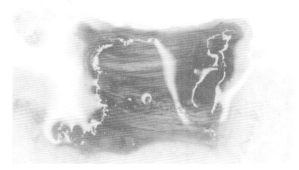

▲ 图 5-6 标准内直肌截除后的肌腱

肌腱纤维在截除后保持其规律性排列

　　许多情况都容易形成瘢痕延伸，包括原发性胶原病（见上文）、怀孕、使用皮质类固醇、吸烟、酗酒、慢性疾病、营养不良（特别是缺乏维生素 C、D、E、A）、结缔组织病、甲状腺功能减退、缺氧、化疗、尿毒症[20, 35]。水手们先前愈合良好的瘢痕在患有坏血病（维生素 C 缺乏症）后分解，已经被认识好几百年了[69]。

　　② Cooper 宣言：过去，瘢痕延伸最常见的临床表现是内直肌后徙后的连续性外斜视。这种病常规解决办法是前徙之前后徙的肌肉，但是这种方法在 20 世纪 40—50 年代被认为是失败的（可能是因为瘢痕延伸未被认识）。这使得 Cooper 建议对新鲜的拮抗肌进行手术，如外直肌后徙。他主张再次手术而不考虑之前的手术[70]。这个建议后来被称为"Cooper 宣言"。因为外斜视是双眼内直肌后徙后瘢痕延伸的最典型表现，而双眼外直肌后徙是手术矫正外斜视的最典型方法，所以仍然是许多斜视医生的常用术式。在技术上，新鲜肌肉手术比修复延伸瘢痕更容易，且在这些患者中取得了初步成功，但可能会出现内收和外展活动受限，少数病例出现眼球突出和半脱位。如果延伸继续进展（通常情况下），内直肌瘢痕通常比外直肌瘢痕延伸快，从而引起外斜视复发。现在患者面临的问题是四条直肌修复，或斜视复发的风险。此时首选使用不可吸收缝线来修复延伸瘢痕，而不再采取库珀宣言做法。

　　延伸瘢痕的诊断包括病史、检查和术中肌肉附着点的直视下探查（图 5-7 至图 5-11，视频 5-1，见第 27 章）。病史应包括询问潜在的胶原异常或易感疾病，是否在其他手术后看到瘢痕扩大（图 5-12），是否有任何整形外科问题、子宫或膀胱脱垂、频繁扭伤，以及其他胶原弱或愈合

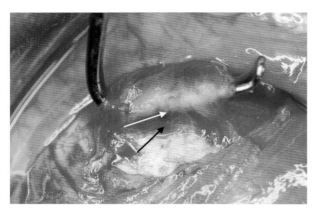

▲ 图 5-7　如果有延伸瘢痕存在，在斜视钩拉力作用下，肌肉附着点有剥离巩膜的趋势

黑箭表示巩膜附着，白箭表示牵引时从巩膜异常分离

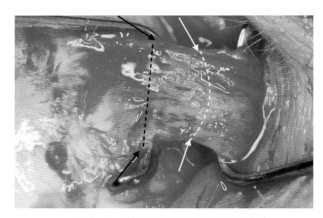

▲ 图 5-10　曾经后徙的内直肌延伸瘢痕

黑线和箭表示与巩膜的附着，白线和箭表示瘢痕与肌腱远端边缘的连接处

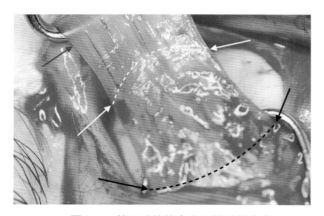

▲ 图 5-8　曾经后徙的内直肌的延伸瘢痕

白箭和虚线表示正常肌腱与延伸瘢痕间的区域，黑线和箭表示瘢痕与巩膜的附着，蓝箭表示近似肌腱连接处

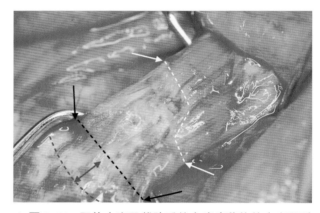

▲ 图 5-11　既往内直肌截除后的有瘢痕移位的内直肌延伸瘢痕

注意肌肉和瘢痕组织边缘之间的尖锐下降（白线和箭）。同时注意原手术附着点（蓝线和箭）和发现的附着点之间的瘢痕痕迹（黑线和箭）。这是瘢痕迁移区

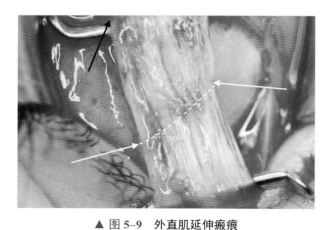

▲ 图 5-9　外直肌延伸瘢痕

白线和箭表示肌腱和延伸瘢痕之间的区域，黑箭表示与巩膜的附着点

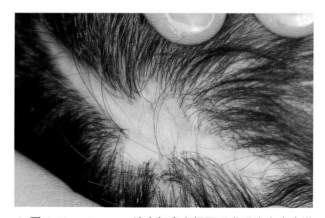

▲ 图 5-12　Crouzon 综合征患者颅面手术后头皮瘢痕增宽，该患者内斜视手术后因内直肌瘢痕延伸而出现连续外斜视

弱的表现。瘢痕延伸或变长的时间过程遵循几种不同的模式：早期/亚急性延伸，早期/逐步延伸，晚期/亚急性延伸，缓慢延伸。早期/亚急性延伸患者在术后早期正位，3～4 周可吸收缝线失去作用后，开始逐渐变化。正位在数周到数月期间发生变化，然后在很长时期内趋于稳定。这些患者可能延迟了瘢痕形成，但这不足以在愈合的早期阶段在肌肉的不断牵拉下保持正位。一旦他们的胶原重建加强，拉伸停止，眼位稳定（也许较慢溶解的可吸收缝合线在这组中表现得与不可吸收缝合线一样好，但这些还没有被尝试过）。在早期/逐步延伸组中，随着缝线力量的下降，也开始出现眼位变化，但随着时间的推移，眼位继续恶化，没有稳定。这些患者的瘢痕组织无法达到足够的强度来抵抗肌肉的牵拉，遗传性胶原病就属于这一类。晚期/亚急性延伸组的患者在最初手术后很长一段时间内都有良好稳定的眼位，随后在相对较短的时间内（几周到几个月）出现失代偿和延伸瘢痕发展。如上所述，这通常是由于胶原蛋白弱的过程或疾病造成的。一旦胶原蛋白弱化的原因得到改善，延伸和斜视的恶化就会减缓或停止。那些延伸缓慢的患者随着时间的推移会有一个非常渐进的偏位，他们发现这是不可能的。他们可能有潜在的胶原蛋白异常或结缔组织异常，这比早期/渐进组的严重程度要轻，或有不同的机制，但在较长一段时间内会产生类似的情况（也有报道与腹部疝发育的时间变异性相似）[71-73]。在某些病例中，随着年龄的增长，Pulley 移位可能会出现迟发性瘢痕延伸，就像肌瓣撕裂一样。细致的病史采集和影像学检查有助于术前诊断，但有时只有进行手术探查才能确定诊断。

一般情况下，瘢痕延伸不是老年人斜视手术的并发症，虽然这一观察尚未进行分析。老年人可能有既往手术留下的旧瘢痕，但在晚年通常不会出现新的瘢痕。他们的旧瘢痕是否需要不可吸收缝线修补尚不清楚。老年人的胶原会失去弹性，这可能有助于防止肌肉手术后的瘢痕延伸。

③ 类固醇：皮质类固醇是伤口愈合和胶原形成的有效抑制药，在瘢痕延伸的病例中应避免使用。笔者建议在大多数斜视手术中避免使用，除非有严重纤维化问题。

④ 肌肉滑脱：Parks 定义的肌肉滑脱不属于本章内容，因为它是手术技术错误引起，而不属于胶原异常病。它是由于缝置缝线时，缝线仅穿过肌鞘，而没有穿过肌腱纤维的不正确缝合引起。仅肌鞘被缝在巩膜上，而肌肉在肌鞘内回缩，导致该肌肉即刻大幅度功能不足，在后徙病例中出现连续性偏斜（肌肉滑脱修复在第 29 章讨论）。真正的肌肉滑脱的外观表现可能与被拉伸的长而薄的瘢痕相似，这在严重愈合障碍患者中被观察到。外观的相似性让一些作者将这两种情况作为相关性进行对比[74, 75]，这是因为他们误解了手术技术与伤口愈合的定义和机制。比较瘢痕延伸和肌肉滑脱类似于生物模仿，其中两个不相关的物种在视觉上相似。每一种都是由其潜在的生物学特性决定，而不是外观。作者认为，随着手术技术的提高，真正的肌肉滑脱已经变得很少见，不再是斜视手术的可预防性并发症。

⑤ 瘢痕迁移：如果可获取既往手术记录，从手术记录中记录的新附着点位置就可以发现附着位置不同，这并不罕见。有时从原位置到新位置的瘢痕组织轨迹可以被查到（图 5-13，视频 5-2）。这种现象被称为"瘢痕迁移"[20]，通常与瘢痕延伸同时存在。有这种现象的患者在进行双侧手术时表现出惊人的对称性，如果再次使用可吸收缝线进行手术，同样的过程将会再次出现。假设新附着的肌肉瘢痕的前纤维处有非常大的张力，那么其就更容易发生微断裂。当新的胶

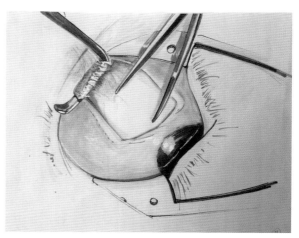

▲ 图 5-13　瘢痕迁移

卡尺显示从原附着点开始的手术后徙位置。实际附着点已经移动到斜视钩的位置

原纤维形成来填补伤口时，它们按照最小阻力路径前进，就会在后方形成。瘢痕的位置逐渐向后移动。瘢痕迁移和瘢痕延伸常常共存。不可吸收缝线通常可以阻止瘢痕迁移和瘢痕延伸（见第27章修复技术）。

肌肉分离技术，如 Hummelsheim 术和 Jensen 术，是旨在减少眼前节缺血风险的转位手术。尽管这些手术通常会形成严重瘢痕，并且很难在这些肌肉上再次手术，但仔细解剖会发现这些肌肉已经完全恢复到原来的肌止端位置。据说，这种现象与瘢痕迁移的机制类似，但瘢痕形成和挛缩是分离的两半肌肉的主要力量，这将导致肌止端逐渐移位。

⑥ 肌肉不附着：当对弱胶原或愈合异常的患者进行大量悬吊手术时，肌肉可能永远不会附着在巩膜上，这应该像肌肉丢失或滑脱一样进行处理（见第29章修复技术）。

⑦ 一分为二综合征：在斜视手术中，肌肉可能会在肌肉肌腱连接处分离，导致肌肉断裂。这被称为"一分为二综合征"（pulled-in-two syndrome，PITS）（图5-14）。如果是完全断裂，肌肉可能回缩到眶内而丢失，这种并发症在老年人中更常见，因为他们的胶原确实变弱了。虽然罕见，但其也可能发生在年轻患者中。虽然年轻患者的 PITS 胶原异常的可能机制还没被研究出来，但根据作者的经验，这只在胶原异常薄弱的年轻的患者中看到（见第27章，视频5-3）。

(2) 纤维化和过度的瘢痕组织：胶原病的另

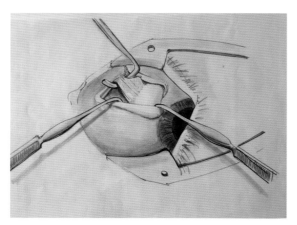

▲ 图5-14 一分为二综合征（PITS）

分离发生在肌肉肌腱连接处

一面是患者对炎症、损伤或手术产生过度纤维化反应。肌肉被增厚的纤维囊膜和肌周组织包裹，变成僵硬的纤维化肌肉。纤维化可扩展到眶脂肪和 Pulley，进一步限制运动。有时手术技术是错误的，如在粘连（或黏附）综合征[79-81]中，后部 Tenon 囊被不小心切开，造成眼眶脂肪脱垂并与肌肉粘连。瘢痕会层层限制运动能力。

结膜纤维化和缩短可能引起斜视。病史很长的斜视在行肌肉手术后，仍有残余斜视持续存在时，仅大量结膜后徙就足以使眼位正位。羊膜移植提高了该技术的成功率（见第14章）[82]。

① 瘢痕组织后徙：除了简单地后徙结膜外，深部的瘢痕层也可以帮助眼位恢复正位。赤道后深层结缔组织的缝合竟然可以逆转他们的作用，使眼睛处于正位。例如，当内侧纤维化导致内斜视时，从巩膜上去除结膜下瘢痕层，并将这些层缝合在赤道后，实际上可以产生独立于内直肌作用之外的外转力（见第28章）。

② 翼状胬肉：严重的翼状胬肉（见第14章）可在内直肌周围形成大量纤维变性，造成大内斜，不能外转。内直肌后徙和先进的翼状胬肉羊膜移植或自体结膜移植可修复这种大内斜（见第28章）。

③ 瘢痕过度挛缩引起附着点移位：尽管斜视手术过度的纤维性反应通常会导致运动缺陷，但有时收缩的瘢痕组织会使肌肉的手术附着点向后移位，如肌肉滑脱或迁移。在这种情况下，肌肉作用方向上的运动受到限制。写绪论的 Watson 先生曾遇到过这种现象。有时，强的瘢痕挛缩不仅导致手术附着点后移，而且会导致附着点向下滑动，从而进一步削弱肌肉运动（视频5-4）。如上所述，瘢痕迁移是由于瘢痕形成较弱引起，然而，由于严重瘢痕挛缩而导致的附着点迁移则是相反的机制，尽管其结果相似。

有些患者在常规斜视手术后形成过度增厚的纤维瘢痕组织，类似于皮肤上的瘢痕疙瘩。这些可能是难以管理的问题，但只要有机会，就应该通过细致的技术阻止其发生。在最初的手术中尽量减少剥离、保留鞘膜和肌间膜，可减少纤维化并发症出现的机会。如果确有发生，那么穹隆切口可隐藏这些纤维伤口，并减少患者不适和外观不美观的风险。

球后麻醉时将局麻药注射到眼外肌，可导致暂时性肌张力减退和功能不足，随后出现纤维化、运动过度和限制。Alan Scott 已经在治疗上利用了这一机制（见第 6 章）。因为下直肌和下斜肌毗邻筛窦，位于上颌窦上方，所以鼻窦炎可能会引起眼眶炎症和下直肌、下斜肌纤维化（见第 13 章）[83]。青光眼植入物可能会引起斜视，原因是其改变了眼外肌的路径，并造成肌肉内和肌肉周围的纤维化，这种纤维化可能很严重（见第 20 章）。

视网膜脱离修复手术用的植入物也可能导致眼外肌严重纤维化。视网膜环扎带可向前移动并侵蚀直肌止点。附着点通常在环扎带后巩膜上留下瘢痕。部分板层分离类似于肌瓣撕裂，在视网膜脱离手术后也会出现系带样限制（见第 20 章）。

肌肉麻痹最初引起无力，但逐渐被僵硬和痉挛所取代[84]。这种情况见于眼外肌先天性纤维化、双上转肌麻痹和创伤或脑血管意外后的慢性脑神经麻痹。痉挛可能比最初的麻痹引起更多的活动困难和限制。

④ 抗纤维化材料：许多斜视医生在斜视手术后会局部使用类固醇以减少纤维化。类固醇减少了手术引起的炎症反应，减缓了胶原的形成速度，但似乎并不影响最终结果。有人提倡用丝裂霉素，但尚未被证明有效，并有潜在的严重不良反应（见第 14 章）。也有人建议使用氟尿嘧啶，但不普遍使用[85]。透明质酸在可调整缝线手术后的调整过程中，可以减少移动眼外肌所需的力量[86]，它也被证明可以减少兔子术后结膜和巩膜之间的粘连，但在斜视手术中还没有被广泛应用[87, 88]。在巩膜与肌肉附着点之间以及肌肉和结膜之间移植羊膜，均不影响兔子术后的张力变化。作者的结论是，羊膜不能抑制纤维化[89]。据报道，一种更有前景的新化合物在兔子身上进行了试验[90]。

6. 病例

病例 1 四条肌肉瘢痕延伸：一位 43 岁男性来治疗长期的外斜视。他在儿童时期就有斜视，并在 6 岁时做了手术。他不知道手术是单侧还是双侧，但他确定是内斜视。17 岁时，他接受了第二次斜视手术，但他不记得那次手术的任何细节。

他的眼睛多年来一直外斜视，希望能得以矫正（图 5-15）。他有 1 年的糖尿病病史，由饮食和口服药物控制，并有甲状腺功能减退，由左旋甲状腺素控制。患者有轻度近视。1 年前，当他注意到眼球突出和斜视时，眼科医生诊断其为甲状腺相关性眼病。经眼眶科会诊，不建议进行眼眶减压。

眼位如下。

$$20 - XT = \begin{matrix} 25 \\ | \\ 20 - 30 \\ | \\ 25 \end{matrix}$$

> 眼位缩写的关键
>
> X，外隐斜；X（T），间歇性外斜视；
> XT，外斜视；XT'，外斜视在近处测量。

图中显示每只眼都有中度内收受限（图 5-16 和图 5-17），显著的双侧上斜肌功能亢进，中度的下斜肌功能亢进。裂隙灯检查显示每只眼内直肌和外直肌肌止端处有结膜瘢痕。

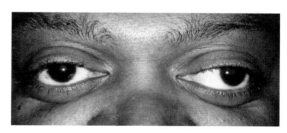

▲ 图 5-15 由于四条水平直肌的延伸瘢痕导致的术前外斜视

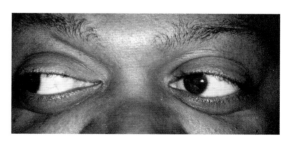

▲ 图 5-16 右侧注视时左眼内收受限

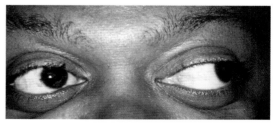

▲ 图 5-17 左侧注视时右眼内收受限

双眼运动检查发现，患者下方注视时外转受限，这种凝视姿势可能导致任意一只眼睛半脱位于眼睑前面。这种情况已经好多年了，这让他非常痛苦，因为无论何时，他都很难更换这只眼睛。

他确实有眼球突出和浅眼眶。4年前的一张照片显示了同样的外观。磁共振成像（MRI）扫描显示眼球突出、眼眶脂肪突出，没有扩大或移位的眼外肌。

我想最可能的顺序先是内斜视，行双眼内直肌后徙，然后连续外斜视，行双眼外直肌后徙。如果这些肌肉瘢痕都被拉伸过，这就可以解释斜视、突眼和半脱位。在手术中，在患者的4条水平直肌上都发现了瘢痕延伸，并用不可吸收缝线进行了修复。下斜肌和上斜肌后徙（图5-18和图5-19）。术中，当肌肉重新附着到眼球上时，眼球突出明显减轻。为了纠正外斜视，内直肌前徙总量比外直肌前徙总量多。术后，他立刻感到眼球突出和不稳定得到了缓解。术后1周外隐斜8PD，术后1个月外斜视10PD。术后2个月，外斜视增加到18PD，他要求进行再手术。

此时，他最初的手术记录终于被找回来了。最初的手术是双眼内直肌后徙5mm，第二次35PD连续外斜视，行双眼外直肌后徙7mm。

在延伸瘢痕修复4个月后，他用不可吸收缝线修复左眼内直肌后，眼位得到改善。他在1.5年的随访检查中，眼位保持正位，有100s的立

体视（图5-20和图5-21）。自最初的修复后，他没有再发生半脱位。

病例2　大角度外斜视的严重纤维化：一位病史超过15年的80岁男性患者有严重外斜视。14年前，他做了双眼外直肌后徙，但没有改善。他还患有上睑下垂，手术矫正后略有缓解。他被诊断为慢性进行性眼外肌麻痹，看过许多专家。外斜视测量看远109PD，看近120PD。他的每只眼睛都完全不动，他不得不把脖子使劲扭向

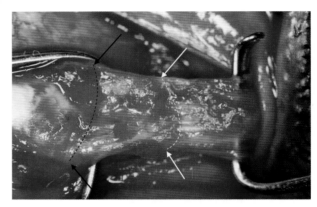

▲ 图 5-19　右眼外直肌延伸瘢痕。图 5-15 至图 5-18 为同一病例
白线和白箭表示肌腱和瘢痕之间的区域。黑线和黑箭表示巩膜上瘢痕附着的位置

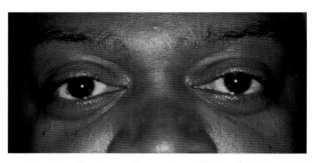

▲ 图 5-20　图 5-15 至图 5-18 所示的同一病例的手术后1.5 年，100s 立体视弧

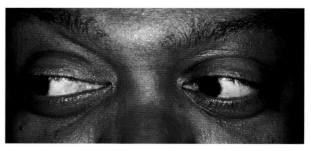

▲ 图 5-21　右眼注视时左眼内收正常。左侧注视也正常

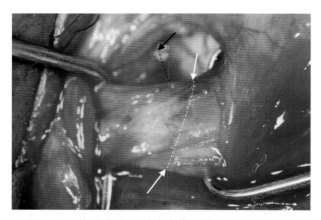

▲ 图 5-18　左眼内直肌延伸瘢痕。图 5-15 至图 5-18 为同一病例
白线和白箭表示肌腱和瘢痕之间的区域。黑线和黑箭表示巩膜上部分隐藏的附着点

一边，好让那只眼睛得以注视。由于患者的健康问题，手术采用球后麻醉。首先做右眼，将之前后徙且严重纤维化的外直肌分离，并缝合到眶缘（见第 33 章），内直肌截除 10mm。颞侧球结膜明显收紧、缩短，所以还进行了结膜后徙术。2 天后，对左眼进行了完全相同的手术。术后 1 天，测量外斜视 4PD；术后 1 个月，外斜视 20PD；术后 3 个月，外斜视看远 20PD，看近 45PD。他很满意他的视力和头位得以改善。

一年后，他再次入院，因为他注意到最近他的眼位恶化了。他认为这与他的春季过敏和"眼部感染"是同时发生的（见第 13 章）。患者的远近外斜视都增加到 45PD，运动能力仍严重受损。再次对其右眼进行手术，再次使用球后麻醉，并计划探查和再次截除右侧内直肌。相反，由于纤维化，被动牵拉试验发现强制内转、上转和下转严重（增加）受限。当截除粘连后，眼球向鼻侧移动，向各个方向受限程度得以改善。将粘连（瘢痕组织）缝合在赤道后方（病例 2 有严重纤维化的大角度外斜视），颞部结膜大量后徙（此时羊膜移植是可取的，但无法获得，因此它的使用无

预期性。）1 个月后在左眼重复此手术。（图 5-22 和图 5-23）。术后第 1 天，眼位正，并且稳定在远距离 20PD，近距离 35PD 的外斜视。

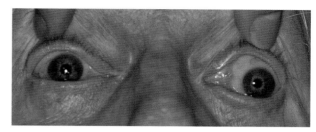

▲ 图 5-22　患者左眼手术前，右眼的第二次手术后

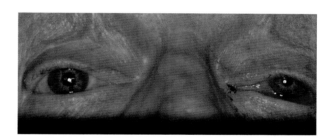

▲ 图 5-23　左眼单纯瘢痕组织后徙患者

参考文献

[1] O.E.D. 2nd Edition 2005

[2] Hulmes DJ. The collagen superfamily–diverse structures and assemblies. Essays Biochem. 1992; 27:49–67

[3] Kadler KE, Baldock C, Bella J, Boot–Handford RP. Collagens at a glance. J Cell Sci. 2007; 120(Pt 12):1955–1958

[4] Bendall JR. Elastin Content of Various Muscles of Beef Animals. J Sci Food Agric. 1967; 18:553–558

[5] Gillies AR, Lieber RL. Structure and function of the skeletal muscle extracellular matrix. Muscle Nerve. 2011; 44(3):318–331

[6] Alexakis C, Partridge T, Bou–Gharios G. Implication of the satellite cell in dystrophic muscle fibrosis: a self–perpetuating mechanism of collagen overproduction. Am J Physiol Cell Physiol. 2007; 293(2):C661–C669

[7] Fridén J, Lieber RL. Spastic muscle cells are shorter and stiffer than normal cells. Muscle Nerve. 2003; 27(2):157–164

[8] Tomasek JJ, Meyers SW, Basinger JB, Green DT, Shew RL. Diabetic and age–related enhancement of collagen–linked fluorescence in cortical bones of rats. Life Sci. 1994; 55(11):855–861

[9] Wang X, Shen X, Li X, Agrawal CM. Age–related changes in the collagen network and toughness of bone. Bone. 2002; 31(1):1–7

[10] Vashishth D, Gibson GJ, Khoury JI, Schaffler MB, Kimura J, Fyhrie DP. Influence of nonenzymatic glycation on biomechanical properties of cortical bone. Bone. 2001; 28(2):195–201

[11] Yamauchi M, Sricholpech M. Lysine post–translational modifications of collagen. Essays Biochem. 2012; 52:113–133

[12] Myllyharju J, Kivirikko KI. Collagens, modifying enzymes and their mutations in humans, flies and worms. Trends Genet. 2004; 20(1):33–43

[13] Hamel BC, Pals G, Engels CH, et al. Ehlers–Danlos syndrome and type III collagen abnormalities: a variable clinical spectrum. Clin Genet. 1998; 53(6):440–446

[14] Simpson MR. Benign joint hypermobility syndrome: evaluation, diagnosis, and management. J Am Osteopath Assoc. 2006; 106(9):531–536

[15] Engelbert RHH, Uiterwaal CSPM, Sakkers RJB, Van Tintelen JP, Helders PJM, Bank RA. Benign generalised hypomobility of the joints; a new clinical entity? Pediatrics. 2003; 113(4):714–719

[16] Jawerth LM, Münster S, Vader DA, Fabry B, Weitz DA. A blind spot in confocal reflection microscopy: the dependence of fiber brightness on fiber orientation in imaging biopolymer networks. Biophys J. 2010; 98(3):L1–L3

[17] Osman OS, Selway JL, Harikumar PE, et al. A novel method to assess collagen architecture in skin. BMC Bioinformatics.

2013; 14:260

[18] Asserin J, Lati E, Shioya T, Prawitt J. The effect of oral collagen peptide supplementation on skin moisture and the dermal collagen network: evidence from an ex vivo model and randomized, placebo–controlled clinical trials. J Cosmet Dermatol. 2015; 14(4):291–301

[19] van der Rijt JA, van der Werf KO, Bennink ML, Dijkstra PJ, Feijen J. Micromechanical testing of individual collagen fibrils. Macromol Biosci. 2006; 6(9): 697–702

[20] Ludwig IH. Scar remodeling after strabismus surgery. Trans Am Ophthalmol Soc. 1999; 97:583–651

[21] Ludwig IH, Clark RA, Stager DR, Sr. New strabismus surgical techniques. J AAPOS. 2013; 17(1):79–88

[22] Ludwig IH, Chow AY. Scar remodeling after strabismus surgery. J AAPOS. 2000; 4(6):326–333

[23] Grahame R. Joint hypermobility and genetic collagen disorders: are they related? Arch Dis Child. 1999; 80(2):188–191

[24] Clark RA. The role of extraocular muscle pulleys in incomitant strabismus. Middle East Afr J Ophthalmol. 2015; 22(3):279–285

[25] Biousse V, Newman NJ, Petermann SH, Lambert SR. Isolated comitant esotropia and Chiari I malformation. Am J Ophthalmol. 2000; 130(2):216–220

[26] Bixenman WW, Laguna JF. Acquired esotropia as initial manifestation of Arnold– Chiari malformation. J Pediatr Ophthalmol Strabismus 1987;24(2):83–86

[27] Pokharel D, Siatkowski RM. Progressive cerebellar tonsillar herniation with recurrent divergence insufficiency esotropia. J AAPOS. 2004; 8(3):286–287

[28] Shaikh AG, Ghasia FF. Neuro–ophthalmology of type 1 Chiari malformation. Expert Rev Ophthalmol. 2015; 10(4):351–357

[29] Milhorat TH, Bolognese PA, Nishikawa M, McDonnell NB, Francomano CA. Syndrome of occipitoatlantoaxial hypermobility, cranial settling, and chiari malformation type I in patients with hereditary disorders of connective tissue. J Neurosurg Spine. 2007; 7(6):601–609

[30] Rutar T, Demer JL. "Heavy Eye" syndrome in the absence of high myopia: A connective tissue degeneration in elderly strabismic patients. J AAPOS. 2009; 13(1):36–44

[31] Demer JL. The Apt Lecture. Connective tissues reflect different mechanisms of strabismus over the life span. J AAPOS. 2014; 18(4):309–315

[32] Ross R. The fibroblast and wound repair. Biol Rev Camb Philos Soc. 1968; 43 (1):51–96

[33] Ludwig IH, Reiffel RS,Wang FM. Ideal wound healing is not a stretch. J Pediatr Ophthalmol Strabismus. 2018; 55(2):82–83

[34] Diegelmann RF, Evans MC. Wound healing: an overview of acute, fibrotic and delayed healing. Front Biosci. 2004; 9:283–289

[35] Peacock EE Jr. Wound Repair. 3rd ed. Philadelphia, PA: WB Saunders; 1984:102–140

[36] Shires GT, Spencer FC, et al, eds. Principles of Surgery. 7th ed. New York, NY: McGraw–Hill; 1999:263–295

[37] Ketchum LD, Martin NL, Kappel DA. Experimental evaluation of factors affecting the strength of tendon repairs. Plast Reconstr Surg. 1977; 59(5):708–719

[38] Schlachta CM, Ali S, Ahmed H, Eagleson R. A novel method for assessing visual perception of surgical planes. Can J Surg. 2015; 58(2):87–91

[39] Ludwig IH, Brown MS. Strabismus due to flap tear of a rectus muscle. Trans Am Ophthalmol Soc. 2001; 99:53–62, discussion 62–63

[40] Ludwig IH, Brown MS. Flap tear of rectus muscles: an underlying cause of strabismus after orbital trauma. Ophthal Plast Reconstr Surg. 2002; 18(6): 443–449, discussion 450

[41] Parks MM, Bloom JN. The "slipped" muscle. Ophthalmology. 1979; 86(8): 1389–1396

[42] Sauter E, Thibodeaux K, Myers B. Effect of high tension and relaxing incisions on wound healing in rats. South Med J. 1985; 78(12):1451–1453

[43] Nordström REA, Nordström RM. Absorbable versus nonabsorbable sutures to prevent postoperative stretching of wound area. Plast Reconstr Surg. 1986; 78(2):186–190

[44] Elliot D, Mahaffey PJ. The stretched scar: the benefit of prolonged dermal support. Br J Plast Surg. 1989; 42(1):74–78

[45] Chantarasak ND, Milner RH. A comparison of scar quality in wounds closed under tension with PGA (Dexon) and Polydioxanone (PDS). Br J Plast Surg. 1989; 42(6):687–691

[46] Krishnan NM, Brown BJ, Davison SP, et al. Reducing wound tension with undermining or imbrication–do they work? Plast Reconstr Surg Glob Open. 2016; 4(7):e799

[47] Frank C, Amiel D, Woo SL–Y, Akeson W. Normal ligament properties and ligament healing. Clin Orthop Relat Res. 1985(196):15–25

[48] Douglas DM, Forester JC, Ogilvie RR. Physical characteristics of collagen in the later stages of wound healing. Br J Surg. 1969; 56(3):219–222

[49] Levenson SM, Geever EF, Crowley LV, Oates JF, III, Berard CW, Rosen H. The healing of rat skin wounds. Ann Surg. 1965; 161:293–308

[50] Douglas DM. The healing of aponeurotic incisions. Br J Surg. 1952; 40(159): 79–84

[51] Brunette DM. Mechanical stretching increases the number of epithelial cells synthesizing DNA in culture. J Cell Sci. 1984; 69:35–45

[52] Hasegawa S, Sato S, Saito S, Suzuki Y, Brunette DM. Mechanical stretching increases the number of cultured bone cells synthesizing DNA and alters their pattern of protein synthesis. Calcif Tissue Int. 1985; 37(4):431–436

[53] Harell A, Dekel S, Binderman I. Biochemical effect of mechanical stress on cultured bone cells. Calcif Tissue Res. 1977; 22 Suppl:202–207

[54] Leung DYM, Glagov S, Mathews MB. Cyclic stretching stimulates synthesis of matrix components by arterial smooth muscle cells in vitro. Science. 1976; 191(4226):475–477

[55] Meikle MC, Sellers A, Reynolds JJ. Effect of tensile mechanical stress on the synthesis of metalloproteinases by rabbit coronal sutures in vitro. Calcif Tissue Int. 1980; 30(1):77–82

[56] Nimni ME, Harkness RD. Molecular structure and functions of collagen. In: Nimmi ME, ed. Biochemistry. Boca Raton, FL: CRC Press; 1988:1–77. Collagen, vol 1

[57] Kureshi AK, Afoke A, Wohlert S, Barker S, Brown RA. 3D

culture model of fibroblast–mediated collagen creep to identify abnormal cell behaviour. Biomech Model Mechanobiol. 2015; 14(6):1255–1263

[58] Marks MW, Marks C. Fundamentals of Plastic Surgery. Philadelphia, PA: WB Saunders; 1997:101–111

[59] Squier CA. The stretching of mouse skin in vivo: effect on epidermal proliferation and thickness. J Invest Dermatol. 1980; 74(2):68–71

[60] McGaw WT. The effect of tension on collagen remodelling by fibroblasts: a stereological ultrastructural study. Connect Tissue Res. 1986; 14(3):229–235

[61] Hirshowitz B, Lindenbaum E, Har–Shai Y. A skin–stretching device for the harnessing of the viscoelastic properties of skin. Plast Reconstr Surg. 1993; 92 (2):260–270

[62] Sanders DL, Kingsnorth AN. The modern management of incisional hernias. BMJ. 2012; 344:e2843

[63] Ward RM, Velez Edwards DR, Edwards T, Giri A, Jerome RN, Wu JM. Genetic epidemiology of pelvic organ prolapse: a systematic review. Am J Obstet Gynecol. 2014; 211(4):326–335

[64] Sommerlad BC, Creasey JM. The stretched scar: a clinical and histological study. Br J Plast Surg. 1978; 31(1):34–45

[65] Collins CC, O'Meara D, Scott AB. Muscle tension during unrestrained human eye movements. J Physiol. 1975; 245(2):351–369

[66] Collins CC, Carlson MR, Scott AB, Jampolsky A. Extraocular muscle forces in normal human subjects. Invest Ophthalmol Vis Sci. 1981; 20(5):652–664

[67] Scott AB, Collins CC, O'Meara DM. A forceps to measure strabismus forces. Arch Ophthalmol. 1972; 88(3):330–333

[68] Ludwig IH. Four muscle stretched scar. Paper presented at: Pediatric Ophthalmology Subspecialty Day of the Annual Meeting of the American Academy of Ophthalmology; October 24, 2009; San Francisco, CA

[69] Cohen IK, Keiser HR. Disruption of healed scars in scurvy – the result of a disequilibrium in collagen metabolism. Plast Reconstr Surg. 1976; 57(2):213–215

[70] Cooper EL. The surgical management of secondary exotropia. Trans Am Acad Ophthalmol Otolaryngol. 1961; 65:595–608

[71] Ellis H, Gajraj H, George CD. Incisional hernias: when do they occur? Br J Surg. 1983; 70(5):290–291

[72] Mudge M, Hughes LE. Incisional hernia: a 10 year prospective study of incidence and attitudes. Br J Surg. 1985; 72(1):70–71

[73] Urschel JD, Scott PG, Williams HTG. Etiology of late developing incisional hernias– the possible role of mechanical stress. Med Hypotheses. 1988; 25(1):31–34

[74] Jung JH, Leske DA, Holmes JM. Classifying medial rectus muscle attachment in consecutive exotropia. J AAPOS. 2016; 20(3):197–200

[75] Ludwig IH, Chow AY. Classifying medial rectus muscle attachment in consecutive exotropia. J AAPOS. 2016; 20(5):471

[76] Greenwald M. Intraoperative muscle loss due to muscle–tendon dehiscence. In: Proceedings of the 16th Annual Meeting of the American Association for Pediatric Ophthalmology and Strabismus. 1990; Lake George, NY

[77] Ellis EM, Kinori M, Robbins SL, Granet DB. Pulled–in–two syndrome: a multicenter survey of risk factors, management and outcomes. J AAPOS. 2016; 20 (5):387–391

[78] Fard AK, Green WR, Traboulsi EI. Histologic study of a torn inferior oblique muscle. J AAPOS. 1998; 2(2):124–125

[79] Parks MM. Causes of the adhesive syndrome. In: Symposium on Strabismus; Transactions of the New Orleans Academy of Ophthalmology. St Louis, MO: CV Mosby; 1978:269–279

[80] Wright KW. The fat adherence syndrome and strabismus after retina surgery. Ophthalmology. 1986; 93(3):411–415

[81] Parks MM. The fat adherence syndrome and strabismus after retinal surgery. (discussion). Ophthalmology. 1986; 93:415

[82] Strube YNJ, Conte F, Faria C, Yiu S, Wright KW. Amniotic membrane transplantation for restrictive strabismus. Ophthalmology. 2011; 118(6):1175– 1179

[83] Ludwig IH, Smith JF. Presumed sinus–related strabismus. Trans Am Ophthalmol Soc. 2004; 102:159–165, discussion 165–167

[84] Sheean G. The pathophysiology of spasticity. Eur J Neurol. 2002; 9 Suppl 1:3–9, 53–61

[85] Mora JS, Sprunger DT, Helveston EM, Evan AP. Intraoperative sponge 5–fluorouracil to reduce postoperative scarring in strabismus surgery. J AAPOS. 1997; 1(2):92–97

[86] Granet DB, Hertle RW, Ziylan S. The use of hyaluronic acid during adjustable suture surgery. J Pediatr Ophthalmol Strabismus. 1994; 31(5):287–289

[87] Takeuchi K, Nakazawa M, Yamazaki H, et al. Solid hyaluronic acid film and the prevention of postoperative fibrous scar formation in experimental animal eyes. Arch Ophthalmol. 2009; 127(4):460–464

[88] Özkan SB. Restrictive problems related to strabismus surgery. Taiwan J Ophthalmol. 2016; 6(3):102–107

[89] Kennedy JB, Larochelle MB, Pedler MG, Petrash JM, Enzenauer RW. The effect of amniotic membrane grafting on healing and wound strength after strabismus surgery in a rabbit model. J AAPOS. 2018; 22(1):22–26.e1

[90] Ryu WY, Jung HM, Roh MS, et al. The effect of a temperature–sensitive poloxamer– alginate–CaCl$_2$ mixture after strabismus surgery in a rabbit model. J AAPOS. 2013; 17(5):484–489

第6章 斜视的眼外肌注射治疗
Injection of Eye Muscles to Treat Strabismus

Alan Scott, Seyhan B. Özkan Talita Cunha Namgalies 著

庄建福 译

摘 要

A 型肉毒毒素（BTXA）注射是一种成人和儿童斜视中肌肉减弱手术的有效替代方法。其诱导的麻痹可使有双眼视的成人出现复视，这些病例通过手术治疗最好。大约一半的病例需要重复注射。布比卡因可增强成人眼部肌肉力量，并具有长期稳定性。布比卡因的激动作用联合 A 型肉毒毒素的拮抗作用非常有效，可以永久治疗高达 40PD 的水平斜视。

关键词

肉毒毒素，布比卡因，斜视，斜视手术，麻痹性斜视，斜视的药物治疗

一、概述

在过去的 180 年里，许多有创造性的人已经将斜视手术技术引领到当今水平——那么注射治疗在替代或补充治疗方面能提供什么作用呢？注射治疗安全、简单、快速、廉价、几乎无痛、不留瘢痕、避免了全身麻醉的风险。与外科手术相比，注射技术的有效性和持久性如何？本章第一节向我们阐述了 A 型肉毒毒素（botulinum toxin type A，BTXA），它能暂时性减弱功能亢进的肌肉，在很多情况下，尤其是在有融合功能的情况下对稳定眼位很有用。A 型肉毒毒素也可作为手术时的补充治疗。

布比卡因是一种能缩短和增强肌肉力量的新药。A 型肉毒毒素在主动肌和布比卡因在拮抗肌（B&B）联合应用，还需进一步分析它们对多种类型斜视的价值。然而，对于成年人 10～35PD 的共同性斜视，B&B 联合应用的效果基本等同于外科手术。目前还有人提出其他矫正斜视的药物，但都还在实验室或动物试验阶段 [1]。

二、肉毒毒素

1. **A 型肉毒毒素** 在美国和欧盟被批准商用的 A 型肉毒毒素产品，有保妥适（onabotulinumtoxinA；Allergan）、丽舒妥（abobotulinumtoxinA；Ipsen）和 Xeomin（incobotulinumtoxinA；Merz）。尽管丽舒妥在其他肌肉使用时需要更高剂量，但在眼外肌使用时的等效剂量类似。RiabotulinumtoxinB（Mybloc）已被有效用于对 A 型毒素产生免疫的斜视，但研究数据尚未报道。

2. **作用机制** A 型肉毒毒素阻断乙酰胆碱释放，产生"化学去神经"作用。注射后 5～7 天达到最大麻痹作用，持续 1～2 个月（取决于剂量），然后逐渐下降，在 6～9 个月作用完全消失（图 6-1）[2, 3]。尽管 A 型肉毒毒素麻痹作用是暂时的，但它会对斜视产生永久性改变（图 6-2）。A 型肉毒毒素的这种永久性作用机制可能如下。

- 麻痹作用改变了眼位，类似于牵引缝线 [4]。
- 增加的肌节长度可延长被拉伸的化学去神经作用的眼外肌，移除肌节可缩短松弛的

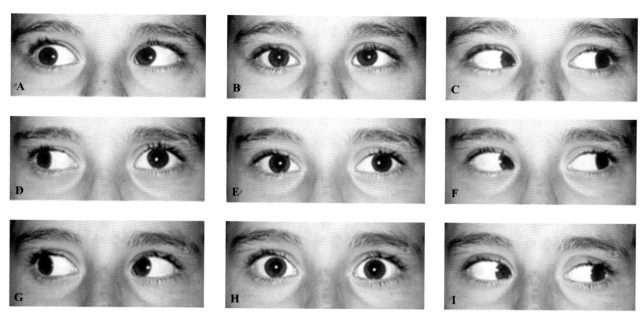

▲ 图 6-1 **A 型肉毒毒素（BTXA）注射后的预期运动变化**

A 至 C. 患者左眼内斜视，左侧内直肌内注射 A 型肉毒毒素；D 至 F. 注射 A 型肉毒毒素 1 周后，注射的内直肌出现麻痹反应，内收明显受限，此时出现了过矫；G 至 I. 2 个月后内收不受限制，眼位正位

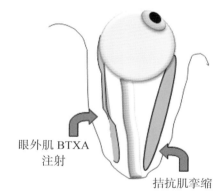

眼外肌 BTXA
注射

拮抗肌挛缩

▲ 图 6-2 **A 型肉毒毒素（BTXA）注射产生化学去神经作用，拮抗肌出现相对挛缩**

眼外肌拮抗肌 [5]。

• 眼外肌内部变化，已被组织化学技术证实 [6,7]。

• 大脑自适应机制：眼位改善促使恢复双眼视和提高融合性辐辏幅度。

3. 剂量 A 型肉毒毒素的常规剂量范围是 2.5～10U，通常在肌电图（electromyographic，EMG）引导下注射 [8]。对 A 型肉毒毒素的敏感性、麻痹性斜视的斜视角、眼外肌对偏斜位的延长或缩短反应是个体之间存在差异的影响因素。A 型肉毒毒素所引起的长期眼位反应因此也是可变的。对正常眼外肌进行 0～4U 的 A 型肉毒毒素注射，

通常表现为从无效到 90% 麻痹。对于完全麻痹，我们的常规剂量是 5U。我们在婴儿中使用较低的剂量，在甲状腺相关眼病中每次注射剂量则高达 10U。剂量增加会对包括上睑提肌在内的相邻肌肉产生非预期作用，这些副作用并不能使疗效稍有提高 [9]。与所有药物治疗一样，若其初次反应不充分，再次注射则需要增加剂量。

4. A 型肉毒毒素治疗的优势 A 型肉毒毒素治疗的主要优点是其侵袭性小，且不形成瘢痕组织。A 型肉毒毒素的应用不复杂，并且对重复注射没有限制，允许一些患者进行终生维持治疗。这是一种针对成人的门诊治疗，并不排除未来的斜视手术治疗。治疗斜视所需的剂量很小，这使得在繁忙的诊所里，治疗的成本很低。

A 型肉毒毒素的暂时疗效在治疗急性麻痹性斜视以及限制性或不稳定性斜视方面具有优势。还可以通过麻痹它的拮抗肌，来评估它的潜在功能（图 6-3 和图 6-4）。A 型肉毒毒素注射还有助于评估术后复视风险，以及测试中枢融合破坏时的融合能力。

5. A 型肉毒毒素的诊断性应用 在麻痹性斜视中，由于其拮抗肌挛缩，麻痹肌的自发恢复可能不能完全恢复到正位。如果主动牵拉试验或扫

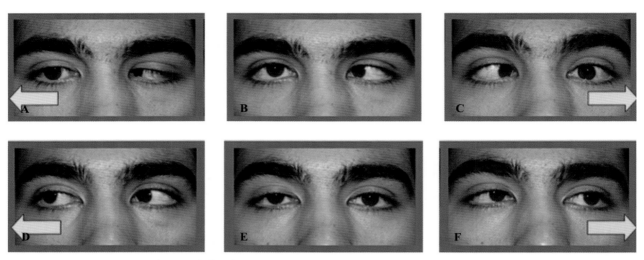

▲ 图 6-3　**A** 至 **C.** 患者双侧第Ⅵ对脑神经麻痹，外展明显受限；**D** 至 **F.** 双侧内直肌注射 A 型肉毒毒素 1 周后，外展改善，说明麻痹的外直肌有残留功能。箭表示试图注视的方向

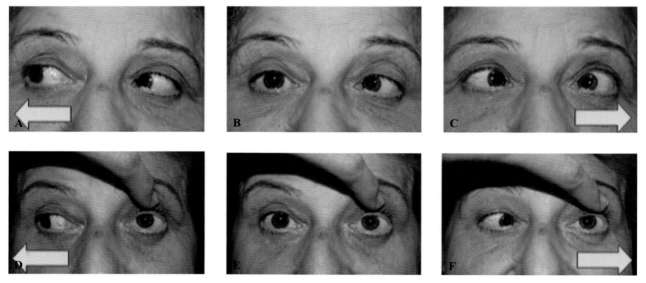

▲ 图 6-4　**A** 至 **C.** 患者有第Ⅵ对脑神经麻痹；**D** 至 **F.** 左眼注射 A 型肉毒毒素（BTXA）1 周后，外展没有改善，尽管注射 A 型肉毒毒素完全限制了内转，表明外直肌没有功能。箭表示试图注视的方向

视表现表明功能可能恢复，且拮抗肌没有完全纤维化，在拮抗肌中注射 A 型肉毒毒素可以评估麻痹性眼外肌的功能状态（图 6-3 和图 6-4）[10]。术前棱镜检查评估术后是否复视并不总是可靠的，那些被报道复视的人一旦眼睛正位，就可能克服复视。A 型肉毒毒素提供了一个暂时正位的时期，并可以评估术后复视风险[11]。

　　成年白内障或超过 2 年未矫正的无晶状体眼，其双眼知觉丧失将会引起其融合能力丧失，这与引起中枢融合破坏的颅内病变一样。恢复正位的

方法包括棱镜、手术和 A 型肉毒毒素。棱镜度增加可使对比敏感度和视力下降，导致反应可能不可靠[12, 13]。如果患者术后不能融合，斜视手术可能会加重症状，因为复视像离得越近就越明显。在中枢融合障碍患者中，A 型肉毒毒素可通过提供一段时间的正位来评估融合潜能，这种正位状态可能会让视觉系统在没有棱镜畸变的情况下恢复。因此，A 型肉毒毒素对患者的融合潜能提供了有用信息。

6. A 型肉毒毒素的治疗性应用　A 型肉毒毒素注射用于既往多次手术后的非麻痹性斜视、残余性或连续性斜视、间歇性斜视、集合不足、集合痉挛、小角度斜视、知觉性内斜视或外斜视、急性共同性内斜视、隐斜失代偿、周期性斜视、神经功能障碍性斜视和婴儿型内斜视。

有两组患者需要考虑 A 型肉毒毒素注射的有效性。第一组只需要注射一两次就能长期受益。他们的眼位在双眼视建立后就会恢复，并且能持续很长时间。第二组需要重复注射，注射间隔时间随时间推移而增加，偏斜角度随时间而减小。目前尚无重复注射产生不良反应的报道[14, 15]。

儿童共同性斜视的结果与成人相似[16-18, 20]。报道最好的是在儿童小角度偏斜。那些有双眼视的患者取得了长期稳定的效果[21]。A 型肉毒毒素对于无双眼视、术后发生连续性偏斜风险较高的小角度偏斜儿童，是一个很好的选择。上睑下垂和垂直斜视是最常见的不良反应，数据的比例是 24% 和 9%，主要发生在内直肌注射后，持续几周，不会因上睑下垂而引起弱视，只有少数垂直斜视。

在婴儿型内斜视中，A 型肉毒毒素的结果随患者的选择和斜视角度不同而不同。最近的一项 Meta 分析总结了 7 个系列报告，显示平均斜视矫正率为 77%，平均需要 1.6 次注射[22]。神经系统正常的一组婴儿在 7 月龄前双侧内直肌注射 A 型肉毒毒素，矫正率为 88%[23]，但其他研究报道注射和手术的成功率都低于此[21, 24-26]。在另一个系列中，50% 的病例需要二次注射，注射矫正超过 30PD 的斜视成功率为 45%，而手术成功率为 69%。对于 30PD 以下的斜视，注射成功率和手术成功率相同，均为 60%[27]。

7. 肉毒毒素用于加强斜视手术作用　为了加强后徙作用，A 型肉毒毒素可能会在手术中注射到后徙的眼外肌[28]。这样会在不损害肌肉力学作用的情况下减弱肌肉力量，而大量后徙可能会损坏肌肉力学作用[29]。在大角度斜视中，肌肉后徙时注射 A 型肉毒毒素可能会增加后徙作用，足以避免对第三条水平肌肉进行手术。局限在两条肌肉的手术，联合 A 型肉毒毒素治疗，8 例中有 6 例 70～100PD 的内斜视患者，被成功矫正[30]。在最近的一项 A 型肉毒毒素加强后徙作用的评估研究中，13 例大角度知觉性斜视患者，只在偏斜眼手术且避免超大量手术，对外斜视和内斜视的长期成功率分别为 87.5% 和 80%[31]。在 23 例 65～100PD 的婴儿型内斜视患者中，双侧内直肌后徙联合 A 型肉毒毒素加强后徙，至少随访 2 年，平均 6.6 年，74% 矫正到 10PD 以内[32]。最近的一项对比研究报道，大于 60PD 的婴儿型内斜视，进行手术矫正的成功率只有 18%。另一组同系列研究显示，较少量的手术联合双眼内直肌 A 型肉毒毒素注射矫正率在 48%。A 型肉毒毒素对手术量效的影响为增加 42%，从 4PD/mm 增加到 5.7PD/mm。术后 4～12 个月的结果几乎没有变化[33]。这些结果支持后徙手术联合 A 型肉毒毒素治疗成人和儿童的大角度斜视。

对于近期发生的儿童周期性内斜视和近期融合丢失引起的调节性内斜视，A 型肉毒毒素是这些作者的首选治疗。一项关于新发的儿童型内斜视的研究显示 A 型肉毒毒素与手术治疗的疗效相当，常能帮助双眼恢复融合功能[34]。

对于因小眼球和脑瘫引起的内斜视，A 型肉毒毒素是我们的首选治疗。外科手术的结果是不可预测的，在最近的一个系列研究中，平均每个孩子要做两次手术，有些要多次手术[35]。

A 型肉毒毒素治疗儿童间歇性外斜视的效果与外科手术相当，成功率为 69%～77%[36, 37]。

为了降低眼前节缺血（anterior segment ischemia, ASI）的风险，垂直肌全移位手术中联合 A 型肉毒毒素注射，而不是手术后徙内直肌来缓解内直肌的张力（视频 35-1）。如果发现内直肌紧且受限制，则可以在转位前或转位时进行 A 型肉毒毒素注射，或在术后评估转位效果和需要 A 型肉毒毒素时进行 A 型肉毒毒素注射。注射会保留肌肉的解剖弧和接触弧，可能会产生比后徙手术更大的活动范围。

8. A 型肉毒毒素在麻痹性斜视中的应用

（1）第 VI 对脑神经麻痹：尽管 A 型肉毒毒素对第 VI 对脑神经麻痹的自发恢复没有影响[38, 39]，但在发病后 1 个月 A 型肉毒毒素对拮抗肌内直肌的作用，给患者提供了一个没有复视的空间，使患者能恢复日常生活。在这种情况下，1～2U 的

小剂量是合适的。在第 VI 对脑神经麻痹的慢性期，尽管外直肌恢复，因内直肌持续挛缩，A 型肉毒毒素常可矫正中等大小角度的斜视。A 型肉毒毒素也可作为外科手术的辅助治疗，如 A 型肉毒毒素 + 后徙术或 A 型肉毒毒素 + 转位术，以降低 ASI 的风险（如上所述）。

（2）第 IV 对脑神经麻痹：第 IV 对脑神经麻痹的注射部位可能是同侧下斜肌（IO）或对侧下直肌（IR），以缓解垂直复视。A 型肉毒毒素可以改善手术过矫和欠矫，类似于其他斜视手术（图 6-5 至图 6-8）[40-44]。

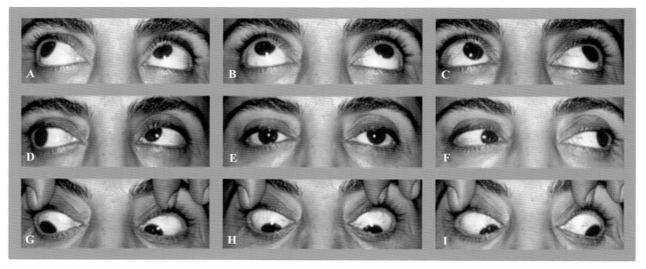

▲ 图 6-5 左眼长期（推测为先天性）第 IV 对脑神经麻痹，左眼大角度上斜视。患者行左下斜肌断腱联合上直肌可调整后徙，调整后实现正位

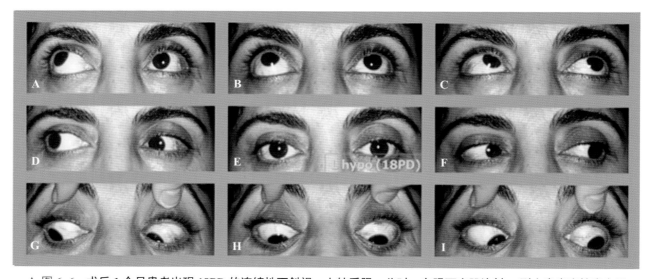

▲ 图 6-6 术后 1 个月患者出现 18PD 的连续性下斜视，上转受限。此时，左眼下直肌注射 A 型肉毒毒素抬高左眼

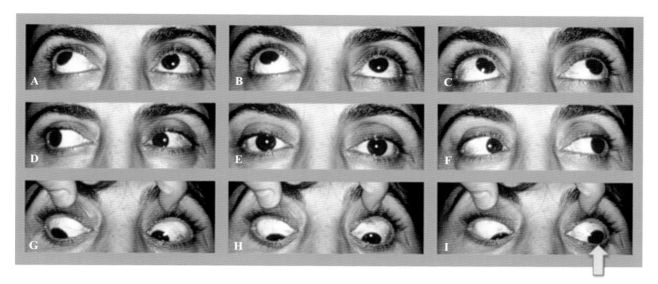

▲ 图 6-7 左眼下直肌注射 A 型肉毒毒素 1 周后。第一眼位正，左眼下直肌因注射 A 型肉毒毒素而运动不足（箭）

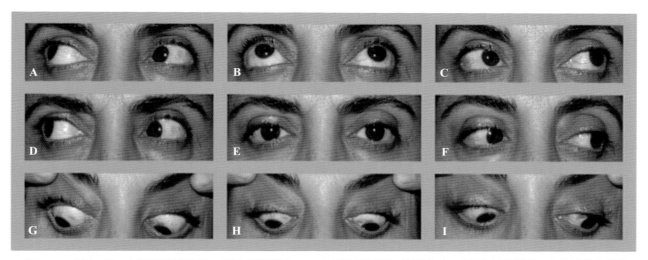

▲ 图 6-8 术后 4 年，左眼下直肌注射 A 型肉毒毒素（BTXA）以挽救过矫。眼位稳定，轻微上转受限。在过矫的急性期，单纯注射 A 型肉毒毒素可获得永久性效果

我们报道了一小组伴有上直肌（superior rectus，SR）挛缩和大角度垂直偏斜的第 Ⅳ 对脑神经麻痹患者，他们接受了下斜肌断腱和同侧上直肌注射 A 型肉毒毒素[45]，结果稳定，没有过矫，但必须告知患者有短暂上睑下垂的可能性。

(3) 第 Ⅲ 对脑神经麻痹：在第 Ⅲ 对脑神经不全麻痹的急性期，A 型肉毒毒素可以缓解症状。A 型肉毒毒素还可以预防或减少拮抗肌挛缩，挛缩让病史长的病例变得更严重。第 Ⅲ 对脑神经麻痹可能伴有中枢融合障碍，其发生率高于其他麻痹性斜视。在这种情况下，A 型肉毒毒素可用于

评估融合潜能。在第 Ⅲ 对脑神经不全和完全麻痹患者中，外直肌 A 型肉毒毒素注射将增加外直肌后徙联合内直肌截除的力量，并且可以作为早期矫正时牵引缝线的替代方法。

(4) 核上性病变：A 型肉毒毒素对改善急、慢性核间性眼肌麻痹的眼位、缓解复视和异常头位有明显疗效。除症状缓解外，在一些病例中已被报道治愈[46-48]。

9. A 型肉毒毒素在限制性斜视中的应用　Duane 综合征、甲状腺相关眼病、眼眶肌炎[49]、术后粘连综合征和视网膜脱离手术[50]引起的斜视存在限制

性问题。A型肉毒毒素不能矫正纤维化，但在甲状腺相关眼病和肌炎患者中[51]，纤维化很难和肌肉挛缩区分开来。A型肉毒毒素的试验性注射可以改善1/4的甲状腺相关眼病患者。在Duane综合征中，肌肉挛缩可能会随着时间的推移增加偏斜角和代偿头位。在这种情况下，A型肉毒毒素可以恢复眼位。3岁和3岁以下的8例患者中，有4例内直肌注射A型肉毒毒素获得了持久的成功[52]。A型肉毒毒素也可用于Duane综合征的诊断，以预测可能的术后结果。在一个88例的Duane综合征研究中，斜视度的远期下降率达到53%[53]。

10. A型肉毒毒素用于补救手术失败和并发症　肉毒杆菌毒素有助于术后过矫和欠矫的"微调"，被称为"药物学调整"[54-57]。据报道A型肉毒毒素与手术的效果类似，在手术后的前3个月内注射A型肉毒毒素效果更好（图6-5至图6-8）。在急性期，A型肉毒毒素的作用主要通过软组织愈合和机械收缩力，而在慢性期，其作用主要是通过中枢适应机制。

使用A型肉毒毒素的另一个主要适应证是手术并发症中的粘连综合征和肌肉丢失。这些作者已经证实，在下斜肌手术后的粘连综合征中，急性期在下直肌肌肉注射A型肉毒毒素可以矫正眼位[58]。A型肉毒毒素的作用是由于在纤维脂肪组织增殖期间稳定了第一眼位（图6-9）。随着肌肉

的丢失，拮抗肌的挛缩最早在第2周出现[59]。在急性期向拮抗肌注射A型肉毒毒素可防止继发性挛缩，使丢失肌肉周围的软组织附着在更前的位置，通过A型肉毒毒素作用维持在第一眼位（图6-10）[60]。

11. A型肉毒毒素治疗外伤后斜视　A型肉毒毒素可用于伴有眼前节缺血风险的外伤后眼外肌损伤、创伤后粘连疾病以及与眼眶损伤相关的斜视。在急性期，注射A型肉毒毒素可使眼球维持在第一眼位，从而减少拮抗肌的挛缩。当眼球处于第一眼位时，其可以使软组织愈合，并可能减少眼眶纤维化对眼球运动的影响。在慢性期，它可能被用于维持治疗或在多条直肌手术中用于降低眼前节缺血风险发生（图6-11至图6-13）。

12. A型肉毒毒素治疗的并发症　A型肉毒毒素最常见的不良反应是上睑下垂，发生率为9%～42%。它与剂量有关，暂时的多在内直肌注射后发生。A型肉毒毒素的蔓延可能会影响邻近的眼外肌，造成垂直复视（发生率为8.3%～18.5%）[61]。由A型肉毒毒素麻痹引起的复视可能会令人烦恼，并持续数周。因此，我们经常建议对双眼有小角度斜视的患者进行手术矫正。强直性瞳孔的发生率为0.16%～11%[62]，通常自发逆转。由于25U的高剂量进入眼眶用于麻痹所有肌肉以治疗严重振动幻视（见第17章），也不引起强直瞳孔，因

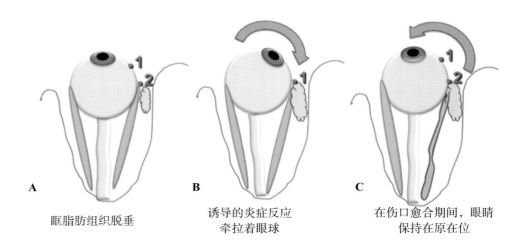

A　眶脂肪组织脱垂

B　诱导的炎症反应牵拉着眼球

C　在伤口愈合期间，眼睛保持在原在位

▲ 图 6-9　**A型肉毒毒素在粘连综合征中的作用示意图。与眼眶脂肪组织脱垂相关的炎症反应牵拉眼球并附着于位置 1**

注射A型肉毒毒素使眼球保持原始位置，纤维脂肪组织在更后面的位置 2 附着在眼球上。箭头表示试图注视的方向。PP. 原在位〔改编自 Özkan SB. Restrictive problems related to strabismus surgery. Taiwan J Ophthalmol. 2016；6（3）：102107.〕

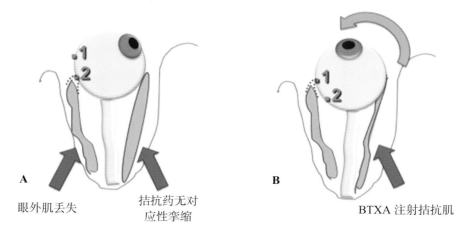

A　眼外肌丢失　　拮抗药无对应性挛缩　　　　B　　BTXA 注射拮抗肌

▲ 图 6-10　A 型肉毒毒素在眼外肌丢失中的作用机制

它可以防止拮抗肌挛缩，使眼球保持在第一眼位，使软组织附着在更前面的位置（位置 1 而不是位置 2）。绿箭表示试图注视的方向。蓝虚线表示丢失肌肉的原始轨迹（改编自 Özkan SB.Lost muscle in strabismus surgery How to handle the problem? DOS Times. 2017; 23: 5255.）

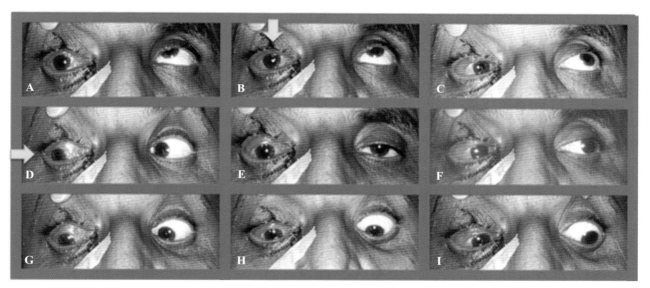

▲ 图 6-11　与羊角损伤相关的上直肌和上斜肌丢失的创伤后黏附综合征

不可能找到丢失肌肉的后部纤维。第 1 次手术后的第 2 天，患者出现严重的上转受限和大角度下斜视。请注意，外转也受限了。黄箭表示上转受限（上）和外转受限（左）

此推测是针伤所致，而不是药物作用。调节力下降和球后出血是注射 A 型肉毒毒素的罕见并发症。有一篇报道巩膜刺穿的发生率为 0.28%，但在这些作者手中，从未发生过[62]。如果注射错误，A 型肉毒毒素对视网膜组织也是无毒的[63]。

13. A 型肉毒毒素治疗的不足　A 型肉毒毒素治疗斜视有一些不足。即使使用肌电图，也可能无法到达目标肌肉。这种情况尤其发生在术后病例和垂直直肌。然而，这些病例大多数都被证明

是成功的。注射的效果可能比预期的肌肉完全麻痹要小。需要再次注射，通常需要更高的剂量。在已确定纤维化的斜视病例中，如甲状腺相关性眼病、长期麻痹性斜视中经常无效，表明需要手术治疗。A 型肉毒毒素的长期疗效降低，可能会出现斜视复发。

14. A 型肉毒毒素在斜视中的理想应用　结合 A 型肉毒毒素治疗作用的利弊和作者的临床使用经验，A 型肉毒毒素的"首选"应用包括麻痹

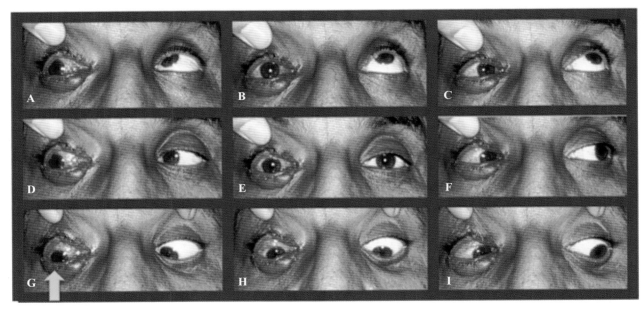

▲ 图 6–12　急性期，右眼下直肌注射 A 型肉毒毒素（黄箭）

注射 A 型肉毒毒素 1 周后，由于 A 型肉毒毒素的作用，右侧下斜视明显减轻，右侧下直肌过度活动消失。首要目的是在纤维脂肪组织增生时保持眼球的原在位，其次是避免无对抗的拮抗肌挛缩。外转的限制自发消失

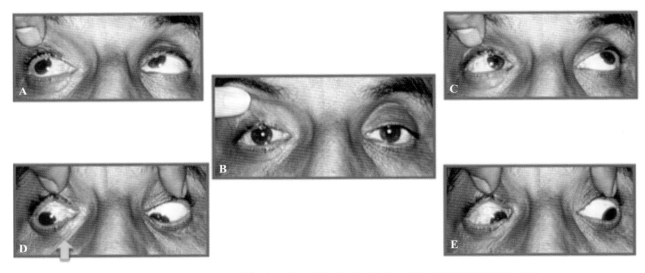

▲ 图 6–13　6 周后，患者行水平直肌转位并重复注射 A 型肉毒杆菌毒素至下直肌

注意术后第 6 周下直肌功能不足（黄箭）。在那个位置上，眼位是稳定的

性或限制性斜视的急性期、斜视术后早期过矫或欠矫、早期粘连综合征、"顽固性复视"或中枢融合障碍、需要减弱直肌又有眼前节缺血风险、多次手术后再斜视者、大角度斜视后徙手术的补充治疗、儿童周期性斜视、儿童近期发生的内斜视和婴儿型内斜视。

三、布比卡因

1. 作用机制　布比卡因渗透到肌纤维的肌浆网，释放钙到细胞质中并阻止钙的再摄取[64]。其他局麻药也有这种效果，但作用较轻。胞质中的高钙浓度会破坏线粒体，并激活一种酶，这种酶会溶解一种蛋白质，这种蛋白质会将肌节固定

在 z 轴上，从而导致肌肉纤维分解。受损肌肉的生长因子和随之而来的炎症反应触发了环绕在肌纤维周围的卫星细胞增殖，并形成新的肌肉纤维来替代受损的肌肉，这个过程大约需要 4 周。再生构建了更强的眼外肌，磁共振成像显示其大小增加，组织学检查显示纤维更大 [65, 66]。这些生物力学的变化改变了眼位。注意，这与拉伸（截除）薄的眼外肌获得的张力增加是很不一样的。经布比卡因处理的眼外肌似乎再生长到再生过程中需要的长度。拮抗肌进行小剂量的 A 型肉毒毒素注射，以防止再生过程中注射布比卡因的肌肉拉伸。这使得注射布比卡因的肌肉再生不仅更大，而且长度更短，与单独使用布比卡因相比，矫正效果大约增加了一倍 [67]。临床研究证明，布比卡因和 A 型肉毒毒素共同作用具有很强的协同作用。注射治疗已被证明能稳定、明显、永久地纠正大角度斜视 [68]。

在最近一项关于布比卡因注射治疗的前瞻性队列研究中，在拮抗肌中联合使用 A 型肉毒毒素，以阻止在重建过程中布比卡因注射的肌肉拉伸，有 69% 的患者获得了成功。此外，本研究中的 74 例患者并非简单的选择性病例；超过 50% 的人之前有过一次或多次不成功的斜视手术，或有其他复杂的因素。长达 10 年的随访表明，注射治疗矫正斜视是稳定的 [69]。

2. 技术方法　布比卡因分子很小，注射后迅速进入血液。不像 A 型肉毒毒素分子那样大，在眼外肌前面放置，并靠扩散来转运到肌肉。相反，针尖应该放在眼外肌中部稍后的位置，注射 1～3ml，以广泛影响众多肌纤维。肌电图有助于定位内直肌和外直肌，对垂直肌和既往手术过的肌肉的准确定位是必要的。对于麻醉下的儿童和成人，当肌电图无用时，我们开发了一种设备，既可以做肌电图，也可以从注射电极尖对肌肉进行电刺激。动物实验中的染料注射表明，这种方法能够可靠地定位到肌肉注射部位。

3. 剂量与浓度　布比卡因对斜视矫正的作用与剂量有关。表 6-1 展示了我们目前对共同性斜视的布比卡因和 A 型肉毒毒素使用的剂量范围。我们有布比卡因占 2.5% 或 3.0% 比例的复方剂型，然后用生理盐水稀释成较低浓度。

体积从 1.5～3.0ml 是有效的浓缩溶液。注射

3.0ml 后几分钟磁共振成像，显示水平直肌完全扩张并开始渗漏，而 0.75% 布比卡因内直肌注射对集合不足的治疗非常有效 [70]。

表 6-1　推荐剂量

斜视度	布比卡因（根据斜视度的剂量）	肉毒毒素（根据限制因素的剂量）
10～20PD	1.0%～1.5% 1.5～2ml 20～30mg	0～2U
20～30PD	1.5%～2.0% 2～3ml 30～60mg	2～5U
>30PD	2%～3% 2～3ml 40～90mg	3～10U

4. 布比卡因注射后结果　自 2006 年以来，我们已经为 162 例患有各种各样疾病的患者的眼外肌进行了注射。在一半的病例中，A 型肉毒毒素被注射到拮抗肌中。在共同性水平斜视中，大约有 1/2 是在眼外肌手术失败后发生的，一个显著的效果是结果的稳定性（图 6-14）。

这与 A 型肉毒毒素非常不同，在 A 型肉毒毒素中，除非融合干预，否则会回到最初的偏斜。另外，令人惊讶的是其矫正大角度继发性外斜视的能力，即使内收受限（图 6-15）。

60mg 布比卡因与 A 型肉毒毒素共同使用，我们有信心矫正斜视度至 40PD，尽管 30PD 以上的病例中有 50% 需要二次注射。由于注射很简单，我们倾向于从中等剂量开始，如果需要的话再注射。表 6-2 显示了水平斜视病例的联合作用结果。

5. 特殊情况

(1) 肌萎缩：布比卡因在肌萎缩或受损的直肌中不起作用。三个外直肌麻痹者被多次注射，企图"长出"更大更强的肌肉，但没有成功。我们认为报道的萎缩的肌纤维周围卫星细胞的缺乏是这种无反应的原因。慢性进行性眼外肌麻痹（chronic progressive external ophthalmoplegia，CPEO）患者的斜视对布比卡因注射无反应。

(2) 去神经无萎缩：布比卡因适用于无萎缩的外直肌不全麻痹。具有异常再生的第 Ⅲ 对脑神经不全麻痹的肌肉对布比卡因有显著的反应，表明

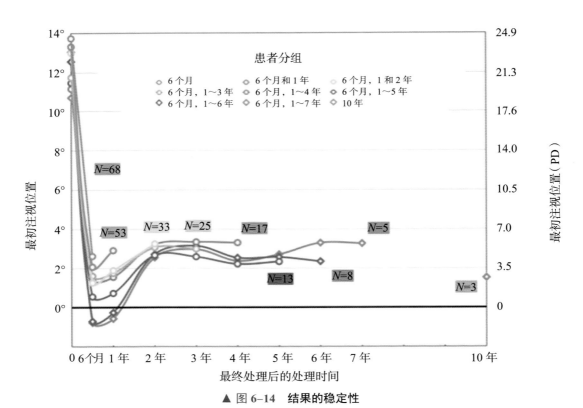

▲ 图 6-14　结果的稳定性

74 例共同性水平斜视患者的随访。数字 0 表示注射的日期。一旦布比卡因的效果在最初几个月确定下来，在很长一段时间内，眼位似乎相当稳定

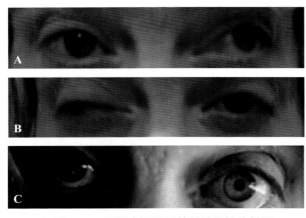

▲ 图 6-15　双侧内直肌后徙后继发性外斜视

A. 注射前，30PD 外斜视；B. 注射前，右侧注视；C. 左眼内直肌注射布比卡因和左眼外直肌注射 A 型肉毒毒素 23 个月后

萎缩而不是神经支配，决定布比卡因的有效性。

布比卡因注射眼轮匝肌对于治疗未缓解的第Ⅶ对脑神经麻痹的兔眼，增加角膜覆盖以及减少溢泪是有用的。

(3) 多条肌肉：在水平和垂直斜视都超过20PD 的视网膜环扎术后或青光眼植入物术后的5 个病例中，我们分别在水平和垂直直肌注射A 型肉毒毒素，拮抗肌同时注射布比卡因。其中 2 例仅靠注射就取得了很好的结果，这两例都需要两次注射。另外 2 例的偏斜减少，使两条肌肉转位手术成为可能。无眼眶或全身并发症（图 6-16 ）。

(4) 高度近视内斜视肌肉滑脱：由布比卡因和 A 型肉毒毒素联合治疗的 40PD 内斜视在 4 年内保持稳定，然后在接下来的 3 年内逐渐漂移到 10PD 内斜。扩大和僵硬的外直肌仍然是有效的外转肌，不会像注射前薄的拉伸状态下滑（图6-17 和图 6-18 ）。另一个病例从 40PD 内斜视减少到了 18PD 内斜视。

6. 上睑提肌加强治疗上睑下垂　在一些上睑下垂伴眼睑痉挛的病例中，通过肌电图将90mg 布比卡因注入上睑提肌中，可将上睑提高2～3mm，频繁的眼轮匝肌痉挛使正常的上睑提肌拉伸。从最初的上睑下垂到轻度炎症，再到逐渐恢复，再到眼睑抬高，持续 1 个多月的顺序

表 6–2　所有治疗后的最新测量

组　别		目前斜视度（平均数，PD）	治疗次数（平均数）	布比卡因累计剂量（平均数，mg）	A 型肉毒毒素累计剂量（平均数，U）	绝对矫正（平均数，PD）	"成功" – 残余斜视度 ≤10PD（患者的百分比，%）
目前斜视度（PD）	患者数						
小度数（≤ 25°）	44	17.1	1.6	74	3	12.8	80
大度数（＞ 25°）	30	35.8	1.7	117	6.6	24.4	53
患者总数	74	24.6	1.6	91	4.1	17.5	69

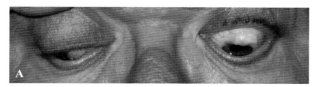
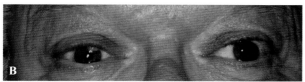
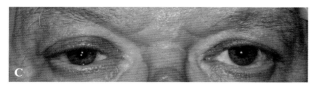

▲ 图 6–16　多次青光眼手术后的外下斜视。复视 10 年，双眼滤过泡，左眼白内障手术

A 和 B. 注射前，25PD 外斜视，20PD 下斜视；C. 布比卡因用于右侧内直肌和右侧上直肌，A 型肉毒杆菌毒素用于右侧外直肌和下直肌后 4 个月正位

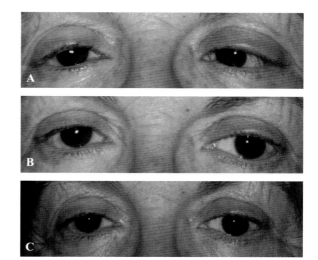

▲ 图 6–17　眼轴 32mm 长

A. 注射前，40PD 内下斜视；B. 布比卡因注射至左眼外直肌，A 型肉毒毒素注射至左眼内直肌后 113 天，显示左眼位置；C. 注射后 463 天，显示眼位良好

显示了布比卡因治疗眼外肌的典型时间性和效果。不幸的是，大多数先天性上睑下垂是上睑提肌发育不良的结果，布比卡因将对其不起作用（图 6-19）。

7. 毒性和安全性　注射 3.0% 布比卡因对除肌肉外的任何组织均无损伤。高剂量可完全阻断视神经和运动神经，并可以完全逆转。布比卡因会造成肌肉损伤和炎症，这对激活卫星细胞非常必要。过度作用使 4 例患者出现组织肿胀和疼痛，1 例剂量为 120mg，2 例剂量为 90mg，1 例剂量为 60mg。4 个病例中有 3 个病例的内直肌受到影响。P. Gomez de Liano 观察到，布比卡因

注射后残余斜视的两块肌肉纤维化增加（个人交流），我们已经见过这样一个例子。然而，我们在其他几例注射 BUP 后的患者的肌肉中并没有遇到这种情况，在许多使用 BUP 进行白内障手术的球后麻醉后肌毒性斜视手术的报道中也没有提到这种情况。静脉注射布比卡因被认为是安全的，剂量低于 1.5mg/kg 体重，大剂量会导致心律失常或虚弱。布比卡因经肌肉注射后缓慢释放到循环中，我们没有碰到过全身毒性。在我们注射 BUP 的眶后部存在较大的血管，所以在注射 BUP 前应常规穿刺。对儿童的安全性和剂量尚未确定。

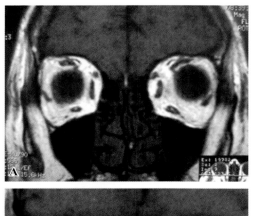

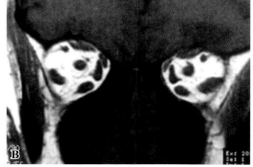

▲ 图 6–18　A. 显示左眼外直肌位置下移和左侧上直肌位置内移；B. 布比卡因注射到外直肌和 A 型肉毒毒素注射到左眼内直肌 113 天后，显示左眼外直肌增大

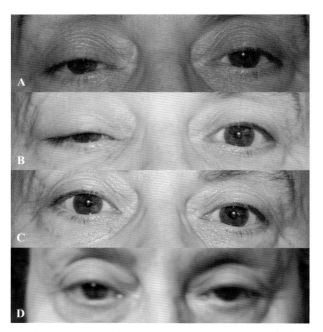

▲ 图 6–19　A. 注射前眼睑痉挛伴右侧上睑下垂；B. 右眼上睑提肌布比卡因注射后 7 天；C. 布比卡因注射后 34 天；D. 布比卡因注射后 2.8 年

参 考 文 献

[1] McLoon LK, Christiansen SP, Ghose GM, Das VE, Mustari MJ. Improvement of eye alignment in adult strabismic monkeys by sustained IGF–1 treatment. Invest Ophthalmol Vis Sci. 2016; 57(14):6070–6078

[2] Scott AB. Botulinum toxin injection into extraocular muscles as an alternative to strabismus surgery. Ophthalmology. 1980; 87(10):1044–1049

[3] Osako M, Keltner JL. Botulinum A toxin (Oculinum) in ophthalmology. Surv Ophthalmol. 1991; 36(1):28–46

[4] Özkan SB, Kir E, Dayanir V, Dündar SO. Botulinum toxin A in the treatment of adherence syndrome. Ophthalmic Surg Lasers Imaging. 2003; 34(5):391–395

[5] Scott AB. Change of eye muscle sarcomeres according to eye position. J Pediatr Ophthalmol Strabismus. 1994; 31(2):85–88

[6] Kranjc BS, Sketelj J, D'Albis A, Erzen I. Long–term changes in myosin heavy chain composition after botulinum toxin a injection into rat medial rectus muscle. Invest Ophthalmol Vis Sci. 2001; 42(13):3158–3164

[7] Croes SA, Baryshnikova LM, Kaluskar SS, von Bartheld CS. Acute and longterm effects of botulinum neurotoxin on the function and structure of developing extraocular muscles. Neurobiol Dis. 2007; 25(3):649–664

[8] Strabismus Research Foundation—Handheld Muscle Stimulator

& EMG Monitor. BAK Electronics, Umatilla, FL

[9] Şener EC, Sanaç AŞ. Efficacy and complications of dose increments of botulinum toxin–A in the treatment of horizontal comitant strabismus. Eye (Lond). 2000; 14(Pt 6):873–878

[10] Özkan SB. Pearls and pitfalls in surgical management of paralytic strabismus. In: Lorenz B, Brodsky M, eds. Essentials of Ophthalmology—Pediatric Ophthalmology, Neuro-ophthalmology, Genetics. Berlin, Germany: Springer–Verlag; 2010:195–206

[11] Khan J, Kumar I, Marsh IB. Botulinum toxin injection for postoperative diplopia testing in adult strabismus. J AAPOS. 2008; 12(1):46–48

[12] Véronneau–Troutman S. Fresnel prisms and their effects on visual acuity and binocularity. Trans Am Ophthalmol Soc. 1978; 76(526):610–653

[13] Wright D, Firth AY, Buckley D. Comparison of the visual effects of Fresnel prisms in normal and amblyopic eyes. J AAPOS. 2008; 12(5):482–486

[14] Gardner R, Dawson EL, Adams GG, Lee JP. Long–term management of strabismus with multiple repeated injections of botulinum toxin. J AAPOS. 2008; 12 (6):569–575

[15] Horgan SE, Lee JP, Bunce C. The long–term use of botulinum toxin for adult strabismus. J Pediatr Ophthalmol Strabismus.

1998; 35(1):9–16, quiz 44–45

[16] Magoon E, Scott AB. Botulinum toxin chemodenervation in infants and children: an alternative to incisional strabismus surgery. J Pediatr. 1987; 110(5): 719–722

[17] Scott AB, Magoon EH, McNeer KW, Stager DR. Botulinum treatment of childhood strabismus. Ophthalmology. 1990; 97(11):1434–1438

[18] Rayner SA, Hollick EJ, Lee JP. Botulinum toxin in childhood strabismus. Strabismus. 1999; 7(2):103–111

[19] Özkan SB, Akyüz Ünsal Aİ. Role of botulinum toxin A in treatment of intractable diplopia. J AAPOS. 2017; 21(5):354–356.e2

[20] Gomez de Liano R, Jimenez Gonzalez R, Piedrahita E, Zuloaga P. BT in small angle esotropia. In: Özkan SB, ed. Advances in Strabismus, Proceedings of the 12th Meeting of the International Strabismological Association, Kyoto. Ankara, Turkey: Rotatıp Publisher; 2015:186–190

[21] Gursoy H, Basmak H, Sahin A, Yildirim N, Aydin Y, Colak E. Long–term follow–up of bilateral botulinum toxin injections versus bilateral recessions of the medial rectus muscles for treatment of infantile esotropia. J AAPOS. 2012; 16(3):269–273

[22] Issaho DC, Carvalho FRS, Tabuse MKU, Carrijo–Carvalho LC, de Freitas D. The Use of Botulinum Toxin to Treat Infantile Esotropia: A Systematic Review With Meta–Analysis. Invest Ophthalmol Vis Sci. 2017; 58(12):5468–5476

[23] Campos EC, Schiavi C, Bellusci C. Critical age of botulinum toxin treatment in essential infantile esotropia. J Pediatr Ophthalmol Strabismus. 2000; 37(6): 328–332, quiz 354–355

[24] Gomez de Liano R, Rodriguez JM, Gomez de Liano P, De Andres ML. Botulinum toxin in esotropic patients up to 3 years of age. In: Lennerstrand G, ed. Update on Strabismus and Pediatric Ophthalmology. Baco Raton, FL: CRC Press; 1996

[25] McNeer KW, Tucker MG, Spencer RF. Botulinum toxin management of essential infantile esotropia in children. Arch Ophthalmol. 1997; 115(11):1411–1418

[26] Baggesen K, Arnljot HM. Treatment of congenital esotropia with botulinum toxin type A. Acta Ophthalmol. 2011; 89(5):484–488

[27] de Alba Campomanes AG, Binenbaum G, Campomanes Eguiarte G. Comparison of botulinum toxin with surgery as primary treatment for infantile esotropia. J AAPOS. 2010; 14(2):111–116

[28] Özkan SB, Topaloğlu A, Aydin S. The role of botulinum toxin A in augmentation of the effect of recession and/or resection surgery. J AAPOS. 2006; 10(2):124–127

[29] Stager DR, Weakley DR, Jr, Everett M, Birch EE. Delayed consecutive exotropia following 7–millimeter bilateral medial rectus recession for congenital esotropia. J Pediatr Ophthalmol Strabismus. 1994; 31(3):147–150, discussion 151–152

[30] Khan AO. Two horizontal rectus eye muscle surgery combined with botulinum toxin for the treatment of very large angle esotropia. A pilot study. Binocul Vis Strabismus Q. 2005; 20(1):15–20

[31] Tuğcu B, Sönmezay E, Nuhoğlu F, Ödemir H, Özkan SB. Botulinum toxin as an adjunct to monocular recession–resection surgery for large–angle sensory strabismus. J AAPOS. 2017; 21(2):117–120

[32] Lueder GT, Galli M, Tychsen L, Yildirim C, Pegado V. Long–term results of botulinum toxin–augmented medial rectus recessions for large–angle infantile esotropia. Am J Ophthalmol. 2012; 153(3):560–563

[33] Wan MJ, Gilbert A, Kazlas M, et al. The Effect of Botulinum Toxin Augmentation on Strabismus Surgery for Large–Angle Infantile Esotropia. Am J Ophthalmol. 2018; 189:160–165

[34] Wan MJ, Mantagos IS, Shah AS, Kazlas M, Hunter DG. Comparison of Botulinum Toxin With Surgery for the Treatment of Acute–Onset Comitant Esotropia in Children. Am J Ophthalmol. 2017; 176:33–39

[35] Ghasia F,. Brunstrom–Hernandez J, Tychsen L. Repair of strabismus and binocular fusion in children with cerebral palsy. Invest Ophthalmol Vis Sci. 2011; 52:7664–7671

[36] Spencer RF, Tucker MG, Choi RY, McNeer KW. Botulinum toxin management of childhood intermittent exotropia. Ophthalmology. 1997; 104(11):1762–1767

[37] Li Y, Wu X. [Observation of botulinum toxin A management in childhood with intermittent exotropia]. Zhonghua Yan Ke Za Zhi. 2008; 44(11):967–971

[38] Lee J, Harris S, Cohen J, Cooper K, MacEwen C, Jones S. Results of a prospective randomized trial of botulinum toxin therapy in acute unilateral sixth nerve palsy. J Pediatr Ophthalmol Strabismus. 1994; 31(5):283–286

[39] Holmes JM, Beck RW, Kip KE, Droste PJ, Leske DA. Botulinum toxin treatment versus conservative management in acute traumatic sixth nerve palsy or paresis. J AAPOS. 2000; 4(3):145–149

[40] Lozano–Pratt A, Estanol B. Treatment of acute paralysis of the fourth cranial nerve by botulinum toxin A chemodenervation. Binocul Vis Strabismus Q. 1994; 9:155–168

[41] Bagheri A, Eshaghi M. Botulinum toxin injection of the inferior oblique muscle for the treatment of superior oblique muscle palsy. J AAPOS. 2006; 10 (5):385–388

[42] Merino P, Gómez de Liaño P, García C, Bartolomé G, Rodríguez C, De Juan L. [Bilateral superior oblique palsy and botulinum toxin]. Arch Soc Esp Oftalmol. 2004; 79(3):119–123

[43] Talebnejad MR, Tahamtan M, Nowroozzadeh MH. Botulinum Toxin Injection for Treatment of Acute Traumatic Superior Oblique Muscle Palsy. J Ophthalmic Vis Res. 2015; 10(3):263–267

[44] Garnham L, Lawson JM, O'Neill D, Lee JP. Botulinum toxin in fourth nerve palsies. Aust N Z J Ophthalmol. 1997; 25(1):31–35

[45] Özkan SB, Balıca F. Botulinum toxin injection of superior rectus muscle in superior oblique palsy with large vertical deviation. In: Cioplean DE, ed. Transactions 38th Meeting of the European Strabismological Association, Budapest, Hungary 2016:117–119

[46] Newman NJ, Lambert SR. Botulinum toxin treatment of supranuclear ocular motility disorders. Neurology. 1992; 42(7):1391–1393

[47] Kipioti A, Taylor RH. Botulinum toxin treatment of "one and a half syndrome". Br J Ophthalmol. 2003; 87(7):918–919

[48] Murthy R, Dawson E, Khan S, Adams GG, Lee J. Botulinum toxin in the management of internuclear ophthalmoplegia. J AAPOS. 2007; 11(5):456–459

[49] Bessant DA, Lee JP. Management of strabismus due to orbital myositis. Eye (Lond). 1995; 9(Pt 5):558–563

[50] Lee J, Page B, Lipton J. Treatment of strabismus after retinal detachment surgery with botulinum neurotoxin A. Eye (Lond). 1991; 5(Pt 4):451–455

[51] Gair EJ, Lee JP, Khoo BK, Maurino V. What is the role of botulinum toxin in the treatment of dysthyroid strabismus? J AAPOS. 1999; 3(5):272–274

[52] Maya JF, de Liaño RG, Catalán MRG, Rayward O. Botulinum toxin treatment in patients up to 3 years of age who have esotropic Duane retraction syndrome. Strabismus. 2013; 21(1):4–7

[53] Dawson EL, Maino A, Lee JP. Diagnostic use of botulinum toxin in patients with Duane syndrome. Strabismus. 2010; 18(1):21–23

[54] Dawson EL, Marshman WE, Lee JP. Role of botulinum toxin A in surgically overcorrected exotropia. J AAPOS. 1999; 3(5):269–271

[55] Özkan SB. Role of botulinum toxin to rescue failed strabismus surgery. In: Özkan SB, ed. Update on Strabismology, Proceedings of the 11th Meeting of the International Strabismological Association, İstanbul. Ankara, Turkey: Rotatıp Publisher; 2010:37–41

[56] Tejedor J, Rodríguez JM. Retreatment of children after surgery for acquired esotropia: reoperation versus botulinum injection. Br J Ophthalmol. 1998; 82 (2):110–114

[57] Tejedor J, Rodríguez JM. Early retreatment of infantile esotropia: comparison of reoperation and botulinum toxin. Br J Ophthalmol. 1999; 83(7):783–787

[58] Özkan SB. Restrictive problems related to strabismus surgery. Taiwan J Ophthalmol. 2016; 6(3):102–107

[59] Murray ADN. Slipped and lost muscles and other tales of the unexpected. Philip Knapp Lecture. J AAPOS. 1998; 2(3):133–143

[60] Özkan SB. Lost muscle in strabismus surgery – How to handle the problem? DOS Times. 2017; 23:52–55

[61] Rowe F, Noonan C. Complications of botulinum toxin a and their adverse effects. Strabismus. 2009; 17(4):139–142

[62] Christiansen SP, Chandler DL, Lee KA, et al. Pediatric Eye Disease Investigator Group. Tonic pupil after botulinum toxin–A injection for treatment of esotropia in children. J AAPOS. 2016; 20(1):78–81

[63] Kutluk S, Akar S, Topçu M, Kural G. Effect of botulinum toxin injections into rabbit eye. Strabismus. 1999; 7(4):221–226

[64] Bradley WG. Muscle fiber splitting. In: Mauro A, ed. Muscle Regeneration. New York, NY: Raven Press; 1979:215–232

[65] Hall–Craggs EC. Early ultrastructural changes in skeletal muscle exposed to the local anaesthetic bupivacaine (Marcaine). Br J Exp Pathol. 1980; 61(2): 139–149

[66] Miller JM, Scott AB, Danh KK, Strasser D, Sane M. Bupivacaine injection remodels extraocular muscles and corrects comitant strabismus. Ophthalmology. 2013; 120(12):2733–2740

[67] Scott AB, Miller JM, Shieh BS. Treating strabismus by injecting the agonist muscle with bupivacaine and the antagonist with botulinum toxin. In: Transactions of the American Ophthalmological Society. Vol 107. 2009:104–109

[68] Debert I, Miller JM, Danh KK, Scott AB. Pharmacologic injection treatment of comitant strabismus. J AAPOS. 2016; 20(2):106–111.e2

[69] Cunha TM, Miller JM, Scott AB. Injection of Bupivacaine and Botulinum Type A Toxin to Treat Strabismus. International Strabismological Association; 2018

[70] Mathias SA, Josephson M. Treatment of intermittent exotropia of the convergence insufficiency type with bupivacaine 0.75%: 5 year experience and outcomes. Journal of American Association for Pediatric Ophthalmology and Strabismus. 2017; 21(7):e11

第 7 章　斜视手术的并发症
Complications of Strabismus Surgery

Malcolm Ings　著

庄建福　译

摘　要

斜视手术后的感染可能是轻微的（结膜炎）、中度（眼眶蜂窝织炎）或重度（眼内炎）。虽然罕见，但眼眶蜂窝织炎和眼内炎可能导致视力丧失——斜视手术的一种潜在的、毁灭性的并发症。本章介绍了斜视医师可以利用这些方法将感染风险降至最低，并通过早期诊断和治疗将恢复的机会最大化。此外，本章将介绍眼科医生可以使用的、避免斜视术后罕见但严重的并发症眼前节缺血发生的技术。

作者还将描述研究者之前使用的，应对斜视手术发生并发症后二次手术的挑战方法。因为上次手术留下过多瘢痕组织，随后尝试重新调整眼位往往比较困难。斜视医生公认，二次手术可能仅仅使眼位暂时的改善。通常，当瘢痕组织再次干扰新的眼位时，又会回退成差强人意。瘢痕组织引起的眼球运动受限是斜视医生试图改善眼球运动灵活性时必须面对的主要挑战。脂肪粘连综合征、肌锥外间隙的隔膜由于之前的炎症失去了弹性、结膜缩短、直肌之间及与下方巩膜的粘连导致了瘢痕组织形成。一些研究者在斜视手术的动物实验中使用了氟尿嘧啶和丝裂霉素试图防止二次瘢痕形成。羊膜和自体结膜移植术最近也被用于控制限制性斜视的瘢痕形成。将讨论这些努力的相对价值。

关键词

聚维酮碘，蜂窝织炎，前房积脓，玻璃体混浊，眼内炎，脂肪黏附综合征，氟尿嘧啶，丝裂霉素，羊膜，自体结膜移植

一、概述

本章描述斜视手术后不同类型的感染和眼前节缺血（anterior segment ischemia，ASI）。感染可能是表面的，也可能更严重。斜视手术后眼眶蜂窝织炎很少见（ $1/1900\sim1/1000$ ），但可能导致视力丧失。眼内炎比眼眶蜂窝织炎更为罕见（ $1/185\,000\sim1/30\,000$ ），并表现为前房积脓和玻璃体混浊。眼内感染可能导致患眼丧失所有视力。所有的斜视医生都会同意，除了患者因麻醉而死亡，对患者、家属和外科医生来说，眼内炎会导致盲和疼痛，是斜视手术最严重的并发症。斜视医生理应尽早发现和治疗这些严重的并发症以防视力丧失。

ASI 是另一种罕见但严重的并发症。避免这种并发症的技巧是可学习的，这些技巧将在本章中详细讨论。

二、斜视术后感染的类型

1. 结膜炎　术后出现浅表感染、结膜炎和睑缘炎的实际发生率很难确定。然而，Koederitz 等[1] 对 1603 例患者的回顾性研究发现，约 3% 的斜视手术病例术后出现结膜感染的临床表现。大多数外科医生都会选择术后局部使用抗生素，有时与类固醇联合，使用几天到几周，以尽量减少感染。尽管事实上局部使用抗生素的预防价值受到质疑，但这种做法仍然存在，一项前瞻性随机研究的结果显示局部使用抗感染药物与人工泪液进行比较，两者感染率没有存在显著差异[2]。然而，还应该提到的是，另一项对比局部使用抗生素与不使用抗生素的研究，因 8 名斜视术后未接受局部抗生素治疗的患者中有 3 名出现严重黏液脓性分泌物而中断[3]。大多数斜视医生用缝线关闭结膜伤口，并使用局部抗生素尽量减少手术后细菌进入结膜下。在 Koederitz[1] 的回顾性研究中，斜视术后局部单剂量使用聚维酮碘和每日多次使用抗生素滴眼液比较在感染方面没有显著差异。事实是，尽管伤口完好无损，使用或不使用抗生素，感染仍可能发生。

Apt 等和 Isenberg 等[4, 5] 证实术前局部使用聚维酮碘溶液可使术前结膜细菌减少 91%。随后公布的研究显示术前局部使用聚维酮碘在减少白内障手术感染中的价值之后，大多数斜视医生也把手术前使用这种溶液变成常规[6]。外科医生应该记住，为了充分减少结膜细菌，必须将聚维酮碘溶液接触眼球表面至少 2min。

一种罕见的表面炎症，木质结膜炎，也有报道发生于斜视手术后[7]。通常情况下，这种炎症病因不明，局部使用抗生素皮质类固醇无效。幸运的是，已发现局部应用 2% 环孢素有助于消除炎症。

2. 巩膜炎　坏死性巩膜炎是斜视手术后罕见的并发症。这种并发症在斜视手术后几周出现，而眼眶蜂窝织炎、ASI 和眼内炎通常发生在手术后的几天内，这一点可用于鉴别[8-10]。

易使患者发生坏死巩膜炎的常见疾病包括系统性自身免疫性疾病，如类风湿性关节炎、系统性红斑狼疮、结节性动脉炎、Wegener 肉芽肿和甲状腺相关眼病。糖尿病循环受损也是另一个危险因素。

B 超诊断研究可能揭示坏死性巩膜炎脉络膜增厚。治疗包括局部和全身使用皮质类固醇联合非甾体类抗炎药、睫状肌麻痹剂和细胞毒性药物。尽管使用了这些药物，但是这种情况可能会持续并反复发作多年，在某些情况下，视力可能会丧失或眼球可能需要巩膜移植或摘除。

3. Tenon 囊下脓肿　有 6 篇关于斜视术后出现 Tenon 囊下脓肿的报道[11-16]。这种并发症可能是双侧的，表现为快速发展的眼外肌区域局部疼痛肿胀。Tenon 囊下脓肿的临床表现与眼眶蜂窝织炎的区别在于，后者表现为更广泛的肿胀，而不是发炎的局部区域肿胀。在所有报道的 Tenon 囊下脓肿，尽管使用了全身抗生素，但只有在行切开引流术后才能解决，通常为术后 1～10 天。结果是乐观的，没有视力损失或影响眼位。

4. 眼眶蜂窝织炎　斜视手术后眼眶蜂窝织炎的发生率较低[17]。纽约哥伦比亚长老会医院对 12263 名患者进行大样本研究，其中有 12 例出现了这种并发症，发病率约为 1/1000 [18]。在对 Costenbader 协会成员的调查中，Ing 报道眼眶蜂窝织炎的发病率为 1/1900 [19]。

因为眼眶蜂窝组织炎的发病率很低，对一群眼科医生的经验进行综合分析是很有用的。Kivlin、Wilson 和眼周感染研究小组对眼眶蜂窝组织炎进行了大规模问卷调查[20]。在 Kivlin 的研究中，308 名儿童眼科医生作出回应，25 名患者根据明确的证据表明感染到了结膜的深处，而被诊断为眼眶蜂窝组织炎。眼球周围疼痛肿胀支持临床诊断，尤其是在双眼病例中与另一眼相比较（图 7-1）。

Kivlin 等报道说，接受调查的眼科医生平均执业时间是 13 年，他们中超过 50% 在其患者中从来没有发现过术后眼眶蜂窝织炎。报道病例的

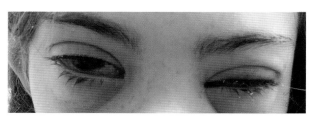

▲ 图 7-1　双侧内直肌后徙术后 7 天，双侧眼眶蜂窝组织炎
由 Sharon Freedman 医学博士提供

外科医生中，在总计 3983 年的临床实践中发生 128 例感染，大约每 32 年的临床实践发生 1 例。25 例报道病例中 10 例有计算机断层扫描（CT）或磁共振成像（MRI）的图像支持眼眶蜂窝织炎的诊断。大部分患者在术后第 4 天出现体征和症状。虽然 2/3 的患者在术后第 2 天被确诊，另 1/3 患者是术后第 2 天之后被确诊的。这一发现意味着患者术后早期可以看起来没有眼眶感染，但随后会出现这种并发症。半数患者出现发热、纳差、恶心、嗜睡或易怒等全身临床症状。在 Kivlin 研究的系列患者中，结膜培养最常见的致病菌为金黄色葡萄球菌。1/3 的结膜培养结果是阴性的，10 名受试者中只有 1 名血液培养呈金黄色葡萄球菌阳性。在 11 名患者中尝试口服抗生素治疗，但仅在 3 名患者中被认为有效。研究发现全身使用抗生素是有帮助的，静脉注射头孢呋辛和头孢曲松是最常用的。

严重眼眶蜂窝组织炎的严重并发症，如脑膜炎，可导致患者死亡。所以，住院治疗和脑脊液检查应及时进行，特别是在婴儿和 5 岁以下儿童出现嗜睡症状时[20]。

在 Kivlin 等报道的 25 个眼眶蜂窝组织炎患者中发现有 3 个确诊患有鼻窦炎。其他易感因素是过度揉眼和手术时出现或初愈的呼吸道感染。术前检查应排除任何上呼吸道感染；否则，手术应该推迟到上呼吸道感染痊愈后。在斜视手术后眼部感染的治疗中，结膜下脓肿应通过手术引流，尤其是如果它对全身使用抗生素没有迅速的反应下，应防止巩膜坏死[20]。

如果处理得当，眼眶感染病例可能会有令人满意的结果。事实上，有点令人惊讶的是，Kivlin 等报道的接受治疗的患者中有 18 个（72%）眼位达到他们手术医生所期待的正位，这意味着斜视手术后眼眶蜂窝织炎并不排除有良好的手术效果。此外，没有患者发展为眼内炎，尽管有报道称，Robert Reinecke 医生观察到一例患者，移除一个周围脓肿的感染缝线确实促进了早期眼内炎的好转和康复。当然延迟诊断和治疗这些病例有可能会导致眼内炎[20]。

5. 眼内炎 据 Ing[19] 在 Costenbader 协会成员中的调查，眼内炎的发病率估计为 1/30 000。医学文献中斜视手术后眼内炎的报道非常少。总

结所报道的四个病例中的发现可能是有用的，作者已经把他们患者的结果发表了[10, 21-23]。

(1) 体征和症状：所有患者视力下降，受感染的眼球周围严重疼痛和肿胀。

(2) 发病：据报道，眼内炎的发病出现在术后 3～10 天。

(3) 前房积脓：眼科医生初次检查发现所有患者的患眼前房内均存在前房积脓或纤维蛋白。

(4) 玻璃体混浊：所有患者在诊断时患眼均有玻璃体混浊。

(5) 巩膜穿孔：4 个病例中有 2 个被确认在斜视手术时有巩膜穿孔。2 名患者确认穿孔时在损伤周围均接受冷冻治疗。另外 2 名患者在斜视手术时未发现穿孔。

(6) 培养结果：阳性的玻璃体吸出物显示不同的致病菌：2 例表皮葡萄球菌和 1 例肺炎链球菌。1 例没有玻璃体抽取和培养的报道。

(7) 治疗过程

病例 1：对于该患者，诊断第 1 天（术后第 3 天）给予 100mg 头孢菌素和 40mg 庆大霉素结膜下注射。每日二次结膜下注射头孢菌素和庆大霉素的同时，增加玻璃体腔注射 250μg 头孢菌素和 400μg 庆大霉素。玻璃体培养出表皮葡萄球菌，对所有测试的抗生素敏感。该患者还接受了静脉注射庆大霉素 80mg，每 8 小时一次，和头孢菌素 2mg，每 6 小时一次。斜视手术后第 4 天，由于玻璃体混浊加重而行玻璃体截除术。术中发现一个大马蹄孔伴视网膜浅脱离，对患眼加行玻璃体腔内注入庆大霉素和视网膜冷凝。患者于术后第 12 日以光感视力出院。6 周后，发生视网膜脱离，予剥膜、巩膜扣带和气液交换治疗。在接下来的几周，形成了一个睫状体炎性假膜，虽然视网膜是附着的，但患者患眼只能看到投射的光。

病例 2：这个患者顺利完成双内直肌后徙手术。术后第 2 天她没有被发现有术后并发症。然而，这位患者没有找手术医生复查直到术后第 10 天，这时她的一只眼非常疼痛，视力下降到手动。前房可见纤维蛋白，玻璃体混浊。患者住院治疗，口服氯霉素 500mg 和红霉素 500mg，每 6 小时一次。局部自始至终使用类固醇，持续口服抗生素 17 天后逐渐减量。没有玻璃体穿刺或培养的报道，未使用玻璃体内或静脉注射抗生

素。尽管进行了治疗，但患眼还是出现了睫状体炎性假膜，8年后因失明、疼痛被摘除。

病例3：患者接受了简单的双眼斜视手术，术前常规使用聚维酮碘。术后双眼局部使用硫酸多黏菌素 B、杆菌肽锌、硫酸新霉素和氢化可的松软膏。在接下来的几天里，一眼出现眼周肿胀和流泪。当术后第5天，患眼的视力只有光感，前房10%的积脓，有明显的闪辉，虹膜和晶状体由于房水混浊而看不清。超声检查发现明显的玻璃体混浊。患者接受了前房穿刺并清除纤维蛋白凝块，以及核心玻璃体截除术和玻璃体内注射盐酸万古霉素（1mg/ml）和400ug（0.1ml）硫酸阿米卡星。结膜下注射盐酸万古霉素（25mg/0.5ml）、头孢他啶（100mg/0.5ml）和磷酸地塞米松（6mg/0.25mL）。尽管第2天患眼很舒服，但视力没有光感。玻璃体抽取物培养结果显示可能是肺炎链球菌，它对所有使用的抗生素都敏感，开始给患者每8小时静脉注射一次头孢唑林，在住院期间一直持续使用。2周后，患眼舒适，但它没有恢复光感。随访发现患眼有致密的白内障和玻璃体混浊，但没有视网膜脱离。

病例4：该患者在手术时被确认出现巩膜穿孔。发现后在穿孔区域行经巩膜视网膜冷冻术治疗。术后予患者局部用抗生素类固醇滴眼液点眼。术后第三天，患眼疼痛，眼睑和结膜肿胀加重，视力明显下降。当天检查时，角膜水肿，前房可见1mm的积脓。后极检查只有勉强可见的红色反射。诊断为眼内炎，当天下午患者被送到手术室行经平坦部玻璃体截除术，玻璃体腔内和结膜下注入抗生素治疗。玻璃体抽吸物培养为表皮葡萄球菌，对大多数抗生素敏感。这个患者持续静脉注射抗生素和全身类固醇5天，以及局部类固醇和东莨菪碱，屈光介质逐渐变清。两个月后，眼底检查发现了两处视网膜裂孔伴小的亚临床视网膜脱离。球后麻醉下应用冷冻凝固术。在核心玻璃体截除和随后的冷冻凝固术后3个月，最佳矫正视力为20/50。在斜视手术和眼内炎治疗后8个月患者的白内障加重了。顺利地行白内障囊外摘除伴人工晶状体植入术，术后视力为20/20。

结论：病例4表明及时诊断和治疗可以获得良好的视觉效果；然而，大多数病例视力严重

丧失。具有讽刺意味的是，病例1也是术后早期治疗，斜视手术后第三天就行玻璃体截除术和玻璃体内注入抗生素。值得注意的是，病例1与病例4的相似之处还在于这两名患者玻璃体培养出的致病菌都是表皮葡萄球菌。此外，这2例患者斜视手术时都被确认为巩膜穿孔，发现后也均接受冷冻凝固术治疗。两例患者初始均未接受全身抗生素治疗；然而，一旦确诊为眼内炎，两名患者都接受了全身抗生素和玻璃体内抗生素治疗。目前尚不清楚，在斜视手术中出现巩膜穿孔，术毕给予全身抗生素是否可以避免眼内炎的发生。需要注意的是，虽然病例1和病例4都是被同一致病菌感染，并在术后接受类似的治疗，一个结果是最理想的，而另一个却效果不理想。

（8）斜视术后眼内炎可完全预防吗？作者认为这个问题的答案是可能不会。然而，将斜视手术前后的菌群减少到最低限度是明智的。外科医生应避免对已知上呼吸道感染的患者进行手术。据报道斜视时巩膜穿孔的发生率为1%～9%[24-27]。此外，用于斜视手术的针和（或）缝合材料培养发现高达30%的污染率[28]。Eustis 和 Rhodes 的研究表明，如果术前把斜视手术中使用的针和缝线浸泡在含有聚维酮碘的溶液中，这些针或缝线的细菌生长率会从28%降至9%（$P=0.006$）[29]。尽管使用铲针将肌肉缝合到巩膜，但仍可能发生穿孔。隐匿性脉络膜和视网膜裂孔只能通过间接检眼镜下散瞳检查眼底才能发现。这项检查最好在斜视手术完成后进行，尤其是当新附着点部位的巩膜很薄。检查发现巩膜和脉络膜有小裂孔，用冷冻凝固术治疗裂孔的决定权最好留给手术医生，选择治疗与否取决于是否存在明确的视网膜裂孔。坚持术后随访是有必要的，可尽早发现任何感染体征，以挽救患眼的视力。

由于巩膜穿孔后会发生眼内炎，手术医生应该在术后连续间接检眼镜检查密切跟踪已知巩膜穿孔的患者。手术医生也应该保持警惕，以发现任何增加的炎症体征和症状，尤其是疼痛增加和（或）视力下降。眼眶蜂窝组织炎虽然很少见，但可能会发展成为眼内炎。外科医生诊断眼眶蜂窝组织炎后最好及时给予患者全身抗生素治疗，可最大限度地减少进展为更严重的感染的机会。

三、眼前节缺血

ASI 以角膜水肿、虹膜炎和瞳孔变形为特征。该综合征与嵌在眼球的四条直肌中为眼前节提供 70% 血液的睫状前动脉有关[30]。

1. 眼前节缺血的原因　ASI 综合征的诊断是通过使用裂隙灯来检查角膜水肿、虹膜炎和瞳孔异常。ASI 的后遗症可能包括角膜混浊、瞳孔移位或固定、白内障、低眼压、青光眼和眼球痨。一般来说，ASI 可能伴随许多临床综合征，如主动脉弓综合征、颈动脉阻塞、颈动脉海绵窦瘘、镰状细胞病和甲状腺相关眼病，以及青光眼的睫状体冷冻治疗[31-35]。所有这些临床情况都有发生 ASI 的倾向，因为它们导致了眼前节血供受损。

1941 年，Leinfelder 和 Black 报道在实验动物中眼部手术后可能发生眼前节改变[36]。当时研究人员并未确认这些眼前节改变为 ASI。1954 年，Chamberlain 认识到猴子行直肌移位术后可出现 ASI[37]。ASI 未被确认存在于人类眼部手术后，直到 1955 年 Wilson 和 Irvine 报道了该临床综合征发生在视网膜脱离修复术后，术中有几条直肌被切断了[38]。1957 年，Stucchi 和 Bianchi 报道了 ASI 是斜视手术潜在的并发症[39]。

斜视手术后 ASI 的发病率极低。美国斜视与小儿眼科学会的一项会员调查报告仅 30 例，发病率是 1/13000[40]。

ASI 在斜视手术中的病理生理学被认为与眼前段 70% 的血液供应来自嵌入四条直肌的睫状前血管有关[30]。人类和实验动物虹膜血管造影已经可以分析这个综合征[41]。显然，同时切断三条直肌特别容易导致 ASI 的原因是为眼前节供血的邻近睫状前动脉受损[42, 43]。大多数斜视医生在一次手术中避免切断同一只眼的三条直肌，虽然也有报道，在第一次切断两条直肌的数月至数年后切断第三条直肌出现了 ASI。还有报道切断两条直肌后出现 ASI[44, 45]。睫状前血管循环阻断可能发生在节段性巩膜扣带术和冷冻疗法后[46]。正如预期的那样，ASI 在老年患者中更为常见，年轻患者的血液循环可能更强健。

2. 眼前节缺血的治疗　局部睫状肌麻痹剂、局部和全身类固醇的应用可减少炎症。据报道，

高压氧治疗也是有价值的。ASI 的后遗症可能包括虹膜萎缩、瞳孔异位、白内障、青光眼、低眼压。

3. 预防眼前节缺血的策略

(1) 结膜切口的选择：虽然有报道称 ASI 可发生于穹窿或角膜缘切口，但角膜缘切口被发现对角膜缘周围结膜巩膜表层的血管供应阻断更为严重。因此，从理论上讲，角膜缘切口可能会增加易感患者发生 ASI 的风险。因此，手术医生可以选择在结膜上用穹窿切口入路直肌，从而将 ASI 的风险降至最低[47]。

(2) 睫状前血管保留术：1989 年，McKeown、Lambert 和 Shore 描述了一种在斜视手术中保留睫状前血管的巧妙手术技术[48, 49]。这些作者报道使用手术显微镜、选用专用剪刀像 Grieshaber 70° 显微手术剪、专用镊子和改良的 Jameson 斜视钩有助于掌握这一技术。这些作者还建议希望掌握这项技术的外科医生要先掌握好几个病例的技术操作，再把该技术应用于直肌，如果直肌被切断将使术眼处于发展为 ASI 的危险中。

(3) 劈开直肌肌腱保留睫状前动脉循环：许多年前 Hummelsheim 发明了肌腱劈开术，把部分直肌肌腱转位到相邻无力的直肌。这种保留血管的技术在防止出现 ASI 方面是有用的（见编辑注释）。

(4) 注射肉毒杆菌毒素减弱直肌：Fitzsimons 等报道在治疗第Ⅵ对脑神经麻痹时用肉毒毒素成功减弱了内直肌（见第 6 章）[50]。这个作者发现，当同时行上下直肌肌腱转位到外直肌，来治疗外直肌完全麻痹时，给予内直肌注射 1.25U 肉毒杆菌毒素减弱其内转作用是非常有用的。

(5) 当试图加强直肌时用折叠而不用截除：1991 年，Wright 和 Lanier 报道直肌折叠术可以保留猴眼睫状前动脉循环[51]。随后的研究表明当试图加强直肌作用时，折叠和截除一样有效，尤其是当对侧的直肌已经后徙[52]。因此，选择折叠而不是截除直肌为外科医生提供了一个保留那条直肌相关睫状前循环的机会。

因此，有许多外科技术可能被斜视医生用来避免 ASI。此外，外科医生应仔细注意任何潜在的伴有眼部血供受损的全身性疾病，如眼血供受损，当行眼部肌肉手术时这可能会危害眼睛。

著者按语

- 肌肉劈开术可以降低 ASI 的风险，但在伤口愈合期间由于肌肉切缘有拉链式愈合的倾向而容易发生明显的术后移位。再探查显示肌肉返回到原来的附着点。因此不幸的是，他们的效果远不如全肌肉转位（见第 5 章）。
- 新的术式矫正肌肉移位（见第 19 章和第 30 章）和肌瓣撕裂（见第 20 章和第 29 章），具有矫正眼位而不会中断睫状血管的优势。下斜肌（见第 8 章和第 25 章）和上斜肌（见第 9 章、第 10 章和第 26 章）矫正垂直偏斜是另一个有用的方法，该方法可有效地矫正眼位且不以牺牲眼部血管为代价。

四、斜视手术的纤维化并发症

Marshall Parks 第一个认识到，如果在斜视手术中损伤了 Tenon 囊使眶脂肪进入手术野，就可能发生纤维脂肪增生，随之直肌与巩膜和邻近组织粘连引起粘连综合征[54, 55]。Parks 随后宣称，虽然脂肪存在于粘连综合征中，但最终限制的原因是外空间隔膜失去弹性[56]。

在斜视手术中努力避免损伤肌鞘和 Tenon 囊是完全有必要的，目的是减少肌肉周围随后的瘢痕组织限制。此外，使用结膜穹隆部或角膜缘切口也有助于避免出血，如果直接在直肌上方切开结膜可能导致出血。外科医生需要对以前手术过的肌肉进行再次手术和处理瘢痕组织并不罕见。除了避免损伤 Tenon 囊，斜视医生有三种方法可预防或治疗过度瘢痕组织增生。

1. 出血　术中可以利用的一个明显的技巧是避免过度出血。通过仔细观察，手术医生可以避免剪切或损伤肌鞘或结膜的血管。将缝线预先置入直肌、从眼球离断肌肉前结扎肌肉中的血管和轻微的烧灼将最大限度地降低出血的风险。

2. 抗代谢药物　一些研究人员已经研究了在动物中应用抗代谢药物阻止增厚的纤维瘢痕组织形成[57-59]。这些研究人员在兔子动物实验中研究了氟尿嘧啶和丝裂霉素在手术中的应用。这些实验的结果表明，使用这些抗代谢药物在减少瘢痕形成中有一些潜在的价值。然而，也有人指出，外科医生会不愿意在儿童身上使用它们，因为可能会有长期的并发症，如循环受损、巩膜变薄和可能发生 ASI。

3. 物理屏障　在消除瘢痕组织和限制后，外科医生必须解决结膜缩短或缺失的问题，并考虑使用物理屏障防止瘢痕组织粘连在直肌上。过去，行结膜后徙把结膜边缘置于肌肉附着点的前方起到非常好的作用。然而，在某些情况下，如果还发生脂肪粘连综合征，这种标准方法将失败。

Tseng 等在 1997 年报道了成功利用羊膜移植修复眼球表面因去除肿瘤、瘢痕或睑球粘连后导致的大面积结膜缺损[60]。他们还报道羊膜移植物代谢活跃的上皮细胞单细胞层具有免疫惰性的优势。此外，羊膜移植物具有减少炎症、纤维化和血管生成的优点。事实上，Yamada 等、Sheha 等和 Strube 等研究者报道了羊膜移植物作为耐受性良好的组织屏障在成功修复限制性斜视中的应用[61-63]。在 Strube 等的研究中，一位作者报道在采用常规技术失败的病例中应用羊膜移植可成功防止再次出现限制。

该作者在限制解除后还利用自体结膜移植而非羊膜移植成功地修复了限制性斜视伴复发性翼状胬肉（见第 14 章）。

总而言之，斜视医生可以使用小心谨慎的技巧尽量减少出血和瘢痕。此外，当患者存在限制性斜视，羊膜移植或自体结膜移植提供的物理屏障也可用于覆盖较大的结膜缺损和阻止瘢痕组织的再生。

五、斜视手术的其他并发症

斜视手术的一些并发症是由结缔组织脆弱或愈合不良引起的，如一分为二综合征（pulled-in-two syndrome），这可能会导致肌肉丢失、瘢痕延伸、瘢痕迁移、肌肉不附着和意外的滑车移位（见第 5 章、第 20 章、第 27 章、第 29 章和第 30 章）。

手术技术错误引起的其他并发症包括肌肉滑

脱、错误的肌肉后徙和因疏忽截除错误的肌肉。下斜肌附着点接近外直肌下缘和上斜肌位于上直肌下方给这些肌肉的手术创造了特殊的风险，两条肌肉容易被无意合并在一起手术。解剖学的认知应该可以防止这些问题的发生。幸运的是，斜

肌和直肌之间的 Pulley 连接允许它们可以通过 Pulley 鞘从一条肌肉寻找到另外一条肌肉。内直肌是最有可能完全丢失的肌肉，因为它与斜肌之间缺乏连接（见第 20 章和第 29 章）。

参 考 文 献

[1] Koederitz NM, Neely DE, Plager DA, et al. Postoperative povidone–iodine prophylaxis in strabismus surgery. J AAPOS. 2008; 12(4):396–400

[2] Wortham E, V, Anandakrishnan I, Kraft SP, Smith D, Morin JD. Are antibioticsteroid drops necessary following strabismus surgery? A prospective, randomized, masked trial. J Pediatr Ophthalmol Strabismus. 1990; 27(4): 205–207

[3] Kearns PP, Cullen JF. Fucithalmic, chloramphenicol or no treatment after squint surgery in children. A single blind randomised study. Acta Ophthalmol (Copenh). 1992; 70(1):132–134

[4] Apt L, Isenberg SJ, Yoshimori R, Spierer A. Outpatient topical use of povidoneiodine in preparing the eye for surgery. Ophthalmology. 1989; 96(3):289–292

[5] Isenberg SJ, Apt L, Yoshimori R, Khwarg S. Chemical preparation of the eye in ophthalmic surgery. IV. Comparison of povidone–iodine on the conjunctiva with a prophylactic antibiotic. Arch Ophthalmol. 1985; 103(9):1340–1342

[6] Speaker MG, Menikoff JA. Prophylaxis of endophthalmitis with topical povidone–iodine. Ophthalmology. 1991; 98(12):1769–1775

[7] Bierly JR, Blandford DL, Weeks JA, Baker RS. Ligneous conjunctivitis as a complication following strabismus surgery. J Pediatr Ophthalmol Strabismus. 1994; 31(2):99–103

[8] Gross SA, von Noorden GK, Jones DB. Necrotizing scleritis and transient myopia following strabismus surgery. Ophthalmic Surg. 1993; 24(12):839–841

[9] Kaufman LM, Folk ER, Miller MT, Tessler HH. Necrotizing scleritis following strabismus surgery for thyroid ophthalmopathy. J Pediatr Ophthalmol Strabismus. 1989; 26(5):236–238

[10] Sainz de la Maza M, Foster CS. Necrotizing scleritis after ocular surgery. A clinicopathologic study. Ophthalmology. 1991; 98(11):1720–1726

[11] Batur M, Seven E, Gul A, et al. A case: Abscess formation in the sub–Tenon's space after strabismus surgery. East J Med. 2017; 22(4):211–213

[12] Brenner C, Ashwin M, Smith D, Blaser S. Sub–Tenon's space abscess after strabismus surgery. J AAPOS. 2009; 13(2):198–199

[13] Chang MY, Liu W, Glasgow BJ, Isenberg SJ, Velez FG. Necrotizing Tenon's capsule infection in a lymphopenic Down syndrome patient following strabismus surgery. J AAPOS. 2017; 21(4):333–335

[14] Dhrami–Gavazi E, Lee W, Garg A, Garibaldi DC, Leibert M,

Kazim M. Bilateral orbital abscesses after strabismus surgery. Ophthal Plast Reconstr Surg. 2015; 31(6):e141–e142

[15] Kothari M, Sukri N. Bilateral Staphylococcus aureus sub–Tenon's abscess following strabismus surgery in a child. J AAPOS. 2010; 14(2):193–195

[16] Yau GL, Warder D, Farmer JP, Urton T, Strube YN. A child with rapidly progressive necrotizing group a streptococcal Tenon's capsule infection one day after strabismus surgery. J AAPOS. 2015; 19(5):470–473

[17] Wilson ME, Paul TO. Orbital cellulitis following strabismus surgery. Ophthalmic Surg. 1987; 18(2):92–94

[18] Locatcher–Khorazo D, Seegal BC, Gutierrez EH. Postoperative infections of the eye. In: Locatcher–Khorazo D, Seegal BC, eds. Microbiology of the Eye. St Louis, MO: CV Mosby; 1972:80–82

[19] Ing MR. Infection following strabismus surgery. Ophthalmic Surg. 1991; 22 (1):41–43

[20] Kivlin JD, Wilson ME, Jr, The Periocular Infection Study Group. Periocular infection after strabismus surgery. J Pediatr Ophthalmol Strabismus. 1995; 32(1):42–49

[21] Thomas JW, Hamill MB, Lambert HM. Streptococcus pneumonia endophthalmitis following strabismus surgery. Arch Ophth.. 1993; 111:1171–1172

[22] Uniat LM, Olk RJ, Kenneally CZ, Windsor CE. Endophthalmitis after strabismus surgery with a good visual result. Ophthalmic Surg. 1988; 19(1):42–43

[23] Salamon SM, Friberg TR, Luxenberg MN. Endophthalmitis after strabismus surgery. Am J Ophthalmol. 1982; 93(1):39–41

[24] Cibis GW. Incidence of inadvertent perforation in strabismus surgery. Ophthalmic Surg. 1992; 23(5):360–361

[25] Morris RJ, Rosen PH, Fells P. Incidence of inadvertent globe perforation during strabismus surgery. Br J Ophthalmol. 1990; 74(8):490–493

[26] Noel LP, Bloom JN, Clarke WN, Bawazeer A. Retinal perforation in strabismus surgery. J Pediatr Ophthalmol Strabismus. 1997; 34(2):115–117

[27] Simon JW, Lininger LL, Scheraga JL. Recognized scleral perforation during eye muscle surgery: incidence and sequelae. J Pediatr Ophthalmol Strabismus. 1992; 29(5):273–275

[28] Carothers TS, Coats DK, McCreery KM, et al. Quantification of incidental needle and suture contamination during strabismus surgery. Binocul Vis Strabismus Q. 2003; 18(2):75–79

[29] Eustis HS, Rhodes A. Suture contamination in strabismus

surgery. J Pediatr Ophthalmol Strabismus. 2012; 49(4):206–209

[30] Hayreh SS. Proceedings: Anatomy and pathophysiology of ocular circulation. Exp Eye Res. 1973; 17(4):387–388

[31] Bullock JD, Falter RT, Downing JE, Snyder HE. Ischemic ophthalmia secondary to an ophthalmic artery occlusion. Am J Ophthalmol. 1972; 74(3):486–493

[32] Coppeto JR, Wand M, Bear L, Sciarra R. Neovascular glaucoma and carotid artery obstructive disease. Am J Ophthalmol. 1985; 99(5):567–570

[33] Cullis CM, Hines DR, Bullock JD. Anterior segment ischemia: classification and description in chronic myelogenous leukemia. Ann Ophthalmol. 1979; 11 (11):1739–1744

[34] Krupin T, Johnson MF, Becker B. Anterior segment ischemia after cyclocryotherapy. Am J Ophthalmol. 1977; 84(3):426–428

[35] Sharp DC, Bell RA, Cruess AF. Anterior segment necrosis following cyclocryotherapy. Can J Ophthalmol. 1982; 17(6):268–270

[36] Leinfelder PJ, Black NNJ. Experimental transposition of the extraocular muscles in monkeys. Am J Ophthalmol. 1941; 24:1115

[37] Chamberlain WP, Jr. Ocular motility in the horizontal plane: an experimental study of the primary and secondary horizontal rotators in the rhesus monkey. Trans Am Ophthalmol Soc. 1954–1955; 52:751–810

[38] Wilson WA, Irvine SR. Pathologic changes following disruption of blood supply to iris and ciliary body. Trans Am Acad Ophthalmol Otolaryngol. 1955; 59 (4):501–502

[39] Stucchi C, Bianchi G. Dépigmentation en secteur de l'iris consécutive à des transplantations musculaires. Ophthalmologica. 1957; 133(4–5):231–236

[40] France TD, Simon JW. Anterior segment ischemia syndrome following muscle surgery: the AAPO&S experience. J Pediatr Ophthalmol Strabismus. 1986; 23(2):87–91

[41] Hayreh SS, Scott WE. Fluorescein iris angiography. II. Disturbances in iris circulation following strabismus operation on the various recti. Arch Ophthalmol. 1978; 96(8):1390–1400

[42] Saunders RA, Phillips MS. Anterior segment ischemia after three rectus muscle surgery. Ophthalmology. 1988; 95(4):533–537

[43] Simon JW, Price EC, Krohel GB, Poulin RW, Reinecke RD. Anterior segment ischemia following strabismus surgery. J Pediatr Ophthalmol Strabismus. 1984; 21(5):179–185

[44] Fells P, Marsh RJ. Anterior segment ischaemia following surgery on two rectus muscles. In Reinecke RD, ed. Strabismus: Proceedings of the Third Meeting of the International Strabismological Association. New York, NY: Grune & Stratton; 1978

[45] Murdock TJ, Kushner BJ. Anterior segment ischemia after surgery on 2 vertical rectus muscles augmented with lateral fixation sutures. J AAPOS. 2001; 5(5):323–324

[46] Robertson DM. Anterior segment ischemia after segmental episcleral buckling and cryopexy. Am J Ophthalmol. 1975; 79(5):871–874

[47] Fishman PH, Repka MX, Green WR, D'Anna SA, Guyton DL. A primate model of anterior segment ischemia after strabismus surgery. The role of the conjunctival circulation.

Ophthalmology. 1990; 97(4):456–461

[48] McKeown CA, Lambert HM, Shore JW. Preservation of the anterior ciliary vessels during extraocular muscle surgery. Ophthalmology. 1989; 96(4):498–506

[49] McKeown CA, Shore JW, Lambert HM. Anterior ciliary vessel preservation during rectus muscle surgery. In Campos EC, ed. Strabismus and Ocular Motility Disorders. London, England: Macmillan; 1991

[50] Fitzsimons R, Lee JP, Elston J. Treatment of sixth nerve palsy in adults with combined botulinum toxin chemodenervation and surgery. Ophthalmology. 1988; 95(11):1535–1542

[51] Wright KW, Lanier AB. Effect of a modified rectus tuck on anterior segment circulation in monkeys. J Pediatr Ophthalmol Strabismus. 1991; 28(2):77–81

[52] Huston PA, Hoover DL. Surgical outcomes following rectus muscle plication versus resection combined with antagonist muscle recession for basic horizontal strabismus. J AAPOS. 2018; 22(1):7–11

[53] Wright KW. Rectus strengthening procedures. In: Color Atlas of Ophthalmic Surgery: Strabismus. Philadelphia, PA: JB Lippincott; 1991:84

[54] Parks MM. The overacting inferior oblique muscle. The XXXVI Deschweinitz Lecture. Am J Ophthalmol. 1974; 77:787–797

[55] Parks MM. Causes of the adhesive syndrome. In: Symposium on Strabismus. Trans New Orleans Acad Ophthalmology. St Louis, MO: Mosby; 1978:269–279

[56] Wright KW. The fat adherence syndrome and strabismus after retina surgery. Ophthalmology. 1986; 93(3):411–415

[57] Cruz OA. Evaluation of mitomycin to limit postoperative adhesions in strabismus surgery. J Pediatr Ophthalmol Strabismus. 1996; 33(2):89–92

[58] Eşme A, Yildirim C, Tatlipinar S, Düzcan E, Yaylali V, Ozden S. Effects of intraoperative sponge mitomycin C and 5–fluorouracil on scar formation following strabismus surgery in rabbits. Strabismus. 2004; 12(3):141–148

[59] Brooks SE, Ribeiro GB, Archer SM, Elner VM, Del Monte MA. Fat adherence syndrome treated with intraoperative mitomycin–C: a rabbit model. J Pediatr Ophthalmol Strabismus. 1996; 33(1):21–27

[60] Tseng SC,. Prabhasawat P, Lee SH. Amniotic membrane transplantation for conjunctival surface reconstruction. Am J Ophthalmol. 1997; 124(6):765–774

[61] Yamada M, Shinoda K, Hatakeyama A, Nishina S, Mashima Y. Fat adherence syndrome after retinal surgery treated with amniotic membrane transplantation. Am J Ophthalmol. 2001; 132(2):280–282

[62] Sheha H, Casas V, Hayashida Y. The use of amniotic membrane in reducing adhesions after strabismus surgery. J AAPOS. 2009; 13(1):99–101

[63] Strube YN, Conte F, Faria C, Yiu S,Wright KW. Amniotic membrane transplantation for restrictive strabismus. Ophthalmology. 2011; 118(6):1175–1179

第 8 章 下斜肌：斜视的诊断与手术计划
The Inferior Oblique–Strabismus Diagnosis and Surgical Planning: Surgical Anatomy, Surgical Principles, and Wound Healing

David Stager Jr. David Stager Sr. 著

庄建福 译

摘 要

下斜肌（IO）功能异常，无论是功能不足或亢进，都可以通过正确的检查、诊断、手术计划和技术来治疗。新发和复发的斜视常常合并有下斜肌亢进。通过详细的临床评估一旦确诊，下斜肌功能异常可以通过各种各样特定的手术方式来矫正。当考虑行下斜肌手术时，必须对它的手术解剖非常熟悉，而且还应该了解下斜肌的手术原则和并发症。

关键词

下斜肌，诊断，手术，计划，功能不足，功能亢进，麻痹，解剖学，并发症，斜视

一、历史 / 背景

关于下斜肌（inferior oblique，IO）手术的报道可以追溯到 19 世纪中叶。Bonnet [1] 于 1841 年首次描述了应用 IO 断腱术治疗近视伴有视疲劳的患者。19 世纪末，外科医生开始探索通过下斜肌手术治疗斜颈 [2-4]。当时，下斜肌减弱也推荐应用于上斜肌麻痹、下直肌麻痹和进行性或恶性近视 [5]。1898 年，关于下斜肌手术的流行观点是通常应尽量避免 [6]。20 世纪初，外科医生开始对 IO 的断腱术感兴趣，Duane 在 1906 年 [7] 率先成功报道。

在 1935 年之前，IO 的减弱手术是针对其肌肉的起点，而不是它的肌止端。White 和 Brown [8] 首次推荐在肌止端对下斜肌进行断腱术。当时，这些技术由于疗效不满意并没有受到欢迎 [9]。20 世纪 60 年代，许多外科医生 [10-12] 常规实行下斜肌肌止端或中段的后徙或者切断手术。1972 年，Parks [13] 进行对照研究评估了四种不同的下斜肌减弱手术，并得出结论：下斜肌后徙术最为有效且疗效持久。Apt 和 Call [14] 仔细记录连续 200 具尸体眼球 IO 的解剖位置，提供了不同的后徙手术量在眼球的准确定位点信息。图 8-1 通过将直线距离转换为圆周距离来详细说明这些测量值，后徙量在不同外科医生中也各不相同，是因为使用了不同的标志物对新的附着点进行测量。

到 20 世纪末，因可以预测前部和前鼻侧转位在矢量方向的作用，眼科医生一致使用 IO 手术 [15] 来治疗外旋转斜视。我们现在做的各种 IO 减弱手术，大多数起源于 20 世纪初。有针对 IO 功能不足提出了许多术式，但疗效不佳，最终都被放弃了。今天，治疗 IO 功能不足通常针对拮抗药或对侧配偶肌 [5]。

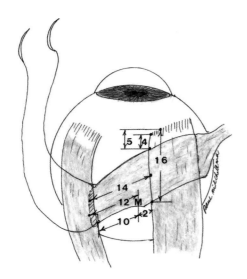

▲ 图 8-1　下斜肌与下直肌的关系

下斜肌的肌肉神经连接（辅助起源）［改编自 Stager DR. Costenbader lecture. Anatomy and surgery of the inferior oblique muscle: recent findings.J AAPOS 2001;5(4):203-208.］

二、临床表现

1. 下斜肌无力或功能不足　从历史上看，单纯出现的 IO 功能不足（"麻痹"）是最为罕见的[16, 17]。IO 麻痹的患病率和发病率尚不清楚。它可能在任何年龄、性别和种族的人群中出现。患者出现垂直斜视，通常伴有复视，头部向麻痹眼一侧倾斜，和（或）面朝向麻痹眼的对侧。侧视时斜视更严重。麻痹可以是原发性的，也可以是继发性的，可以是单侧或双侧的。患者可能表现为非麻痹眼的上斜视。与 Brown 综合征类似，患眼内上转功能不足。

滑车移位和肌瓣撕裂相关的限制经常会表现为肌肉功能不足和"麻痹"。从解剖学上是很难解释这个观点：第Ⅲ对脑神经的一个小分支出现麻痹导致了仅仅出现 IO 麻痹。当面对眼球上转功能不足，尤其是在内转位更为明显，读者应该考虑其他的"伪装"病因（见第 4 章、第 19 章和第 20 章）。

2. 下斜肌功能亢进　下斜肌功能亢进在新发和复发性斜视病例中很常见。在眼球运动异常与斜视的分类（Classification of Eye Movement Abnormalities and Strabismus，CEMAS）中，下斜肌功能亢进被描述为内转的过度上转[18, 19]。这

种功能亢进可能是原发的或者是继发的。原发性 IO 功能亢进表示不伴有 SO 或 SR 麻痹。当功能亢进与其他肌肉麻痹有关即为继发性。原发性 IO 功能亢进常常出现在婴儿型内斜视（通常为手术治疗原发性斜视后）和调节性内斜视和间歇性外斜视中。它也经常与分离垂直性斜视（dissociated vertical deviation，DVD）密切相关。与 SO 功能不足相关的 IO 功能亢进是成人垂直斜视的最常见原因[20]。Wilson 和 Parks 估计 IO 功能亢进的发生率在婴儿型内斜视为 72%，而在后天性内斜视或间歇性外斜视[21]患者中超过 30%。据报道，原发性 IO 功能亢进占儿童上斜视的 16.7%[22]。IO 功能亢进可以是单侧的，也可以是双侧的，双侧可以是不对称的，这是由于发病或严重程度的不同。患有近期或反复发作，通常伴有既往斜视且涉及其他眼外肌，患者可能会有头部倾斜、复视和（或）侧方注视的垂直斜视。

三、临床评估和诊断

IO 功能障碍可以表现为功能不足或亢进。这种功能障碍通常在最大限度内上转时最好观察。大多数观察者根据双眼注视时内上转眼上斜视或下斜视的程度对功能不足或亢进进行分级。最受欢迎的评级系统是基于与对侧外转眼相比，对下斜视或上斜视的主观评估。粗略地估算，7° 的下斜视或上斜视被称为 -1 或 +1；14° 为 -2 或 +2；21° 为 -3 或 +3；以及 28° 为 -4 或 +4 的 IO 功能不足或亢进。不同的斜视医生对下斜肌功能不足和亢进的程度量化判断差别很大，甚至是同一个患者在相同的时间接受检查时也有差异。由于患者之间存在的差异，如大内眦赘皮、上睑下垂、异常眼睑高度、蒙古样眼睑皱褶等，主观的评估是令人担忧的，它面临许多困难。

1. 下斜肌功能不足　在检查时有三个关键特征可以确认 IO 功能不足。第一，当向患眼对侧注视和头部向患眼对侧倾斜时，垂直偏斜变得更为显著。第二，患眼处于内转位时上转功能不足。第三，被动牵拉试验时，内上转没有限制因素。Brown 综合征可以出现类似 IO 功能不足的症状，向内上方被动牵拉试验有限制，这可与伴有 SO 亢进的 A 型斜视进行鉴别。非手术治疗包

第 8 章　下斜肌：斜视的诊断与手术计划

The Inferior Oblique-Strabismus Diagnosis and Surgical Planning: Surgical Anatomy, Surgical Principles, and Wound Healing

括治疗任何相关疾病以及棱镜的使用。手术治疗包括同侧 SO 或对侧 SR 减弱。手术的目的是消除异常头位、复视和任何明显的垂直斜视。

2. 下斜肌功能亢进　原发性 IO 功能亢进通常会产生垂直非共同性的 V 型斜视。侧方注视时，交替遮盖试验显示，高位（内转）眼向下再注视运动，低位眼向上再注视运动。向上 30° 和向下 30° 注视时水平斜视度相差 15～20PD 通常被认为足以考虑行 IO 减弱手术[5]，IO 功能亢进（内转时过度上转）的临床表现与其他的一些眼外肌功能异常相似，如 SO 无力，水平直肌的同时收缩，眼外肌的异常神经支配，眼外肌附着点异常[23]，或滑车异位（见第 4 章、第 19 章）。

在婴幼儿中同时出现大角度婴儿型内斜视和下斜肌功能亢进，可能很难令其用外转眼注视来辨别对侧眼下斜肌功能亢进。在这些情况下，内转眼下斜肌功能亢进的主要证据可能是外转眼的下斜视。这可能需要外转的角度要足够大才能看到，对于双眼视力相当和交叉注视的婴儿型内斜视，这通常不是一项容易的任务。如果存在单眼注视偏好，向注视偏好眼侧外转，一般来说，对侧眼的 IO 功能亢进可能会更充分暴露出来。弱视的存在和严重程度会影响下斜肌功能亢进的程度。通常情况下，弱视眼下斜肌功能亢进的程度会比对侧眼更为显著[24]。

当 IO 功能亢进时，在双眼运动的不同阶段，内收眼的上斜视可能最初很明显。我们的建议是不仅对垂直斜视的程度进行分级评分为 1～4，也要观察并记录水平方向呈现的字母类型，以及当最大限度内上转时的水平方向异常外转的存在和程度（V 型）[25]。术前和术后都应注意观察。

极度内转时，由于鼻梁遮挡视轴，潜在的 DVD 可能会变得明显，出现类似 IO 功能亢进的表现。可以通过以下方式与真正的 IO 功能亢进相鉴别：用内上转眼强制注视，其视轴不被鼻梁遮挡而看不见，寻找对侧外展眼的真实 DVD。因为 DVD 和 IO 功能亢进可能同时发生并在检查中外观相似，所以辨别导致上斜视的真正原因是很重要的。三棱镜遮盖试验测量对侧眼的上斜视再注视运动揭示了真正的上斜视成分。三棱镜遮盖试验测量所有上漂的度数，两种测量方法度数的差异就是 DVD 引起的部分[26]。

评估 IO 功能异常的另一种方法是加强被动牵拉试验[27]。其有助于机械评估术前和术后 IO 的紧张度。经常使用的被动牵拉试验有三种方法。用镊子抓住颞侧角膜缘，使眼球向鼻侧旋转。被动牵拉使眼球内上转和内下转，感受是否存在转动阻力，这可以用于鉴别非限制性功能不足和 Brown 综合征中的限制性功能不足。加强被动牵拉试验提供了一种更成功的方法来评估 IO 紧张度。应在 3 点钟和 9 点钟位置抓住近角膜缘处球结膜，眼球向后凹入眼眶。牵拉眼球从外下转位向内下转位转动时，IO 将变得紧绷，当肌肉滑过眼球后极部时，可以感觉到并评估其张力。如果在减弱术前下斜肌是紧绷的，术后重复被动牵拉试验可确认所有肌肉和肌腱纤维已经切断，减少了残留 IO 功能亢进的可能性。旋转牵拉试验也是有帮助的（见第 3 章、第 9 章和第 11 章）。

SO 麻痹继发的单侧 IO 功能亢进可以通过手术减弱 IO 来治疗。诊断单侧下斜肌功能亢进必须小心谨慎。当 IO 明显功能亢进的一侧眼在手术减弱后，可使对侧眼 IO 功能亢进变得明显[28]。完整的知觉运动检查和详细测量是必需的，包括头直立、左侧、右侧和头倾斜时，确定 IO 功能亢进是否伴有复视或处于无复视的单眼抑制状态，将允许医生在选择必要的治疗方面做出最好的决策。

四、手术解剖

全面了解 IO 的解剖结构对任何试图对它进行手术的人是至关重要的。IO 在解剖上是独一无二的。它是唯一不起源于眶尖的眼外肌。IO 大约 37mm 长。当它从附着点位置经过时，肌肉走行与视轴形成一个 51° 的夹角（在原在位）。这解释了其主要作用为外旋。IO 附着点处于肌肉起点的后方导致 IO 还有上转的作用。

IO 起源于眶缘鼻下方后面的上颌骨骨膜上，为腱状，附着在骨膜的区域大约 3.0mm × 1.5mm。从肌肉起源到前 3～4mm 的这一部分肌肉没有血液供应。当 IO 在这个区域被切断时，出血将发生在颞侧断端，而不是鼻侧断端。

当肌肉自起始点向颞后方朝肌止端延伸，表

面被肌锥外脂肪包裹，直至距起源远约 8～10mm 穿透 Tenon 囊。IR 鼻侧的 IO 肌肉呈椭圆形，直径约 2～5mm。当用两个斜视钩拉直 IO 时，IO 的鼻侧部分通常显示一个"凹口"，过了狭窄的"凹口"后，IO 颞侧部分急剧变宽。然后，IO 后缘朝向眶尖，当它穿过下直肌下方时前后径增加至 8～10mm。神经纤维血管束(neurofibrovascular bundle，NFVB) 进入 IO 的后边界附近。NFVB 包含 IO 的运动神经，动眼神经下支的一个小分支。眼动脉的肌支为 IO 提供血液供应。IO 的前缘位于 IR 肌止端后方 5mm。这种解剖关系对理解 IO 前转位手术的力学原理是很重要的。

NFVB 附近和鼻侧的纤维带向后延伸，从 IO 肌鞘到 IR 肌鞘，距离下直肌肌止端后 17～22mm。纤维带和 NFVB 在神经肌肉连接处充当 IO 后段肌纤维的辅助起源 [29]。尸体解剖显微镜下研究和弹性模量研究表明，NFVB 及其周围的纤维组织带是一个非常结实的结构，像一条没有弹性的绳索将 IO 的中段系在后部眼眶上 [15]。当行下直肌后徙术时，这些 IO、IR 和下睑之间的纤维连接容易引起下睑退缩，除非将它们分离至 IR 肌止端后 20～25mm。把 IO 肌鞘向前缝合于下直肌或距角膜缘相当于其原始位置的巩膜，也有助于防止下睑退缩。

IO 的中段血管最多。在该区域切开肌肉，如行肌肉切断术和部分肌肉截除术，可能产生严重出血，从而导致纤维化和继发性下斜视。因此，在这一区域的手术中良好的止血是至关重要的。从 NFVB 水平，IO 继续向颞侧行进到达位于外直肌下缘下的肌止端，靠近黄斑。IO 肌止端的位置各异，但通常在 LR 肌止端下缘后方 10～12mm。IO 在肌止端位置肌肉的厚度缩小到 1mm，而且很少或没有肌腱。当手术操作的时候认识到 IO 的肌止端非常靠近 LR 是很重要的，注意避免出现医源性 LR 损伤。

在其肌止端附近，IO 的后缘位于后 Tenon 囊的内表面，后 Tenon 囊将眼外肌和眼球与眼眶脂肪组织分隔开来。在下直肌和外直肌之间，肌间隔沿 IO 后缘仅延伸 2mm 就与后 Tenon 囊融合。这是最常见的分离 IO 的部位，当进行 IO 手术时，这种解剖关系必须清楚地理解和记住。沿 IO 后缘进行分离必须非常靠近肌肉边缘；否则，

Tenon 囊可能被侵犯，导致眶内脂肪进入 Tenon 囊下间隙和巩膜粘连。由此产生的瘢痕效应可导致严重的限制性下斜视。

五、手术计划

IO 功能不足曾经有过报道，但这种情况很少见。手术矫正是直接减弱同侧 SO 或对侧 SR。这些术式操作更容易，也比试图加强 IO 有更好的预测性。同侧 SO 亢进伴有 A 型斜视导致的单侧或双侧 IO 假性功能不足可行 SO 减弱手术（见第 9 章、第 10 章、第 26 章）。基于这些原因，虽然 IO 减弱手术在现代斜视手术中很常使用，但 IO 加强手术不再被认为是有用的 [5]。对于 IO 功能不足时决定做哪些肌肉以及这些肌肉需要的手术量是复杂的。手术医生的计划应该基于每个患者的临床检查结果。术前，应让患者意识到可能发生以下并发症：欠矫、过矫、融合缺失和医源性 SO 麻痹，需要再次手术。一些关键的临床检查最有助于制订手术计划。这些检查是原在位注视时的上斜视的程度，以及在不同的注视角度下的共同性或非共同性，特别是内转时过度上转的程度 [26]。

当获得性 IO 功能亢进引起旋转性复视、代偿性头部倾斜或原在位上斜视时，通常建议减弱 IO。IO 减弱术预期最多可以减少原在位 10～12PD 的上斜视。如果原在位上斜视大于 12PD，对侧 IR 可能需要同时后徙。

IO 减弱术包括后徙、前转位、鼻侧前转位、肌肉截除和去神经 / 根除术。IO 减弱术包括以下指征：①伴有 IO 功能亢进的 V 型斜视；②原发性 IO 功能亢进；③ DVD；④ SO 麻痹；⑤外旋 [26]。残余或复发的 IO 功能亢进很常见 [13]，可能需要进一步减弱 IO。虽然肌肉截除术或去神经 / 根除术在这里是可选择的，但它们是破坏性的和不可逆转的。因此，鼻侧 IO 截除术对于复发性 IO 功能亢进更可取。

IO 前转位术是一种控制 DVD 的有效方法。当患者出现 IO 功能亢进和同时出现轻或中度 DVD 时，IO 前转位术被认为是首选，因为它同时矫正了这两个疾病 [26]。前转位术可限制眼球上转，在单侧继发性 IO 功能亢进中应避免使用。单侧继发性 IO 功能亢进行 IO 后徙 12mm 更好

（新附着点为下直肌颞侧肌止端后 6～10mm、外 2mm 处）。

关于原发性双下斜肌功能亢进决定何时减弱下斜肌是困难的，因为旋转性复视、原在位上斜视和头部倾斜都不是问题。虽然斜视医生的方法可能会有所不同，如果准备手术矫正共同性水平斜视，该患者又有双眼下斜肌功能亢进合并 V 型斜视，大多数可能会同意应该行双侧 IO 减弱手术。如果水平无须手术，则双侧 IO 减弱仅仅在下面的情况下才建议做：V 征较大且在接近原在位的位置就开始出现。如果 V 征是极小的、不太大的和仅仅在接近最大限度的上转位置才出现，可能不需要手术。

双侧 IO 减弱可减少向上注视时的外展，将矫正大约 20PD 的从原在位到向上注视的 V 型斜视。如果 V 征较大，则应考虑联合水平直肌的垂直移位以补充矫正 V 征。如果双眼在原在位是正位的，但是向上注视表现为外斜视，向下注视表现为内斜视，则 IO 减弱矫正 V 征，而不需要水平斜视手术。

应仔细评估 IO 功能。如果 SO 功能亢进，IO 减弱手术有增加 SO 亢进程度和引起 V 型斜视的风险。如果担心 SO 功能亢进，就应该考虑行一个较温和的 IO 减弱手术。

在大多数情况下，SO 功能不足会继发同侧 IO 功能亢进。如果要进行手术，IO 减弱术可与 SO 加强术或垂直直肌手术联合使用（见第 9 章、第 26 章）[26]。

IO 肌肉前移在术后的前 6 周内可以减少外旋 [27]。证实 NFVB 作为 IO 转位后肌肉的辅助起源，外科医生能够通过扭矩矢量的方向变化预测转位的效果 [15]。使 IO 新附着点向鼻侧移位（见第 25 章）提供了一种治疗外旋转的新方法 [30]。

仅有运动检查不足以制订 IO 功能亢进的手术治疗方案。关于双眼单视、双眼视野限制和缺陷的问题需要加以考虑。在儿童中，向上方注视时的斜视是很明显的，由于他们身材矮小和需要向上仰视成年人。但这些偏斜通常在他们长大成人后会被忽视。与他人目光接触时保持正常眼位的价值不应被低估，患者 IO 功能亢进的程度越重，减弱 IO 后就会变得更加自信。

IO 减弱对原在位水平斜视的影响不大，可以同时手术矫正合并的水平斜视 [20]。任何减弱原发性 IO 功能亢进的最终决定都应该是外科医生和患者或者家属经过坦诚和详细的讨论后共同做出的（关于 IO 减弱手术技术的更多细节可以参考见本书第 25 章）。

当垂直斜视合并 IO 功能亢进时，不仅需要量化原在位的斜视角，还应定量双眼向上、下、左、右注视和头向左、右倾斜时的斜视度。还应评估原在位和下方注视时双眼的旋转状态。在某些情况下，在诊室或术中麻醉下的被动牵拉试验将有助于诊断和制订治疗计划。SO 主动收缩试验应被注意并记录。当患者被要求眼球向内下转时，用镊子牵拉住于 6 点钟方向角膜缘附近的结膜，这时能感受到 SO 强大的拉力。应获得详细的病史，尤其是旋转性复视及患者采用的代偿头位。IO 功能亢进的性质和程度至关重要。在选择合适的 IO 式式时，外科医生需要知道各种可选择术式的效果，以及患者和家属是否会接受潜在的不利影响。

六、外科手术指导原则

IO 减弱术式的选择是一个基于术前检查做出的复杂的多因素的决定。IO 功能亢进的程度和类型、原在位的垂直斜度、双侧性的存在或不存在、合并 SO 功能不足或亢进、任何上转受限的存在、主观旋转复视、眼底旋转，以及目前的病史，所有的这些都必须考虑到。选择一个技术操作简单的术式比冒着术后瘢痕形成的风险去尝试一个不太熟悉、复杂的术式更为可取。根据具体的临床情况制订具体的减弱术式，成功的概率就会增加。

一个指导原则是，不太严重的 IO 功能亢进需要减弱效果较小的术式，而严重 IO 功能亢进需要更大的减弱效果。不同的术式可以对 IO 功能亢进产生不同的效果和不同的术后不良反应。这里按照我们认为减弱效果从小到大的顺序列出各种 IO 减弱手术。

1. 化学去神经支配。
2. 双边缘肌肉切断术。
3. 断腱术。
4. 起始处的肌肉切断术。

5. 颞下方肌肉切断术。

6. 后徙 10mm。

7. 颞下方肌肉截除术。

8. 后徙 "14" mm（新的肌肉巩膜附着点位于 IR 颞侧肌止端后方 5～10mm 邻近 IR 的颞侧缘）。

9. 前或前鼻侧转位术。

10. 前转位伴截除术。

11. 去神经支配合并 IO 中段肌肉截除 6mm。

12. 整条肌肉的去神经和根除术。

第 6～12 条的相对有效性可能存在争议，主要是由于 IO 的辅助起源的影响。我们建议外科医生的选择应基于哪种术式与 IO 功能亢进的类型和程度最匹配和其他并存的斜视问题，并且是在外科医生自己的技术水平和舒适度范围之内。这些术式和其他内容将在第 25 章中详细介绍。

七、并发症和伤口愈合

IO 手术的大多数并发症包括在任何类型斜视手术的那些固有的并发症中，并在第 7 章中讨论。有些是针对 IO 手术的。附着点的肌肉截除术可能与过度出血有关。小心注意 IO 截除断端的烧灼应该可以防止这种并发症的发生。出血过多也可能是去神经和根除术中的一个问题，当神经血管供应被消除时。血管供应必须绑住或烧灼以尽量减少此问题。断腱、后徙或前转位术很少出血。

在放置缝线之前切断 IO 可减少 IO 后徙术中发生巩膜穿孔的风险。当 IO 插入 LR 下方 1～2mm 时，外科医生企图分离 IO 时可能会错误地用同一个钩子抓住两条肌肉。然后一条缝线通过这两条肌肉放置，这两条肌肉将被一起切断。既往的 LR 手术增加了这种错误的风险。为了避免这种并发症，外科医生在做下一步之前必须仔细检查确保 IO 已正确分离。

IO 术后可能出现下斜视和上转受限见于两种情况：第一，前转位术可导致下斜视和由于加强下转作用的结果导致眼球向上注视机械性限制；第二种原因是 Parks[31] 描述的脂肪黏附综合征。破坏 IO 后外侧缘的 Tenon 囊可使眶内脂肪脱垂到 Tenon 囊下间隙，与下方巩膜粘连、瘢痕和限制。瘢痕可以通过牵引力拉眼球向下或限制眼球向上看。这个并发症需要再次手术以去除瘢痕组织，并且当显露附着点的时候可以沿着靠近 IO 后缘进行小心的切开来避免。

睫状神经节的神经沿着第 III 对脑神经下支的小分支走行支配 IO。在任何类型的 IO 手术中，IO 或其 NFVB 的过度张力、牵拉或创伤都会损伤睫状神经节，导致术后瞳孔持续扩大。必须避免对这些结构造成创伤或牵拉。

术后残余 IO 功能亢进可能恶化或随着时间的推移慢慢稳定下来。欠矫几乎从未自发改善。明智的做法是至少等待 3 个月再进行第二次 IO 手术。第二次手术应考虑之前的术式和现在的斜视。

总之，IO 手术是安全和成功的。对解剖有彻底的了解和精细的外科技术可以避免并发症的发生。

八、异常综合征的下斜肌处理

多种异常的临床表现伴有上斜视表明 IO 功能亢进，但这可能有更为复杂的病理，而不仅是简单的 IO 功能障碍。IO 功能亢进伴有明显的 SO 肌腱发育不全有时能与 SO 肌腱缺失或直肌附着点异常相关联。这些缺陷通常与颅面骨发育不良和滑车异位有关。磁共振成像（MRI）可以帮助识别这些异常。IO 最大限度的减弱通常是必要的。

Duane 综合征患者在内转和上转时可能有类似 IO 功能亢进的上射。一个理论是 SR 肌肉（产生上转）或 IR 肌肉的共同收缩（产生下转），类似于 Duane 综合征的异常水平肌共同收缩。对于常见的 I 型 Duane 综合征伴假性 IO 功能亢进，可以行 Duane 综合征眼的内直肌大量后徙联合同侧 IO 后徙。

Brown 综合征患者当双眼同向运动和单眼运动时表现为明显的 IO 功能不足。目前认为，大多数病例是由于 SO 肌腱紧绷或肌腱在滑车处受限。采用经 SR 鼻侧 SO 断腱术矫正此问题后，可能发展为 SO 麻痹和继发性 IO 功能亢进，这导致许多外科医生提倡同时行 IO 后徙和 SO 断腱术来治疗 Brown 综合征。

IO 减弱对于中间带位于上方、专心注视时采用下颌内收代偿头位的眼球震颤可能是有价值的。一种限制向上注视并将中间带移到原在位非常有效的方法是双侧 IO 前转位联合双 SR 后徙 8mm。

对侧 IO 前转位有助于使单侧上转麻痹引起的上转缺陷对称。单侧 DVD 行同侧 IO 的前转位也将在企图控制 DVD 时产生更多的抗上转作用。对于单侧 IR 麻痹的一种可供选择的方法是行 IO 前转位术，将 IO 从上转肌转变成下转肌。

九、下斜肌手术特别注意事项

IO 减弱术后出现过矫的情况是很少见的，唯一的例外是单侧前转位术后。这可导致前转位眼上转缺陷和可能出现原在位下斜视，或中度至显著的对侧 IO 假性功能亢进，或两者兼而有之。通常在双侧发病的病例中施行双眼对称的手术将防止或纠正这个问题。

IO 减弱后的残余功能亢进或欠矫是常见的，可以通过各种方式表现出来。上转时出现外转（V 型）也经常出现在 IO 减弱术后。在许多情况下，无须再次手术。如果残余功能亢进需要再次手术，行 IO 再减弱手术通常是有效的。

IO 手术经常需要联合水平肌或其他垂直肌手术。通常在 IO 手术时同时矫正内斜视和外斜视。

通常，当行 IO 减弱手术时我们并不改变水平手术量。长期 SO 麻痹行 IO 手术联合其他垂直肌手术是常见的。在 SO 麻痹伴 IO 功能亢进的患者中仅行 IO 减弱手术预期大约能矫正原在位 10PD 的垂直斜视。

> **著者按语**
> 滑车异位（见第 4 章、第 19 章）已显示为类似 IO 异常的诊断，包括异常旋转和 V 征。使情况进一步复杂化的，炎症性和外伤性/限制性斜视（见第 12 章、第 13 章）可以由于对侧眼上转不足出现类似 IO 功能亢进的表现。对侧 IR 纤维化应该在低位眼表现出更大的外旋，而 IO 功能亢进应该在高位眼表现出外旋。即使诊断不准确，IO 后徙和前转位是减少上转的有效方法，并且在较小程度上减少外旋。这两个术式也是可逆的。如果一只眼的上转受到严重限制，另一只眼的 IO 前转位仍然是作者最有用的术式以建立平衡。

致谢

我们感谢 Reed Jost 为本章的撰写贡献了聪明才智和技术帮助。

参考文献

[1] Bonnet R. Trute des sections tendneusis et musculaires, Paris, France: Germer Bailliere; 1841:228

[2] Cuignet J. Rec d'opthth. Paris, France: Germer Bailliere; 1873:4

[3] Wadsworth OF. Spastic Torticollis, apparently due to faulty position of the eyes, and cured by tenotomy. Trans Am Ophthalmol Soc. 1889; 5:381–385

[4] Neiden A. Centralbl. F. prakt. Augenheilked. 1892; 16:321–327

[5] Weakley DR, Stager DR. Inferior Oblique Weakening Procedures. Int Ophthalmol Clin. 1992; 5(1):57–65

[6] Graffe A. Asemisch Hanbuch der Gesamnten. Vol 8. 2nd ed. Berlin, Germany: H Beters; 1898:46

[7] Duane A. Tenotomy of inferior oblique muscle and consideration of the conditions that may call for the operation. BMJ. 1906; 2:1867

[8] White JW, Brown HW. Occurrences of vertical anomalies associated with convergent and divergent anomalies. Arch Ophthalmol. 1939; 21:999–1009

[9] Berens C, Cole HG, Chamichian S, Enos MV. Retroplacement of the inferior oblique at its scleral insertion. Am J Ophthalmol. 1952; 35(2):217–227

[10] Cooper EL, Sundall GS. Recession versus free myotomy at the insertion of the inferior oblique muscle. Comparative analysis of the surgical correction of overaction of the inferior oblique muscle. J Pediatr Ophthalmol. 1969; 6:6–10

[11] Costenbader FD, Kertesz E. Relaxing procedures of the inferior oblique: A comparative study. Am J Ophthalmol. 1964; 57:276–280

[12] Dyer JA. Tenotomy of the inferior oblique muscle at its scleral insertion. An easy and effective procedure. Arch Ophthalmol. 1962; 68:176–181

[13] Parks MM. The weakening surgical procedures for eliminating overaction of the inferior oblique muscle. Am J Ophthalmol. 1972; 73(1):107–122

[14] Apt L, Call NB. Inferior oblique muscle recession. Am J Ophthalmol. 1978; 85(1):95–100

[15] Stager DR, Weakley DR, Jr, Stager D. Anterior transposition of the inferior oblique. Anatomic assessment of the neurovascular bundle. Arch Ophthalmol. 1992; 110(3):360–362

[16] Marlow SB. Isolated paralysis of the inferior obliques. Arch Ophthalmol. 1923; 53:12

[17] Parks MM. Isolated cyclovertical muscle palsy. AMA Arch Opthalmol. 1958; 60(6):1027–1035

[18] Hertle RW, National Eye Institute Sponsored Classification of Eye Movement Abnormalities and Strabismus Working Group. A next step in naming and classification of eye movement disorders and strabismus. J AAPOS. 2002; 6(4):201–202

[19] CEMAS Working Group. A National Eye Institute–Sponsored Workshop and Publication on the Classification of Eye Movement Abnormalities and Strabismus (CEMAS). Bethesda, MD: National Institutes of Health; 2001

[20] Basic and Clinical Science Course, Section 6, Pediatric Ophthalmology and Strabismus; 2012:112–115

[21] Wilson ME, Parks MM. Primary inferior oblique overaction in congenital esotropia, accommodative esotropia, and intermittent exotropia. Ophthalmology. 1989; 96(7):950–955, discussion 956–957

[22] Tollefson MM, Mohney BG, Diehl NN, Burke JP. Incidence and types of childhood hypertropia: a population–based study. Ophthalmology. 2006; 113(7): 1142–1145

[23] Stager D, Jr, Dao LM, Felius J. Uses of the inferior oblique muscle in strabismus surgery. Middle East Afr J Ophthalmol. 2015; 22(3):292–297

[24] Weakley DR, Jr, Urso RG, Dias CL. Asymmetric inferior oblique overaction and its association with amblyopia in esotropia. Ophthalmology. 1992; 99(4): 590–593

[25] Stager DR, Elliott D, Weakley DR. Oblique Muscle Surgery. Ophthalmic Surgery Principles and Techniques. Hoboken, NJ: Blackwell Science Publisher; 1999

[26] Rosenbaum AL, Santiago AP, eds. Clinical Strabismus Management: Principles and Surgical Techniques. Philadelphia, PA: WB Saunders Co; 1999

[27] Guyton DL. Exaggerated traction test for the oblique muscles. Ophthalmology. 1981; 88(10):1035–1040

[28] Stein LA, Ellis FJ. Apparent contralateral inferior oblique muscle overaction after unilateral inferior oblique muscle weakening procedures. J AAPOS. 1997; 1(1):2–7

[29] Stager DR. The neurofibrovascular bundle of the inferior oblique muscle as the ancillary origin of that muscle. J AAPOS. 1997; 1(4):216–225

[30] Stager DR, Jr, Beauchamp GR, Wright WW, Felius J, Stager D, Sr. Anterior and nasal transposition of the inferior oblique muscles. J AAPOS. 2003; 7(3):167–173

[31] Parks MM. Atlas of Strabismus Surgery. Philadelphia, PA: Harper & Row; 1983

Part C 旋转与斜肌
Torsion and the Oblique Muscles

第 9 章 上斜肌
The Superior Oblique

Irene H. Ludwig 著

朱文卿 译

摘 要

上斜肌是一条作用复杂的肌肉，主要作用力为内旋，次要作用力为内转位时下转，并在向下注视时有一定外转的力量。先天性或获得性上斜肌功能减弱可导致上斜视与外旋转，但斜视医生会更关注上斜视，有时忽略了旋转。来自上斜肌加强手术的数据表明，矫正旋转可以改善上斜视，与垂直斜视角度无关。这个发现，加上计算机模型预测上斜肌在原在位对垂直的作用最小，证明上直肌才是上斜肌麻痹中上斜视的主要原因。如果上斜肌功能减弱导致内旋受损，那唯一可产生内旋的肌肉就是上直肌，它可以矫正内旋，但会导致继发性上斜视。因此矫正内旋也能矫正垂直斜视，而不需要对垂直直肌进行后徙。

上斜肌肌止端的全肌腱前徙术被证明是一种加强上斜肌功能有效而通用的方法。其他加强手术包括截除术、折叠术和半肌腱前徙术（改进的 Harada-Ito 手术）。治疗上斜肌功能亢进的方法包括：悬吊后徙术、断腱术、硅胶带肌腱延长术、"小鸡缝线"肌腱延长术、直接后徙术和肌腱截除术。Brown 综合征将在第 10 章中进行讨论。

关键词

上斜肌，前徙术，折叠术，肌腱截除术，截除术，后徙术，悬吊后徙术，旋转，功能不足，功能亢进，麻痹

一、概述

上斜肌（Superior oblique，SO）是一个解剖和功能复杂的肌肉，对眼球运动具有重要意义。一些斜视外科医生会回避 SO 手术，但如果诊断明确，并操作精准，这些手术的结果往往是有重要意义的。

背景（为什么上斜肌功能减弱会导致上斜视？） Marshall Parks 等[1, 2]关于矫正单侧上斜肌功能不足的经典教学是，根据术前垂直斜视来定手术量。斜视度越大，需要后徙越多的眼外肌。首选通常是同侧下斜肌，其次是对侧下直

肌，第三是同侧上直肌。然而，他讲解了一个有头位倾斜的上斜肌功能减弱的患儿只能通过上斜肌肌腱折叠术来矫正[1]。

著者按语
当作者（和 Alan Chow）在 20 世纪 90 年代早期首次使用上斜肌全肌腱前徙术时，它被视作常规 Parks 上斜肌麻痹手术方案的补充，以减少同侧眼球外旋。令人惊讶的是，每个患者都出现了大量的过矫，需要将每条后徙的直肌恢复到原来的肌止端。随着时间的推移，很明显，无论垂直斜视度的大小，简单的 3～5mm 的上斜肌前徙术结合下斜肌的后徙可以矫正几乎所有由单侧上斜肌功能减弱引起的上斜视。基本上每个病例用相同的手术设计矫正的三棱镜度与术前斜视度高度一致[3, 4]。（眼眶测量计算由旧金山的 Joel Miller 博士完成）。

矫正外旋似乎解决了垂直斜视，因此对这一发现进行了研究。利用 Orbit 程序进行计算机建模，计算发现上斜肌收缩产生的垂直力量容易在原在位被忽略，其主要作用是内旋。是否可能是由于一些原因引起上斜肌功能减弱，只剩下上直肌一条肌肉来内旋眼球？上直肌的收缩会导致上斜肌麻痹患者大角度的上斜视。矫正旋转可减少对上直肌的刺激，从而解决上斜视。

随着时间的推移，我们发现许多垂直斜视根据眼位测量符合上斜肌麻痹的经典诊断，实际上是由其他机制引起，例如对侧下直肌纤维化和 Pulley 异常（见下文）。斜视医生需精确定位诊断，准确设计手术方案，改善手术结果。

二、解剖

上斜肌及其滑车的复杂解剖在第四章讨论。其他的解剖要点包括，滑车与上直肌鼻侧缘之间的肌腱呈绳索状，肌止端呈"扇形展开"，通常呈 90° 弯曲（图 9-1）。前部旋转的纤维是前后向的，其附着点与上直肌的颞侧缘平行并相邻。在附着点的中点处有一个弯曲，后面的垂直作用纤维是水平向的，鼻颞朝向，在上直肌的下方（译

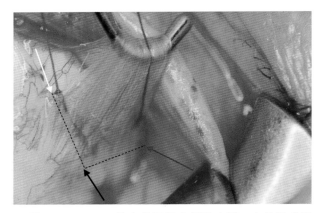

▲ 图 9-1　Stevens 钩上的正常上斜肌止端，在前徙或悬吊后徙前已预置缝线

白箭表示止端的前缘，黑箭表示大致的弯曲点，蓝箭表示大致的止端的鼻后缘。注意上斜肌止端的 90° 弯曲（黑虚线）。这种解剖特征总是存在，而且在大多数插图中无法准确描述

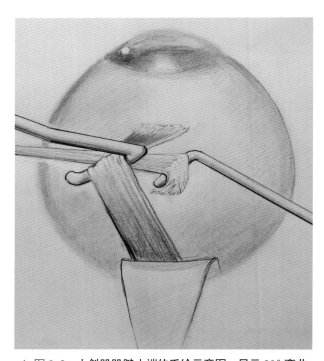

▲ 图 9-2　上斜肌肌腱止端的手绘示意图，显示 90° 弯曲

者注：原著有误，已修改）。弯曲处通常位于上直肌颞侧止端后 9～12mm 处，上斜肌止端前缘位于上直肌颞侧止端后 5～7mm 处（图 9-2）。

三、上斜肌功能减弱

1. 诊断　有些眼科医生倾向于将每个垂直斜视都诊断为上斜肌麻痹，但明确的证据需要肌腹

的肌电图记录或肌肉萎缩的磁共振成像证据。许多所谓的"上斜肌麻痹"实际上是由于肌腱松弛或错位导致的功能不足[5, 6]，但肌腹功能是正常的。如果肌肉本身是正常的，矫正止端或者机械性异常可以完全恢复正常的上斜肌功能。现在还不清楚为什么上斜肌麻痹的情况下，上斜肌加强术能起到效果，但在这些情况下上斜肌前徙和折叠术确实经常有效。也许还有一些残余的上斜肌功能，或者滑车和肌腱止端之间肌腱机械张力的增加使眼球内旋。

诊断总是从详细的病史开始。在单侧病例中，头位倾斜是婴儿时期开始的，还是后天获得的？它是否随着时间的推移而恶化，或是否有急性发作，提示创伤性、血管性或炎性病变？在确定头位倾斜的病史时，观察分析旧照片通常是有帮助的。双侧上斜肌功能减弱的病例常采用垂直头位，如下颌内收位以改善向下注视的 V 征。

Parks 三步法诊断单侧上斜肌麻痹[7] 只适用于麻痹或功能减弱的肌肉，而不适用于其他病因。不排除表现出相似斜视模式的其他原因造成的垂直斜视，如对侧下直肌纤维化（见第 12 章和第 13 章），同侧下直肌或对侧上直肌的肌瓣撕裂（见第 20 章），或视网膜条带对下直肌的侵蚀（见第 20 章）。肌肉 Pulley 的异位也被证明可以模拟斜肌功能障碍[8]，这进一步增加了诊断的复杂性。磁共振成像证实上斜肌麻痹与内直肌、上直肌和下直肌 Pulley 移位有关，增加了斜视度[9]。因此，准确的诊断需要收集眼位和眼球运动之外的更多信息。如果眼位检查提示上斜肌功能减弱，且双眼运动检查存在内下转功能不足，也需要进一步通过眼底检查中受累眼（或双侧病例中双眼）明显外旋来证实诊断。如果对侧眼有轻度外旋，则该眼更可能有下直肌纤维化，因此不应考虑上斜肌手术。如果没有眼底旋转或者内旋，则是其他原因导致的垂直斜视，同样，不考虑上斜肌加强术。测量主观旋转可能有帮助，但在长期病例中，由于继发的知觉适应，如旋转性视网膜异常对应，结果并不总是准确。即使眼底旋转提示上斜肌功能减弱，诊断仍不能确立。必须排除 Pulley 异常，因为 Pulley 异位可以完全模仿上斜肌功能减弱[8, 9]，包括眼底旋转

和异常旋转性牵拉，但处理不同（见第 19 章）。在成人中，可以通过眼眶的 MRI 冠状位切片排除 Pulley 移位，但在儿童中，可能需要等待术中检查。

2. 手术设计　对于单侧上斜肌"麻痹"，一些作者倾向于一条或多条垂直直肌后徙，伴或不伴同侧下斜肌后徙[10]。这种方法避免了术后旋转性复视的风险，特别是如果上斜肌功能减弱不是真正的病因时。垂直直肌后徙确实存在由于瘢痕延伸导致的远期过矫的风险，且不能矫正外旋眼的旋转，同侧上直肌后徙实际上会加重外旋。同时也改变了正常肌肉的解剖结构。磁共振成像证实的上斜肌麻痹病例中，对侧下直肌被证明增粗，收缩力更强，这为减弱这条肌肉提供了一些理由[11]。上斜肌麻痹的同侧下斜肌未见增粗[12]。许多人主张单用同侧下斜肌前转位或后徙作为手术选择[13, 14]，但这对外旋的作用很小[15]。如果在下斜肌前转位后出现瘢痕延伸或瘢痕迁移，将导致其效果逐渐丧失，并恢复原来的斜视度，但不会出现远期过矫。在几个系列报道中，下斜肌后徙联合上斜肌折叠被证明是治疗较大的原在位斜视或儿童斜颈最有效的组合[16, 17]。

矫正外旋在治疗上斜肌麻痹中的重要性一直存在争议。传统认为，如果上斜视得到矫正，由于知觉适应，残余旋转性斜视是不重要的[8, 18]。作者在 20 多年的上斜肌全肌腱前徙术中得出的结果表明，相反的情况也成立：如果矫正了旋转，上斜视就会消失，而与垂直手术量无关。Harada-Ito 手术仅为旋转效应而设计[19]，但被报道具有垂直效应，包括过矫引起的下斜视。

有一种假设可以解释这两个看似矛盾的发现，那就是考虑两个垂直直肌的微弱旋转作用。假设眼球试图维持正常旋转，上直肌增加其张力，下直肌降低其张力，以补偿异常的外旋。然而，由于这些肌肉的作用大多是垂直的，因此要实现适当的旋转方向是以眼球的上斜视为代价，然后通过使用对侧眼的垂直运动融合来控制眼位。旋转的矫正消除了对上直肌的刺激，消除了上斜视。垂直直肌手术除了减少垂直融合的难度，还可以减少旋转。

著者按语

使用眼外肌建模程序 Orbit 1.8[20]，对该假设进行计算机模拟，结果表明，使用垂直直肌消除 6° 外旋可产生 36PD 的上斜视。另一种可能的补充假设是外旋通过造成肌肉松弛降低了下直肌拉力的有效性，并增加了上直肌张力，从而增加了其拉力的有效性。对这一效应的计算机模拟证实了这一假设，但证实力度不大。10° 的外旋会产生 0.5g 上直肌的增强和下直肌的减弱。手术矫正外旋也可矫正这一因素（眼眶计算由旧金山的 Joel Miller 博士完成）。

上斜肌真正的作用和目的并没有被完全理解。在原在位，它的作用一般被认为是纯粹的内旋，这一点已在实验中得到了证实[21]。计算机模拟[20]估计上斜肌在原在位产生 1° 的下转。因此，由于丧失了上斜肌的下转作用，在完全性上斜肌麻痹中，原在位上斜视的棱镜度不会超过 1.8PD。因此，只有考虑到上述旋转继发的垂直效应，才清楚为什么上斜肌麻痹导致原在位的上斜视。在一项对猕猴的上斜肌作用进行实验观察的研究中，在所有注视角度中，内旋是主要的效应。通常归因于上斜肌的次要效应，包括内转时下转和向下注视时外转，可归因于其他肌肉的继发效应[22]。Jampel[22, 23] 的结论是斜肌的正常功能是维持视网膜位置和抑制旋转。然而，在磁共振图像上显示，上斜肌的横截面积在向下注视时增加了[24]。

上视受限可能是由下斜肌前转位，以及大量的上斜肌折叠或前徙（通常描述为医源性 Brown 综合征）引起[16]。对于两条斜肌进行更保守的手术似乎是合理的——一种是矫正解剖缺陷，另一种是减少其收缩的直接拮抗肌的紧张——这将提供最符合生理的治疗方法，并将由于机械作用过度而引起运动受限的风险降到最低。这是作者对上斜肌全肌腱前徙术的长期经验，这通常与保守的下斜肌后徙联合（距离下直肌止端后至少 5mm）。

3. 上斜肌加强手术

（1）技术：具体技术见第 26 章。

（2）折叠：虽然文献中关于矫正上斜肌麻痹的首选手术方法没有一致的意见，但许多作者推荐在选定的病例中采用上斜肌加强手术，通常采用折叠术[16, 17]。作为一种单纯的缩短手术，折叠限制了手术选择，若上斜肌功能减弱是因为异常的止端位置时，这是一个潜在的缺点[6]。此外，大块的折叠组织会引起机械问题，而且周围瘢痕组织的形成可能是不可预测的。Brown 综合征是一种常见的并发症[16]。

大多数手术方式的基本原则是通过制造瘢痕联通两端切缘来改变组织的方向（见第 5 章）。由于没有切断的肌腱末端来启动愈合，折叠主要依靠缝线来实现组织的永久性重新定向，而没有瘢痕组织可预测的重新定向。因此，折叠术的长期效果仅取决于缝线的强度和稳定性。

（3）上斜肌全肌腱前徙术：理论上，制造简单的定向瘢痕的手术方式可以提高稳定性。此外，将离断限制在几毫米肌腱止端范围内的手术可以减少术后粘连的形成。

上斜肌肌腱的止端离断和前徙至少在理论上提供了无限的手术选择来重新定位肌腱和改变肌肉的运动（图 9-3 至图 9-5）。而且，更有可能的是，一个局部的定向瘢痕会有更多的自然肌腱功

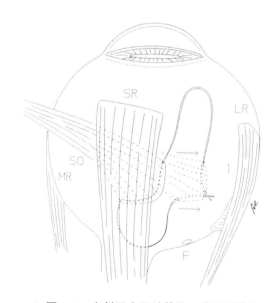

▲ 图 9-3　上斜肌全肌腱前徙，并环形前徙

LR. 外直肌；MR. 内直肌；SR. 上直肌。F 表示中心凹的位置。箭表示上斜肌肌腱的前徙方向。虚线表示上斜肌（SO）止端的新位置（医学博士 Alan Chow 提供）

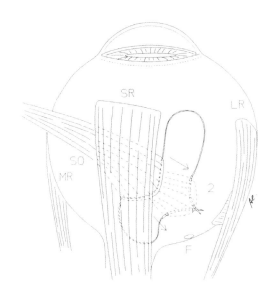

▲ 图 9-4 上斜肌全肌腱前徙，并环形前徙和后移位，以增强上斜肌的垂直作用

LR. 外直肌；MR. 内直肌；SR. 上直肌。F 表示中心凹的位置。箭表示上斜肌肌腱的前徙方向。虚线表示上斜肌（SO）止端的新位置（医学博士 Alan Chow 提供）

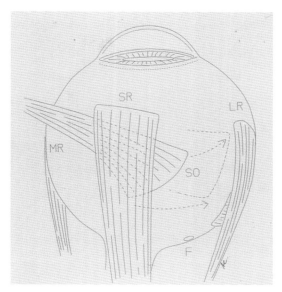

▲ 图 9-5 上斜肌（SO）全肌腱前徙，并环形前徙和前移位，以减少上斜肌的垂直作用

LR. 外直肌；MR. 内直肌；SR. 上直肌。F 表示中心凹的位置。箭表示上斜肌肌腱的前徙方向。虚线表示上斜肌止端的新位置（医学博士 Alan Chow 提供）

能。考虑到这些因素，我们设计了一种仅局限于止端位置的离断来加强上斜肌功能的手术方式。

上斜肌前徙到外直肌上缘（类似于 Harada-Ito 手术）时，过矫在早期病例中很常见。在大多数病例中，可通过将前徙量减少到 4～5mm，避免术后内旋和 Brown 综合征。令人惊讶的是，通过上斜肌前徙（有时联合保守的 IO 后徙）可解决原在位的上斜视。换句话说，基本上相似的手术矫正了 0～45PD 的原在位上斜视。

> **著者按语**
> 对 59 例患者的分析发现一个有趣的现象，显然垂直斜视的矫正量与手术量没有相关性，如果旋转得到纠正，垂直斜视就会消失。从本质上讲，相似手术（上斜肌前徙和下斜肌的前转位在量上有很小的变化）矫正了 6～45PD 的垂直斜视。总矫正量与术前斜视度的相关性为 0.96，具有高度显著性（$P < 0.0001$；皮尔逊相关分析）[3, 4]。

上斜肌前徙对于双侧上斜肌功能不足伴原在位和向下注视时 V 征的病例也有帮助。

当上斜肌肌腱异常松弛时，前徙也需相应增

加。在一些极端的情况下，肌腱可以在前徙前截除。目标终点是旋转被动牵拉试验在大约 60° 外旋时出现阻力（见第 3 章和第 26 章）。惊人数量的病例显示肌腱松弛或异常止端 [5, 6]，最常见的止端缺陷是异常鼻侧靠后的位置。一种罕见的缺陷是先天性无止端的肌腱。这些通常被诊断为肌腱缺失，但在大多数情况下，作者已经能够在眼球上方的软组织中找到上斜肌肌腱。通常可以将无止端的肌腱找回并附着以建立上斜肌功能。

总而言之，上斜肌全肌腱前徙术产生了高度稳定的结果，比上斜肌折叠或直肌手术的并发症少。仅局限于斜肌的手术不会对眼睛造成血管"损失"，也不会对并行或未来的直肌手术造成障碍（图 9-6 和图 9-7）。

> **上斜肌全肌腱前徙术的临床结果总结**
> 我们开始进行上斜肌前徙术主要是为了矫正旋转，并预期对垂直斜视的影响很小或没有影响。早期一例过矫发生在同侧下斜肌后徙 14mm、上斜肌前徙和对侧下直肌后徙 4mm。通过将下直肌重新复位到原来的止端达到正位。因此，完全矫

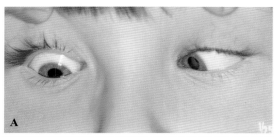

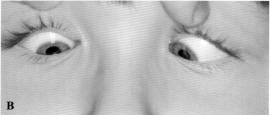

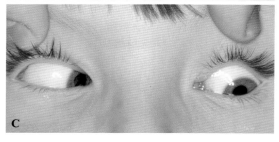

▲ 图 9-6　V 型内斜视合并双侧上斜肌功能减弱患儿的术前合成照片，分别向右下、下和左下注视

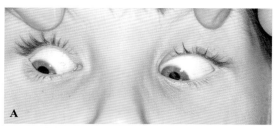

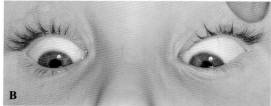

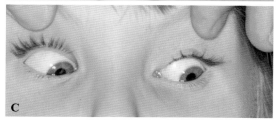

▲ 图 9-7　V 型内斜视合并双侧上斜肌功能减弱患儿在双侧上斜肌全肌腱前徙术后的合成照片，分别向右下、下和左下注视

正 30PD 的斜视是可以只通过斜肌手术来实现。在第二个病例中也发现了类似的结果。在这些发现的基础上，我们开始只通过上斜肌和下斜肌来矫正初始（垂直）斜视度。

在一些病例中，上斜肌最初被前徙到外直肌上缘止端后 8mm，如改良的 Harada-Ito 手术[25]。一例推测是先天性上斜肌麻痹的患者出现了持续的过矫，上转受限和 3° 内旋，通过将上斜肌后徙至一半位置，即大约 4mm 的净前徙而成功治疗。另一名患者也需要进行半复位以治疗过矫。此后，除非发现异常松弛的肌腱，大多数患者的前徙限制在 3～5mm。

一项研究包括 4 名双侧不对称上斜肌功能减弱的患者，进行了双侧下斜肌后徙和受累更严重眼的单侧上斜肌前徙。对亚组的研究有助于分析单独上斜肌前徙的垂直效应。所有病例术前 8～30PD 的垂直斜视均得到改善，其中 1 例过矫。过矫（右侧上斜视）被发现是由不对称的下斜肌后移的位置引起，并通过将右侧下斜肌前徙到与左侧相同的水平解决。

旋转性视网膜异常对应

一些进行上斜肌前徙的患者会经历术后外旋复视，这可能很严重。第一个病例非常令人担忧，尽管她的垂直眼位很好，但还是安排了再次手术。幸运的是，延期了三个星期。手术前几天，患者通知我们复视似乎在一夜之间消失了。大约 25% 的先天性或获得性上斜肌功能减弱患者也经历了同样的现象。旋转性复视的恢复时间通常是 10～20 天，通常是由旋转性视网膜异常对应引起[18]，患者通常是亚急性的，基本上是在一夜之间。这种情况不同于真正的旋转性复视，后者是由于过矫引起内旋，需要再次手术。

由于第 V 对脑神经麻痹合并第 Ⅳ 对脑神经麻痹导致完全感觉丧失的患者可以在不麻醉的情况下进行手术，因此，可以在手术中提供眼部位置的术中反馈，从而实现精确的调整。增加上斜肌前徙会增加外旋，上斜肌位置不断变化，直到他意识到天花板上的线是水平的。当下斜肌以小的增量前徙时，会产生大的垂直矫正。他最满意的位置是下斜肌位于下直肌止端外缘后5mm和上斜肌前移4mm。在至少两年半的随访中，眼位均保持正位。

其他斜视医师提倡使用可调整缝线技术联合上斜肌全肌腱前徙术[26]。

（4）部分肌腱前徙术：Harada-Ito 手术方式和变化

上斜肌前徙术于1935年首次被描述[27]，但这是部分肌腱前徙，需要离断上直肌的止端。不需要止端离断的全肌腱前徙术已被报道[28]，和部分上斜肌肌腱折叠术在第26章描述。Harada 和 Ito 在1964年[29]首次描述了在不离断止端前徙肌腱前将上斜肌肌腱分成前半部分和后半部分的方法，该方法在1974年被 Fells 改良为包括前半部分肌腱的止端离断，然后使用外直肌的止端作为重新定位的导向进行前徙和重新固定[30]。这就是众所周知的 Harada-Ito 手术，主要用于治疗外旋，尽管也有关于垂直效应的报道[19]。将上斜肌肌腱分为前半部分和后半部分，将其前半部分从止端离断并前徙。它已被证明是有效的，特别是用于治疗创伤性双侧上斜肌麻痹合并大外旋[25]。

（5）上斜肌截除术：已有报道在止端截除上斜肌[31, 32]。与折叠术相比，这种方法的优点是效果更稳定，组织体积小。这种方法不能矫正止端错位的肌腱，因此不如全肌腱前徙术使用广泛。

四、上斜肌亢进

1.诊断　当内转出现过度的下转时，并且在原在位的眼底检查中看到内旋，通常认为上斜肌功能亢进。如果上斜肌功能亢进是双侧，也可表现为 A 型外斜视。筛窦炎[33]或甲状腺相关眼病等炎症过程引起的肌肉纤维化或缩短可导致上斜肌功能亢进。与上斜肌功能不足相似，检查者可能会被 Pulley 异位，或假性上斜肌功能亢进所误导，后者常由对侧下直肌肌瓣撕裂产生向下注视

的系带效应导致（图9-8）。肌瓣撕裂一般不会引起内旋（见第20章和第29章），但 Pulley 异位会产生眼底内旋转（见第19章和第30章）。

上斜肌的旋转被动牵拉试验（检查上斜肌前部旋转作用的肌纤维）和加强被动牵拉试验或主动收缩试验（检查上斜肌后部垂直作用的肌纤维）可能有助于证明上斜肌的紧张度（见第3章，图3-3至图3-5及见第26章）[34]。Pulley 异位可能会影响旋转被动牵拉试验，并造成上斜肌紧张的假阳性，但加强被动牵拉试验不会出现这种情况。

2.上斜肌减弱手术

（1）技术：具体技术见第26章。

（2）悬吊后徙术：对于紧张的上斜肌，作者首选的减弱手术是悬吊后徙术[35-38]。它简单、安全，而且持续有效。

（3）直接后徙术：也可将上斜肌止端直接缝合在巩膜上来减弱上斜肌，但这增加了难度，因为上直肌必须向鼻侧牵拉[39]。

（4）断腱术：在上直肌的鼻侧进行上斜肌断腱术是一种简单的分离绳索样肌腱的方法。这种方法对愈合没有控制，切开的末端可能继续过度分离，导致过矫。相反的情况也可能发生，随着瘢痕组织的形成，切口末端相互朝向彼此愈合，

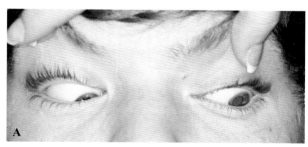

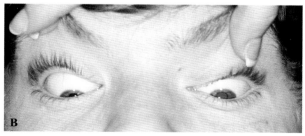

▲ 图 9-8　A 和 B. 照片的左侧显示明显右眼上斜肌功能亢进，但向下注视时，左眼下转明显受限。右眼没有内旋，实际上两只眼都没有旋转。这个患者的假性上斜肌功能亢进，实际上是由于左眼的外伤性肌瓣撕裂造成的

随着时间的推移，效果会逐渐减弱。为了提高断腱术的可预测性，Suh 医生开发了一种断腱联合可调整缝线延长技术。这在第 10 章和第 26 章中有所描述。

（5）断腱术联合上斜肌肌腱延长：为了防止上斜肌断腱术的两个主要的并发症，Wright 医生发明了断腱术联合上斜肌肌腱延长技术[40]。用 5～7mm 的 240 硅胶带在肌腱断端之间缝合，精准延长肌腱并防止肌腱长度随时间的变化。在鼻侧断腱和肌腱延长术中，保留鼻侧肌间隔是很重要的，以防止肌腱断端和巩膜之间的瘢痕，后者可能导致向下注视受限[41]。

（6）断腱术联合"小鸡缝线"：Song 和 Suh

医生报道了另一种改良的上斜肌断腱术，使用缝线代替硅胶带。详见第 10 章和第 26 章。

（7）肌腱截除术：有些斜视医生会截除一部分上斜肌肌腱。建议截除上斜肌前 1/5 的肌腱，选择性地减弱上斜肌的旋转纤维，以治疗有症状的内旋[42]，建议距离止端 15mm 截除后 4/5 的肌腱，以治疗 Brown 综合征[43]。von Noorden 将上直肌鼻侧肌腱全层截除，类似于断腱术[44]。作者认为，若可以选择非破坏性的手术，应该避免破坏性的不可逆的手术。因此，上斜肌后徙和可控的断腱减弱手术方式是足够的，并减少了肌腱截除术的必要。

参 考 文 献

[1] Parks MM. Lectures at the Lancaster Course, Colby College, Waterville, ME, August 1985

[2] Helveston EM. Superior oblique strengthening procedures. Am Orthopt J. 1984; 34:100–103

[3] Ludwig IH, Chow AY. The full tendon advancement of the superior oblique. Paper presented at: Annual Meeting of the American Academy of Ophthalmology; October 27, 1999; Orlando, FL

[4] Ludwig IH, Clark RA, Stager DR, Sr. New strabismus surgical techniques. J AAPOS. 2013; 17(1):79–88

[5] Plager DA. Tendon laxity in superior oblique palsy. Ophthalmology. 1992; 99(7):1032–1038

[6] Helveston EM, Krach D, Plager DA, Ellis FD. A new classification of superior oblique palsy based on congenital variations in the tendon. Ophthalmology. 1992; 99(10):1609–1615

[7] Parks MM. Isolated cyclovertical muscle palsy. AMA Arch Opthalmol. 1958; 60(6):1027–1035

[8] Clark RA, Miller JM, Rosenbaum AL, Demer JL. Heterotopic muscle pulleys or oblique muscle dysfunction? J AAPOS. 1998; 2(1):17–25

[9] Suh SY, Le A, Clark RA, Demer JL. Rectus pulley dislacements without abnormal contractility explain strabismus in superior oblique palsy. Ophthalmology. 2016; 123(6):1222–1231

[10] Morris RJ, Scott WE, Keech RV. Superior oblique tuck surgery in the management of superior oblique palsies. J Pediatr Ophthalmol Strabismus. 1992; 29(6):337–346, discussion 347–348

[11] Jiang L, Demer JL. Magnetic resonance imaging of the functional anatomy of the inferior rectus muscle in superior oblique muscle palsy. Ophthalmology. 2008; 115(11):2079–2086

[12] Kono R, Demer JL. Magnetic resonance imaging of the functional anatomy of the inferior oblique muscle in superior oblique palsy. Ophthalmology. 2003; 110(6):1219–1229

[13] Stager DR, Jr, Beauchamp GR, Wright WW, Felius J, Stager D, Sr. Anterior and nasal transposition of the inferior oblique muscles. J AAPOS. 2003; 7(3):167–173

[14] González C, Cinciripini G. Anterior transposition of the inferior oblique in the treatment of unilateral superior oblique palsy. J Pediatr Ophthalmol Strabismus. 1995; 32(2):107–113

[15] Santiago AP, Isenberg SJ, Apt L, Roh YB. The effect of anterior transposition of the inferior oblique muscle on ocular torsion. J AAPOS. 1997; 1(4):191–196

[16] Morris RJ, Scott WE, Keech RV. Superior oblique tuck surgery in the management of superior oblique palsies. J Pediatr Ophthalmol Strabismus. 1992; 29(6):337–346, discussion 347–348

[17] Saunders RA. Treatment of superior oblique palsy with superior oblique tendon tuck and inferior oblique muscle myectomy. Ophthalmology. 1986; 93(8):1023–1027

[18] von Noorden GK. Clinical observations in cyclodeviations. Ophthalmology. 1979; 86(8):1451–1461

[19] Elsas FJ. Vertical effect of the adjustable Harada–Ito procedure. J Pediatr Ophthalmol Strabismus. 1988; 25(4):164–166

[20] Miller JM, Demer JL. Clinical applications of computer models for strabismus. In: Rosenbaum AL, Santiago AP, eds. Clinical Strabismus Management: Principles and Surgical Techniques. Philadelphia, PA: W B Saunders Co; 1999:99–113

[21] Jampel RS. The action of the superior oblique muscle. An experimental study in the monkey. Arch Ophthalmol. 1966; 75(4):535–544

[22] Jampel RS. Ocular torsion and the function of the vertical extraocular muscles. Am J Ophthalmol. 1975; 79(2):292–304

[23] Jampel RS. Ocular torsion and primary retinal meridians. Am J Ophthalmol. 1981; 91(1):14–24

[24] Demer JL, Miller JM. Magnetic resonance imaging of the functional anatomy of the superior oblique muscle. Invest Ophthalmol Vis Sci. 1995; 36(5):906–913

[25] Mitchell PR, Parks MM. Surgery of bilateral superior oblique

palsy. Ophthalmology. 1982; 89(5):484–488

[26] Bata BM, Leske DA, Holmes JM. Adjustable bilateral superior oblique tendon advancement for bilateral fourth nerve palsy. Am J Ophthalmol. 2017; 178: 115–121

[27] Wheeler JM. Advancement of the superior oblique and inferior oblique ocular muscles. Am J Ophthalmol. 1935; 18:1–5

[28] Bartley GB, Dyer JA. Strengthening the weak superior oblique muscle. Ophthalmic Surg. 1987; 18(12):893–897

[29] Harada M, Ito Y. Surgical correction of cyclotropia. Jpn J Ophthalmol. 1964; 8: 88–96

[30] Fells P. Management of paralytic strabismus. Br J Ophthalmol. 1974; 58(3): 255–265

[31] Caldeira JAF. Modification of surgical technique for resection of the superior oblique muscle. In: XXII Concilium Ophthalmologicum. Paris, France: Masson publ.; 1974:920–926

[32] McGuire WP. Paresis of the superior oblique surgical correction: resect or tuck? South Med J. 1969; 62(8):941–943

[33] Ludwig IH, Smith JF. Presumed sinus–related strabismus. Trans Am Ophthalmol Soc. 2004; 102:159–165, discussion 165–167

[34] Guyton DL. Exaggerated traction test for the oblique muscles. Ophthalmology. 1981; 88(10):1035–1040

[35] Prieto Diaz J. Retrocesco del oblicuo posterior: una nueva tecnica comunicacion previa. Arch Oftalmol B Aires. 1986; 61:127–131

[36] Sood S, Simon JW, Zobal–Ratner J. Asymmetric "hang–back"

[37] Li Y, Ma H, Zhao K. Effects of bilateral superior oblique "hang–back" recession in treatment of A–pattern strabismus with superior oblique overaction. Strabismus. 2016; 24(1):1–6

[38] Carruthers JDA, Astle WF. Buncic. Is superior oblique recession a safe and effective method of superior oblique weakening? Paper presented at: 22nd Annual Meeting of the American Association for Pediatric Ophthalmology and Strabismus; March 14, 1996; Snowbird, UT

[39] Caldeira JA. Graduated recession of the superior oblique muscle. Br J Ophthalmol. 1975; 59(10):553–559

[40] Wright KW. Superior oblique silicone expander for Brown syndrome and superior oblique overaction. J Pediatr Ophthalmol Strabismus. 1991; 28(2): 101–107

[41] Wilson ME, Sinatra RB, Saunders RA. Downgaze restriction after placement of superior oblique tendon spacer for Brown syndrome. J Pediatr Ophthalmol Strabismus. 1995; 32(1):29–34, discussion 35–36

[42] Roizen A, Velez FG, Rosenbaum AL. Superior oblique anterior tenectomy. J AAPOS. 2008; 12(1):54–57

[43] Velez FG, Velez G, Thacker N. Superior oblique posterior tenectomy in patients with Brown syndrome with small deviations in the primary position. J AAPOS. 2006; 10(3):214–219

[44] von Noorden GK, Olivier P. Superior oblique tenectomy in Brown's syndrome. Ophthalmology. 1982; 89(4):303–309

superior oblique recession. J AAPOS. 2002; 6(3):198–200

第 10 章 Brown 综合征
Brown's Syndrome

Helen Song　Donny Suh　著

朱文卿　译

摘　要

Brown 综合征是一种罕见的先天性或获得性的上斜肌肌腱功能障碍，表现为内转时难以或根本无法上转受累眼。这种先天性疾病的诊断是通过临床观察、斜视度的测量和被动牵拉试验来确定的。在大多数情况下，获得性病例会随着年龄的增长而自发缓解；然而，一些先天性病例可能严重到需要手术治疗。手术治疗的发展已经从不受控制的断腱术发展到可控的缝线延长术，并有越来越多的良好结果的报道。获得性病例可通过治疗潜在疾病进一步解决。

关键词

斜视，上斜肌，V 型斜视，斜颈，断腱术，硅胶延长，缝线延长，小鸡缝线

一、概述

Brown 综合征，也被称为上斜肌腱鞘综合征，是一种相对少见的限制性垂直斜视，病因可为先天性或获得性，可以单侧或双侧发病。1950 年，H. W. Brown 首次描述了这种疾病，其病理生理学取决于受限的上斜肌滑车肌腱复合体[1]。

在美国和世界范围内，平均每 400~450 例新发斜视病例中就有 1 例，并且可能携带由一级家庭成员表现出来的潜在遗传成分[2, 3]。10% 的病例是双侧的，女性和男性的比例为 3 ：2，右眼比左眼更常见[4]。

二、临床特点

1. 病史　患有 Brown 综合征的儿童在内转时难以或无法上转受累眼。可存在代偿性的头部转动或下颌上抬的头位，部分伴有弱视。部分儿童在患眼内转和上转时出现复视；然而，由于抑制，先天性病例中复视通常不明显。儿童也可表现为鼻上方眼眶疼痛及包括鼻窦炎症状、压痛和关节痛在内的炎症征象。

2. 体检　Brown 综合征的特征是头部直立时眼球内转伴上转受限。上斜肌运动可以从最小（−1）到严重上转受限（−4）进行数值量化。严重时也被称为 Brown 's plus 病，用 −4 表示[5]。在大多数阶段，可能在原在位表现轻微的下斜视，在向上注视时表现明显的下斜视，特别是在患眼的内转位。在严重病例，原在位的垂直斜视可以超过 10~12PD，导致原在位的严重复视，斜颈和下颌上抬的头位[5]。

同时还表现为向上注视时眼球分开、内转时患眼睑裂开大、斜颈、侧视时眼球运动异常、外展时正常或接近正常的上转。代偿机制是患者的本能反应以避免下斜视，后者在向上注视和向对侧注视时增加[6]。对侧眼下斜肌会因受累的上斜肌过度代偿。对侧下斜肌神经冲动的增加导致肌肉亢进，直到上斜肌的限制解除[7]。

在牵拉试验中眼球内转时几乎没有上转功能，而被动牵拉试验在同一方向上呈高度阳性[4]。向眶深部下压眼球时被动牵拉限制更严重，这与下直肌限制不同[8]。在眼球上转和旋转时，一些牵拉试验可听到或触及鼻上方弹响[5]。眼球运动时不一定伴随疼痛感。牵拉试验阳性不能确定 Brown 综合征的病因，因为直接和间接原因可以产生相似的检查结果。

在眼球上转时，眼底检查显示内旋，黄斑中心凹略高于视盘（但间接眼底镜的反像显示在视盘下方，见第 11 章）。

三、病因

1. 先天性　在先天性病例中，眼球内转时上转受限通常是由于上斜肌肌腱复合体发育不良，限制了肌肉在眼球运动时脱离滑车的能力[9]。上斜肌通过滑车运动的机制解释了一些异常的先天性原因的根源。在 1982 年，Helveston 等描述了上斜肌中央肌腱伸缩可以拉长整个肌腱，在滑车的远端产生松弛效应[10]。一些 Brown 综合征的病例可能是由于中央肌腱交叉纤维的异常发育导致[7]。视频 10-1 揭示了上斜肌肌腱可能不像最初假设的那样在简单的 Pulley 系统中发挥作用。1999 年，K. W. Wright 通过计算机模型得出结论，Brown 综合征最合适的假说可能是先天性僵硬或无弹性的肌肉肌腱复合体（视频 10-1）[7]。

另一种先天性病因可以产生类似 V 型斜视的表现，这是由于上斜肌的外部机制。眼球内转时上转的限制可能是由于纤维粘连，机械性地阻碍了正常的上斜肌肌腱的适当伸长。纤维粘连也可能存在于整个眼球下方，阻碍眼球适当的上转。罕见病例中非典型的外直肌下移也可能限制眼球的上转[7]。

2. 获得性　Brown 综合征也可由眼眶和眼球外伤、手术、鼻窦炎、肿块和炎症如类风湿性关节炎和幼年特发性关节炎引起[9]。

在滑车区及其周围或肌腱本身的外伤或手术可能会发生纤维化或瘢痕。医源性原因引起的机械性限制相对少见，但也可能严重到限制肌腱的缩短和延长运动，在上斜肌麻痹上叠加产生 Brown 综合征。

伸缩延长受阻，肌肉肌腱复合体紧张和获得性肌腱缩短，可由肿物移位或压迫肌腱、巩膜扣带手术、滑车间隙局部水肿和罕见情况如甲状腺疾病或 Hurler-Scheie 综合征引起的获得性纤维化导致。

上斜肌弹响综合征见于炎症状态，在上斜肌肌腱上产生结节或增厚区域，导致进入滑车困难。当结节被迫通过狭小滑车区域时，可能会产生可触及或可听到的咔嗒声，限制了肌腱的运动。弹响综合征与类风湿性关节炎、腱鞘炎、慢性鼻窦炎、系统性红斑狼疮，以及直接在肌腱或腱鞘上的肿瘤和其他异常生长物有关[11]。

由于下方或后部眼眶外伤、鼻上方眼眶肿物、眶脂肪粘连和眶底骨折后的下直肌嵌顿造成的纤维粘连可能类似 Brown 综合征。

四、鉴别诊断

表 10-1 总结了 Brown 综合征的临床特征，并与两种具有相似发现的重要鉴别诊断进行了比较。

五、治疗

1. 先天性　先天性 Brown 综合征通常可以保守观察，但如果症状严重，可以手术治疗[12]。手术适应证包括严重的头位倾斜、眼球内转时上转明显限制并干扰了视力和视野，以及原在位的下斜视[8]。这些病例占先天性变异的 5%～10%，因为大多数病例可以自发消退[7]。

近年来，断腱术一直是原发病例的首选手术方式[5, 9, 12, 13]。相对成功且操作简单，缺点是不能控制肌腱末端的分离，增加继发性上斜肌麻痹的风险。断腱术的改良可避免游离肌腱边缘出现不可预测的结果。

肌腱后徙最初是由 J. D. Ciancia 和 J. P. Diaz 在 1970 年提出的，是一种替代的分级肌肉减弱术；但是在 1977 年，M. M. Parks 发现这种技术在术后表现出持续上斜肌功能亢进，伴随着眼球下转受限和外旋方面的问题[14, 15]。

1991 年，K. W. Wright 引入了硅胶延长技术，将预先测量的硅胶节段放置在切断的肌腱末端之间，有效地延长了上斜肌。虽然这种方法很流行，也被普遍认为是有效的，但它也有并发症。由于腱鞘底部破坏可出现植入物自然排出或与巩膜黏附，术后 Brown 综合征也有报道[16]。且外源性延长物也可继发肉芽肿和炎症[8]。

肌腱劈开已成功地用于延长上斜肌肌腱[13]。这保持了肌腱的功能完好无损，并以可控的方式分离肌腱腹部，以定制最后的肌腱长度。硅胶延长法和肌腱劈开法都可进行可控的肌腱延长；然而，在术后过矫或欠矫的情况下，这两种方法都

不能进行调整。

2001 年，D. W. Suh 提出了一种改进的"小鸡缝线"法，它是基于 Philip Knapp 最初未发表的技术[8]。横断上斜肌肌腱，然后在切口两端预先放置不可吸收缝线以形成连接两端的缝合桥（图 10-1）。

术中根据被动牵拉试验进行调整，术者可依靠临床评估和经验确定适当的肌腱长度。一些肌腱固定后徙的病例出现过矫或欠矫，由于初始手术的恒定性导致没有进一步手术的选择[8, 17]。尽

表 10-1　**Brown 综合征与上斜肌功能亢进、下斜肌麻痹比较**

	Brown 综合征（非弹性上斜肌肌腱复合体）	原发性上斜肌功能亢进	下斜肌麻痹
眼球内转时上转受限	通常严重（-3 到 -4）	通常轻度	通常严重（-3 到 -4）
眼球外转[a] 时上转受限	常见（轻度到中度）	无	无
双眼受累	罕见（5% ～ 10%）	常见	不常见
垂直斜视	无或小角度（< 10PD）	双眼小角度（< 10PD）	单眼大角度（> 10PD）
上斜肌功能亢进	无或很轻	有，明显	有，明显
AV 征	无或 V 征 Y 亚型，上视时分开	A 征亚型，下视时分开	A 征，常常上视时会聚
眼底旋转	原在位和下视时无；上视时内旋	原在位内旋，下视时增加	原在位内旋，上视时增加
歪头试验	阴性	阴性	阳性
被动牵拉试验	阳性	阴性	阴性

a. 译者注：原著有误，已修改

改编自 Roque BL. Brown Syndrome：Practice Essentials, Background, Pathophysiology. Medscape；2017.

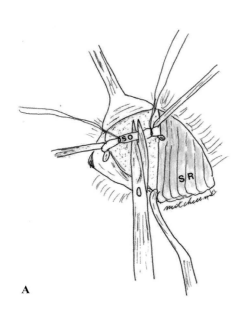
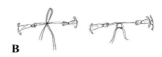
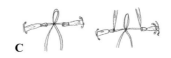
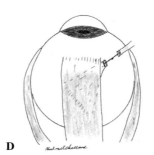

◀ 图 10-1　可调整上斜肌缝线延长技术 – 左眼下方视角，肌钩穿过上直肌下方

A. 显露上斜肌肌腱并放置缝线；B. 缝线打结，预置间隙；C. 通过剪断其中一对缝线并将这一对穿过结将活结转换为方结，缝线用永久性的方结固定；D. 延长缝线的最终位置

管有人认为缝合桥可以作为纤维瘢痕和肌腱收缩的支架，但没有此类并发症的报道（图 10-2）。

上斜肌 - 滑车离断和鞘截除术不再推荐用于 Brown 综合征患者。自体肌腱移植（掌长筋膜，阔筋膜）可作为延长材料代替外源性硅胶，但有效性尚未得到证实[18, 19]。

2. 获得性　获得性 Brown 综合征通常会自行消退，如果病因明确，也可以用抗炎药治疗。口服非甾体抗炎药、口服皮质类固醇或在眼眶鼻上象限滑车附近局部注射皮质类固醇可缓解症状[5, 7, 9]。

如果怀疑有潜在的系统性疾病，如类风湿关节炎或系统性红斑狼疮，应进行评估和相应检查。全身治疗可改善眼部症状。

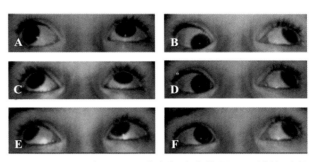

▲ 图 10-2　一个 Brown 综合征患者使用 Suh 缝线延长技术矫正后的连续照片

整个左列显示了向右注视的双眼运动；整个右列显示向左注视的双眼运动。A 和 B. 术前的眼位照；C 和 D. 术后 6 周的眼位照；E 和 F. 术后 13 个月的眼位照

参 考 文 献

[1] Brown HW. True and simulated superior oblique tendon sheath syndromes. Aust J Ophthalmol. 1974; 2(1):12–19

[2] Michaelides M, Moore AT. The genetics of strabismus. J Med Genet. 2004; 41 (9):641–646

[3] Kenawy N, Pilz DT, Watts P. Familial unilateral Brown syndrome. Indian J Ophthalmol. 2008; 56(5):430–434

[4] Wilson ME, Eustis HS, Jr, Parks MM. Brown's syndrome. Surv Ophthalmol. 1989; 34(3):153–172

[5] Roque BL. Brown Syndrome: Practice Essentials, Background, Pathophysiology. Medscape; 2017

[6] Pediatric Ophthalmology and Strabismus. 3rd ed. Arch. Ophthalmol. 124, 924–925 (2006)

[7] Wright KW. Brown's syndrome: diagnosis and management. Trans Am Ophthalmol Soc. 1999; 97:1023–1109

[8] Suh DW, Guyton DL, Hunter DG. An adjustable superior oblique tendon spacer with the use of nonabsorbable suture. J AAPOS. 2001; 5(3):164–171

[9] Causes of vertical strabismus in children – UpToDate. Available at: https://www-uptodate-com.library1.unmc.edu/contents/causes-of-vertical-strabismus-in-children?search=brown%20syndrome&source=search_result&selectedTitle=1~28&usage_type=default&display_rank=1. Accessed March 26, 2018

[10] Helveston EM, Merriam WW, Ellis FD, Shellhamer RH, Gosling CG. The trochlea. A study of the anatomy and physiology. Ophthalmology. 1982; 89(2): 124–133

[11] Wright KW. Pediatric Ophthalmology for Primary Care. 3rd ed. American Academy of Pediatrics; 2007

[12] Rosenbaum AL, Santiago AP. Clinical Strabismus Management: Principles and Surgical Techniques. Philadelphia, PA: WB Saunders; 1999

[13] von Noorden GK, Olivier P. Superior oblique tenectomy in Brown's syndrome. Ophthalmology. 1982; 89(4):303–309

[14] Ciancia AO, Diaz JP. Retroceso del oblicui superior. Primeros resultados. Arch Oftalmol B Aires. 1970; 45(5):193–200

[15] Parks MM. Surgery for Brown syndrome. In: Transactions of the New Orleans Academy of Ophthalmology. 1978:157–177

[16] Wright KW. Superior oblique silicone expander for Brown syndrome and superior oblique overaction. J Pediatr Ophthalmol Strabismus. 1991; 28(2): 101–107

[17] Suh DW, Oystreck DT, Hunter DG. Long-term results of an intraoperative adjustable superior oblique tendon suture spacer using nonabsorbable suture for Brown Syndrome. Ophthalmology. 2008; 115(10):1800–1804

[18] Batal AH, Batal O. Palmaris longus tendon as an autogenous expander for Brown's syndrome: a novel technique. J AAPOS. 2010; 14(2):137–141

[19] Suh DW. We are not ready to use palmaris longus tendon as an autogenous expander for Brown syndrome. J AAPOS. 2010; 14(2):107–108

第 11 章 旋 转
Torsion

Monte Stavis　Maham Khan　著

朱文卿　译

摘 要

旋转是斜视中认知度较低的组成部分。旋转测量对于准确诊断斜视是不可或缺的，旋转的矫正对优化术后融合是至关重要的。不像垂直和水平复视，通常可以通过三棱镜改善，旋转复视只能通过手术矫正。对儿童来说，它会导致行为问题。客观旋转是由检查者通过间接检眼镜或眼底照相测量的眼球实际旋转。主观旋转是指患者感受到的旋转，可以通过单马氏杆检查、双马氏杆检查、Bagolini 线状镜和其他方法进行测量。知觉适应常导致主观旋转低于客观旋转。手术矫正包括斜肌手术、直肌转位和 Pulley 手术。

关键词

旋转，外旋，内旋，旋转，马氏杆，视疲劳，头痛，旋转会聚，上斜肌，下斜肌，眼外肌 Pulley

一、概述

当眼球过度地围绕视轴转动时，就会出现旋转症状。当眼球在 12 点钟位置往颞侧旋转时，就会发生外旋：右侧逆时针，左侧顺时针。当眼球在 12 点钟位置往鼻侧旋转时，就会发生内旋：右侧顺时针，左侧逆时针。

客观旋转是指视网膜水平子午线的实际旋转位置，是通过观察黄斑与视神经的相对位置来测量的。在照片中，正常的黄斑位于距视神经下缘 1/6 的水平线上。在诊室，当用间接检眼镜观察时，视网膜是倒置的，因此正常的黄斑位置位于距离视神经上缘 1/6 的水平线上（图 11-1）。

虽然我们比较了黄斑和视神经的位置，但实际上是黄斑接收视觉图像，因此是眼底其余部分和视神经围绕黄斑旋转。

患者发生中到大角度的旋转并不少见，但主观旋转比客观旋转少。主观旋转是测量患者意识到的旋转，可能受到中枢适应机制的影响，如旋转性异常视网膜对应。许多患者有视疲劳的主诉，包括头痛、眼部不适和阅读困难等，这些症

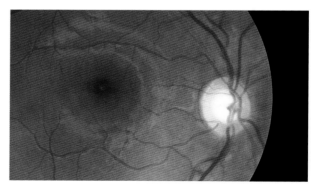

▲ 图 11-1　间接检眼镜观察无旋转表现。未旋转的黄斑横切到视神经的上 1/6 黄线

状可通过手术矫正旋转得到缓解。

我们低估了中度和大角度旋转造成的不适。这些患者鼻侧注视时眼球可能会上转或下转，但许多患者只是有旋转，并没有其他斜视。导致视疲劳所需的旋转量因人而异。

> **著者按语**
> 作者注意到，主观内旋大于 4° 和外旋大于 6° 通常与视疲劳有关。如果客观旋转明显大于主观旋转，则患者在使用旋转性融合储备或知觉适应来降低其意识到的旋转。作者认为，旋转是头痛的常见病因，与等量的外旋相比，内旋引起的头痛更严重。

Hunter 医生认为，正常的成年人通过旋转会聚可融合 8° 旋转性斜视，另外 8° 可通过知觉融合[1]。这些测试在同视机上进行只需几秒钟，与半小时的阅读需求并不完全相关。

水平和垂直斜视的手术指征可同时矫正旋转。旋转的手术矫正也可单独进行。

二、病史

应该询问孩子们阅读困难的问题，特别是阅读时的眼睛不适、疲劳和头痛。他们也可能会描述注意力不集中，很难保持在一行中。部分患者出现滑车周围及上斜肌不适。大角度外旋转的患儿常有多动症等行为问题[2]，患儿笨拙并且经常摔倒。

三、检查

完整的知觉运动检查需要特别注意检查斜肌（见第 2 章、第 8 章和第 9 章）。眼球内转位过度上转形成的 V 征，常伴有外旋；眼球内转位过度下转形成的 A 征，常伴有内旋。

观察头位倾斜：头向右倾斜，提示右眼内旋或左眼外旋；然而，没有旋转的垂直斜视也可能导致头位倾斜。显著的主观和客观旋转可能存在于没有明显斜视或 A、V 征的情况下。Pulley 异位可以模拟斜肌功能障碍并引起严重旋转（见第 4 章和第 19 章）。

> **著者按语**
> 最近作者让患有主观旋转的学龄儿童阅读相应年龄段的段落文字，然后在垂直方向阅读，一次读一个单词。这些患儿在垂直方向的阅读速度通常比阅读段落的速度快 10%～20%。这种差异在无旋转斜视的患者中没有观察到。

1. **主观旋转** 单马氏杆试验的应用并不广泛，但它是作者首选的主观旋转试验。在室内光线较暗的情况下，将笔灯从 4 英尺（1 英尺 =30.48cm）的距离对准右眼。遮盖左眼。将一根红色马氏杆固定在一根棍子上，最初将线排列在垂直线颞侧 15°，慢慢地将马氏杆旋转到 90° 的位置。要求患者在红线显示水平时，示意"停止"。如果红线从颞侧开始而不是从鼻侧开始，外旋患者通常有更大的旋转。

为了检测右眼的内旋，垂直红色马氏杆线从垂直子午线鼻侧大约 15° 开始，慢慢向颞侧旋转马氏杆至垂直 90° 的位置。当这条线显示水平时，让患者再次示意"停止"。估计每只眼的旋转量，并重复测量以确认（视频 11–1）。手机上的指南针设置可以用来估算旋转角度。我通常会在每只眼拍一张旋转的马氏杆照片来记录和展示给患者看。因为主观旋转测量变异性大，所以在手术前至少两次单独就诊来获得单马氏杆的旋转量。

大部分医生和视能矫正师倾向于双马氏杆试验，这通常比单马氏杆测量的旋转量稍小。双马氏杆试验的最优技术尚无定论。Guyton 喜欢从右眼开始（私下交流，2017 年），但其他人更喜欢从优势眼开始。线条应该在双眼垂直排列，还是在一只眼睛垂直排列，另一只眼睛水平排列？是否应该使用一个红色和一个白色的马氏杆镜片[1]？

作者更喜欢从优势眼开始。为了确定优势眼，患者用手握住一根棍子的手柄，并把圆形的马氏杆移除，当手臂伸开时，患者从远处投射的 Allen 图片中辨认出飞机。遮盖右眼，询问患者图片是否消失。然后盖住左眼重复。没有发现图像丢失的眼睛占优势（图 11–2）。

如果使用一个红色和一个白色的镜片进行双马

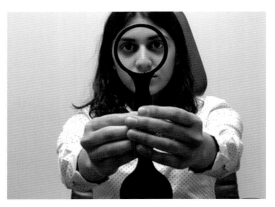

▲ 图 11-2　优势眼检查

氏杆试验，83% 的患者戴红色马氏杆的眼睛会有更多的旋转[3]。两个红色马氏杆垂直排列在试验镜架上可解决这个问题。遮盖非优势眼，患者首先调整一根马氏杆使红线显示为水平位，然后取下眼罩，在非优势眼前放置一个基底向下的 6PD 三棱镜，指导患者调整第二根马氏杆的红线与优势眼红线平行。旋转测量是可变的，所以最好至少在两次独立的检查中进行。

　　单片的 Bagolini 线状镜也可以用来测量旋转，其优点是对患者融合的破坏更少。一些用双马氏杆检测有明显旋转的患者，当使用 Bagolini 线状镜检测时，旋转减少或不存在，提示有明显的知觉适应。Lancaster 红绿测试是另一种测量主观旋转的方法。

　　由于中枢知觉的适应性，长时间外旋转斜视患者的主观外旋通常比客观外旋少。短期内头部外伤的患者通常主观旋转和客观旋转接近。

　　2. 客观旋转　客观旋转是用指检查者用间接检眼镜或眼底照观察到的眼底旋转程度。端坐在患者面前，眼睛与患者的眼睛平齐，分别记录每只眼的客观旋转角度。不要把单眼的旋转量加在一起计算总旋转量。人们可以像 Guyton 那样估计旋转，如 +1～+4 外旋或内旋，标记间隔 3.5°[4]。我更喜欢评估旋转角度，而不是使用 +1～+4。在眼底图上画出客观旋转角度是有帮助的，用一个圆代表视神经，一个点代表黄斑。我画出黄斑的位置，就像它在照片中出现的那样，但也可以选择用间接检眼镜的倒立图像，就像检查者在诊室或者手术室所看到的那样。

　　年幼的孩子可能很难检查，让助手或父母用手稳定住头部的两侧，并让患儿在椅子上坐直。

　　眼底照相和免费软件程序 Cyclocheck，可以用来确定准确的旋转程度（图 11-3）[5]。Loba 和 Simera 使用 Cyclocheck 软件计算出左眼的外旋比右眼多 2.24°[4]。使用这个软件测量旋转角度，为经过视神经中心的水平线与视神经中心 - 黄斑连线的夹角。上传一张照片到免费软件后，确定黄斑和视神经上、下边缘，软件可以直接计算出旋转度数。Cyclocheck 根据眼底照片将视神经中心以下的黄斑中心凹位置视为正数，视神经中心以上的黄斑中心凹位置视为负数。

　　作者创造了"真实旋转"一词，指的是从预期的中心凹正常位置开始的额外的内旋或外旋度数。由于中心凹的正常位置是有一定范围的，所以通常用视神经中心作为一个可靠的，但不特别准确的起始计算点来测量旋转。

　　在照片中，正常的黄斑通常在视神经中心以下 8° 左右。如果黄斑位于视神经正下方，可报道为正外旋方向约 12°。事实上，这个报道的 12° 外旋转应减去 8° 的正常黄斑位置。因此，通常在照片中显示为 12° 的外旋仅仅是 4° 左右的"真实旋转"。当使用"真实"旋转图片时，可以发现患者的主观和客观旋转测量值更接近。

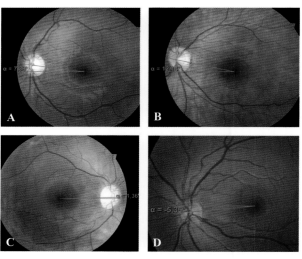

▲ 图 11-3　用 Cyclocheck 软件在照片上测量的旋转
A. 中心以下 + 7.38°；接近正常黄斑位置，位于视神经中心以下 7°～9°；B. 视神经中心以下 12.14° 的外旋；+ 12.14° 减去 8°（正常黄斑）≈ 4° "真实外旋"；C. 低于中心 1.36°；8° 减去 1.36° ≈ 7° "真实内旋"；D. 中心以上 -5.35°；8° + 5.35° ≈ 13° "真实内旋"

在照片中，如果黄斑正对视神经中心位置，Cyclocheck 会报道这个数字为零。因为这个黄斑位置实际上比黄斑的平均正常位置内旋了 8°，真实旋转是 8° 内旋。如果在照片中，黄斑位于视神经中心和黄斑正常位置之间，则为 4° 内旋。这一发现经常被忽略，因为很容易将内旋的黄斑误认为是正常位置的黄斑。

在间接检眼镜检查时，客观旋转的测量通常是一种估计。我们在诊室或手术室通过间接眼镜观察患者时，测量旋转量的间接检眼镜视图可作为参考帮助读者熟悉旋转量评估（图 11-4）。这是一项需要学习的关键技能，可在诊室和手术室评估类似的旋转。

我现在写下用传统的 Cyclocheck 方法计算出的全部旋转量。我还写了第二个数字，我称之为"真实外旋"或"真实内旋"。在第二个记录的旋转度中，必须从原来计算旋转角度的方法中加上或减去 8°（正常黄斑在视神经中心的平均外旋位

外旋

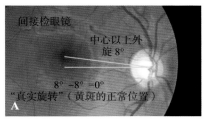
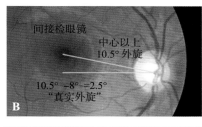
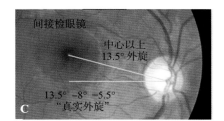
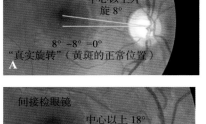
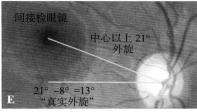
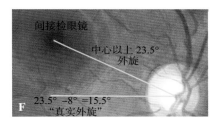

内旋

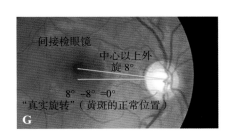
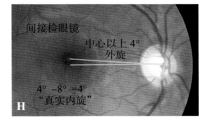
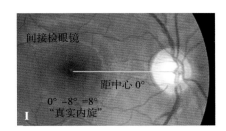
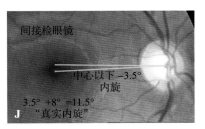
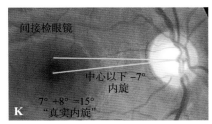
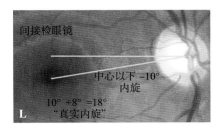

▲ 图 11-4　间接检眼镜观察时测量的旋转

外旋：A. 零旋转。黄斑 7.3° 外旋，在中心以上；8°－8°＝0°"真实外旋"；B. 中心以上 10.5° 外旋；10.5°－8°＝2.5°"真实外旋"；C. 中心以上 13.5° 外旋；13.5°－8°＝5.5°"真实外旋"；D. 中心以上 18° 外旋；18°－8°＝10°"真实外旋"；E. 中心以上 21° 外旋；21°－8°＝13°"真实外旋"；F. 中心以上 23.5° 外旋；23.5°－8°＝15.5°"真实外旋"。内旋：G. 中心以上 8°；8°－8°＝无旋转；H. 中心以上 4° 外旋；8°－4°＝4°"真实内旋"；I. 距中心 0°；8°－0°＝8°"真实内旋"；J. 中心以下 -3.5°；8°＋3.5°＝11.5°"真实内旋"；K. 中心以下 -7°；8°＋7°＝15°"真实内旋"；L. 中心以下 -10°；10°＋8°＝18°"真实内旋"

置）。本文还包括使用间接检眼镜评估的近似"真实旋转"量（图 11-5）。

为了确定手术中的旋转是否与诊室中的旋转

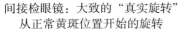

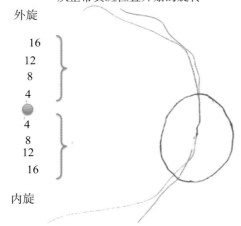

间接检眼镜：大致的"真实旋转"
从正常黄斑位置开始的旋转

外旋

16
12
8
4

4
8
12
16

内旋

▲ 图 11-5　间接检眼镜：近似"真实旋转"量

相同，几乎所有患者在手术前都进行扩瞳。在非去极化肌肉松弛剂麻醉诱导后不久，通过间接检眼镜评估旋转。外旋转度通常与诊室的外旋转度相似，但内旋转度往往增加。在手术期间和手术完成时，通过间接检眼镜多次监测旋转情况，以确定矫正情况和必要时调整手术。通过使用放大镜、头灯和无菌 20D 或 28D 透镜，可以更容易地监测旋转，而不需要使用间接检眼镜。

> **著者按语**
> 作者的临床印象是，与等量的外旋转相比，伴有内旋转的患者不适感会更强，更容易视疲劳，原因不明。作者注意到许多左眼外旋较大的患者左侧额骨有轻微的扁平，这是否与旋转有关尚不清楚。头痛、头部倾斜、平衡问题和阅读困难是旋转患者的常见主诉。右眼内旋通常比左眼内旋大，原因不明。

四、旋转矫正

1. 旋转手术方式的历史　Wheeler 在 1935年报道了将上斜肌全部或部分向前和颞侧移动

的手术 [6]，他只在上斜肌的中间 1/3 处进行了缝扎，并将这部分肌肉向前和颞侧移动。Bartley 和Dyer [7] 报道在离止端 8~10mm 的整个上斜肌肌腱周围系一条缝线，并将缝线向外侧拉，至上直肌外侧缘的颞侧 5mm 处。上斜肌折叠术是一种早期采用并仍在使用的手术，它可以减少外旋，但它通常会造成 Brown 综合征，导致眼球内转时上转减弱。紧缩上斜肌的任何部分（前部 3mm除外）都可能导致下斜视。

2. 儿童和成人　矫正所有客观旋转。对于8 岁以上的患者，建议至少矫正每只眼的所有主观旋转。与在诊室进行的客观旋转测量相比，在手术室内旋常常增加。有时，在麻醉下，一只眼内旋增加，另一只眼内旋减少。作者对手术室里发现内旋增加的那个眼增加内旋矫正量，而对内旋减少的那个眼减少内旋矫正量。目的是矫正大部分内旋，特别是如果患者有视疲劳的主诉。术后患者会发现视疲劳的改善和头痛的频率降低。

3. 老年人　对于老年人，建议只矫正主观旋转，以防止因长期知觉适应引起的复视症状。每只眼睛的旋转应分别矫正。

如果成人的客观外旋小于 4°，如果主观旋转小于或等于 2°，则不需要矫正。

4. 通过斜肌矫正旋转　如果主观内旋超过4°，通常会有明显的症状，可以通过上斜肌手术缓解（见第 9 章和第 26 章，编者评论）。

对于主观外旋超过 4°，下斜肌 Z 形切开术提供可靠的矫正，并能减轻视疲劳。下斜肌手术对旋转的影响相对较小，因此较大程度的外旋矫正可能需要上斜肌加强手术（见第 9 章和第 26 章）或在出现肌肉或 Pulley 移位时进行矫正（见第19 章和第 30 章）。

5. 如果内旋过矫怎么办　在某些情况下，当进行微小上斜肌肌腱切开术矫正内旋时，切口鼻侧的前部纤维可能会迅速分离，产生比预期更大的矫正效果。

如果过矫量小于 4°，则无须进行其他旋转手术。如果出现 6° 或 7° 过矫，可能需要考虑对其他肌肉进行额外的手术，或者可以对因肌腱切开术而过度延长的上斜肌肌腱进行前徙。

在其他病例中，患者可能有临床症状或在手

术室的注视范围受限，提示肌瓣撕裂导致肌肉瘢痕。无论你是像 Ludwig 建议的那样修复肌瓣撕裂恢复肌肉（见第 20 章），还是像作者所做的那样简单地截除肌肉的瘢痕组织，旋转的程度都可能发生巨大的变化。在某些病例中，从撕裂的下直肌截除瘢痕后，还未对其他肌肉进行手术，内旋 11° 已经变成了外旋 3°。

术后检查时，手术室中测得的 3° 外旋通常会导致患者主观的零旋转。总之不允许超过 4° 的过度旋转。

6. 通过对非斜肌的垂直和水平肌肉手术来解决旋转　上直肌加强手术，如截除、折叠或颞侧移位，增加了肌肉运动的第二功能——内旋，相反，上直肌减弱手术将减少内旋。下直肌第二功能是外旋，如果肌肉截除、折叠或颞侧移位，会引起额外的外旋。

上、下直肌的微小边缘肌腱切开术 / 肌肉切断术或折叠术 [7] 有助于矫正旋转合并垂直斜视（见第 34 章）。水平肌的半肌腱截除或后徙除了水平效应外，还可能产生旋转效应。这些技术也适用于垂直直肌（见第 34 章）。任何垂直或水平肌肉边缘 2mm 的离断和前徙可用于制造一定量的旋转。Pulley 异位会引起严重的旋转。因此，如果存在异位的肌肉，矫正后可以改善旋转（见第 19 章和第 30 章）。

7. 旋转调整　有些医生在眼睑和结膜上留下标记，以帮助观察旋转的变化。作者认为这些标记不完全可靠，更倾向于监测眼底旋转。如果眼底金色，黄斑不易识别，结膜标记就很有必要。本文作者不使用术后调整，因为所有的决定都已在手术室做出。有些医生喜欢通过 Fells 改良的 Harada-Ito 手术进行术后调整。

五、术后评估

如果术后旋转性视疲劳持续，需要再次进行单和双马氏杆试验。尽量推迟第二次旋转手术至少 6 周，因为患者可能部分或完全适应新的旋转位置。有时改善缓慢，有时则表现出亚急性，提示视网膜异常对应的解决（见第 9 章）。矫正旋转后，头痛频率、平衡和稳定性以及阅读均有改善。

著者按语
旋转本身会降低阅读速度和准确性吗？我们现在知道，由于不规则的扫视，弱视患者实际上阅读更慢 [8]。旋转手术后阅读技能能提高吗？学生、家长和老师都注意到了阅读能力的提高。一些患者的 Gray 口头阅读测试显示术后有改善。

未来的研究将利用 ReadAlyzer 来比较旋转手术前后的阅读能力。阅读能力，包括速度、准确性和理解能力的实际变化可以被测量出来。

家长和作者注意到幼儿手术矫正旋转后的行为改善。也许眼部不适和头痛的减少是造成这种变化的原因。

1898 年，Albrecht von Graefe 提醒我们注意上斜肌："Noli Me Tangere"，意思是"不要碰我"。患者的视疲劳主诉往往继发于过度旋转，这可能需要对上斜肌进行手术。我说，"不要忽略"（"不要忽略这个"）[9]。

著者按语
由于上斜肌和下斜肌的主要作用是旋转，当在斜视手术中计划矫正旋转时，减弱和加强这些肌肉的手术方式显然是优先考虑的选择（见第 8 章、第 9 章、第 25 章和第 26 章）。直肌止端转位术（水平方向用于垂直直肌，垂直方向用于水平直肌）是另一种有用的方法。一个不太受重视但潜力强大的方法是纠正 Pulley 异位，这已经被令人信服地证明会引起旋转。这些新方法的早期结果令人鼓舞（见第 4 章、第 19 章和第 30 章）。重要的是要理解 Pulley 异位的旋转效应与沿着相同方向移动止端所获得的旋转效应是相反的。例如，向下移位的外直肌 Pulley（肌腹）是年龄相关性分开不足性内斜视的常见原因，也会导致外旋，但外直肌止端向下移位会使眼球内旋（表 11-1）。

表 11-1　各类手术对眼外肌的预期旋转效应

	矫正外旋	矫正内旋
上斜肌	加强	减弱
下斜肌	减弱	加强
下直肌止端	鼻侧移位	颞侧移位
上直肌止端	颞侧移位	鼻侧移位
外直肌止端	下方转位	上方转位
内直肌止端	上方移位	下方移位
下直肌 Pulley	颞侧移位	鼻侧移位
上直肌 Pulley	鼻侧移位	颞侧移位
外直肌 Pulley	上移	下移
内直肌 Pulley	下移	上移

前部上斜肌肌腱折叠术（Stavis Technique）的效果
- 93 名患者 158 眼，68 只右眼，90 只左眼。
- 年龄 6 月龄至 56 岁，随访 12～74 个月。
- 所有手术室内测量的客观外旋矫正到正常 3°。
- 超过 70% 的患者，阅读时眼痛、眼部不适和头痛等视疲劳症状都有所改善。

上斜肌微小切开术治疗内旋的效果
42 例患者（38 只右眼，15 只左眼）沿上斜肌前缘的最初 5mm 做 3mm 切口。年龄 3—70 岁。平均随访 1～23 个月。所有 3—8 岁患者的内旋矫正到正常 2° 以内。内旋矫正基于客观内旋。

参 考 文 献

[1] Phillips PH, Hunter DG. Evaluation of torsion and principles of management. In: Rosenbaum AL, Santiago P, eds. Clinical Strabismus Management: Principles and Surgical Techniques. Philadephia, PA: WB Saunders Co; 1999:52–72

[2] Stavis M. Behavior and social changes following torsion surgery. AAPOS. Poster 2017.

[3] Simons K, Arnoldi K, Brown MH. Color dissociation artifacts in double Maddox rod cyclodeviation testing. Ophthalmology. 1994; 101(12):1897–1901

[4] Guyton D. Clinical assessment of ocular torsion. Am Orthopt J. 1983; 33:1,7–15

[5] Cyclocheck: a new web–based software for the assessment of objective torsion. J AAPOS. 2017; 2:305–308

[6] Wheeler J. Advancement of the superior oblique and inferior oblique muscles. Am J Ophthalmol. 1935; 18:1–5

[7] Bartley GB, Dyer JA. Strengthening the weak superior oblique muscle. Ophthalmic Surg. 1987; 18(12):893–897

[8] Kelly KR, Jost RM, De La Cruz A, et al. Slow reading in children with anisometropic amblyopia is associated with fixation instability and increased saccades. J AAPOS. 2017; 21(6):447–451.e1

[9] Von Graefe A. Cited by McGuire WP: Present concepts of surgery of the superior oblique muscles. Am J Ophthalmol. 1954; 36:1237

Part D 炎症与斜视
Inflammation and Strabismus

第 12 章 甲状腺相关眼病
Thyroid Ophthalmopathy

Leonard Rich 著

吴联群 译

摘 要

斜视外科医生必须知道 Graves 眼眶病是双眼疾病，所有眼外肌受累并呈现非对称性、限制性的特点。眼眶影像学检查是帮助确认运动受限的标准检查方法。当出现垂直斜视时，应考虑有无显性或隐性旋转斜视、图形斜视及肌肉预期解剖位置的错位。手术技术应该灵活，同时进行细致的被动牵拉试验来记录肌肉、眼眶和结膜的限制力，并利用调整技术，采用不可吸收缝线将眼外肌牢固地固定在巩膜上。

医生接诊 Graves 病患者时，需要有一套独特的、高水平的医术和护理保证。这种疾病会从多个方面影响患者健康。如果缺乏适当治疗，可能导致不可逆转的视力丧失或严重的健康问题。由各科专家组成的治疗团队可以为患者提供最佳服务，包括内分泌科医生、放射科医生、眼整形外科医生、精通免疫治疗的内科医生和精神卫生专家。

随着人们对这种自身免疫性疾病的发病机制的进一步认识，出现了富有前景的治疗手段，它们可能消除眼眶减压术甚至斜视矫正手术的需要。医生治疗的目标是早期确诊疾病和早期干预，以消除或减少充血和纤维化期的限制性并发症。除了戒烟、免疫治疗、稳定内分泌功能和一般状况维持之外，还有适当的临床和放射治疗的记录，这些都需要各专业之间的迅速协调。与这些患者的良好沟通有助于提升患者依从性和满意度。

关键词

Graves 病，甲状腺相关眼病，病因学，限制性眼外肌，自身免疫发病机制，药物治疗，鉴别诊断，影像，斜视手术计划和手术技术

一、概述

在医务人员的职业生涯中遇到的众多具有挑战性的患者中，Graves 眼病或眼眶病（Graves' orbitopathy，GO）的患者不同于其他患者，他们需要更多的处理时间和处理技巧。这些患者不

仅需要医疗技术，还需要情感支持。Graves 病（Graves' disease，GD）可以毁容、威胁视力，有时甚至危及生命。

作者本人对 Graves 病相关的临床和情绪问题深有体会。30 年前我被诊断出患有甲状腺功能亢进和房颤。我在放射性碘甲状腺消融治疗后出现了 GO。我经历了口服类固醇激素、明显的眼球突出和相对视野暗点、眼眶减压手术、三次斜视矫正手术和一次眼睑手术的并发症和焦虑。

爱尔兰医生 Robert J. Graves 于 1835 年首次在女性中描述了该病，以心动过速、甲状腺肿和突眼为表现[1]。当今我们将 GD 定义为一种与甲状腺功能紊乱和异常的甲状腺激素水平有关的自身免疫性疾病，甲状腺激素水平异常通常表现为甲状腺功能亢进（90%）[2]，但也可以是甲状腺功能减退或者甚至甲状腺功能正常。

当 GD 患者出现眼部表现时，该病在文献中被标注为甲状腺相关眼疾病（thyroid-related eye disease，TED）、Graves 眼病或者 Graves 眼眶病（Graves' orbitopathy，GO），或甲状腺相关眼病（thyroid-associated ophthalmology，TAO）。一小部分 GD 患者（13%）有皮肤病，最常见的是胫前黏液性水肿伴有相关的肢端肥大病或杵状指（趾）[3]。Graves 病的人群患病率为 0.25%，女性患病率为 16/10 万，男性患病率为 2.9/10 万[4]。GO 通常与甲状腺功能紊乱一同发生，但在某些患者中 GO 可能滞后数年，或者甚至早于 GD 的诊断[5, 6]。

尽管 GO 在临床上可能表现为单侧，但详细的影像学检查证实了 91% 的患者出现了不对称的双侧眼外肌肥大[7]。只有 15% GO 患者出现斜视[8]，在 Bartley 的队列研究中，9.2% GO 患者需要斜视手术[9]。

GO 作为一种特殊的疾病，给斜视外科医生和会诊医师带来了临床和治疗方面的挑战。了解 GO 独特的病理生理学、临床表现，以及影像学、治疗和手术选择将有助于医生和患者获得理想的疗效。

二、Graves 病的病因

GD 的诱发因素未知，但与遗传和环境因素都有关联。遗传病因尚不清楚，无法追溯到某个基因或等位基因，但超过 70% 的 GD 患者被认为具有遗传关联[10]。吸烟是已知的危险因素，与 GD 的发病和恶化有关[11]。相比于接受手术（16%）和药物干预的患者（10%），接受放射性碘治疗的甲亢患者（33%）患 GO 的风险更高[12]。同时使用糖皮质激素治疗能够消除 ^{131}I 治疗带来的 GO 患病风险的增加[13]。生活在碘和硒缺乏地区的患者以及那些接触过某些药物例如锂、干扰素 α、白介素 -2 和抗逆转录病毒疗法的患者患 GD 的风险增加[14]。研究表明环境污染物，如碳氢化合物和全氟化学物质，会对甲状腺细胞产生毒性作用[14]。

三、病理生理

这种免疫性疾病的病理生理学很复杂，眼科医生应了解该疾病炎症特性的生物学机制。临床试验中采用的创新疗法都是基于 GD 的病理生理学模型。

GD 患者体内会产生大量促甲状腺激素受体抗体（thyrotropin receptor autoantibody，TRAb），能够激活存在于甲状腺滤泡细胞中作为抗原的促甲状腺激素受体（thyroid-stimulating hormone receptor，TSHR）。这种相互作用导致甲状腺激素生成失控，类似于 TSH 垂体 - 甲状腺轴，但又与之独立。在 GD 中，产生细胞因子和抗体的记忆 T 细胞和记忆 B 细胞迁移到眼眶。在许多 GO 患者中存在 TRAb 水平的上升，是由这些 T 淋巴细胞和 B 淋巴细胞通过与浆细胞的相互作用而产生的[10, 15]。

TRAb 靶向眼眶成纤维细胞和脂肪组织中表达的 TSHR。眼眶成纤维细胞似乎含有某种自身抗原，这种自身抗原是启动 GO 免疫原性反应的关键[16]。眼眶中存在两种成纤维细胞亚群。GO 患者的眼眶和甲状腺组织中发现骨髓来源的 CD34$^+$ 成纤维细胞，这是一种反应性成纤维细胞，在健康者的眼眶中缺如[17]。这些成纤维细胞具有 TSH 受体和胰岛素样生长因子 1 受体（insulin like growth factor 1 receptors，IGF-lR），一旦激活，可能会引发炎症级联反应，同时生成透明质酸[17, 18]。这些 CD34$^+$ 成纤维细胞加入到正常的 CD34$^-$ 成纤维细胞（译者注：原文有误，已修改）中，后者可分化为眼眶脂肪细胞[17]。CD34$^+$ 阳性成纤维细胞有包括 Thy-1 在内的许多表面受体，这些受体可以令细胞分化为成熟的眼眶脂肪细胞（Thy-1 阴性）或肌纤维细胞（Thy-1 阳性）[19]。Thy-1 表面受体的表达可能解释了 GO 中明显的眼眶和眼外肌（extraocular muscle，EOM）纤维化和脂肪 [19]。

TRAb 通过激活 CD34+ 成纤维细胞上的 TSH 受体，启动炎症级联反应 [18]。炎症细胞聚集在眼眶中并产生促炎细胞因子和透明质酸，导致 GO 患者的眼眶充血 [20]。透明质酸和炎症细胞融入眼外肌的细胞外基质中，导致眼外肌肥大。

IGF-1 和 IGF-1R 也被认为是参与 GD 炎症启动的因素 [18]。IGF-1R 存在于眼眶成纤维细胞和血液循环的 B 细胞和 T 细胞中。除了调节造血细胞的生长、分化和免疫细胞反应，IGF-1 已被证明可以通过与 TSH 相互作用调节甲状腺细胞功能 [18]。IGF-1 也参与透明质酸产生，这是 GO 中的一种成分 [18]。IGF-1R 能与 TSHR 形成相互作用的复合物 [18]。此外，有证据表明，眼眶成纤维细胞上受 IGF-1 调控的 IGF-1R 可能产生 T 细胞趋化物质，导致 GO 的临床表现 [21]。

四、药物治疗

由于 IGF-1R 与 TSHR 的密切关系，以及其在 GO 发病机制中的意义，靶向 IGF-1 的治疗正在研究当中。

Teprotumumab 是一种 IGF-1R 的人类单克隆抗体抑制药。曾有一项临床试验评价 teprotumumab 对中重度 GO 的活动性和疾病进展的影响 [22]。研究显示，与安慰剂组相比，这些每隔 3 周静脉注射 teprotumumab（共 24 周）的患者，表现出眼球突出的明显减轻（效果等同于眼眶减压手术），临床活动性评分降低（自发性球后疼痛、眼球运动时的疼痛、结膜充血、眼睑发红、结膜水肿、泪阜肿胀、眼睑肿胀），以及复视的减轻 [22]。

另一种减少炎症级联反应和减少抗促甲状腺激素受体抗体产生的疗法是特异性靶向眼眶 B 细胞。利妥昔单抗（rituximab，RTX）是一种靶向 B 淋巴细胞表面 CD20 抗原的单克隆抗体 [23]。RTX 阻止 B 细胞分化并促进 B 细胞裂解。据报

道，RTX 可降低 GO 患者体内 TRAb 水平，从而减少 T 细胞活化，以及 B 细胞和 T 细胞来源的炎症刺激 [23]。有一项 RTX 治疗 GO 的临床试验显示，与甲泼尼龙相比，RTX 具有减轻病情的作用，但另一项临床试验显示 RTX 与安慰剂相比没有差异 [24, 25]。其他免疫调节剂如甲氨蝶呤、环孢素 A 和生长抑素类似物也曾被用于治疗 GO，取得了不同的效果 [26]。

糖皮质激素具有非特异性的免疫抑制作用，可以抑制活动期 GO 患者的炎症。口服类固醇由于给药方便，因此常常用于治疗 GO，但静脉注射类固醇更为有效 [27]。Bartalena 等已经证明，静脉注射中到高剂量（4.98 或 7.47g）甲泼尼龙超过 12 周将改善 GO 的临床症状，但复发患者比例可高达 33% [28]。硒，一种具有抗氧化特性的非处方药，每日 2 次、每次 200μg 的剂量，对轻度 GO 患者具有抗炎和减少疾病进展的作用 [29]。

五、临床表现

眼科医生可能是 GD 患者的首诊医生。轻微的不适，例如间歇性眶周水肿、眼睛发红、眼睛肿胀或流泪，都可能是就诊的原因。通过仔细问诊，可以明确视力模糊或视力波动，眶周水肿在上午更严重，或者眉间疼痛。更晚期的 GO 患者可能最初表现为复视或视力丧失。病史采集应该包括体重波动、怕热畏寒、皮肤和头发干燥、出汗、便秘、大便的频率、记忆丧失或模糊、心率加快、震颤、气促或疲劳，这些信息表明可能存在甲状腺功能紊乱。

社会史中必须询问是否吸烟。吸烟者疾病更容易进展，患 GO 的风险是不吸烟者的 5 倍 [30]；此外，吸烟者对手术或药物干预的反应不良，术后复发率可能更高 [11, 31, 32]。因此，必须告知 GO 患者吸烟的风险以及吸烟对于疾病进程和手术治疗的负面影响。GD 患者中，甲状腺功能紊乱家族史非常常见 [33]。

六、Graves 眼眶病：鉴别诊断

当患者出现 GO 典型的体征和症状，以及

表 12-1　临床表现与 Graves 眼病类似的疾病

自身免疫病	• 克罗恩病 • 硬皮病 • 狼疮 • 重症肌无力 • 结节病
炎症性疾病	• 眼眶肌炎 • 眼眶假瘤 • IgG4 相关疾病
感染性疾病	• 眼眶蜂窝织炎
肿瘤	• 淋巴瘤 • 转移性癌：黑色素瘤、肺癌、乳腺癌、胃肠道肿瘤 • 良性肿瘤：错构瘤、肌瘤、脂肪肉瘤
血管性疾病	• 眼眶静脉曲张 • 动静脉瘘 • 眼眶淋巴管瘤

相应的实验室和影像学检查结果时，诊断很简单。而当甲状腺功能正常的患者出现眼部和眼眶炎症体征时，诊断较有难度。许多眼眶疾病的临床表现与 GO 相似，包括炎症性、自身免疫性、感染性、肿瘤性、血管性和神经肌肉性疾病（表 12-1）[34]。

眼眶感染通常急性起病，并且伴随发热和白细胞增多。影像学检查可以表现为脓肿形成或者邻近的鼻窦疾病。

眼眶假瘤是一种非特异性眼眶疾病，临床表现类似 GO，会出现弥漫性的炎症表现，包括眶周肿胀、眼球突出及眼球运动受限。影像学检查对鉴别眼眶假瘤和 GO 无帮助，并且缺乏诊断假瘤的特异性的实验室指标。假瘤组织活检显示非特异性炎症。皮质类固醇治疗通常对假瘤患者有效，其他抗炎治疗也可能有效。眼眶假瘤的诊断属于排除性诊断；排除其他导致眼眶炎症的病因，并记录抗炎药物治疗有效。IgG4 相关疾病是一种眼眶炎症性疾病，含有能产生 IgG4 的浆细胞，可能代表了特发性假瘤患者的一个亚群[35]。

结节病会在眼眶组织内产生非干酪性肉芽肿。除了泪腺浸润、眼外肌和相关眼眶组织亦可受累，出现类似 GO 的表现。如果甲状腺被结节性肉芽肿浸润，患者可能会出现甲状腺功能减退。女性结节病患者更易出现临床甲状腺功能减

退症[36]。结膜结节活检、泪腺活检或眼眶组织活检可确诊结节病。

克罗恩病是一种肉芽肿性自身免疫性疾病，可以出现眼眶炎症[37]。硬皮病，另一种自身免疫性疾病，可以与眼外肌纤维化有关，出现类似 GO 的表现[38]。狼疮，一种自身免疫性血管炎，通常与皮疹和关节炎有关，但也可以出现眼眶炎症[39]。

重症肌无力（myasthenia gravis，MG）患者表现为可变的复视，后期可能出现限制性眼病，产生类似于 GO 的眼球运动受限。高达 10% 的 MG 患者伴有 GD，1% 的 GD 患者会出现 MG[40, 41]。

眼眶肌炎表现为疼痛、眼球突出和眼外肌限制。与 GO 不同，肌炎患者 MRI 检查显示肌腱受累，而 GO 不累及肌腱。肌炎患者对皮质类固醇治疗反应良好但经常复发，可能需要其他治疗措施[42, 43]。

甲状腺功能正常患者出现无痛性的眼球突出，需要排查肿瘤。眼眶淋巴瘤可以浸润眼外肌，导致类似 GO 的临床表现[44]。病灶活检可确认肿瘤细胞的来源。当患者出现复视并且已经排除甲状腺疾病时，必须考虑其他恶性或良性肿瘤侵犯眼眶。颈动脉海绵窦瘘和动静脉畸形可表现为球结膜血管充血和眼球突出。

七、团队疗法

GD 患者需要多学科的团队治疗。内分泌专家或初级医疗保健人员维持患者甲状腺功能的正常，同时处理 GD 相关的医疗问题。熟悉靶向和非特异性免疫治疗的免疫学家提供治疗建议。对于不适合手术或药物治疗无效的特殊 GO 病例，则需要经验丰富的放射治疗医师。

影像科医师提供有关眼外肌大小、走向和炎症活动性的影像学信息。通过 MRI 随访明确病情是否进展或保持稳定。精神卫生专家需要处理GD 患者可能出现的抑郁或焦虑，同时 GO 的综合治疗应该包括戒烟。

眼整形外科医生负责处理眼眶充血和眼睑位置的异常。若出现以下情况则可能需要行眼眶减压手术：甲状腺功能障碍性视神经病变（dysthyroid optic neuropathy，DON），眼外肌肥大和眼眶充血导致的角膜暴露和严重的眼球突

出。有时需要眼睑缝合术来解决角膜暴露的问题。通过随访视力、MRI、眼球突出度、眼球运动和外观照以监测疾病是否进展或稳定。

八、眼科检查

如果只关注 GO 患者的眼球运动障碍，可能会忽略威胁视力的细微迹象。GD 患者需要测量并随访屈光度和视力，Hertel 眼球突出度、眼压（intraocular pressure，IOP）、视野和光学相干断层扫描（optical coherence tomography，OCT）。

基线屈光度用于确定最佳矫正视力，也有助于记录疾病的进展情况。远视性的屈光度漂移可能是由于眶内容物增加而产生的眼轴缩短的轴向压力。相反，如果眼外肌和眼眶组织在赤道部压迫眼球，则可能出现眼轴增长或近视漂移。充血的眼眶组织或不对称肥大的眼外肌的压迫也可诱导散光的出现。屈光度改变可以持续贯穿整个 GO 的活动性炎症期，患者需要频繁地更换眼镜。眼眶减压术或者斜视矫正手术也会影响屈光度 [45, 46]。

眼压测量应分别记录平视、向上注视、侧视时的数值，因为纤维化或肥大的眼外肌会使眼压升高。眼压升高的 GO 患者有患开角型青光眼的风险 [47]。视野与 OCT 结合确定神经纤维层厚度，确定患者是否需要药物或手术干预来降低眼压。

用上睑缘至角膜映光点的距离 [睑缘映光点距离 1（margin reflex distance 1，MRD1）] 和下睑缘到角膜映光点的距离（margin reflex distance 2，MRD2）测量眼睑距离，结合 Hertel 眼球突出度的测量，用以记录 GO 的进展情况。裂隙灯检查用于确认有无结膜水肿、充血和浅层点状角膜病变或明显的角膜溃疡。

瞳孔检查用以排除瞳孔传入障碍。视力下降和随后红色觉饱和度的下降表明可能存在由眼眶充血和眼外肌肥大所导致的视神经损害 [48]。视野检查中发现的中心、旁中心暗点和扩大的暗点与压迫性 DON 有关。此外，视神经也能通过 OCT 进行监测，以了解视网膜神经纤维的进行性损伤和视神经容积的变化。

闭眼时进行眼部触诊能够明确眼眶压力的高低。眼球无阻力地自由向眼眶内移动则意味着

能耐受甲状腺眼眶充血的增加而不产生视神经损害。紧张的眼眶意味着更高的视神经受损风险。伴有高眶压、高眼压和活动性眼眶炎症的患者需要经常到门诊就诊。

为了控制复视，可以给患者提供眼罩或棱镜。对于具有融合潜力且旋转不严重的患者，在镜片上使用 Fresnel 棱镜有助于重建融合。棱镜有助于确定斜视的稳定与否。通过在水平或垂直方向的倾斜，单侧 Fresnel 棱镜可以同时消除水平和垂直偏斜，以达到矫正复合偏斜的目的。这就消除了 Fresnel 棱镜放置在两个镜片上时的视力下降问题（图 12-1）。患者可以长期佩戴 Fresnel 棱镜。如果 GO 患者有稳定的眼球运动模式，则可使用永久性的玻璃棱镜。一般来说，在高折射率的眼镜片上，患者最多可以耐受 16~20PD，在两个镜片之间平分。

肉毒毒素（botulinum toxin，BT）注射可解决无明显纤维化的 GO 患者的复视问题。已有长期消除复视或改善斜视角的一些报道（见第 6 章）[49-51]。Granet 等报道，斜视不超过 20PD 的 GO 患者对肉毒毒素注射的治疗反应更好，22 名患者中的 32% 避免了手术干预 [51]。

当眼球突出度、视力、视野和眼球运动情况处于变化中时，斜视手术应该推迟进行。虽然如此，以治疗视神经损害或严重眼球暴露为目的时，眼眶减压、放射治疗或药物干预不应推迟。许多研究提及了眼眶减压术后眼球运动的变化 [52, 53]。影响减压手术后斜视的变量包括截除哪些眶骨、截除的骨量和脂肪量、手术方法、术前和术后炎症的程度，以及术前是否存在斜视。突眼回退量更多的患者术后出现复视的风险更高，吸烟者和术前存在复视的患者也是如此 [54]。眼眶

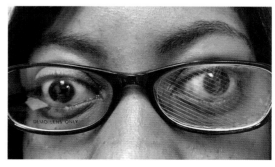

▲ 图 12-1 左侧镜片上的 Fresnel 棱镜

内壁减压术与 77% 的内斜视患者有关，但也有减压术后复视改善或消失的病例报告[55, 56]。

九、手术计划

GO 斜视手术需要精心策划和灵活处理。斜视外科医生需要确定所有的限制性力量，并愿意在治疗过程中改变最初的手术计划。

Wallang 等引用了 11 项分析 GO 斜视手术效果的临床研究[57]。这些研究中的再次手术率高达 45%[58]。其中部分研究是在眼眶影像学检查技术和可调整缝线技术出现之前。

单眼运动提示病变的眼外肌或眼眶组织 眼球外展困难的原因是内直肌紧张或内侧眼眶的粘连。眼球上转或下转困难表明可能是下转肌或上转肌（包括斜肌）过紧，或眼眶组织内有粘连。

将垂直或水平转动受限的程度分为 –4（转动不超过原在位）、–3（转动程度减少 75%）、–2（减少 50%）或 –1（减少 25%），这种分级与外观照相结合可以为眼位记录及未来随访提供参考（图 12–2）。

为了区分眼球运动受限的原因是肌肉麻痹或肌肉过紧，需要在诊室进行被动牵拉试验和主动收缩试验（见第 3 章第二节）。除了用双马氏杆检查测定旋转以外，用间接检眼镜或眼底照相记录的黄斑位置（相对于视盘）也可以确定旋转斜视，尤其适用于不能口头表达的患者（见第 11 章）。下直肌受限时，患者常常出现外旋斜视[59]。紧张的上直肌或上斜肌会导致内旋斜视。

在最佳矫正视力的情况下，在所有主要的注视野分别进行看远和看近的三棱镜交替遮盖试

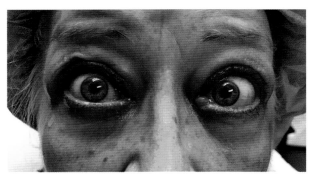

▲ 图 12–2 由于内直肌紧张导致的向右外展不足 –4 级（转动不超过中线）

验。水平或垂直方向的非共同性是由于眼外肌受限程度的不同或肌锥内 / 肌锥外的粘连。这些限制性力量可能会导致头位（面转或下颏上抬 / 内收的姿势）以维持融合。下直肌紧张表现为下颏上抬。内直肌紧张则导致面部转向病变眼外肌所在的方位。

在三棱镜交替遮盖检查过程中，当眼前放置中和三棱镜时，检查者应询问患者是否可以建立双眼单视。如果得到肯定回答，即确认了正确的偏斜角度，以及存在良好的融合能力。如果患者仍有复视，这可能意味着中心融合功能差，残留垂直 / 水平偏斜，或者存在旋转斜视。

通常，下直肌限制发生在双眼，但可以不对称出现。诊室进行的注视试验有助于确认需要进行单侧或者双侧下直肌减弱手术。头位评估应在低位眼被遮盖的情况下进行，如果此时患者仍保持下颏上抬的头位，则需要进行不对称的双眼下直肌减弱手术；如果头位恢复正常，则只需要进行单眼下直肌后徙术。

当进行下直肌减弱时，应考虑到"沉默"的紧张的上直肌和上斜肌的潜在影响。如果患者的下斜视在低位眼向下注视和内转时加重，那么可能是对侧上直肌紧张或同侧上斜肌亢进。

外旋的程度有助于显露沉默的上斜肌。紧张的上斜肌会使外旋程度小于下直肌紧张引起的预期值。纤维化或亢进的上斜肌可导致明显的内旋、垂直斜视和下直肌减弱术后的 A 征。影像学检查也有助于发现肥大的上斜肌[60]。

十、影像学研究

GO 的影像学标志是眼外肌肥大，而不累及肌肉的附着点。大约球后 1cm 处的平均眼外肌厚度，结合其他临床症状，可以用于 GO 的诊断并监测疾病的进展。正常眼外肌的平均直径如下：下直肌宽 4.8mm，内直肌宽 4.2mm，上直肌宽 4.6mm，外直肌宽 3.3mm[61, 62]。

计算机断层（CT）扫描对眶骨和眶尖成像效果好，因此是眼眶外科医生的首选检查。MRI 的独特性能可以更好地观察眼外肌的细节，并且可以记录活动性疾病和慢性疾病，没有辐射的风险。

T_1 加权（T_1-weighted，T_1W）MRI 图像分析眼眶结构的大小和构造，而 T_2 加权（T_2-weighted，T_2W）图像有助于评估眼眶结构的成分。T_1W 冠状和轴向图像可用于测量突眼度、肌肉直径和眶尖拥挤程度。T_2W 图像可以估计组织的含水量。直肌的正常加权 T_2 图像含水量低可能标志着纤维化、非活动性疾病。延长或高加权 T_2 图像表明含水量较高或水肿，表明肌肉炎症活跃。T_2 图像显示有活动性炎症的患者比 T_2 图像正常的患者对药物治疗的反应更强 [63]。

内直肌和外直肌的水平直径在轴向平面测量更可靠，而上直肌、上斜肌和下直肌的垂直直径最好在矢状平面测量。

虽然传统观念告诉我们，GO 常累及内直肌和下直肌，但外直肌、上斜肌、下斜肌和上直肌也可以为广泛的炎症反应所累及。影像学研究发现，在大多数出现单侧临床症状和体征的 GO 患者中，普遍存在双侧受累 [7, 64]。这些"临床沉默"的、轻微增大的眼外肌，在其拮抗肌被手术减弱后可能引起问题。一旦对抗的紧张肌肉被手术减弱，沉默的紧张拮抗肌便表现出超出预期的力量并导致过矫。例如，在下直肌后徙的病例中，影像学检查发现同侧上直肌增厚与过矫和眼球下转功能不足有关 [65]。术后新出现的 A 型或 V 型斜视也可能是这些临床无症状的紧张眼外肌导致。

GO 可能与肌肉移位有关，这可能是由眼眶减压引起或加剧。第 19 章和第 30 章中讨论了肌肉移位的诊断和矫正。

十一、眼外肌受累

1. 内直肌　GO 患者出现内斜和眼球外展不足需要后徙病变眼外肌。基于术前眼球运动和术中被动牵拉试验，对紧张的内直肌进行对称或不对称后徙。如果被动牵拉试验发现外直肌紧张，可能会导致意外的过矫，这种情况下，内直肌的后徙量应该略微减少（视频 12-1）。

除了少数几个要点，GO 直肌后徙技术与标准技术相同（见第 23 章）。由于这些眼外肌具有纤维化和充血的特点，需要进行细致的分离。在离断止端之前，应注意眼外肌纵向的走行，如果

偏离其解剖平面（肌肉移位），应该在后徙的同时联合使用肌肉固定术或 Pulley 鞘膜联结术（见第 30 章）。内直肌离断后必须进行被动牵拉试验。若不进行该项检查，可能忽略导致内斜视的眼眶内侧后部的限制，或者外直肌的紧张（视频 12-2）。

2. 外直肌　如果被动牵拉试验发现外直肌紧张，则需要对其进行探查。肌腹的错位或者移位，可由先前的眼眶减压手术引发，应予以解决。移位的外直肌可能会造成垂直偏斜和旋转偏斜（见第 19 章）。

3. 下直肌　因为下直肌的作用包括下转、外旋和内收，所以后徙会导致下方注视时 A 型外斜视伴内旋。如果为了减轻 A 征而将下直肌后徙并且向鼻侧移位，那么上斜肌会受到刺激使眼球下转和内旋，可能使得 A 征和内旋的情况无改善，或者在下方注视时更严重。内直肌附着点的上移可以矫正 A 型外斜视，但会加重内旋。后徙紧张的下直肌并且减弱紧张的上斜肌，既能矫正下方注视时的 A 型外斜视，又能减轻内旋。

如果只后徙单条紧张的下直肌，可以矫正原在位的斜视，但在向下注视时可能会出现反向复视。在保持原在位融合的情况下，有几种方法可以减轻或避免这种情况，可以选择不对称地后徙双侧下直肌；或者联合后徙对侧上直肌，同时减少同侧下直肌的后徙量（图 12-3）；第三种方法是进行限制性手术，如对侧下直肌进行巩膜或 Pulley 后固定（见第 33 章）。

在 GO 患者中，单一下直肌后徙不伴鼻侧移位的平均外旋矫正量为 2.5°（范围：1°～5°）[66]，下直肌后徙联合半肌腱宽度移位的平均外旋矫正量为 4°（范围：3°～8°），而联合全肌腱移位的平均外旋矫正量为 11.7°（范围：8°～15°）[66]。

下直肌止端离断后，需再次进行被动牵拉试验，以确定与肌肉本身无关的限制性力量，以及

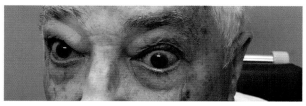

▲ 图 12-3　不对称的双眼上转不足需要进行双眼不对称的下直肌后徙

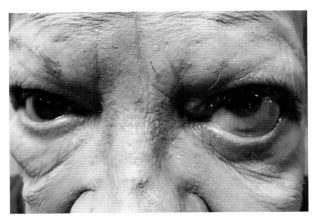

▲ 图 12-4　88 岁吸烟 Graves 眼病患者，左眼下直肌大量后徙术后的迟发性（术后 4 年）左眼上斜视

发现沉默的上直肌或上斜肌限制。

Sharma 和 Reinecke 描述了 GO 下直肌后徙术后进行性的迟发性过矫[67]。超过 40% 的患者会出现下直肌手术过矫的情况（图 12-4）[68]。Kerr 证明，可吸收缝线与 GO 中下直肌后徙术后的晚期过矫风险较大有关，使用不可吸收缝线可以减少这种风险[68]。她还发现，与下直肌不同，使用可吸收缝线时，GO 的其他直肌后徙没有出现术后眼位的漂移或过矫。

有几种可能的机制可以解释 GO 下直肌后徙术后易发生过矫的现象。Shalma 和 Reinecke 推测，Bell 现象使下直肌在睡眠期间承受了更大的力[67]。Chatzistefanou 等在术后第一天对 GO 后徙的下直肌进行成像，结果显示这些悬吊的肌肉与球壁的贴合度很差[69]。如果使用可使吸收缝线的情况下出现接触弧减少，这可能会促使下直肌向预定的手术位置后方移位。

Ludwig 推测，由于紧张的下直肌的牵拉，手术肌肉新的附着点受到张力，进而导致肌腱与巩膜之间的瘢痕延伸或被拉长[70, 71]。如果 GO 眼外肌已经出现纤维化或残留炎症，这也会影响愈合并增加瘢痕的延伸。同侧隐性紧张的上直肌也会增加跨下直肌附着点的张力，并导致迟发性过矫。Sprunger 和 Helveston 报道，当使用可调整缝线时，下直肌后徙术后过矫会增加[72]。

使用不可吸收缝线可能有助于稳定这些紧张肌肉，减少迟发性过矫，因为术后过矫来自于这些眼外肌受到同侧限制性拮抗肌的作用，而这种现象在非 GO 患者中很少见到。在 GO 患者的下直肌后徙术中，使用不可吸收缝线直接固定于巩膜（避免悬吊或可调整缝线），可以加强接触点，有可能能够防止下直肌后移或拉伸。

4. 上斜肌　通过旋转被动牵拉试验或手术中静态观察角膜缘的方向可以评估紧张的上斜肌（见第 3 章、第 9 章、第 1 章和第 26 章）。Holmes 等[73]用染料标记了 12 点钟和 6 点钟位置的角膜缘，并注意到当下直肌从止端离断时眼球旋转的变化。他们发现，如果下直肌过紧，但外旋程度很小甚至没有，且下直肌止端离断后内旋增加，那么就说明上斜肌很紧。

由于紧张的下直肌可以掩盖紧张的上斜肌，Guyton 描述的加强牵拉试验是在下直肌止端离断后进行的[74]。Ludwig 的上斜肌旋转被动牵拉试验对识别紧张的上斜肌肌腱很有用[71, 75]。如果上斜肌引起了限制，那么应将其减弱以避免术后内旋和 A 型外斜视（见本章"眼外肌受累"）。

5. 上直肌　单眼紧张的上直肌会限制下转，导致同侧垂直偏斜和内旋。与内直肌和下直肌类似，上直肌 Pulley 可能向鼻侧或颞侧移位，降低其上转眼球的能力，并导致水平和旋转斜视。如果上直肌需要后徙，应注意采用肌肉固定术或 Pulley 鞘膜联结术来保持其适当的解剖位置（见第 19 章和第 30 章）。

6. 下斜肌　下斜肌在 GO 中通常不处理，但也不应被忽视。下斜肌与其他眼外肌一样，受到广泛的眼眶炎性的累及，或者受到之前的眼眶减压术干扰。下斜肌手术可用于矫正旋转斜视或垂直斜视。GO 紧张的下斜肌可能会导致眼球内转时下转受限，同时出现外旋和 V 型斜视[76]。将下斜肌前徙到 LR 上缘，附着点后 8mm，可以减轻患者的内旋[77]。

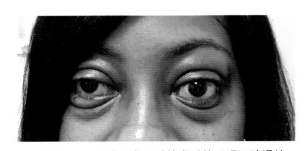

▲ 图 12-5　双眼下直肌后徙术后的双眼下睑退缩

十二、眼睑位置和突眼

下直肌与下睑缩肌相连，上直肌延伸进入上睑提肌复合体。后徙这些直肌可能会加剧 GO 患者的眼睑退缩，增大睑裂并加重暴露性角膜炎（图 12-5）。尽管对这些连接进行了仔细的分离，但仍可能发生此类情况。应告知患者在斜视矫正术后可能需要眼睑手术以解决眼睑退缩问题。GO 患者大量的眼外肌后徙可能会加重原有的眼球突出。如果单眼多条紧张眼外肌后徙，那么这种情况更可能发生[78]。术前咨询时应提及这种潜在并发症，这可能需要进行外侧眼睑缝合或进一步的眼眶减压。

十三、手术技术

手术助手和器械护士一起有助于处理这些棘手的病例。Desmarres 开睑器，可延展的牵开器和头灯是手术的辅助工具，有助于术野的显露（图 12-6）。从巩膜上切下这些紧张的肌肉时必须小心，避免眼球穿孔。有时可能需要手术刀来小心地分离这些肌肉，避免切到巩膜或附着点附近的预置缝线。手术可使用专门为此类紧张眼外肌设计的特殊斜视钩（见第 22 章第五节）。

根据肌肉限制的程度，大多数外科医生使用标准手术量表作为指导，以确定后徙眼外肌的初始位置。如果肌肉极度紧张，它可能需要后徙到比原计划更远的位置（见第 5 章）。如果这个新的位置极度靠后，但仍然存在限制力，可以选择肌肉延长术。一般来说，眼外肌边缘切开术仅用于对侧眼无法行减弱手术或禁忌做加强手术的情况（见第 34 章）。

虽然有时截除或加强手术对某些 GO 患者是必要的，并且取得了成功，但大多数外科医生都避免对 GO 患者进行截除手术[79]。如果进行截除，可能会给已经有眼球运动限制的患者引入新的限制性因素。如果影像学显示眼外肌几乎没有受累，而且被动牵拉试验无阻力，那么截除术可以适用于重建双眼视觉。

GO 患者的结膜是另一种限制。在这些患者中，由于慢性斜视和炎症，结膜会缩短或收紧。结膜通常非常脆弱，容易被撕裂。外科医生在处

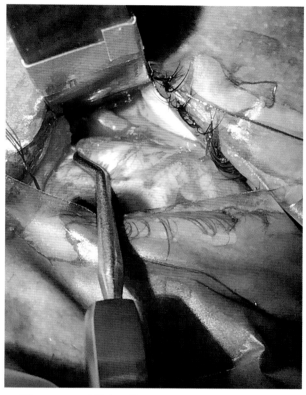

▲ 图 12-6　可延展牵开器用于显露紧张的上直肌，肥大上斜肌（在上直肌的鼻侧切断）会限制下方注视并引起内旋

理这种组织时必须小心谨慎。如果遇到结膜限制，那么在角膜缘采用对角线松弛切口行球结膜环状切开术，有利于显露，减少结膜撕裂，并允许结膜后徙（图 12-7）。在重新缝合时，结膜应覆盖肌肉并避免造成任何限制。结膜必须覆盖不可吸收缝线以避免刺激。如果结膜无法覆盖肌肉，那么可以进行同侧结膜移植，对侧眼结膜移植或羊膜移植（见第 14 章和第 28 章）。结膜复位后被动牵拉试验可以确定结膜是否产生了限制力。

因为麻醉复苏后的三棱镜交替遮盖试验取决于良好的注视，所以手术过程中必须密切关注角膜的含水量。使用无菌贴膜封闭非手术眼，术中频繁地湿润角膜，可防止术后视觉扭曲，影响三棱镜交替遮盖试验的进行。

十四、术后即刻调整

应在术前告知 GO 患者他们可能需要在手术室或全身麻醉复苏后进行调整。在手术室内立即

评估眼位有很多好处，如果三棱镜交替遮盖检查后认为有必要调整手术肌肉的位置或处理其他肌肉，可以很容易地重新麻醉患者，并且可以使用同一套器械。这种调整技术避免使用活结或肌肉悬吊。总是采用三点法将肌肉固定于巩膜，最大限度地减少了术后肌肉从其预设位置发生移位或延伸，尤其是使用不可吸收缝线的情况下（见第5章）。

术前，应告知麻醉医师患者可能需要在麻醉复苏后即刻进行眼科检查和重新麻醉诱导。使用小剂量的术前镇静剂，大多数患者在15～30min后就会清醒，并能在手术室内进行三棱镜交替遮盖检查（图12-8）。

一旦麻醉消退，患者能够合作，患者坐在手术台上保持直立体位，同时给予局部麻醉剂以减轻术后的眼部不适。检查过程中手术器械和手术助手保持无菌状态。

如果发现残留斜视，重新麻醉患者并做好无菌准备，然后进行适当的肌肉调整。如果三棱镜交替遮盖确认双眼眼位正，那么患者就被送往复苏室。

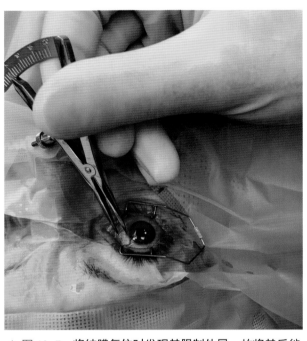

▲ 图 12-7　将结膜复位时发现其限制外展，故将其后徙

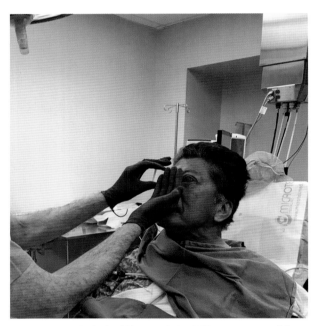

▲ 图 12-8　全身麻醉停止和患者清醒 **20min** 后，进行三棱镜交替遮盖试验

参 考 文 献

[1] Graves RJ. Newly observed affection of the thyroid gland in females. (Clinical lectures.). London Medical and Surgical Journal. 1835; VII:516–517

[2] Kim JM, LaBree L, Levin L, Feldon SE. The relation of Graves' ophthalmopathy to circulating thyroid hormone status. Br J Ophthalmol. 2004; 88(1):72–74

[3] Fatourechi V. Pretibial myxedema: pathophysiology and treatment options. Am J Clin Dermatol. 2005; 6(5):295–309

[4] Bartley GB. The epidemiologic characteristics and clinical course of ophthalmopathy associated with autoimmune thyroid disease in Olmsted County, Minnesota. Trans Am Ophthalmol Soc. 1994; 92:477–588

[5] Lazarus JH. Epidemiology of Graves' orbitopathy (GO) and relationship with thyroid disease. Best Pract Res Clin Endocrinol Metab. 2012; 26(3):273–279

[6] Wiersinga WM, Smit T, van der Gaag R, Mourits M, Koornneef L. Clinical presentation of Graves' ophthalmopathy. Ophthalmic Res. 1989; 21(2):73–82

[7] Enzmann DR, Donaldson SS, Kriss JP. Appearance of Graves' disease on orbital computed tomography. J Comput Assist Tomogr. 1979; 3(6):815–819

[8] Skov CM, Mazow ML. Managing strabismus in endocrine eye

disease. Can J Ophthalmol. 1984; 19(6):269–274

[9] Bartley GB, Fatourechi V, Kadrmas EF, et al. Chronology of Graves' ophthalmopathy in an incidence cohort. Am J Ophthalmol. 1996; 121(4):426–434

[10] Bahn RS. Graves' ophthalmopathy. N Engl J Med. 2010; 362(8):726–738

[11] Prummel MF, Wiersinga WM. Cigarette smoking is the strongest modifiable risk factor for Graves' ophthalmopathy. JAMA. 1993; 269(4):479–482

[12] Tallstedt L, Lundell G, Tørring O, et al. The Thyroid Study Group. Occurrence of ophthalmopathy after treatment for Graves' hyperthyroidism. N Engl J Med. 1992; 326(26):1733–1738

[13] Bartalena L, Marcocci C, Bogazzi F, et al. Relation between therapy for hyperthyroidism and the course of Graves' ophthalmopathy. N Engl J Med. 1998; 338(2):73–78

[14] Brent GA. Environmental exposures and autoimmune thyroid disease. Thyroid. 2010; 20(7):755–761

[15] Bahn RS. Clinical review 157: Pathophysiology of Graves' ophthalmopathy: the cycle of disease. J Clin Endocrinol Metab. 2003; 88(5):1939–1946

[16] Douglas RS, Afifiyan NF, Hwang CJ, et al. Increased generation of fibrocytes in thyroid–associated ophthalmopathy. J Clin Endocrinol Metab. 2010; 95(1): 430–438

[17] Smith TJ, Koumas L, Gagnon A, et al. Orbital fibroblast heterogeneity may determine the clinical presentation of thyroid–associated ophthalmopathy. J Clin Endocrinol Metab. 2002; 87(1):385–392

[18] Smith TJ, Huetwell FGL, Hegedüs L, Douglas RS. Role of IGF–1 pathway in the pathogenesis of Graves' orbitopathy. Best Pract Res Clin Endocrinol Metab. 2012; 26(3):291–302

[19] Smith TJ. The putative role of fibroblasts in the pathogenesis of Graves' disease: evidence for the involvement of the insulin–like growth factor–1 receptor in fibroblast activation. Autoimmunity. 2003; 36(6–7):409–415

[20] Imai Y, Odajima R, Inoue Y, Shishiba Y. Effect of growth factors on hyaluronan and proteoglycan synthesis by retroocular tissue fibroblasts of Graves' ophthalmopathy in culture. Acta Endocrinol (Copenh). 1992; 126(6):541–552

[21] Pritchard J, Horst N, Cruikshank W, Smith TJ. Igs from patients with Graves' disease induce the expression of T cell chemoattractants in their fibroblasts. J Immunol. 2002; 168(2):942–950

[22] Smith TJ, Kahaly GJ, Ezra DG, et al. Teprotumumab for Thyroid–Associated Ophthalmopathy. N Engl J Med. 2017; 376(18):1748–1761

[23] El Fassi D, Banga JP, Gilbert JA, Padoa C, Hegedüs L, Nielsen CH. Treatment of Graves' disease with rituximab specifically reduces the production of thyroid stimulating autoantibodies. Clin Immunol. 2009; 130(3):252–258

[24] Stan MN, Garrity JA, Carranza Leon BG, Prabin T, Bradley EA, Bahn RS. Randomized controlled trial of rituximab in patients with Graves' orbitopathy. J Clin Endocrinol Metab. 2015; 100(2):432–441

[25] Salvi M, Vannucchi G, Currò N, et al. Efficacy of B–cell targeted therapy with rituximab in patients with active moderate to severe Graves' orbitopathy: a randomized controlled study. J Clin Endocrinol Metab. 2015; 100(2):422–431

[26] Krassas GE, Heufelder AE. Immunosuppressive therapy in patients with thyroid eye disease: an overview of current concepts. Eur J Endocrinol. 2001; 144(4):311–318

[27] Kahaly GJ, Pitz S, Hommel G, Dittmar M. Randomized, single blind trial of intravenous versus oral steroid monotherapy in Graves' orbitopathy. J Clin Endocrinol Metab. 2005; 90(9):5234–5240

[28] Bartalena L, Krassas GE, Wiersinga W, et al. European Group on Graves' Orbitopathy. Efficacy and safety of three different cumulative doses of intravenous methylprednisolone for moderate to severe and active Graves' orbitopathy. J Clin Endocrinol Metab. 2012; 97(12):4454–4463

[29] Marcocci C, Kahaly GJ, Krassas GE, et al. European Group on Graves' Orbitopathy. Selenium and the course of mild Graves' orbitopathy. N Engl J Med. 2011; 364(20):1920–1931

[30] Thornton J, Kelly SP, Harrison RA, Edwards R. Cigarette smoking and thyroid eye disease: a systematic review. Eye (Lond). 2007; 21(9):1135–1145

[31] Costenbader KH, Karlson EW. Cigarette smoking and autoimmune disease: what can we learn from epidemiology? Lupus. 2006; 15(11):737–745

[32] Rajendram R, Bunce C, Adams GG, Dayan CM, Rose GE. Smoking and strabismus surgery in patients with thyroid eye disease. Ophthalmology. 2011; 118(12):2493–2497

[33] Villanueva R, Greenberg DA, Davies TF, Tomer Y. Sibling recurrence risk in autoimmune thyroid disease. Thyroid. 2003; 13(8):761–764

[34] Boddu N, Jumani M, Wadhwa V, Bajaj G, Faas F. Not all orbitopathy is Graves': discussion of cases and review of literature. Front Endocrinol (Lausanne). 2017; 8:184

[35] Stone JH, Zen Y, Deshpande V. IgG4–related disease. N Engl J Med. 2012; 366(6):539–551

[36] Winnacker JL, Becker KL, Katz S. Endocrine aspects of sarcoidosis. N Engl J Med. 1968; 278(9):483–492

[37] Katsanos A, Asproudis I, Katsanos KH, Dastiridou AI, Aspiotis M, Tsianos EV. Orbital and optic nerve complications of inflammatory bowel disease. J Crohn's Colitis. 2013; 7(9):683–693

[38] Rootman J, McCarthy M, White V, Harris G, Kennerdell J. Idiopathic sclerosing inflammation of the orbit. A distinct clinicopathologic entity. Ophthalmology. 1994; 101(3):570–584

[39] Ohsie LH, Murchison AP, Wojno TH. Lupus erythematosus profundus masquerading as idiopathic orbital inflammatory syndrome. Orbit. 2012; 31(3): 181–183

[40] Mao ZF, Yang LX, Mo XA, et al. Frequency of autoimmune diseases in myasthenia gravis: a systematic review. Int J Neurosci. 2011; 121(3):121–129

[41] Zouvelou V, Potagas C, Karandreas N, et al. Concurrent presentation of ocular myasthenia and euthyroid Graves ophthalmopathy: a diagnostic challenge. J Clin Neurosci. 2008; 15(6):719–720

[42] Mombaerts I, Koornneef L. Current status in the treatment of orbital myositis. Ophthalmology. 1997; 104(3):402–408

[43] Schoser BG. Ocular myositis: diagnostic assessment, differential diagnoses, and therapy of a rare muscle disease –

five new cases and review. Clin Ophthalmol. 2007; 1(1):37–42

[44] Priego G, Majos C, Climent F, Muntane A. Orbital lymphoma: imaging features and differential diagnosis. Insights Imaging. 2012; 3(4):337–344

[45] Chandrasekaran S, Petsoglou C, Billson FA, Selva D, Ghabrial R. Refractive change in thyroid eye disease (a neglected clinical sign). Br J Ophthalmol. 2006; 90(3):307–309

[46] Kinori M, Godfrey KJ, Whipple KM, Kikkawa DO, Granet DB. Refractive changes following corrective surgery for thyroid–related orbitopathy. J AAPOS. 2017; 21(1):67–68

[47] Cross JM, Girkin CA, Owsley C, McGwin G, Jr. The association between thyroid problems and glaucoma. Br J Ophthalmol. 2008; 92(11):1503–1505

[48] McKeag D, Lane C, Lazarus JH, et al. European Group on Graves' Orbitopathy (EUGOGO). Clinical features of dysthyroid optic neuropathy: a European Group on Graves' Orbitopathy (EUGOGO) survey. Br J Ophthalmol. 2007; 91(4):455–458

[49] Dunn WJ, Arnold AC, O'Connor PS. Botulinum toxin for the treatment of dysthyroid ocular myopathy. Ophthalmology. 1986; 93(4):470–475

[50] Lyons CJ, Vickers SF, Lee JP. Botulinum toxin therapy in dysthyroid strabismus. Eye (Lond). 1990; 4(Pt 4):538–542

[51] Granet DB, Hodgson N, Godfrey KJ, et al. Chemodenervation of extraocular muscles with botulinum toxin in thyroid eye disease. Graefes Arch Clin Exp Ophthalmol. 2016; 254(5):999–1003

[52] Russo V, Querques G, Primavera V, Delle Noci N. Incidence and treatment of diplopia after three–wall orbital decompression in Graves' ophthalmopathy. J Pediatr Ophthalmol Strabismus. 2004; 41(4):219–225

[53] Garrity JA, Fatourechi V, Bergstralh EJ, et al. Results of transantral orbital decompression in 428 patients with severe Graves' ophthalmopathy. Am J Ophthalmol. 1993; 116(5):533–547

[54] Minasyan L, Zangwill L, Kikkawa D. Risk factors associated with double vision after orbital decompression in patients with thyroid related orbitopathy (TRO). Invest Ophthalmol Vis Sci. 2010; 51:3920

[55] Zloto O, Ben Simon G, Didi Fabian I, et al. Association of orbital decompression and the characteristics of subsequent strabismus surgery in thyroid eye disease. Can J Ophthalmol. 2017; 52(3):264–268

[56] Mainville NP, Jordan DR. Effect of orbital decompression on diplopia in thyroid– related orbitopathy. Ophthal Plast Reconstr Surg. 2014; 30(2):137–140

[57] Wallang BS, Kekunnaya R, Granet D. Strabismus surgery in thyroid–related eye disease: strategic decision making. Curr Ophthalmol Rep. 2013; 1(4): 218–228

[58] Dyer JA. The oculorotary muscles in Graves' disease. Trans Am Ophthalmol Soc. 1976; 74:425–456

[59] Caygill WM. Excyclotropia in dysthyroid ophthalmopathy. Am J Ophthalmol. 1972; 73(3):437–441

[60] Thacker NM, Velez FG, Demer JL, Rosenbaum AL. Superior oblique muscle involvement in thyroid ophthalmopathy. J AAPOS. 2005; 9(2):174–178

[61] Ozgen A, Ariyurek M. Normative measurements of orbital structures using CT. AJR Am J Roentgenol. 1998; 170(4):1093–1096

[62] Ozgen A, Aydingöz U. Normative measurements of orbital structures using MRI. J Comput Assist Tomogr. 2000; 24(3):493–496

[63] Nishikawa M, Yoshimura M, Toyoda N, et al. Correlation of orbital muscle changes evaluated by magnetic resonance imaging and thyroid–stimulating antibody in patients with Graves' ophthalmopathy. Acta Endocrinol (Copenh). 1993; 129(3):213–219

[64] Nugent RA, Belkin RI, Neigel JM, et al. Graves orbitopathy: correlation of CT and clinical findings. Radiology. 1990; 177(3):675–682

[65] De Hoog J, Stravers S, Kalmann R. Recession of the inferior rectus muscle in Graves' orbitopathy. Eye (Lond). 2010; 24(6):1011–1017

[66] Takahashi Y, Kitaguchi Y, Nakakura S, Mito H, Kimura A, Kakizaki H. Correction of excyclotropia by surgery on the inferior rectus muscle in patients with thyroid eye disease: a retrospective, observational study. PLoS One. 2016; 11(7):e0159562

[67] Sharma P, Reinecke RD. Single–stage adjustable strabismus surgery for restrictive strabismus. J AAPOS. 2003; 7(5):358–362

[68] Kerr NC. The role of thyroid eye disease and other factors in the overcorrection of hypotropia following unilateral adjustable suture recession of the inferior rectus (an American Ophthalmological Society thesis). Trans Am Ophthalmol Soc. 2011; 109:168–200

[69] Chatzistefanou KI, Kushner BJ, Gentry LR. Magnetic resonance imaging of the arc of contact of extraocular muscles: implications regarding the incidence of slipped muscles. J AAPOS. 2000; 4(2):84–93

[70] Ludwig IH. Scar remodeling after strabismus surgery. Trans Am Ophthalmol Soc. 1999; 97:583–651

[71] Ludwig IH, Clark RA, Stager DR, Sr. New strabismus surgical techniques. J AAPOS. 2013; 17(1):79–88

[72] Sprunger DT, Helveston EM. Progressive overcorrection after inferior rectus recession. J Pediatr Ophthalmol Strabismus. 1993; 30(3):145–148

[73] Holmes JM, Hatt SR, Bradley EA. Identifying masked superior oblique involvement in thyroid eye disease to avoid postoperative A–pattern exotropia and intorsion. J AAPOS. 2012; 16(3):280–285

[74] Guyton DL. Exaggerated traction test for the oblique muscles. Ophthalmology. 1981; 88(10):1035–1040

[75] Ludwig IH. Principles and management of complex strabismus. In: Wilson ME, Saunders RA, Trivedi RH, eds. Pediatric Ophthalmology: Current Thought and a Practical Guide. Berlin, Germany: Springer; 2009

[76] Awadein A, Pesheva M, Guyton DL. "Inverted Brown pattern": a tight inferior oblique muscle masquerading as a superior oblique muscle underaction–clinical characteristics and surgical management. J AAPOS. 2006; 10(6):565–572

[77] Del Monte MA. 2001 an ocular odyssey: lessons learned from 25 years of surgical treatment for graves eye disease. Am Orthopt J. 2002; 52:40–57

[78] Gomi CF, Yang SW, Granet DB, et al. Change in proptosis following extraocular muscle surgery: effects of muscle recession in thyroid–associated orbitopathy. J AAPOS. 2007; 11(4):377–380

[79] Yoo SH, Pineles SL, Goldberg RA, Velez FG. Rectus muscle resection in Graves' ophthalmopathy. J AAPOS. 2013; 17(1):9–15

第 13 章 假定与鼻窦相关的斜视
Presumed Sinus–Related Strabismus

Irene H. Ludwig 著

吴联群 译

摘 要

由急性重度鼻窦炎引起的斜视和其他眼科并发症早已为人所知，但斜视与亚急性、亚临床的鼻窦炎或无症状的鼻窦炎的关系不太被重视。鼻窦相关性斜视表现为与受累鼻窦相邻的眼外肌纤维化。内直肌和上斜肌与筛窦相邻，下直肌和下斜肌位于乳突窦上方。斜视类型包括内斜视、下斜视伴低位眼外旋、V 型内斜视、Brown 综合征和高 AC/A 比值。急性鼻窦炎相关内斜视经常被误诊为第 VI 对脑神经麻痹，但真正的第 VI 对脑神经麻痹可以同时合并乳突炎或海绵窦受累。第 IV 对脑神经麻痹可能发生在 Brown 综合征之前。通过耳鼻咽喉科检查和鼻窦成像可以进行诊断。如果早期发现，用药物（有时用手术）治疗鼻窦炎可能会逆转斜视，但通常需要进行斜视手术。如果忽略了鼻窦炎，尽管最初的手术取得成功，斜视也通常会复发。

关键词

鼻窦炎，眼眶炎症，眼外肌纤维化，内斜视，下斜视，筛窦，乳突窦

一、概述

在常规斜视手术中，作者注意到，最常出现肌肉周围炎症和纤维化征象的眼外肌是下直肌和内直肌。斜肌有时受累，上直肌很少受累，而外直肌从未出现这些变化。据推测，这些肌肉靠近上颌窦和筛窦可能可以解释这种现象。作者转诊至耳鼻咽喉科医生进行鼻窦评估的患者，通过计算机断层扫描发现鼻窦炎的阳性率比一般人群高得多（框 13-1）[1, 2]。

过去已知鼻窦炎会导致斜视，通常会造成严重的后果，如脑神经麻痹或因海绵窦受累而失明，眶底塌陷和眼眶脓肿[3-9]。这些患者通常病情严重，患有急性、暴发性鼻窦炎。随着抗生素时代的到来，这些病例变得罕见。邻近的慢性鼻窦炎导致斜视渐进、亚急性发病，是"假定的鼻窦相关斜视"的典型临床表现。由于鼻窦炎在普通人群中的普遍发生，证明其因果关系是很困难的，但这种关联频繁出现，因而值得考虑。根据作者的经验，在假定与鼻窦相关斜视的疑似病例中，凡是邻近的鼻窦炎被忽视，在初次眼外肌手术成功后，斜视的复发率很高（框 13-1）。鼻窦治疗通常可以稳定斜视，并减少再次手术的比率。在某些情况下，如果诊断和鼻窦治疗及时，斜视无须手术即可解决。

二、解剖与机制

下直肌和下斜肌与上颌窦相邻，内直肌和上斜肌与筛窦相邻。构成眶底和眶内侧壁的骨头很薄，且含裂缝和孔隙，供血管和神经通过。眶底和眶内侧壁本身结构上也存在先天性孔隙[3]。此

框 13-1

- 26 例疑似鼻窦相关性斜视的患者被转诊到耳鼻喉科进行评估[1]。其中 92% 的患者 CT 扫描有阳性发现，而正常人群中阳性发现率为 15%～17%。我们所转诊的人群中有 58% 显示为活动性鼻窦炎，而正常人群中偶然发现活动性鼻窦炎的比率为 2%。
- 在我们研究队列的 59 名患者中，有 10 名患者仅通过治疗鼻窦疾病就改善了斜视。40 名患者需要进行斜视手术，全部患者的被动牵拉试验均呈阳性，提示眼外肌纤维化，通常是下直肌和内直肌。16 人的上斜肌紧张，13 人的下斜肌紧张。
- 有 7 名患者术后初始眼位良好，之后出现斜视复发，才诊断出鼻窦炎。自这项研究以来，作者跟踪了许多患者，他们无视斜视外科医生提出的由耳鼻咽喉科医生评估鼻窦的建议。几乎无一例外的是，斜视在一到几年内复发。只有在成功控制了鼻窦炎之后，斜视的进展才会停止。
- 一名儿童因双侧上颌窦炎引起细菌性脑膜炎需要重症监护住院治疗，而此前的 2 个月她出现新发的高调节性集合 / 调节比值。她的母亲是一名儿科医生，忽视了对鼻窦进行成像或预防性治疗的建议，因为孩子无其他相关症状。鼻窦炎治愈后，她的眼球运动恢复了正常。
- 一名眼科医生由于甲状腺眼病接受了双侧眼眶减压术，随后成功地进行了斜视矫正手术。他出现了斜视复发，且恰好与上呼吸道感染和鼻窦炎同时发生，需要再次进行斜视矫正手术。自此，通过精心控制鼻窦疾病，以及出现复视复发时进行一系列眼球转动的运动来拉伸眼外肌，他的病情得到了控制。

外，亚临床的创伤会导致小的骨质缺损，而这些缺损在常规影像学上可能不易被发现[10]。因此，炎症细胞和感染性微生物能进入邻近的眼眶组织也是合理的。这一过程的极端结果是眼眶蜂窝组织炎和脓肿，这是众所周知的上呼吸道疾病和鼻窦炎的并发症[3-5, 11]。无明显症状的亚临床隐性进展性炎症在鼻窦炎中非常常见，邻近的眼眶炎症可能存在类似情况。慢性无症状鼻窦炎的一种罕见但已知的并发症是眶底侵蚀和塌陷，并导致垂直复视和眼球下移[8]。

既往有眼眶减压手术史的甲状腺眼病患者，发生与鼻窦炎相关的斜视并发症的风险增加（见第 12 章），同样增加风险的还有那些用植入物修复过眼眶骨折的患者。

眼眶结缔组织结构（Pulley）和眼眶脂肪也受到炎症和纤维化的影响。Pulley 的这些变化可能导致与鼻窦有关的斜视和运动受限。

三、临床特征和诊断

1. 病史　鼻窦炎引起的斜视可分为急性、亚

急性、慢性 – 间歇性复发和慢性 – 缓慢进展型[1]。

急性病例通常表现为内斜视或上斜视，可能被误诊为第 Ⅵ 对或第 Ⅳ 对脑神经麻痹。常常伴发上呼吸道感染。出于对神经系统疾病的担忧，往往要做影像学检查，但医生可能会忽视偶然发现的鼻窦炎。急性发作的病例似乎在儿童中更为普遍。Gradenigo 综合征是由乳突窦炎引起的真正的第 Ⅵ 对脑神经麻痹，也应予以考虑，特别是与中耳炎有关。

亚急性病例的起病史比较模糊，超过数周至数月。这些患者的斜视逐渐加重，可能不知道自己有鼻窦炎，而鼻窦炎的性质更为慢性。针对鼻窦症状的具体问诊可能得到阳性结果，但诊断通常需要进行耳鼻喉科检查和影像学检查。

慢性 – 间歇性复发病例的斜视恶化具有季节性，与过敏和鼻窦炎的发作相吻合。一些细心的患者注意到，在每年的过敏季节，他们眼镜中的棱镜度数需要增加。

慢性 – 缓慢进展的病例没有斜视复发的模式，他们觉得随着时间的推移，斜视缓慢加重。他们可能有慢性持续性鼻窦炎症，逐渐导致肌肉周围和肌肉内的炎症和纤维化。

2. 运动检查和斜视类型

- 上斜视可能因下直肌纤维化而出现，并伴有不对称的上颌窦炎。眼位偏斜形式可能类似上斜肌麻痹，但外旋轻微，且见于低位眼。这一现象是纤维化下直肌的特征性改变。受累眼也可能出现向上注视受限。如果双眼下直肌受累程度不同时，双侧上颌窦炎伴双眼下直肌纤维化可能与垂直偏斜有关[1, 6]。
- 在邻近的筛窦炎的情况下，可以观察到上斜肌麻痹继而出现 Brown 综合征。鼻窦炎最初会导致肌肉无力，但随后的滑车周围纤维化会导致挛缩，出现 Brown 综合征的临床表现[11, 12]。
- 内直肌挛缩导致的获得性高 AC/A 比值有时是鼻窦相关性斜视的首个征象。随着病情的进展，这可能加重为显性的内斜视，看远看近均有[1]。
- 内斜视可以是共同性或者非共同性，取决于鼻窦疾病的对称性与否。许多与鼻窦有

关的内斜视病例最初被误诊为第Ⅵ对脑神经麻痹，尤其是在儿童中，他们很快就开始抑制一只眼睛，并且不愿意转换主视眼。这可能导致他们不愿意完全外转被抑制的眼睛，形成类似第Ⅵ对脑神经麻痹的表现[1]（图 13–1）。检查者的坚持通常会成功令患儿的眼球完全外转。

- 由不对称的鼻窦炎引起的假性 – 第Ⅵ对脑神经麻痹，可因内直肌纤维化而引起单眼的外展受限，但这种受限通常是轻微的。也可以看到眼位测量出现轻度的非共同性。如果患者年龄足够大，可以进行外直肌的主动收缩试验，结果会发现外直肌肌力正常[1]。

- V 型内斜视伴外旋可见于双侧全鼻窦炎，它主要影响下直肌和内直肌。下斜肌也可能受到影响，从而形成这种斜视类型。

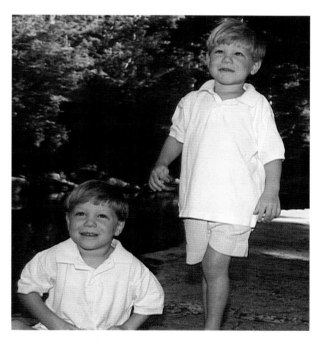

▲ 图 13–1　照片右侧的 3 岁儿童出现急性内斜视伴中耳炎

他被诊断为病毒性第Ⅵ对脑神经麻痹，头部计算机断层扫描结果正常。肉毒毒素注射、远视眼镜矫正（＋2.00 和＋2.50 的双焦镜片）和左眼内直肌后徙治疗均无效。他的同卵双胞胎（照片左侧）没有斜视，也没有斜视家族史。到 5 岁时，他出现 V 型内斜视和高 AC/A 比值，完全依赖眼镜。CT 显示严重的全鼻窦炎，包括蝶窦。影像科医生认为病情紧急，立即开始鼻窦炎的药物治疗，然后是手术治疗。患儿需要再次斜视手术，术中观察到双眼内直肌和下直肌存在明显的纤维化（经 Ludwig 和 Smith 授权使用[1]）

3. 诊断性检查

- 耳鼻喉科评估是必不可少的，提前亲自与顾问进行个人沟通会有所帮助。近年来，医学界对鼻窦炎的过度治疗产生了强烈反对。儿科医生和内科医生现在倾向于淡化鼻窦炎，并在允许的情况下尽量不使用抗生素，让它顺其自然。耳鼻咽喉科医生可能倾向于采用类似的保守方法，除非了解到患者的担忧。如果怀疑慢性鼻窦炎是导致斜视的原因，那么就必须进行治疗。提示慢性鼻窦炎的临床病史包括面部疼痛、面部充血、鼻塞、鼻腔分泌物、难闻的气味（口臭）、头痛、发热、疲劳、咳嗽、嗅觉丧失、牙痛和耳痛。急性细菌性鼻窦炎的临床表现还包括脓性鼻涕。需要进行全面的头颈部检查，包括鼻窦触诊以排除压痛、鼻腔检查、耳检查，可能的话还要进行鼻内镜检查[13, 14]。

- 磁共振成像或计算机断层扫描是有帮助的，有时需要它们来评估疗效。虽然耳鼻咽喉科医生更偏向于计算机断层扫描，因为它能更好地勾勒出骨质结构，灵敏度更高，但磁共振成像扫描能更好地显示眼外肌的异常，也能显示鼻窦的病变。在儿童中，磁共振成像附加的优势是减少了 X 射线的暴露。X 射线平片可以显示鼻窦模糊影或可诊断为鼻窦炎的气液平，但其敏感性和特异性比计算机断层扫描低（图 13–2 和图 13–3）[13, 14]。

- 术中所见有时是发现炎症性疾病的首个线索。被动牵拉试验可能表现出眼球上转和（或）外展受限，由于斜肌受累，旋转被动牵拉试验也可能同样受限。下穹隆和内侧穹隆可见结膜下增厚（图 13–4）。肌肉在斜视钩上感觉僵硬，不容易从眼球上提起（视频 13–1）。

四、治疗

1. 药物　当怀疑鼻窦炎引起斜视时，应积极治疗。目前针对中度至重度症状的鼻窦炎的治疗指南包括长期大环内酯类抗生素治疗，鼻内皮质类固醇、鼻腔盐水灌洗、过敏测试和过敏管理。若药物治疗 3 个月后无好转，则进行鼻窦手术。

鼻窦手术本身可能会导致斜视，这类斜视可能很严重且难以治疗[15-17]。

2. 手术　斜视手术通常推迟到活动性鼻窦炎得到控制之后进行。手术技术与通常的斜视手术技术和计划并无不同，但只要有可能，倾向于后徙肌肉而非截除肌肉，并尽量减少分离。进一步收紧已经纤维化、发炎的肌肉，往往会加重眼球运动的受限。由于截除的肌肉比后徙的肌肉在眼球的附着位置更靠前，所以术后的炎症对患者来说会更明显，对于已经存在炎症的患者应尽量避免这种操作（图 13-5 和图 13-6）。

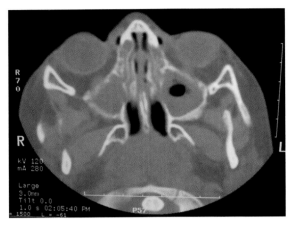

▲ 图 13-2　图 13-1 儿童的鼻窦 CT 显示严重的全鼻窦炎

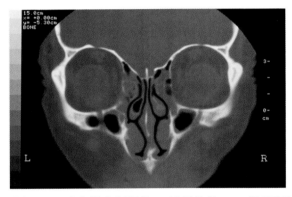

▲ 图 13-3　患急性内斜视的 73 岁男性的 MRI 显示双侧筛窦炎。通过 1 个月的抗生素治疗，斜视消失

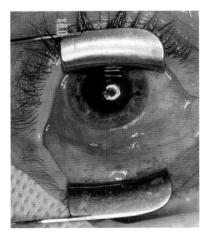

▲ 图 13-4　假定的鼻窦相关性斜视患者，可见肌周组织增厚和纤维化

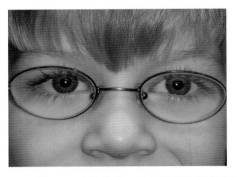

▲ 图 13-5　图 13-1 中的儿童，斜视手术及鼻窦炎控制后眼镜度数降低，去除双焦镜片。V 型斜视，高 AC/A 比值，外旋消失，但轻度调节性内斜视仍存在。从那以后他每年随访，至今已经 20 岁，仍然需要眼镜矫正低度远视。他的同卵双胞胎弟弟在 5 岁时也有轻度远视，不需要眼镜且眼科检查正常。弟弟在双胞胎中相对体弱，并定期接受抗生素治疗中耳炎。抗生素可能对斜视有保护作用（经 Ludwig 和 Smith 授权使用[1]）

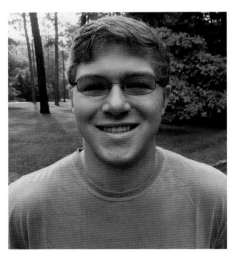

▲ 图 13-6　图 13-1 中的儿童，现在 20 岁，眼位正（经 Ludwig 和 Smith 授权使用[1]）

参 考 文 献

[1] Ludwig IH, Smith JF. Presumed sinus-related strabismus. Trans Am Ophthalmol Soc. 2004; 102:159–165, discussion 165–167

[2] Jones NS, Strobl A, Holland I. A study of the CT findings in 100 patients with rhinosinusitis and 100 controls. Clin Otolaryngol Allied Sci. 1997; 22(1):47–51

[3] Chandler JR, Langenbrunner DJ, Stevens ER. The pathogenesis of orbital complications in acute sinusitis. Laryngoscope. 1970; 80(9):1414–1428

[4] Mortimore S,Wormald PJ. The Groote Schuur hospital classification of the orbital complications of sinusitis. J Laryngol Otol. 1997; 111(8):719–723

[5] Welsh LW, Welsh JJ. Orbital complications of sinus diseases. Laryngoscope. 1974; 84(5):848–856

[6] Dimsdale H, Phillips DG. Ocular palsies with nasal sinusitis. J Neurol Neurosurg Psychiatry. 1950; 13(3):225–236

[7] Muneer A, Jones NS, Bradley PJ, Downes R. ENT pathology and diplopia. Eye (Lond). 1998; 12(Pt 4):672–678

[8] Borruat FX, Jaques B, Dürig J. Transient vertical diplopia and silent sinus disorder. J Neuroophthalmol. 1999; 19(3):173–175

[9] Oxford LE, McClay J. Medical and surgical management of subperiosteal orbital abscess secondary to acute sinusitis in children. Int J Pediatr Otorhinolaryngol. 2006; 70(11):1853–1861

[10] Ortube MC, Rosenbaum AL, Goldberg RA, Demer JL. Orbital imaging demonstrates occult blow out fracture in complex strabismus. J AAPOS. 2004; 8(3): 264–273

[11] Saunders RA, Stratas BA, Gordon RA, Holgate RC. Acute-onset Brown's syndrome associated with pansinusitis. Arch Ophthalmol. 1990; 108(1): 58–60

[12] Lyons CJ, Lee JP. Bilateral consecutive superior oblique palsy following fronto-ethmoidal sinusitis. J Pediatr Ophthalmol Strabismus. 1990; 27(5): 233–236

[13] Meltzer EO, Hamilos DL. Rhinosinusitis diagnosis and management for the clinician: a synopsis of recent consensus guidelines. Mayo Clin Proc. 2011; 86(5):427–443

[14] American Academy of Otolaryngology—Head and Neck Surgery. Clinical Indicators Compendium. 2000;32–35

[15] Penne RB, Flanagan JC, Stefanyszyn MA, Nowinski T. Ocular motility disorders secondary to sinus surgery. Ophthal Plast Reconstr Surg. 1993; 9(1):53–61

[16] Rosenbaum AL, Astle WF. Superior oblique and inferior rectus muscle injury following frontal and intranasal sinus surgery. J Pediatr Ophthalmol Strabismus. 1985; 22(5):194–202

[17] Rene C, Rose GE, Lenthall R, Moseley I. Major orbital complications of endoscopic sinus surgery. Br J Ophthalmol. 2001; 85(5):598–603

第 14 章　翼状胬肉与斜视
Pterygium and Strabismus

Malcolm Ing　著

吴联群　译

摘　要

在本章中，作者将描述翼状胬肉的病理学，以及它与相邻结构，内直肌的关系。发生在眼球鼻侧的翼状胬肉部分覆盖在内直肌上面。尽管已经开发并应用了各种技术来截除翼状胬肉，但是复发依旧很常见。原发性或复发性翼状胬肉手术后，瘢痕累及内直肌可能会限制受累眼的外展，致使患者在试图水平注视眼位时出现恼人的、难治的复视。作者将描述一种治疗翼状胬肉截除后限制性斜视的手术技术。矫正手术通过安全分离内直肌的所有瘢痕组织来进行。在某些情况下，还需要对该眼外肌进行后徙。所有病例都需要进行自体结膜移植，以覆盖大面积的结膜缺损。这种手术方法的三个基本步骤的组合将恢复内直肌的运动和功能，并缓解复视。

关键词

内直肌，限制性斜视，复视，被动牵拉试验，自体结膜移植

一、翼状胬肉的病理学

Hogan 和 Zimmerman 将翼状胬肉描述为结膜的退行性病变[1]。病变的特点是在角膜缘处有一块隆起的增厚结膜。显微镜下，上皮细胞不规则，胶原纤维肥大、致密、透明化。病变的结膜可能出现颗粒状嗜碱性物质，基质中有许多新生血管，并有大单核结缔组织细胞浸润。90% 的翼状胬肉出现在鼻侧，睑裂之间的区域。翼状胬肉发病机制不明，但被认为是外部刺激的结果，致病因素包括风、灰尘和阳光。

人们提出了许多技术来减少翼状胬肉截除后的复发率。这些方法包括使用 β 射线和局部应用丝裂霉素眼药水作为手术截除的辅助治疗[2-12]。这两种技术都可能导致眼部循环的长期减少，出现巩膜变薄和坏死。这种坏死的并发症可能在翼状胬肉截除术后多年后发生。

自 20 世纪 80 年代中期以来，在截除原发性和复发性翼状胬肉后，一直使用自体结膜移植，以防止瘢痕形成[13]。此外，羊膜移植片的使用方式类似于自体移植物[14]。羊膜移植术后的复发率为 5%～64%[15]。在一些研究中，通过术中应用丝裂霉素或采用广泛的 Tenon 囊截除术，复发率会降低[15]。一项随机对照研究比较了自体结膜移植与羊膜移植，自体结膜移植在降低原发性和复发性翼状胬肉截除术后的复发率方面具有优势[16, 17]。Hirst 在 2012 年提出并描述了一项用于防治复发的卓越的技术[15]。这位外科医生报道了 1000 个病例，复发率极低（0.1%）。Hirst 还建议使用自体移植而不是羊膜来覆盖任何结膜缺损。

二、内直肌损伤

由于失误导致内直肌离断的情况在翼状胬肉

术后已有报道[18, 19]。在这 4 个内直肌功能丧失的病例中，翼状胬肉外科医生认识到术眼外展功能的不足，并及时将患者转诊给斜视医生。早期识别并发症有助于内直肌功能的恢复，在每个病例中，斜视医生都成功找回离断的内直肌，并将其重新固定于原附着点。所有患者均恢复正常的双眼视。这种在翼状胬肉手术中内直肌被离断的并发症表明，将翼状胬肉与底层组织（可能包括内直肌）进行分离时，必须格外小心。

三、翼状胬肉截除术后限制性斜视

比内直肌离断更常见的是翼状胬肉截除后可能出现的瘢痕累及内直肌[20]。患者主诉翼状胬肉截除后复视，尝试外展时复视加重。受累眼在受损肌肉对侧视野内有外展不足的现象。根据作者的经验，很多轻微复视的患者并不寻求进一步的手术。然而，有一小部分复视患者非常懊恼，他们想摆脱困境。

很少有文献涉及翼状胬肉截除后限制性斜视的问题。Ela-Dalman 等[20] 报道了 7 个病例，发现分离瘢痕组织和附加内直肌后徙有助于缓解翼状胬肉截除后的非共同性斜视。Strube 等[21] 报道，使用羊膜作为移植物覆盖术后的大面积结膜缺损，有助于缓解限制性斜视（视频 28-2 和视频 28-3）。

四、三名患者的限制性斜视的修复——作者经验

1. 诊断　三名患者患眼的外展能力均不足。其中两名患者在所有注视视野内均出现看远时的复视。其中一名患者的复视局限于受累眼试图外展侧视时。三名患者均未报道看近物时复视。所有患者在驾驶汽车时都不得不遮盖患眼以避免复视。三棱镜遮盖试验显示，当患者试图外展患眼时，斜视角度更大。在进行斜视矫正手术前，所有患者的被动牵拉试验均明显阳性。

2. 既往手术记录回顾　作者发现回顾既往手术记录很有帮助。在所有三个病例中，在最初或随后的翼状胬肉手术中都没有使用斜视钩来帮助辨认内直肌。这一关键操作的遗漏可能导致最初

的外科医生在初次或二次手术中未能截除覆盖在受累内直肌上的瘢痕组织。

3. 术前检查和计划　术前在右侧注视、原在位、左侧注视的位置分别进行棱镜测量，以确定斜视的角度。看远和看近时水平直肌的单眼运动和双眼运动也需要评估。

4. 矫正手术使用的技术　由于难以分离累及内直肌的广泛的瘢痕组织复合体，作者倾向于在这些病例中使用全身麻醉，但也可以使用 Tenon 囊下的麻醉。使用手术显微镜也有助于清楚地识别覆盖在内直肌上的瘢痕组织。当将瘢痕组织与下方的内直肌分离时，非常有必要在内直肌下放置一个大号的斜视钩（图 14-1）。牵拉斜视钩可使瘢痕组织轻度与内直肌分离，从而使两种结构之间形成一个平面。手术最后自体结膜移植有助于覆盖大面积的结膜缺损，并有助于防止翼状胬肉的复发。（详见第 28 章。）

5. 三个手术修复病例的总结

病例 1：一名 55 岁男性因复视而被转诊，同一位外科医生给他进行的两次右眼翼状胬肉截除术均失败。作者在患者第二次翼状胬肉手术后 2 个月对患者进行了检查。患者抱怨说，第二次翼状胬肉手术后复视更严重，但症状是在 6 个月前第一次尝试截除翼状胬肉后的几周内出现的。回顾既往的手术记录发现，第一次和第二次手术都采用了类似的截除技术。在翼状胬肉截除后，在表面麻醉和局部浸润麻醉下，该外科医生用纤维蛋白胶将羊膜移植物固定在下方组织上。两次手术的唯一区别是，第二次尝试截除翼状胬肉后，将浓度为 0.3mg/ml 的丝裂霉素放在下方植床上，持续 2min。

作者初步检查时，患者主诉看远时有持续复视，并且向右侧，即手术部位对侧视野注视时，复视加重。看近时无斜视。测量结果为向右注视时有 30PD 的内斜视，原在位和左侧注视时有 10PD 的内斜视。患眼不能外展超过中线。使用第 28 章中描述的手术技术之后，由于患者术前有原在位的内斜视，所以在矫正手术中加入了内直肌后徙。

术后第一天，患者反映复视立即得到缓解，右眼运动功能恢复正常，无残留内斜视。修复过程中没有使用纤维蛋白胶或羊膜。3 年来，眼球运动功能一直保持稳定（图 14-2）。

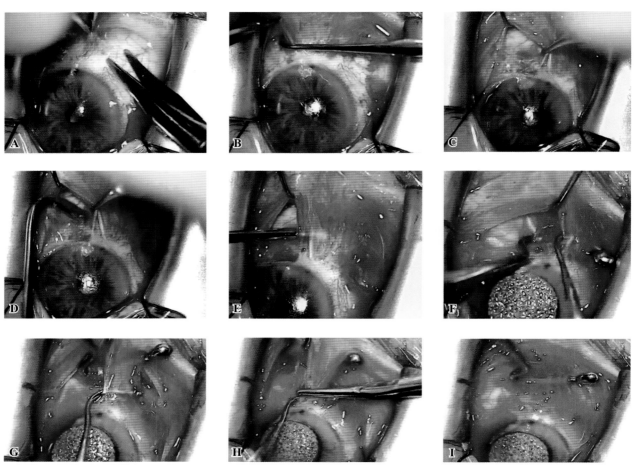

▲ 图 14-1　**A.** 在内直肌下方，距肌肉下缘 **5mm** 处做一个下方结膜切口；**B.** 将一个小的肌肉钩插入切口上方；**C.** 在内直肌边缘下方放置一个小钩子以钩住肌肉；**D.** 在结膜切口内放置一个大的肌肉钩；**E.** 在内直肌下用一个大的肌肉钩代替小的肌肉钩；**F.** 将小钩置于内直肌上方，瘢痕组织复合体边缘的下方，同时用内直肌下的大肌肉钩使眼球外展；**G.** 用大的肌肉钩使眼球外展产生牵引力，用小的肌肉钩将内直肌上方和前方的瘢痕组织钩住，这样有利于识别瘢痕组织复合体；**H.** 用钝性肌腱切断剪剪断瘢痕组织，瘢痕组织退缩后暴露内直肌。此时，被动牵拉试验显示眼球自由运动，任何残留的瘢痕组织都可以安全地从内直肌上截除，而肌肉钩则留在肌肉下方来帮助识别该结构；**I.** 内直肌现在没有瘢痕组织覆盖

术前

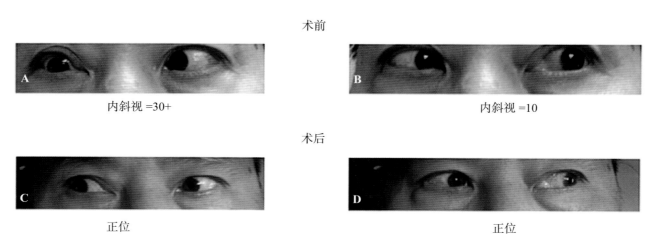

内斜视 =30+　　　　　　　　　　　　　　　　　　内斜视 =10

术后

正位　　　　　　　　　　　　　　　　　　正位

▲ 图 14-2　**A** 和 **B.** 照片显示，由于右眼内直肌表面的瘢痕组织限制，右眼无法外展过中线；**C** 和 **D.** 照片显示手术修复后限制完全解除

病例 2：一名 66 岁男性，因左眼翼状胬肉截除术后全视野范围内复视 6 年就诊。既往的手术包括使用纤维蛋白胶固定自体移植物在下方植床上。术前测量结果为：左侧注视时内斜视 35PD，原在位内斜视 8PD，右侧注视时内斜视 15PD。特别值得注意的是，观察到翼状胬肉瘢痕组织没有延伸到角膜上，但左眼内直肌上方有明显的组织增厚。在瘢痕组织截除之前，被动牵拉试验呈明显阳性。利用先前介绍过的手术技术（见第 28 章），消除了原在位的内斜视。患者反映能够舒适地驾驶，并表示无须额外的手术矫正残余斜视（图 14-3）。

病例 3：一名 40 岁男性因左侧注视时持续复视被转诊，他的左眼在 3 年前和 2 年前进行了两次失败的翼状胬肉截除术。在既往的两次截除术中，患者都接受了羊膜移植和 0.2mg/ml 丝裂霉素放置在巩膜上 3min。移植物通过纤维蛋白胶固定在下方组织上。患者在第二次手术后出现复视。术前测量显示左眼外展受限。看远时右侧注视和原在位均正位，但左侧注视时测得 25PD 的内斜视。作者进行修复手术，截除瘢痕组织复合物和复发性翼状胬肉，并使用自体结膜移植后，患者在所有注视眼位均正位。这一例患者，由于原在位时为正位，故无须进行内直肌后徙（图 14-4）。

术前

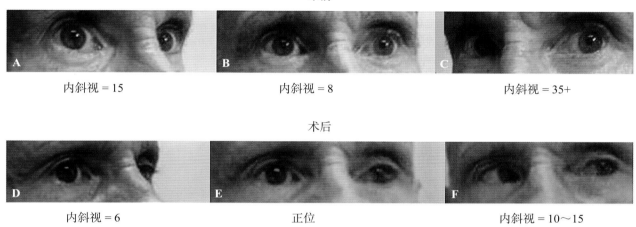

内斜视 = 15　　　　　　　　　　内斜视 = 8　　　　　　　　　　内斜视 = 35+

术后

内斜视 = 6　　　　　　　　　　正位　　　　　　　　　　内斜视 = 10～15

▲ 图 14-3　**A** 至 **C.** 照片显示，由于左眼内直肌表面的限制性瘢痕组织导致左眼外展不足；**D** 至 **F.** 照片显示修复后左眼外展情况明显改善

术前

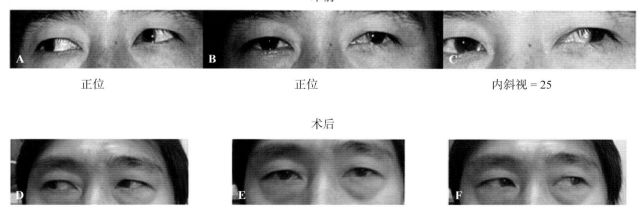

正位　　　　　　　　　　正位　　　　　　　　　　内斜视 = 25

术后

正位　　　　　　　　　　正位　　　　　　　　　　正位

▲ 图 14-4　**A** 至 **C.** 照片显示，由于左眼内直肌瘢痕导致左眼外展不足；**D** 至 **F.** 照片显示修复后左眼外展改善

利用第 28 章和视频 14-1 中描述的修复技术，作者发现斜视医生能够成功治疗翼状胬肉截除术后的限制性斜视并缓解复视，哪怕这种功能不足可能已经存在多年。在预防翼状胬肉截除后的限制性斜视方面，眼外科医生应该注意，只截除翼状胬肉的前部（头部），而将后部（尾部）留在内直肌上，可能导致瘢痕和限制等并发症。

> **著者按语**
> 在几个严重的复发性翼状胬肉伴斜视的病例中，术后 1 个月在移植物的边缘可见树枝状的新生血管增生。通过每个月注射贝伐珠单抗成功地抑制了这些早期复发，直到这个过程逐渐消退。

参 考 文 献

[1] Conjunctiva. In: Hogan MJ, Zimmerman LE, eds. Ophthalmic Pathology. Philadelphia, PA: Saunders; 1962:226–276

[2] Frucht-Pery J, Siganos CS, Ilsar M. Intraoperative application of topical mitomycin C for pterygium surgery. Ophthalmology. 1996; 103(4):674–677

[3] Hayasaka S, Noda S, Yamamoto Y, Setogawa T. Postoperative instillation of mitomycin C in the treatment of recurrent pterygium. Ophthalmic Surg. 1989; 20(8):580–583

[4] Ma DH, See LC, Hwang YS, Wang SF. Comparison of amniotic membrane graft alone or combined with intraoperative mitomycin C to prevent recurrence after excision of recurrent pterygia. Cornea. 2005; 24(2):141–150

[5] MacKenzie FD, Hirst LW, Kynaston B, Bain C. Recurrence rate and complications after beta irradiation for pterygia. Ophthalmology. 1991; 98(12):1776–1780, discussion 1781

[6] Mahar PS, Nwokora GE. Role of mitomycin C in pterygium surgery. Br J Ophthalmol. 1993; 77(7):433–435

[7] Manning CA, Kloess PM, Diaz MD, Yee RW. Intraoperative mitomycin in primary pterygium excision. A prospective, randomized trial. Ophthalmology. 1997; 104(5):844–848

[8] Mutlu FM, Sobaci G, Tatar T, Yildirim E. A comparative study of recurrent pterygium surgery: limbal conjunctival autograft transplantation versus mitomycin C with conjunctival flap. Ophthalmology. 1999; 106(4):817–821

[9] Penna EP. Mitomycin-C after pterygium excision [letter]. Ophthalmology. 1993; 100(7):976–, author reply 977–978

[10] Singh G, Wilson MR, Foster CS. Mitomycin eye drops as treatment for pterygium. Ophthalmology. 1988; 95(6):813–821

[11] Zabel RW. Prevention of pterygium recurrence: conjunctival grafts vs. mitomycin C [letter]. Can J Ophthalmol. 1995; 30(3):115–116

[12] Rubinfeld RS, Pfister RR, Stein RM, et al. Serious complications of topical mitomycin–C after pterygium surgery. Ophthalmology. 1992; 99(11):1647–1654

[13] Kenyon KR, Wagoner MD, Hettinger ME. Conjunctival autograft transplantation for advanced and recurrent pterygium. Ophthalmology. 1985; 92(11): 1461–1470

[14] Solomon A, Pires RT, Tseng SC. Amniotic membrane transplantation after extensive removal of primary and recurrent pterygia. Ophthalmology. 2001; 108(3):449–460

[15] Hirst LW. Recurrence and complications after 1,000 surgeries using pterygium extended removal followed by extended conjunctival transplant. Ophthalmology. 2012; 119(11):2205–2210

[16] Prabhasawat P, Barton K, Burkett G, Tseng SC. Comparison of conjunctival autografts, amniotic membrane grafts, and primary closure for pterygium excision. Ophthalmology. 1997; 104(6):974–985

[17] Luanratanakorn P, Ratanapakorn T, Suwan–Apichon O, Chuck RS. Randomised controlled study of conjunctival autograft versus amniotic membrane graft in pterygium excision. Br J Ophthalmol. 2006; 90(12):1476–1480

[18] Raab EL, Metz HS, Ellis FD. Medial rectus injury after pterygium excision. Arch Ophthalmol. 1989; 107(10):1428

[19] Sharifi M. Medial rectus muscle disinsertion following pterygium surgery management and review of literature. Iran J Ophthalmol. 2014; 26(1):58–60

[20] Ela–Dalman N, Velez FG, Rosenbaum AL. Incomitant esotropia following pterygium excision surgery. Arch Ophthalmol. 2007; 125(3):369–373

[21] Strube YN, Conte F, Faria C, Yiu S, Wright KW. Amniotic membrane transplantation for restrictive strabismus. Ophthalmology. 2011; 118(6):1175–1179

Part E 中枢神经系统疾病相关斜视
Strabismus Related to Central Nervous System Disorders

第 15 章 Duane 综合征
Duane's Syndrome

Seyhan B. Özkan 著

姜 超 译

摘 要

Duane 综合征是一种常见的先天性脑神经发育异常疾病。本病眼球运动表现多样，治疗方案需要依据临床表现的严重程度个体化设计。对于 Duane 综合征，没有完美的治疗方法和真正"治愈"的手段。在本章中，对可能影响手术效果的病因、治疗目标和可能有效的手术治疗方案将通过决策方法进行回顾。

关键词

Duane 综合征，Duane 后徙综合征，先天性脑神经发育异常疾病，Y 型斜视，垂直后徙综合征，协同分开，Y 形劈开，异常神经支配，骨膜固定，斜视，上射和下射

一、概述

Duane 综合征（Duane's syndrome，DS）是一种先天性眼球运动异常疾病，其特点是外转不足伴不同程度的内转受限以及内转时眼球后徙，并可能伴发内转时眼球上射和下射[1]。本病在斜视中占 1%～4%，左眼多发，多见于女性。近年来，Duane 综合征被归为先天性脑神经发育异常疾病（congenital cranial dysinnervation disorders，CCDDs）[2]。Duane 综合征可以双眼发病，近 10% 病例是家族性的。本病也可伴发其他全身或眼部疾病，但大部分病例是散发孤立的。

二、病因

Duane 综合征病因包括限制性因素和神经支配异常。肌电图（electromyographic，EMG）研究表明外直肌在内转时反常收缩[3-5]。众所周知，Duane 综合征主要是神经支配异常继发的限制性问题。组织病理学研究已清楚地证实外展神经核的缺失以及动眼神经分支对外直肌的部分支配[6-8]。组织病理学记录的病例数量有限，因此不可能获得所有类型 Duane 综合征的相关信息。磁共振成像（magnetic resonance imaging，MRI）研究为我们提供了更加多量的信息。大量临床表现广泛的 Duane 综合征的 MRI 研究，使我们了

解了眼球运动神经发育异常的各种表现 [9-11]。在我们之前的研究中，应用早期的 MRI 技术，我们只能显示 2/10 患者健侧的外展神经，但我们已经能够证明，患者的眼外肌与正常对照组是一样的 [12]。近年来，随着 MRI 技术的快速发展，有望获取脑神经是否缺失以及眼外肌神经支配的可靠和准确的信息。Kim 等 [13] 发现所有 1 型 Duane 综合征患者的外展神经均缺失，所有 2 型患者的外展神经均存在，而 3 型 Duane 综合征患者的外展神经可能缺失也可能存在。受累的外直肌不是麻痹肌，而是神经异常支配的肌肉。这避免了肌肉去神经萎缩的可能，并使外直肌在其休息位紧张性收缩。其他 MRI 研究也证实了异常神经支配的外直肌中无去神经萎缩——这是一个有价值的发现，可以作为从鉴别诊断中排除第 VI 对脑神经麻痹的线索 [12, 14, 15]。

通过家族性的、孤立的 Duane 综合征的基因图谱来研究 Duane 综合征的遗传背景 [16]。相关异常以及 Duane 综合征与沙利度胺胚胎病的联系提示在妊娠第 2 个月有致畸作用。到目前为止，在孤立的 Duane 综合征中还没有发现常见的母系遗传因素 [17]。我们已经见过一例与 Duane 综合征相关的异维 A 酸致畸病例。

1. Huber 分类 Duane 综合征可表现出广泛的临床表现和严重程度。在著名的 Huber 分类中，Duane 综合征被分为三种类型 [2]。虽然还有其他分类方法被提出来，Huber 分类（主要基于外展和内收的功能）仍然是最广泛使用的，有助于理解本病的分类方法。这三种类型的特点归纳如下。

1 型：在 1 型 Duane 综合征中，外转功能明显受限，内转功能正常或轻度受限，内转时眼球后徙。外转时外直肌不收缩，内转时外直肌最大收缩。这是最常见的 DS 类型。

2 型：在 2 型 Duane 综合征中，内转功能明显受限，外转正常或轻度受限，内转时眼球后徙。外直肌在外转和内转时均收缩。外斜视在这种类型的 DS 中更为常见。

3 型：在 3 型 Duane 综合征中，外转和内转均有明显的限制，内转时眼球后徙。外直肌和内直肌（medial rectus，MR）在外转和内转时同时收缩。

所有类型的 DS 均可表现为原在位正位。1 型常见内斜视，2 型常见外斜视，但并不一定。

在大多数 DS 病例中，肌电图异常主要表现为外直肌反常收缩。DS 中的神经支配模式不像 Huber 分类中描述的那样简单。小的变化，如外直肌和垂直直肌的反常共神经支配，导致多变的眼球运动。外直肌与一条或两条垂直直肌的反常共收缩导致患者向上注视和（或）向下注视时表现出更强的外转功能。以往的肌电图研究显示典型的 DS 表现为内直肌、下斜肌和垂直直肌的反常收缩，但这些肌肉反常收缩的作用在眼科文献中较少被提到 [3-5, 18]。

2. 非典型 Duane 综合征 Huber 分类没有包括 DS 的所有临床类型，不符合典型表现的病例在文献中称为"非典型 DS"。非典型的 DS 可能以孤立的方式出现，也可能与典型的临床类型合并出现。

(1) 协同分开（同时外转）：协同分开（同时外转）是 DS 的一种非典型类型，其特征是在试图内转时双眼分开。肌电图数据显示内转时外直肌共收缩和过度放电，而内直肌反应较弱 [19]。协同分开也可能与先天性眼外肌纤维化（congenital fibrosis of extraocular muscle，CFEOM）有关 [20, 21]。在 CFEOM 和 DS 中，纤维化的改变似乎都是继发于神经支配的异常，因此，这两种眼球运动障碍可能是同一临床 CCDD 的不同变异型。

协同分开可能被认为是 2 型 DS 的一种过度表现类型，在 1 型 DS 中，随着 MR 的过度减弱也可形成医源性的协同分开。

(2) 垂直后徙综合征：垂直后徙综合征是 DS 的另一种非典型类型。这些患者可能表现为水平 DS 的特点，再加上眼球垂直运动时眼球后徙，有或者没有眼球垂直运动受限。我们对一例 1 型 DS 合并内转、上转和下转时眼球后徙的病例进行了肌电图检查，结果显示垂直直肌在上转、下转、内转和试图外转时出现反常收缩。同样，Scott [4] 发现在眼球内转时上直肌、下直肌和下斜肌异常活动。

(3) Y 型斜视：Y 型斜视是另一种非典型 DS。Kushner [22] 发现 Y 型斜视中的外直肌反常收缩，提示这是 DS 的一种变异型。这些病例的特点是内转眼抬高和突然上射超出某个点。Kushner 称之为"假性下斜肌功能亢进" [22]。我们报道了一组四名 Y 型斜视患者，结果同样证实了本病是 DS 的一种变异型 [23]。我们还发现下直肌和外直肌可能共收缩[23, 24]。在我们的病例中，通过肌电图或动态 MRI 检查证实了 IR 肌肉的反常收缩。

内转时的上射、下射被认为是继发于反常收缩的纤维化的外直肌的缰绳效应[25]。我们认为与下直肌共收缩的 Y 型机制类似于内收时上射的机制[24]。如果外直肌的共收缩可能导致内收时上射，那么下直肌的共收缩可能导致外转眼抬高，类似顺时针旋转 90°。

(4) 扩大 Huber 分类：我们报道了 9 例非典型 DS 病例旨在寻找非典型 DS 的一些常见表现[26]。其中 4 名患者没有眼球后徙，3 名患者出现垂直直肌的反常收缩。我们的研究结果表明，眼球后徙在非典型 DS 中并不常见。我们还证明，并非所有 DS 病例中都存在眼球后徙[27]。我们的结论是，"后徙综合征"这一术语并不包括所有类型的 Duane 综合征，我们建议简单地使用"Duane 综合征"这个术语。我们建议扩大 Huber 的分类，将非典型 DS 包括在内，如下[26]。

① 4 型：协同分开。

② 5 型：垂直后徙综合征。

③ 6 型：Y 型斜视。

第七类，即"未分类"类型是必要的，因为在 DS 中可能观察到更不典型的类型。我们以前报道过一例 λ 型外斜视和内转时眼球后徙的病例[28]。在这个病例中，动态 MRI 检查显示视神经下方的双侧眼外肌附件在向下注视时产生反常的收缩。更有趣的是，该病例还伴有双侧下直肌发育不良。这是第一个有文献报道的眼外肌附件反常收缩的病例。

Huber 分类法的问题包括缺乏对原在位斜视情况的描述，缺乏对上射和下射的描述，以及 1 型和 3 型之间的重叠。虽然 Huber 的分类并没有完全覆盖所有的病例，也没有提到斜视的类型，但它仍然是记录 DS 病例的有用工具（特别是补充了我们的建议后）。

三、常见临床特点

DS 的主要临床表现是外转和（或）内转受限，并伴有内斜视、外斜视或正位（图 15-1）。内转时的垂直斜视在 DS 中常表现为上射和（或）下射。其病因是无弹力的反常收缩的外直肌肌肉的缰绳

效应，导致内转时眼球拨动（图 15-2）。在上、下射过程中，内转也有轻度限制，这与外直肌的反常收缩有关。虽然不常见，但在 DS 中也可以

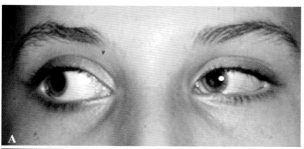
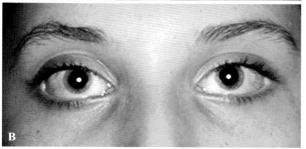
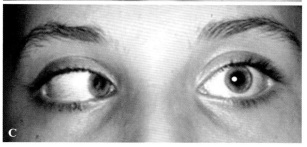

▲ 图 15-1　左眼 Duane 综合征，外转受限，内转时眼球后徙

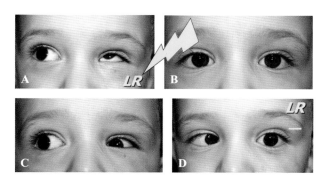

▲ 图 15-2　左眼 Duane 综合征，伴有严重的眼球后徙、上射和下射

注意左眼大的垂直上射运动是由右眼小角度上转引起的。外直肌（LR）的反常收缩和紧张的外直肌的缰绳效应使眼球内转时不稳定，并导致上射。黄色的闪电提示左眼内转时明显的左眼外直肌活动。平坦的黄线表示外转时左眼外直肌活动下降

观察到原在位的垂直斜视，这提示垂直直肌的反常收缩。也可能罕见地观察到同时存在垂直分离性斜视（dissociated vertical deviation，DVD）。

眼球后徙是另一个主要的典型表现。虽然它对 DS 具有很高的诊断价值，但没有眼球后徙也不能排除 DS 诊断。眼球后徙的临床表现广泛。内转时可能眼球内陷严重而影响外观，甚至可以在原在位观察到较轻的眼球后徙，但也可能非常轻微或没有眼球后徙。在那些轻微或没有眼球后徙的病例中，与第Ⅵ对脑神经麻痹的鉴别可能很复杂，特别是婴儿。鉴于外转受限的程度，原在位斜视角度小于预期，是有助于与第Ⅵ对脑神经麻痹相鉴别的线索。甚至 DS 中严重外转受限的眼球可能仍能保持正位。尽管外转功能受限，由于内转时外直肌肌肉的反常收缩，故内转时通常有小的外斜视。第Ⅵ对脑神经麻痹可导致原在位大角度的内斜视，内转功能不受限制。

异常头位是 DS 的另一常见临床特征。内转时的上射、下射和字母征也很常见。患有 DS 的儿童发生弱视也很常见，因此需要定期随访，以排除和治疗弱视。多数 DS 患者具有良好的双眼视功能，因为多数患者在某个注视方向是正位的（可能存在异常头位）。

虽然 DS 患者的眼球运动功能通常是稳定的，但随着时间的推移，一些患者的眼球运动障碍可能会加重。由于肌肉纤维化加重，后期可能出现上射和下射。内直肌纤维化加重，可能加重外转受限，并导致头位加重。

四、治疗

与所有其他类型的斜视一样，屈光矫正和弱视治疗是治疗的第一步。在一些患者中，可能同时存在调节性内斜视，矫正屈光不正可以消除或减少原在位的斜视以及偶尔也会出现的小的异常头位。

由于 DS 同时伴有神经支配障碍和限制，而且眼外肌的表现与共同性斜视不同，因此，如果计划进行任何手术矫正，外科医生必须对意外情况做好准备。一般的原则是无明确适应证不要进行手术。通常的量效关系不能应用于 DS。眼外肌反常收缩和挛缩等异常特征在个体间具有很大

的变异性。与传统斜视手术相比，DS 手术结果的可预测性较低，因此如果条件允许首选可调整缝线。在 DS 中，所有正常的眼外肌手术都有一个回退趋势。后徙术通常会导致功能眼位的注视限制，由于限制加重的高风险，因此避免肌肉截除手术。肌肉转位术会增加眼球后徙和继发性垂直斜视的风险。

在典型和非典型的 DS 中，除外直肌外，其他眼外肌也可能出现反常收缩，这也可能影响眼外肌附件。在计划手术时必须考虑到这些复杂性。

手术矫正的目标是消除原在位斜视和异常头位，使无复视的视野居中，减少上射和下射。次要的手术目标是减少眼球后徙，改善转动功能，并扩大双眼单视野。

手术治疗方案包括患眼水平直肌后徙，必要时健眼手术；同一眼两条水平直肌的不等量后徙；垂直直肌转位；外直肌骨膜固定使其不能活动。

1. 受累眼一条水平直肌的后徙术
- 优点
  - 改善原在位斜视。
  - 改善异常头位。
- 缺点
  - 可能导致内转限制。
  - 可能减少双眼单视野。
  - 眼球后徙无改善。
  - 上射 / 下射无改善。
- 适应证
  - 水平斜视。
  - 小或无眼球后徙。
  - 无上射 / 下射。

这是最简单的 DS 手术方法，效果良好，但也有局限性 [29-32]。大多数 DS 患者存在一定程度的内转受限，这可以通过内转时出现小的外斜视来确诊。内直肌后徙增加内转的限制，可能会导致棘手的双眼单视野缩小。DS 中后徙的肌肉通常是挛缩的肌肉，与共同性斜视间无相同的手术量效关系。挛缩肌肉每一毫米后徙产生更大的斜视矫正量。因此，很难计算后徙的量。过多的后徙可能导致外直肌的反常收缩，并超过内直肌的收缩，从而引起医源性协同分开 [32]。后徙的量是由手术期间的被动牵拉试验决定的，后徙的量刚

好使眼球被动牵拉不受限。在某些情况下，即使轻度的斜视，也会因为持续的内转位和异常头位而发生眼眶纤维化。这些病例通常需要结膜后徙（见第 28 章）。

对于大角度斜视，可考虑健眼水平直肌适当后徙术[30, 33, 34]。但是，对于健眼配偶肌的手术必须谨慎进行。外直肌或垂直直肌的反常收缩可能导致意想不到的眼球运动结果[35, 36]。

2. 受累眼两条水平直肌不等量后徙术

● 优点

- 改善原在位斜视。
- 改善异常头位。
- 可能改善眼球后徙。
- 可能改善上射 / 下射。
- 可联合外直肌 Y 形劈开[37, 38]。

● 缺点

- 外转无明显改善。
- 可能减弱内转功能。
- 可能减少双眼单视野。
- 因为手术部位在眼球后部，操作困难。

● 适应证

- 水平斜视和中重度的眼球后徙。
- 上射 / 下射——联合外直肌 Y 形劈开。

在这类两条水平直肌同时后徙的手术中，后徙量通常约 5mm，其中一条直肌要根据斜视度做更大量的后徙，必要时联合 LR 的 Y 形劈开[37-41]。

在我们的临床实践中，两条水平直肌后徙是最常用于 DS 的手术。我们的结果显示，在 75% 的患者中，两条水平直肌的后徙改善了眼球后徙，减轻了上 / 下射、原在位斜视和异常头位（图 15-3 和图 15-4）[38]。在我们的研究中，我们的结论是由于垂直直肌的亚临床神经支配异常和增加眼球后徙的风险，直肌转位手术应只用于那些眼球后徙极小的患者[38]。

无论是 DS 眼的单条水平直肌后徙还是双条水平直肌后徙手术，由于可能存在限制眼球运动的附属组织束，必须在内直肌或外直肌肌肉断腱后重复被动牵拉试验。这些组织束可能是薄的半透明的，可以在被动牵拉试验中"触摸到"。根据 Gobin[42] 研究，DS 患者中出现这种组织束的发生率为 34.3%。截除组织束使被动牵拉的眼球自如活动。这些组织束可能会重新附着在眼球上，所以最好截除它们（图 15-5）。

3. 水平直肌截除术 如前所述，DS 患者最好避免肌肉截除手术，但有报道，对于有内斜视并有很小眼球后徙的 DS，如果缩短量在 3.5mm 以内，同侧的退 - 截手术是成功的[43]。在我们的经验中，截除内直肌在某些 2 型 DS 病例中有效。考虑截除的肌肉的被动牵拉试验必须为阴性。对于反常收缩纤维化的眼外肌，即使少量的截除也可能导致意想不到的结果，建议采用可调整缝线。

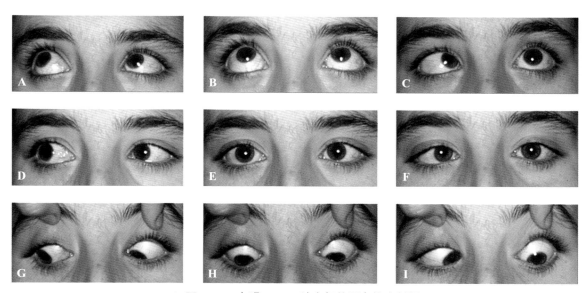

▲ 图 15-3 左眼 Duane 综合征伴原在位内斜视
左眼不能外转。左眼内转时眼球中度后徙。注意左眼内转时轻微受限

4. 垂直直肌转位术（常联合内直肌后徙）
- 优点
  - 可能增加外转功能。
  - 可能增加双眼单视野[28]。
- 缺点
  - 可能加重眼球后徙。
  - 联合内直肌后徙有眼前节缺血的风险。
  - 可能减少垂直肌肉功能。

- 上射 / 下射无明显改善。
- 加强的转位术可能加重内转受限。
- 适应证
  - 水平斜视伴很小或没有眼球后徙的病例。
  - 严重的外转受限。
  - 无向上和向下注视时眼球后徙。
  - 无上射 / 下射 。

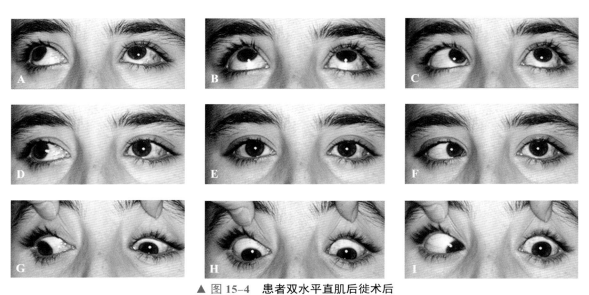

▲ 图 15-4　患者双水平直肌后徙术后
由于原在位内斜视，外直肌后徙 5mm，内直肌后徙 10mm。注意左眼内转受限增加

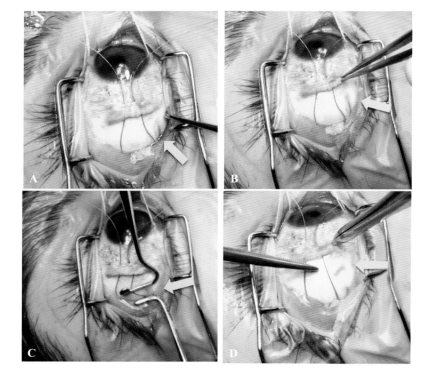

◀ 图 15-5　左眼 Duane 综合征外斜视患者
在采用外直肌可调整缝线后徙术时，我们观察到，当断开外直肌后，被动牵拉试验还是阳性的，并且在肌肉下方发现了一束附属组织带。值得注意的是，在离断和截除组织带后，被动牵拉试验呈阴性。黄箭指向附属组织带

转位手术通常联合内直肌后徙，可全部肌腱或部分肌腱转位。Rosenbaum[44] 报道称垂直直肌的颞侧转位可能导致垂直斜视。增加 Foster 加强缝线可绷紧转位并加强外转效果[45, 46]。8.5%～30% 的病例被报道出现垂直斜视和共收缩增加，25.5% 的病例报道出现连续外斜视[47]。

单独上直肌转位可联合或不联合内直肌后徙[48-50]。加强缝线也可用于这一技术。据报道，上直肌转位的效果类似于两条垂直直肌的转位。诱发眼球内旋是上直肌转位的可能并发症。在我们的临床实践中，当我们计划进行外直肌骨膜固定时，我们采用直肌转位手术（见第 35 章，视频 35-1）。

> **著者按语**
>
> 垂直直肌转位所见的一些问题，即凝视改善不足和诱发垂直斜视，可能因手术愈合异常而发生。垂直直肌力量大，并易受瘢痕迁移和瘢痕延伸的影响。在转位手术中使用不可吸收缝线可降低这些并发症发生的风险（见第 5 章和第 27 章）。转位前少量截除会增强转位的效果，当然，使用加强缝线来移动 Pulley 是另一种增强效果的辅助方法。然而，需要考虑的是，这两种辅助手段都有增加 DS 眼眼球后徙和内转限制的风险。半肌腱转位容易失败，因为在伤口愈合过程中，切口末端与形成的瘢痕组织产生强力连接，并且也不能完全避免眼前节缺血。
>
> 另一种有用的方法是，实现 1 型 DS 眼的居中和最大限度外转功能后，在不影响其原在位正位的情况下限制健眼内转。这些概念将在第 33 章中讨论。

5. 外直肌骨膜固定到眼眶外侧壁

● 优点
　– 消除外直肌反常收缩。
　– 非常有效地改善上射 / 下射。
　– 减轻眼球后徙。

● 缺点
　– 通常需要联合转位手术。
　– 联合转位手术有眼前节缺血的风险。
　– 可能需要二次手术。

　– 已报道的资料有限。
　– 操作困难。

● 适应证
　– 严重影响外观的上射 / 下射。
　– 协同分开。

外直肌骨膜固定是由 Alan Scott 最近提出的治疗 DS 的方法[51-57]。我们知道，第 Ⅵ 对脑神经麻痹比 DS 手术的成功率更高和预测性更好。外直肌骨膜固定的想法是通过消除外直肌与眼球的连接，将 DS 转化为第 Ⅵ 对脑神经麻痹。联合转位手术以补偿挛缩的外直肌的缺失。在我们的外斜视 DS 患者组中，加强转位引起残余外斜视，而非加强转位有更好的效果（图 15-6 至图 15-9）[55]。在内斜视 DS 中，内直肌后徙可能需要二次手术单独进行，因为涉及对第四条直肌进行手术。应考虑保留血管转位、部分肌腱转位或 Nishida 转位[58, 59]。在这些病例中，骨膜固定技术的主要缺点是眼前节缺血的风险。外直肌骨膜固定消除了反常收缩的外直肌的作用，据报道在减少上 / 下射和眼球后徙方面非常有效[51-57]。在我们的病例中，所有患者的上射 / 下射显著减轻，尽管眼球后徙有所减轻但没有消失[55]。眼球后徙的残存可能是由于转位的垂直直肌存在亚临床的反常收缩，或外直肌肌肉通过周围结缔组织可能残余一定功能。这也表明外侧眶壁固定不能将 DS 转化为真正的第 Ⅵ 对脑神经麻痹，并且手术效果仍然是不同的。

在协同分开病例中，外直肌骨膜固定效果很好，但不应联合转位手术[56]。外直肌骨膜固定联合内直肌截除有助于协同分开的解决，这要依据被动牵拉试验而定。

在这些协同分开的病例中，内直肌较弱，并且外直肌周围通常有眼眶纤维化，这些防止了连续内斜视的发生（图 15-10）。我们推荐外直肌骨膜固定用于内转时看不见角膜的非常大的上 / 下射的严重病例以及协同分开的病例（见第 33 章，视频 33-2）。

6. 改善上射 / 下射的方法　治疗上、下射的方法包括双条水平直肌后徙、外直肌 Y 形劈开、双条水平直肌 faden 术、垂直肌肉后徙治疗异常神经支配所致的上射和下射，骨膜固定使外直肌失去功能[37-41, 51-55, 60, 61]。原在位有垂直斜视以及内转眼平稳抬高提示"异常神经支配的上 / 下射"，需要垂直直肌减弱。在上/下射的典型类型中，外直肌的Y形劈开增加了内转时眼球的稳定性。外直肌劈开可增加截除效果，应联合少量的后徙来进行调整。为了使Y形劈开手术更有效，Jampolsky建议两个分叉的末端缝合位置内部缝线间距为20mm，同时联合5~10mm的后徙[25]。我们倾向

于Y形劈开联合双条水平直肌后徙。将外直肌从肌止端向后分开10mm，两条分叉末端内部缝线间距为12mm。在外斜视DS病例中，需要另外后徙外直肌，在保持外直肌分开部分之间保持大的间距同时缝合外直肌是具有操作难度的。

综上所述，我们认为适用于矫正上射和下射

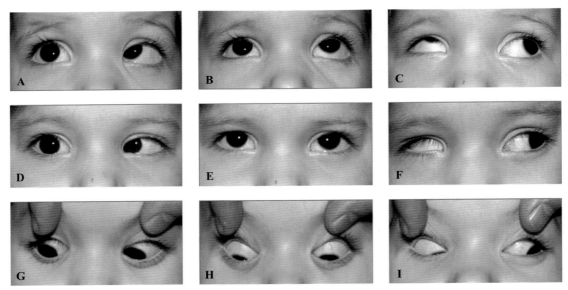

▲ 图 15-6　右眼 3 型 Duane 综合征外斜视患者
内收有非常严重的上、下射，外转和内收都受限

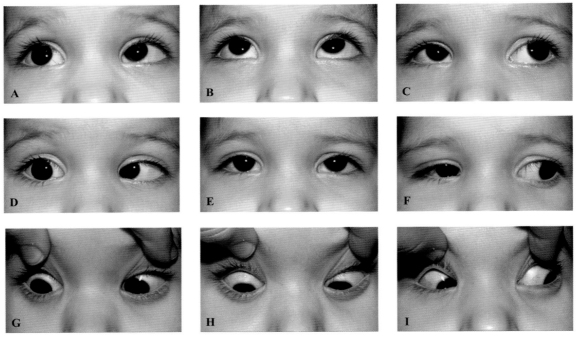

▲ 图 15-7　右眼外直肌骨膜固定和保留血管的垂直直肌转位至颞侧，外斜视消失
外转功能保持不变，内收改善，上射和下射消失，尽管外直肌无功能，但眼球后徙仍存在

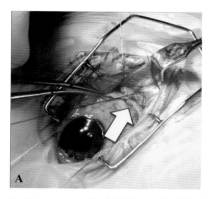
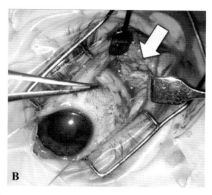
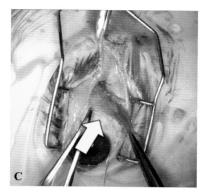

▲ 图 15–8　**A.** 外直肌用 **5–0** 绿色聚酯缝线固定于外侧眶壁骨膜。穿过不可吸收缝线后，将缝线拉起，没有松弛，证明缝线位于骨膜。**B.** 结扎骨膜缝线。**C.** 缝合 Tenon 囊，以避免外直肌重新黏附到巩膜上

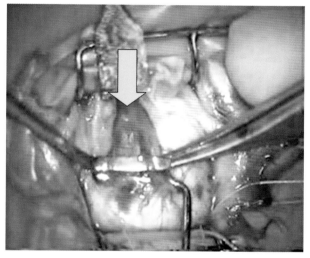

▲ 图 15–9　外直肌与外侧眶壁缝合

由于外直肌的紧张性收缩消失，保留血管的垂直直肌转位也无须使用加强缝线

的方法如下。

（1）对于小的上射 / 下射，采用 DS 眼双水平直肌后徙术。

（2）对于中重度病例，采用 DS 眼外直肌 Y 形劈开联合双水平直肌后徙术。

（3）对于内转时角膜完全消失的非常严重病例，采用外直肌骨膜固定术。

> *著者按语*
> LR 赤道部肌肉固定术（见第 19 章和第 30 章）是一种新的手术方法，也可能对治疗上射和下射有用。虽然在操作上与 Faden 手术相似，但缝线固定的位置更靠前，其手术设计目的是支持肌肉在其功能方向上的运动，而不是限制肌肉的活动。它们减少了肌肉侧滑，也能减轻上射和下射。

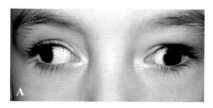
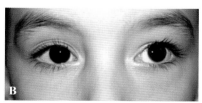
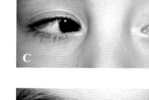
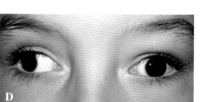
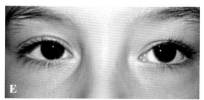
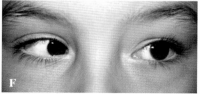

▲ 图 15–10　患者左眼有协同分开

A 至 C. 左眼尝试内转时外转，原在位外斜视。患者之前在其他地方做过两次退 - 截手术；D 至 F. 左眼外直肌骨膜固定后

7. Y 型斜视的治疗　对于非典型 DS 的 Y 型斜视，手术治疗并不总是必要的。假性下斜肌亢进对 IO 减弱术没有反应，外直肌的上移和后徙被证明是有效的 [22, 23]。在我们的 Y 型斜视患者中，外直肌全肌腱向上移位联合 5mm 后徙有良好效果（图 15-11 和图 15-12）。在原在位出现外斜时，可能需要增加肌肉后徙量。

8. 垂直 Duane 综合征的治疗　在垂直 DS 中，怀疑垂直直肌由异常神经支配，垂直直肌后徙通常效果良好。在我们的手上，双水平直肌后徙不能解决垂直问题 [38]。可通过术前 MRI 评估可能伴有的眼外肌发育异常和可能的附属组织带。

9. 肉毒毒素 A 的作用　肉毒毒素 A（botulinum toxin A，BTXA）可用于 DS 的诊断，展现可能的术后效果，53% 的病例报道肉毒毒素 A 可长期减轻斜视 [62]。据报道，注射肉毒毒素 A 对年轻患者也有好处，成功率为 50% [63]。肉毒毒素 A 永久作用的机制是避免进行性眼肌挛缩和纤维化。

> **著者按语**
> 内直肌注射肉毒毒素联合垂直直肌转位可能避免了内直肌后徙手术。它还可以延迟 MR 后徙，给眼前节建立侧支循环的时间。

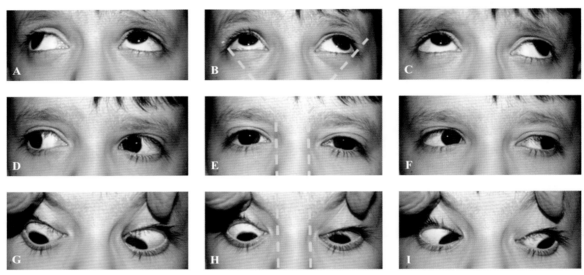

▲ 图 15-11　Y 型外斜视，假性下斜肌功能亢进，内转时上射。虚线表示 Y 征

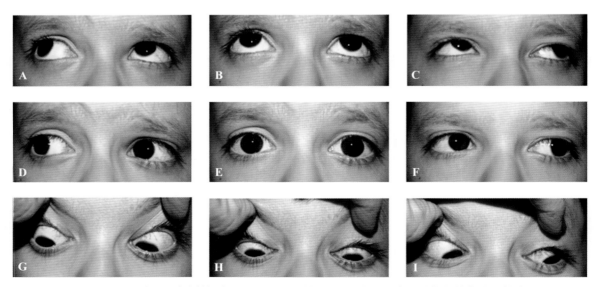

▲ 图 15-12　1 例 Y 型外斜视在双眼外直肌后徙 5mm 且外直肌全肌腱向上转位术后的外观

五、结论

在 DS 术前评估时，必须仔细评估原在位斜视、异常头位、眼球运动、眼球后徙严重程度，以及是否存在上、下射，以正确规划每个 DS 个体的手术。被动牵拉试验至关重要，它决定了手术量，因此需要在手术时经常重复。外科医生应考虑个体变量，并应记住垂直直肌也可能有亚临床神经支配紊乱的问题。虽然 DS 从未被"治愈"，但取得满意的治疗效果通常是可能的。

参 考 文 献

[1] Duane A. Congenital Deficiency of abduction, associated with impairment of adduction, retraction movements, contraction of the palpebral fissure and oblique movements of the eye. Arch Ophthalmol. 1905; 34:133–159

[2] DeRespinis PA, Caputo AR, Wagner RS, Guo S. Duane's retraction syndrome. Surv Ophthalmol. 1993; 38(3):257–288

[3] Huber A. Electrophysiology of the retraction syndromes. Br J Ophthalmol. 1974; 58(3):293–300

[4] Scott AB, Wong GY. Duane's syndrome. An electromyographic study. Arch Ophthalmol. 1972; 87(2):140–147

[5] Strachan IM, Brown BH. Electromyography of extraocular muscles in Duane's syndrome. Br J Ophthalmol. 1972; 56(8):594–599

[6] Hotchkiss MG, Miller NR, Clark AW, Green WR. Bilateral Duane's retraction syndrome. A clinical–pathologic case report. Arch Ophthalmol. 1980; 98(5): 870–874

[7] Miller NR, Kiel SM, Green WR, Clark AW. Unilateral Duane's retraction syndrome (Type 1). Arch Ophthalmol. 1982; 100(9):1468–1472

[8] Mulhern M, Keohane C, O'Connor G. Bilateral abducens nerve lesions in unilateral type 3 Duane's retraction syndrome. Br J Ophthalmol. 1994; 78(7): 588–591

[9] Parsa CF, Grant PE, Dillon WP, Jr, du Lac S, Hoyt WF. Absence of the abducens nerve in Duane syndrome verified by magnetic resonance imaging. Am J Ophthalmol. 1998; 125(3):399–401

[10] Ozkurt H, Basak M, Oral Y, Ozkurt Y. Magnetic resonance imaging in Duane's retraction syndrome. J Pediatr Ophthalmol Strabismus. 2003; 40(1):19–22

[11] Demer JL, Clark RA, Lim KH, Engle EC. Magnetic resonance imaging evidence for widespread orbital dysinnervation in dominant Duane's retraction syndrome linked to the DURS2 locus. Invest Ophthalmol Vis Sci. 2007; 48(1): 194–202

[12] Özkan SB, Arıbal E, Orhan M, et al. In: Kaufmann H, ed. Transactions of the 21st Meeting of the European Strabismological Association. Salzburg, Austria: Gahmig Press; 1993:157–162

[13] Kim JH, Hwang JM. Presence of the abducens nerve according to the type of Duane's retraction syndrome. Ophthalmology. 2005; 112(1):109–113

[14] Kang NY, Demer JL. Comparison of orbital magnetic resonance imaging in duane syndrome and abducens palsy. Am J Ophthalmol. 2006; 142(5):827–834

[15] Özkan SB, Aribal ME. Comparison of orbital magnetic resonance imaging in duane syndrome and abducens palsy. Am J Ophthalmol. 2007; 143(5):907–, author reply 907–908

[16] Graeber CP, Hunter DG, Engle EC. The genetic basis of incomitant strabismus: consolidation of the current knowledge of the genetic foundations of disease. Semin Ophthalmol. 2013; 28(5–6):427–437

[17] Aydın P, McGettrick P, Özkan SB, et al. abs. Neuroophthalmology. 1996 Suppl: 16

[18] Saad N, Lee J. Medial rectus electromyographic abnormalities in Duane syndrome. J Pediatr Ophthalmol Strabismus. 1993; 30(2):88–91

[19] Wilcox LM, Jr, Gittinger JW, Jr, Breinin GM. Congenital adduction palsy and synergistic divergence. Am J Ophthalmol. 1981; 91(1):1–7

[20] Özkan SB, Kır E. Synergistic divergence in association with congenital extraocular muscle fibrosis. In: Lennerstrand G, ed. Advances in Strabismology. Buren, The Netherlands: Aeolous Press; 1998:150–153

[21] Brodsky MC. Hereditary external ophthalmoplegia synergistic divergence, jaw winking, and oculocutaneous hypopigmentation: a congenital fibrosis syndrome caused by deficient innervation to extraocular muscles. Ophthalmology. 1998; 105(4):717–725

[22] Kushner BJ. Pseudo inferior oblique overaction associated with Y and V patterns. Ophthalmology. 1991; 98(10):1500–1505

[23] Özkan SB, Kır E. Y pattern exodeviation—a variant of Duane's retraction syndrome. In: Lennerstrand G, ed. Advances in Strabismology. Buren, The Netherlands: Aeolous Press; 1998:305–308

[24] Özkan SB, Aribal EM, Can D, Karaman ZC. Kinematic magnetic resonance imaging in Y pattern exodeviations. J Pediatr Ophthalmol Strabismus. 2003; 40(1):39–43

[25] Jampolsky A. Duane syndrome. In: Rosenbaum A, Santiago AP, eds. Clinical Strabismus Management. Philadelphia, PA: WB Saunders Company; 1999:325–342

[26] Özkan SB, Dündar S, Kır E, Dayanır V. Atypical forms of Duane's retraction syndrome—a reappraisal of the classical definition. In: de Faber, ed. Transactions of the 26th Meeting of the European Strabismological Association. Barcelona, Spain: Aeolus Press; 2000:199–202

[27] Gross SA, Tien DR, Breinin GM. Aberrant innervational pattern in Duane's syndrome type II without globe retraction. Am J Ophthalmol. 1994; 117(3): 348–351

[28] Özkan SB, Ozsunar Dayanir Y, Gökçe Balci Y. Hypoplastic inferior rectus muscle in association with accessory extraocular muscle and globe retraction. J AAPOS. 2007; 11(5):488–490

[29] Pressman SH, Scott WE. Surgical treatment of Duane's syndrome. Ophthalmology. 1986; 93(1):29–38

[30] Barbe ME, Scott WE, Kutschke PJ. A simplified approach to the treatment of Duane's syndrome. Br J Ophthalmol. 2004;

88(1):131–138

[31] Nelson LB. Severe adduction deficiency following a large medial rectus recession in Duane's retraction syndrome. Arch Ophthalmol. 1986; 104(6):859–862

[32] Shiratori A, Kameyama C, Sibasaki K. Adduction deficiency following a large medial rectus recession in Duane's retraction syndrome type 1. J Pediatr Ophthalmol Strabismus. 1999; 36(2):98–100

[33] Saunders RA, Wilson ME, Bluestein EC, Sinatra RB. Surgery on the normal eye in Duane retraction syndrome. J Pediatr Ophthalmol Strabismus. 1994; 31(3): 162–169, discussion 170–171

[34] Farvardin M, Rad AH, Ashrafzadeh A. Results of bilateral medial rectus muscle recession in unilateral esotropic Duane syndrome. J AAPOS. 2009; 13(4):339–342

[35] Greenberg MF, Pollard ZF. Poor results after recession of both medial rectus muscles in unilateral small–angle Duane's syndrome, type I. J AAPOS. 2003; 7(2):142–145

[36] Guyton D. Round table discussion—the expert view of difficult strabismus and amblyopia 2010. In: Özkan SB, ed. Update on Strabismology. Ankara, Turkey: Rotatıp Publisher; 2010:86–89

[37] Rogers GL, Bremer DL. Surgical treatment of the upshoot and downshoot in Duanes' retraction syndrome. Ophthalmology. 1984; 91(11):1380–1383

[38] Özkan SB, Can D, Arsan AK, Demirci S, Kasim R, Duman S. The results of surgical treatment in Duane's retraction syndrome. Strabismus. 1997; 5(1):5–11

[39] von Noorden GK. Recession of both horizontal recti muscles in Duane's retraction syndrome with elevation and depression of the adducted eye. Am J Ophthalmol. 1992; 114(3):311–313

[40] Sprunger DT. Recession of both horizontal rectus muscles in Duane syndrome with globe retraction in primary position. J AAPOS. 1997; 1(1):31–33

[41] Rao VB, Helveston EM, Sahare P. Treatment of upshoot and downshoot in Duane syndrome by recession and Y–splitting of the lateral rectus muscle. J AAPOS. 2003; 7(6):389–395

[42] Gobin MH. Surgical management of Duane's syndrome. Br J Ophthalmol. 1974; 58(3):301–306

[43] Kraft SP. Lateral rectus resection strabismus surgery in unilateral duane syndrome with esotropia and limited abduction. Binocul Vis Strabismus Q. 2010; 25(3):149–157

[44] Rosenbaum AL. Costenbader Lecture. The efficacy of rectus muscle transposition surgery in esotropic Duane syndrome and VI nerve palsy. J AAPOS. 2004; 8(5):409–419

[45] Velez FG, Foster RS, Rosenbaum AL. Vertical rectus muscle augmented transposition in Duane syndrome. J AAPOS. 2001; 5(2):105–113

[46] Akar S, Gokyigit B, Pekel G, Demircan A, Demirok A. Vertical muscle transposition augmented with lateral fixation (Foster) suture for Duane syndrome and sixth nerve palsy. Eye (Lond). 2013; 27(10):1188–1195

[47] Velez FG, Laursen JK, Pineles SL. Risk factors for consecutive exotropia after vertical rectus transposition for esotropic Duane retraction syndrome. J AAPOS. 2011; 15(4):326–330

[48] Mehendale RA, Dagi LR, Wu C, Ledoux D, Johnston S, Hunter DG. Superior rectus transposition and medial rectus recession for Duane syndrome and sixth nerve palsy. Arch Ophthalmol.

2012; 130(2):195–201

[49] Tibrewal S, Sachdeva V, Ali MH, Kekunnaya R. Comparison of augmented superior rectus transposition with medial rectus recession for surgical management of esotropic Duane retraction syndrome. J AAPOS. 2015; 19(3): 199–205

[50] Velez FG, Oltra E, Isenberg SJ, Pineles SL. Assessment of torsion after superior rectus transposition with or without medial rectus recession for Duane syndrome and abducens nerve palsy. J AAPOS. 2014; 18(5):457–460

[51] Britt MT, Velez FG, Thacker N, Alcorn D, Foster RS, Rosenbaum AL. Surgical management of severe cocontraction, globe retraction, and pseudo–ptosis in Duane syndrome. J AAPOS. 2004; 8(4):362–367

[52] Morad Y, Kowal L, Scott AB. Lateral rectus muscle disinsertion and reattachment to the lateral orbital wall. Br J Ophthalmol. 2005; 89(8):983–985

[53] Parsa CF. A theoretically optimal and practical surgical approach to Duane syndrome. In: De Faber JT, Souza–Dias, eds. Strabismus 2006, Proceedings of the Joint Congress. The 10th Meeting of the International Strabismological Association (ISA) and the First Extraordinary Meeting of the Latin American Council of Strabismus (CLADE). Rio de Janeiro, Brazil: Cultura Médica; 2006:315–320

[54] Andalib D, Javadzadeh A. Lateral rectus muscle disinsertion and reattachment to the lateral orbital wall in exotropic Duane syndrome: a case report. J Med Case Reports. 2008; 2:253

[55] Özkan SB, Işıklıgil I. Problems with lateral rectus orbital wall fixation in Duane syndrome. In: Gomez de Liano R, ed. Transactions of the 32nd Meeting of the European Strabismological Association. 2009:149–151

[56] Özkan SB. Round table discussion—lateral rectus periosteal fixation. In: Özkan SB, ed. Advances in Strabismology, Ankara, Turkey: Rotatıp Publishers; 2015:90–92

[57] Sharma P, Tomer R, Menon V, Saxena R, Sharma A. Evaluation of periosteal fixation of lateral rectus and partial VRT for cases of exotropic Duane retraction syndrome. Indian J Ophthalmol. 2014; 62(2):204–208

[58] Muraki S, Nishida Y, Ohji M. Surgical results of a muscle transposition procedure for abducens palsy without tenotomy and muscle splitting. Am J Ophthalmol. 2013; 156(4):819–824

[59] Tanaka M, Nishina S, Ogonuki S, Akaike S, Azuma N. Nishida's procedure combined with medial rectus recession for large–angle esotropia in Duane syndrome. Jpn J Ophthalmol. 2011; 55(3):264–267

[60] von Noorden GK, Murray E. Up– and downshoot in Duane's retraction syndrome. J Pediatr Ophthalmol Strabismus. 1986; 23(5):212–215

[61] Mohan K, Saroha V. Vertical rectus recession for the innervational upshoot and downshoot in Duane's retraction syndrome. J Pediatr Ophthalmol Strabismus. 2002; 39(2):94–99

[62] Dawson EL, Maino A, Lee JP. Diagnostic use of botulinum toxin in patients with Duane syndrome. Strabismus. 2010; 18(1):21–23

[63] Maya JF, de Liaño RG, Catalán MR, Rayward O. Botulinum toxin treatment in patients up to 3 years of age who have esotropic Duane retraction syndrome. Strabismus. 2013; 21(1):4–7

第 16 章 分离垂直性斜视
Dissociated Vertical Deviations

Susana Gamio 著

姜 超 译

摘 要

分离垂直性斜视（DVD）是一种众所周知的疾病，其特征是一眼或双眼自发上漂，很难自我控制，经常引起心理社会问题。

在计划手术时，注视偏好、视力、异常头位的存在、斜视的非共同性和 DVD 的对称性都是需要考虑的因素。

明显 DVD 的标准治疗方法是手术，但目前的技术很难做到使 DVD 完全消失。进行单眼还是双眼手术，对称还是非对称手术，以取得最好的效果，仍有争议。没有一个单一的理想的方法来矫正 DVD，广泛报道的手术方法证实了这一说法。

最近，视频眼震（video-oculography，VOG；一种在双眼视条件下交替遮盖一只眼来测量水平和垂直斜视的检查方法）为暴露看起来是单眼的双眼病例提供了宝贵的帮助[1]。大多数假性单眼 DVD 病例的双侧性可被 VOG 确诊，从而使治疗具有更大的可预测性，避免过矫和欠矫。我们总结了 DVD 的治疗方案，描述了每个病例最有效的治疗方法。

关键词

分离垂直性斜视（DVD），DVD 手术，视频眼震（VOG），DVD 模式

一、概述

分离垂直性斜视（dissociated vertical deviation，DVD）是一种复杂的眼球运动疾病，其病因仍有争议，手术治疗也不能完全令人满意。

它的特征是任意一只眼的间歇性、可变和缓慢地上漂（DVD），并伴有非注视眼的外旋［分离旋转性斜视（dissociated torsional deviation，DTD）］和外转［分离水平性斜视（dissociated horizontal deviation，DHD）］[2, 3]。上斜眼的垂直向下漂移同时伴发内旋和内转（视频 16-1）。它通常见于早发性斜视和深度知觉异常的患者。这些患者通常有隐性眼球震颤（latent nystagmus，

LN）、头位倾斜和相关的斜肌功能障碍。

自从 Stevens 于 1895 年提出这一概念以来[4]，许多作者试图解释 DVD 的本质，并提出了各种各样的理论。在过去几年里，Guyton[5] 以及后来的 Brodsky[6] 重新引起了对 DVD 发病机制的争论。

虽然已经尝试了多种治疗方法，但目前最佳的治疗预期是尽量减少斜视或改善其控制。用传统疗法，DVD 无法完全根除。

二、临床特点

DVD 患者通常融合不良和抑制[7]。当 DVD 被控制时，它被称为"隐性的"（只有当眼睛被

遮盖时才能看到）；当它不受控制时，它被称为"显性的"（自发可见）[8]。显性 DVD 会带来外观问题，特别是在注意力不集中、疲劳、压力或缺乏专注的时候。

DVD 发病年龄通常较早[9]。Stewart 等报道平均发病年龄为 9 月龄[10]。它通常在水平眼位对齐后才显现，因此在内斜视手术治疗前发现它是很重要的，以便同时治疗。

DVD 通常双眼发病[11-13]。它可以是双眼对称的，也可以是不对称的，很多病例因为双眼不对称太明显以至于看起来像是单眼发病（视频 16-2）。

非常不对称的 DVD 病例通常与单眼重度弱视有关。然而，弱视并不是 DVD 非对称性的必要前提。尽管较大的 DVD 幅度通常见于非注视眼，但注视眼较大 DVD 幅度的病例确实存在，在双眼视条件下可能表现为对侧眼的下斜视[14-17]。

视频眼震（video-oculography，VOG）是一种在双眼视条件下交替遮盖双眼来测量水平和垂直斜视的技术。大多数假性单眼 DVD 病例的双侧性可以用 VOG 检测到。真正的垂直斜视加上分离的上斜视解释了许多病例的 DVD 不对称性（图 16-1 至图 16-4）。

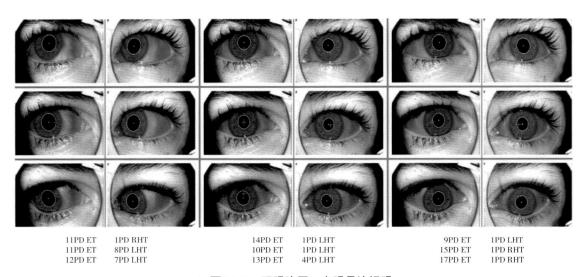

11PD ET	1PD RHT	14PD ET	1PD LHT	9PD ET	1PD LHT
11PD ET	8PD LHT	10PD ET	1PD LHT	15PD ET	1PD RHT
12PD ET	7PD LHT	13PD ET	4PD LHT	17PD ET	1PD RHT

▲ 图 16-1 双眼睁开，右眼是注视眼

PD. 棱镜度；ET. 内斜视；RHT. 右眼上斜视；LHT. 左眼上斜视

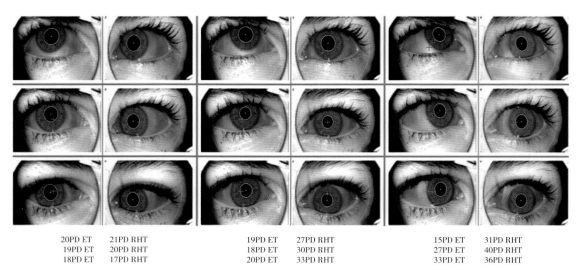

20PD ET	21PD RHT	19PD ET	27PD RHT	15PD ET	31PD RHT
19PD ET	20PD RHT	18PD ET	30PD RHT	27PD ET	40PD RHT
18PD ET	17PD RHT	20PD ET	33PD RHT	33PD ET	36PD RHT

▲ 图 16-2 遮盖右眼，左眼注视

PD. 棱镜度；ET. 内斜视；RHT. 右眼上斜视

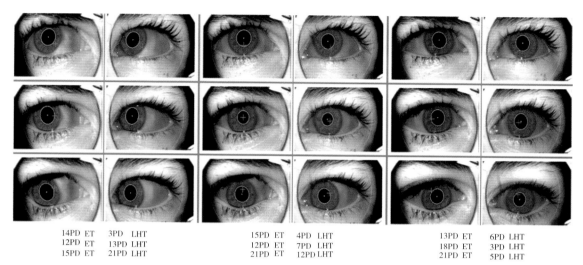

14PD ET	3PD LHT		15PD ET	4PD LHT		13PD ET	6PD LHT
12PD ET	13PD LHT		12PD ET	7PD LHT		18PD ET	3PD LHT
15PD ET	21PD LHT		21PD ET	12PD LHT		21PD ET	5PD LHT

▲ 图 16-3　遮盖左眼，右眼注视

PD. 棱镜度；ET. 内斜视；LHT. 左眼上斜视

1° 行：双眼注视：14PD 10PD RHT　　双眼注视：14PD ET 7PD RHT
2° 行：右眼遮盖：41PD ET 35PD RHT　右眼遮盖：21PD ET 24PD RHT
3° 行：左眼遮盖：28PD ET 10PD RHT　左眼遮盖：24PD ET

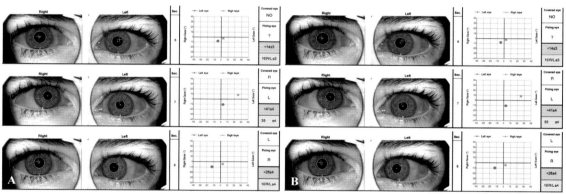

▲ 图 16-4　A. 头位倾斜试验，头向右肩倾；B. 头位倾斜试验，头向左肩倾

PD. 棱镜度；ET. 内斜视；RHT. 右眼上斜视

斜肌功能障碍导致了 DVD 不同注视眼位的非共同性，真正的垂直斜视（下斜视或上斜视）的存在导致了 DVD 的不对称。

非分离性垂直斜视的幅度可小于或大于 DVD 的幅度。当 DVD 的幅度小于非分离性上斜视时，低位眼绝不会变成高位眼。在遮盖试验中，如果 DVD 量比垂直斜视大，低位眼就会变成高位眼，如果 DVD 的幅度与垂直斜视相似，眼位就会保持对齐。这种情况可能会被错误地认为是单眼 DVD。

当计划手术时，暴露双眼 DVD 是非常重要

的。双眼对称手术可治疗对称性 DVD，而非对称性 DVD 更常见，必须进行非对称性手术。在非对称的 DVD 病例中，确定每只眼的 DVD 幅度的差异对于选择合适的手术方法和避免过矫是至关重要的。

DVD 可以是共同性，也可以是非共同性的。非共同性 DVD 在不同注视位置的上斜是不一致的。DVD 的非共同性主要是由于斜肌功能障碍引起的，有时源于垂直直肌的不对称。

当 DVD 伴有下斜肌功能亢进（inferior oblique overaction，IOOA）时，内转时上斜视增大，可

观察到 V 征。在极度内转时，除了 DVD 外，还可以看到真正的上斜视。上斜肌亢进（superior oblique overaction，SOOA）的病例表现为非注视眼外转时上斜视比原在位大，伴 A 征[18, 19]。

DVD 的一个独特特点是对光密度变化的反应：当增加放在注视眼前的滤光片（Bagolini 滤光片）的密度时，被遮盖眼将向下运动（Bielschowsky 现象）[20]。

在这些患者中，红玻璃试验也产生了独特的结果。不管红色滤光片是放在右眼还是左眼前，患者总是能看到红光位于白光下方[20]。

Posner 试验也显示出了 DVD 的另一个独特表现[21]：当遮盖一只眼睛时，眼睛向上移动；当遮盖对侧眼（同时保持另一只眼的遮盖）时，低位眼向上移动，高位眼向下移动，在垂直面双眼逐渐对齐。

DVD 患者通常无症状，但对于自发发生显著上斜视或合并水平斜视的病例，应考虑手术治疗。

随着时间的推移，DVD 既不会消失也不会改善。在 100 名接受 Harcourt[22] 随访平均 7.3 年之久的患者中，未观察到 DVD 的幅度有明显下降。

手术方法可用于治疗 DVD，但不能使 DVD 完全消失。因此，实现隐性斜视是我们的治疗目标。

三、治疗

当 DVD 被控制或只是偶尔出现时，我们应该只要加强融合功能，并配镜矫正使双眼看到尽可能清晰的图像。

当有明显的自发上斜表现，有明显异常头位，或合并水平斜视时，应考虑手术治疗。

在设计手术方案时，必须考虑注视偏好、双眼视力、头位异常、斜视的非共同性和 DVD 的对称性。

1. 双眼和单眼手术 大多数作者倾向于进行双眼 DVD 手术，因为如果患者能够交替注视，单眼手术可能有过矫的风险（手术眼下斜视）或优势眼明显上斜视的风险[12, 23, 24]。

单眼手术确实对深度单眼弱视患者有作用，因为在这些患者中斜视眼没有注视的机会[25, 26]。单眼手术可选择以下术式。

● 单眼上直肌（superior rectus，SR）后徙：后徙量必须适中（5~6mm），以避免术后下斜视。这种术式应用于双侧注视均上斜或高位眼外转时有更大斜视的情况下。

● 单眼下斜肌前转位（inferior oblique anterior transposition，IOAT）[27]：此术式用于内转时上斜视更明显以及下斜肌功能亢进的患者。此手术在原在位平均矫正量约为 18PD[28]。

● 单眼下直肌（inferior rectus，IR）截除或折叠[29, 30]：此术式用于单眼复发的 DVD 的二次手术。为了避免睑裂的改变，截除或折叠的肌肉量不应大于 4~5mm。

2. 对称性和非对称性手术 双眼对称手术适用于双眼对称的 DVD 病例。然而，不对称的 DVD 更常见，双眼差异超过 6PD 的病例应采用不对称手术治疗。目前尚不清楚双眼间 DVD 不对称的最大量如何才能在不过矫的情况下获得良好的结果。

SR 的后徙量双眼之间的差异不应超过 6mm。对于严重不对称的病例，建议行单眼上直肌后徙。

3. 伴有下斜肌功能亢进和 V 征的 DVD 当计划合适的手术以矫正所有注视方向的斜视时，考虑斜视的非共同性是至关重要的。

正如 Elliott 和 Nankin 所描述的，IOAT 是一个很好的治疗 DVD 同时伴有 IOOA 的手术方式[31]。其他作者也报道了 IOAT 在控制 DVD 和消除 IOOA 方面的效果[32-36]。

对于不对称 DVD 的患者，如果双眼行对称手术，则效果不太令人满意，通常会导致术后持续的垂直斜视。如果 DVD 不对称，就应该进行不等量的手术。以下是针对非对称性 DVD 建议进行的几种手术方案[37-41]。

(1) 双眼 IOAT 联合上斜更明显眼的下斜肌后徙；

(2) 双眼分级 IOAT（下直肌止端前或后 1~3mm，高位眼下斜肌位置更靠前）；

(3) 双眼 IOAT + 高位眼上直肌后徙。

Stager 等[42, 43] 提出，不仅要将下斜肌向前转位，还要将其向鼻侧转位至下直肌鼻侧旁〔鼻侧前转位（anterior nasal transposition，ANT）〕。这种术式将下斜肌转化为内旋的强直性下转肌。随后 Fard[44] 研究了这种新术式在 DVD 病例中的效果，得出 ANT 在控制 DVD、IOOA 和 V 征等方面是有效的。

最近，Farid[45] 比较了 IOAT 和 ANT 在治疗伴有 IOOA 的 DVD 的效果，得出结论，两种手术方式相似，但 ANT 对 DVD 在原在位和外转时的矫正更有统计学意义。据报道该术式的并发症为术后 2～4PD 的下斜视，连续性外斜视和抗上转综合征（antielevation syndrome，AES）[46]。

AES 是 IOAT 可能导致的意外结果[47, 48]。它包括对侧眼下斜肌假性亢进，明显的上转不足在外转时更严重并伴 V 征或 Y 征。推测其原因是在外转尝试上转时发生了过度的抗上转力。手术时下斜肌后（外侧）角固定位置偏外可能导致术后大量的外旋[49]。当用 AES 眼注视时，非优势眼的注视强迫和大的上斜视可能很明显。

将下斜肌的后部纤维固定在下直肌的止端颞侧不超过 2mm 的位置可以预防 AES 的发生（见第 8 章和第 25 章，视频 25-2 和视频 25-3）[48]。

4. 伴有 SOOA 和 A 征的 DVD　DVD、SOOA 及 A 征常常同时存在。对于这组疾病，可根据 A 征的大小进行以下术式[19]。

- 当 A 征 ≤ 14PD 时行双眼上直肌后徙。
- 当 A 征在 15～20PD 范围时行双眼上直肌后徙 + 双眼上斜肌腱截除。
- 4 条斜肌减弱手术，这是超过 20PD 的 A 型非共同性，尤其是两条水平直肌之前已做过手术的病例的最佳选择。4 条斜肌减弱术有利于避免 A 征向 V 征转变，适用于有眼前节缺血风险的患者[50-52]。虽然可以行简单的下斜肌后徙术，但 IOAT 是实现

更可预测结果的最佳选择。处理伴 A 型的非对称病例有几种选择，即双眼不对称上直肌后徙、分级双眼 IOAT 联合上斜肌减弱，或单眼上直肌后徙联合上斜肌减弱。

总之，在计划手术时，考虑 A 征的大小和不对称性是至关重要的。

5. 有良好双眼视力且无斜肌功能障碍的共同性 DVD　对于这些病例，联合或不联合悬吊技术的大量上直肌后徙是最常用的方法之一[23, 53]（视频 16-3）。这种方法的优点是可以解决不对称病例，技术上容易操作，并发症少。图 16-5 至图 16-7 显示在行对称上直肌后徙术前表现为对称性 DVD 的患者。

需要进行后部分离，清除上直肌和上睑提肌之间的连接，避免眼睑退缩和睑裂不对称。

上斜肌肌腱通过"系带"附着于上直肌的下表面，系带是一种防止两条肌肉大量分离的筋膜。当上直肌后徙时系带将上斜肌肌腱向后拉，并在断腱后拉紧上斜肌肌腱。当上直肌后徙在 10mm 内，就没有必要分离上斜肌系带，但如果计划进行更大量的后徙，并采用悬吊技术，我们必须分离系带以达到预期的后徙量。无论何时对上直肌进行手术，都必须识别上斜肌肌腱并确认它没有无意中被纳入到缝线中。Kushner[54] 警示，分离上直肌和上斜肌肌腱之间的连接可能使患者发生上斜肌肌腱嵌顿综合征，特别是因为大约 10mm 的后徙会将新的附着点直接位于上斜肌肌腱上。

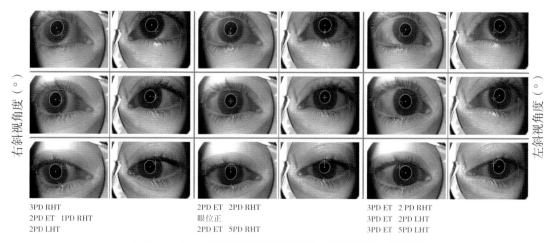

右斜视角度（°）　　　　　　　　　　　　　　　　　　左斜视角度（°）

3PD RHT
2PD ET　1PD RHT
2PD LHT

2PD ET　2PD RHT
眼位正
2PD ET　5PD RHT

3PD ET　2 PD RHT
3PD ET　2PD LHT
3PD ET　5PD LHT

▲ 图 16-5　对称的分离垂直性斜视。双眼睁开，不遮盖
PD. 棱镜度；RHT. 右眼上斜视；ET. 内斜视；LHT. 左眼上斜视

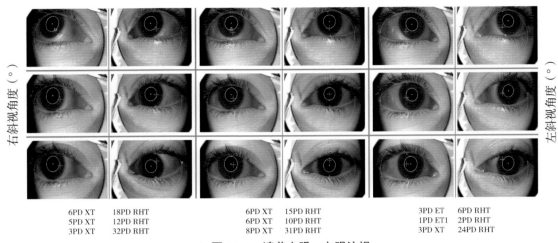

右斜视角度（°） 左斜视角度（°）

6PD XT	18PD RHT		6PD XT	15PD RHT		3PD ET	6PD RHT
5PD XT	12PD RHT		6PD XT	10PD RHT		1PD ET1	2PD RHT
3PD XT	32PD RHT		8PD XT	31PD RHT		3PD XT	24PD RHT

▲ 图 16-6　遮盖右眼，左眼注视

PD. 棱镜度；XT. 外斜视；RHT. 右眼上斜视；ET. 内斜视；LHT. 左眼上斜视

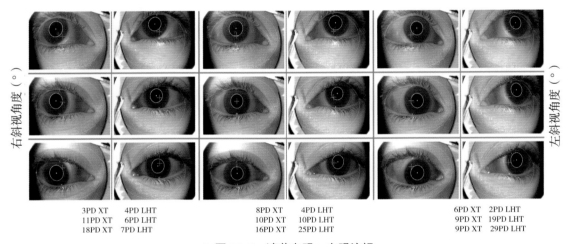

右斜视角度（°） 左斜视角度（°）

3PD XT	4PD LHT		8PD XT	4PD LHT		6PD XT	2PD LHT
11PD XT	6PD LHT		10PD XT	10PD LHT		9PD XT	19PD LHT
18PD XT	7PD LHT		16PD XT	25PD LHT		9PD XT	29PD LHT

▲ 图 16-7　遮盖左眼，右眼注视

PD. 棱镜度；XT. 外斜视；LHT. 左眼上斜视

　　SR 后徙的量取决于上斜视的大小，当每只眼的上斜视程度不同时，可以进行不对称的后徙（表 16-1）。

表 16-1 分离垂直性斜视上直肌后徙量

上斜量	双眼 SRR 量
10PD ± 2.5	8mm
15PD ± 2.5	10mm
20PD ± 2.5	12mm
23～25PD	14mm

SRR. 上直肌后徙（superior rectus recession）；PD. 棱镜度
改编自 Prieto-Diaz J，Souza-Dias C. Estrabismo. 5th ed. Buenos Aires：Ediciones Científicas Argentinas；2005:232.

　　SR 的减弱改变了原在位的水平斜视，导致平均 6PD 的外斜视，在计划手术时应考虑到这一点。这种手术增加了外斜视患者特别是伴 V 征患者的外斜视，因为它削弱了向上注视时的一个内转肌。为了避免这种情况，应将 SR 后徙的同时向鼻侧移位，以减少向上注视时的外斜视。

　　直接的头部倾斜（向注视眼侧的肩膀倾斜）的改善是由于减弱了原在位的内旋，这是 SR 后徙的另一个优点。大量 SR 后徙可能导致上转受限，但这在几个月后会改善。

　　Lorenz 等 [53] 比较了三种不同手术方式矫正 DVD 的即时效果和长期效果。这三种手术方法为：在 SR 止端后 12～14mm 处进行 Cüppers 的后固定术、SR 的后固定术联合 SR 后徙 3mm、SR 悬吊后徙 10mm。10mm 后徙组和后固定术组对 DVD 的最初效果是相似的。然而，他们发现，长期的效果是 SR 的后固定术联合后徙 3mm 组更优越。

四、异常头位

患有 DVD 的儿童常常出现异常头位[55, 56]。他们可以扭头，因为他们通常用内转位注视，但他们也可以有头部倾斜。头部倾斜可以朝向注视眼侧的肩部（直接倾斜）或朝向对侧（反向倾斜）。虽然 DVD 和头部倾斜之间的联系是常见的，但没有证据证实其因果关系。

Jampolsky[57, 58] 报道了在 Bielschowsky 头部倾斜试验（Bielschowsky head tilt test，BHTT）中，让头向任一侧倾斜时，其对侧眼的上斜视将增加，这与 SO 麻痹或 SR 亢进 / 挛缩综合征的表现正好相反。

在年轻的水平斜视患者中更易观察到直接倾斜，他们也会采用扭头使前庭神经产生更多冲动来增加内转，以利于单眼注视（图 16-8）。当非注视眼 SR 挛缩或非对称 DVD 病例的注视眼 DVD 较大时，直接倾斜可改善垂直斜视。

Brodsky 等[56] 称，直接倾斜并不是对双眼视功能的代偿，而头向高位眼倾斜（反向倾斜）有助于中和上斜视和稳定双眼视功能。大多数采用反向倾斜的患者在该头位能更好地获得垂直方向的眼位对齐（图 16-9）。

Guyton[59] 提出采用异常头位会影响 LN。头部倾斜会抑制注视眼的 LN 模式，因此注视眼的手术对消除头部倾斜总是必需的。许多 DVD 患者没有头部倾斜，这表明有其他因素在起作用。

直接倾斜（朝向注视眼肩部倾斜）可通过注视眼的 SR 后徙术来减少内旋，从而得到改善，而反向倾斜（朝向对侧倾斜）可通过矫正垂直斜视来改善。当计划 DVD 手术应该考虑到这些问题，以改善头位。

五、二次 DVD 手术

尽管有最佳的手术设计和技术，有 5%～10% 的斜视手术治疗的患者需要再次手术[60]，DVD 患者中有 17.4% 需要再次手术。

欠矫（图 16-10）、过矫（图 16-11）、异常头位、肌肉滑脱或睑裂不对称（图 16-12）的 DVD 患者可能需要再次手术。

除非单眼视力低于 20/80，注视偏好对决定

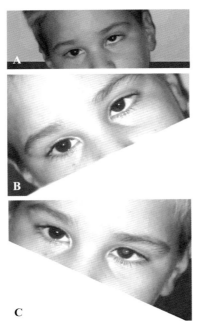

▲ 图 16-8 直接头部倾斜加重垂直斜视

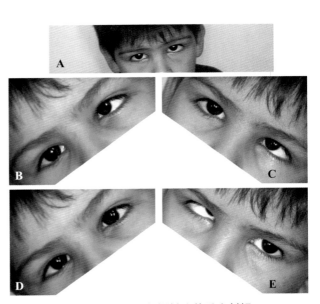

▲ 图 16-9 反向倾斜改善垂直斜视

7 岁女孩，视力右眼 1.0，左眼 1.0，DVD 右眼：10PD，左眼 20PD。上斜肌亢进伴 A 征。手术治疗方案：双眼 4 条斜肌减弱术

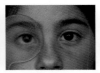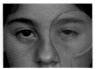

12 年后：残余 DVD：右眼 2PD，左眼 10PD

客观旋转

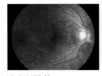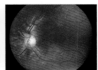

注视眼位

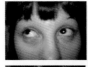

视频眼震检测：
双眼注视

6PD XT 4PD RHT	5PD XT 4PD LHT	10PD XT 8PD LHT
5PD XT 4PD RHT	4PD XT 3PD LHT	11PD XT 6PD LHT
5PD XT 3PD RHT	9PD XT 4PD LHT	9PD XT 3PD LHT

遮盖右眼

5PD RH	2PD XT	6PD LHT
8PD RHT	2PD RHT	7PD XT
7PD XT 1PD RHT	4PD XT 6PD RHT	8PD XT 2PD RHT

遮盖左眼

7PD XT 1PD RHT	8PD XT 9PD LHT	13PD XT 12PD LHT
9PD XT 5PD LHT	6PD XT 10PD LHT	15PD XT 15PD LHT
10PD XT 9PD LHT	15PD XT 17PD LHT	18PD XT 14PD LHT

▲ 图 16–10　双眼对称手术治疗非对称分离垂直性斜视后欠矫

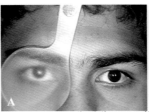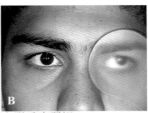

非对称 DVD 伴左眼重度弱视

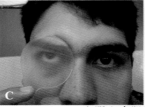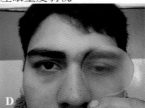

左眼上直肌后徙术后过矫

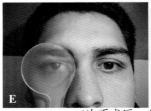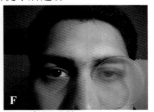

二次手术后：右眼上直肌后徙

▲ 图 16–11　单眼术后过矫

DVD. 分离垂直性斜视

哪些患者需要第二次手术没有作用[61]。

重复 DVD 矫正最常见于双眼 SR 后徙，其次是双眼 IOAT。重复 DVD 手术的其他原因包括注视眼上转受限并伴有斜颈，非注视眼下斜视，残余 DVD，单眼或双眼 AES。这些不想要的结果来自于上次手术。

在计划再次手术时，我们必须确定上次手术失败的原因，并通过解除限制（如果有的话）和平衡主动和被动力量来进行矫正。大多数患者（80%～90%）在第二次手术后可以取得良好的结果[62]。

在采用 IOAT 时，必须采取预防措施防止 AES[49] 的发生，仔细谨慎的 SR 后徙术将防止肌肉移位和不对称的发生。

目前还缺乏确凿的证据来支持某种 DVD 手术为最佳治疗方法。未来对本病特定机制的更多研究将有望改善治疗效果和提高成功率。

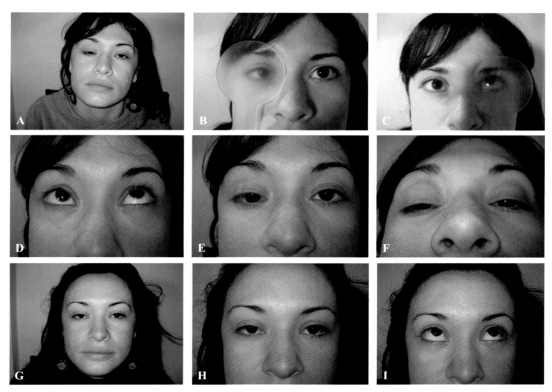

▲ 图 16-12 双眼上直肌后徙术后右眼下斜视伴假性上睑下垂

右眼上直肌位于角膜缘后 17mm 处。左眼上直肌位于角膜缘后 11mm 处。第二次手术：右眼：右眼上直肌前徙至角膜缘后 12mm + 右眼上斜肌肌腱截除术；左眼：左眼上直肌后徙至角膜缘后 13mm + 左眼上斜肌后徙

参 考 文 献

[1] Gamio S, Naranjo A. Unmasking bilateral DVD with VOG 3D. Presented at the 39th European Strabismological Association Meeting, Porto, Portugal, 2017 in press

[2] Helveston EM. Dissociated vertical deviation–a clinical and laboratory study. Trans Am Ophthalmol Soc. 1980; 78:734–779

[3] Raab EL. Dissociated vertical deviation. J Pediatr Ophthalmol Strabismus. 1970; 17:146–151

[4] Stevens GT. Du strabismo vertical alternant et des deviations symmetriques moins pronounce que le strabisme. Ann Ocul (Paris). 1895; 113: 225–385

[5] Guyton DL, Cheeseman EW, Jr, Ellis FJ, Straumann D, Zee DS. Dissociated vertical deviation: an exaggerated normal eye movement used to damp cyclovertical latent nystagmus. Trans Am Ophthalmol Soc. 1998; 96:389–424, discussion 424–429

[6] Brodsky MC. Dissociated vertical divergence: perceptual correlates of the human dorsal light reflex. Arch Ophthalmol. 2002; 120(9):1174–1178

[7] Good WV, Hoyt CS. Divergent vertical deviation. In Good WV, Hoyt CS, eds. Strabismus Management. Boston, MA: Butterworth–Heinemann; 1996

[8] Hatt SR, Wang X, Holmes JM. Interventions for dissociated vertical deviation. Cochrane Database Syst Rev. 2015; 20(11):CD010868

[9] Rosenbaum AL. Dissociated vertical deviation: diagnosis and management. In: Current Concepts in Pediatric Ophthalmology and Strabismus. Ann Arbor: University of Michigan; 1993

[10] Stewart SA, Scott WE. The age of onset of dissociated vertical deviation (DVD). Am Orthopt J. 1991; 41:85

[11] Braverman DE, Scott WE. Surgical correction of dissociated vertical deviations. J Pediatr Ophthalmol. 1977; 14(6):337–342

[12] Sargent RA. Dissociated hypertropia: surgical treatment. Ophthalmology. 1979; 86(8):1428–1440

[13] Sprague JB, Moore S, Eggers H, Knapp P. Dissociated vertical deviation. Treatment with the faden operation of Cuüppers. Arch Ophthalmol. 1980; 98(3): 465–468

[14] Gamio S. Hypotropia in patients with dissociated vertical deviation. In: Transactions of the 31st ESA Meeting. Mykonos, Greece 2007:337–340

[15] Kraft SP, Long QB, Irving EL. Dissociated hypotropia: clinical features and surgical management of two cases. J AAPOS. 2006; 10(5):389–393

[16] Greenberg MF, Pollard ZF. A rare case of bilateral dissociated hypotropia and unilateral dissociated esotropia. J AAPOS. 2001; 5(2):123–125

[17] Kraft SP, Irving EL, Steinbach MJ, Levin AV. A case of hypotropic dissociated vertical deviation: surgical management. In: Spiritus M, ed. Transactions of the 25th Meeting of the European Strabismological Association. Lisse, The Netherlands: Aeolus Press; 2000:93–95

[18] McCall LC, Rosenbaum AL. Incomitant dissociated vertical deviation and superior oblique overaction. Ophthalmology. 1991; 98(6):911–917, discussion 917–918

[19] Velez FG, Ela-Dalman N, Velez G. Surgical management of dissociated vertical deviation associated with A-pattern strabismus. J AAPOS. 2009; 13(1):31–35

[20] Bielschowsky A. Lectures on motor anomalies: II. The theory of heterophoria. Am J Ophthalmol. 1938; 21:1129

[21] Posner A. Noncomitant hyperphorias: Considered as aberrations of the postural tonus of the muscular apparatus. Am J Ophthalmol. 1944; 27:1275

[22] Harcourt B, Mein J, Johnson F. Natural history and associations of dissociated vertical divergence. Trans Ophthalmol Soc U K. 1980; 100(4):495–497

[23] Magoon E, Cruciger M, Jampolsky A. Dissociated vertical deviation: an asymmetric condition treated with large bilateral superior rectus recession. J Pediatr Ophthalmol Strabismus. 1982; 19(3):152–156

[24] Noel LP, Parks MM. Dissociated vertical deviation: associated findings and results of surgical treatment. Can J Ophthalmol. 1982; 17(1):10–12

[25] Schwartz T, Scott W. Unilateral superior rectus recession for the treatment of dissociated vertical deviation. J Pediatr Ophthalmol Strabismus. 1991; 28(4): 219–222

[26] Scott WE, Sutton VJ, Thalacker JA. Superior rectus recessions for dissociated vertical deviation. Ophthalmology. 1982; 89(4):317–322

[27] Bothun ED, Summers CG. Unilateral inferior oblique anterior transposition for dissociated vertical deviation. J AAPOS. 2004; 8(3):259–263

[28] Goldchmit M, Felberg S, Souza-Dias C. Unilateral anterior transposition of the inferior oblique muscle for correction of hypertropia in primary position. J AAPOS. 2003; 7(4):241–243

[29] Arroyo-Yllanes ME, Escanio-Cortés ME, Pérez-Pérez JF, Murillo-Murillo L. [Unilateral tucking of the inferior rectus muscle for dissociated vertical deviation]. Cir Cir. 2007; 75(1):7–12

[30] Esswein Kapp MB, von Noorden GK. Treatment of residual dissociated vertical deviation with inferior rectus resection. J Pediatr Ophthalmol Strabismus. 1994; 31(4):262–264

[31] Elliott RL, Nankin SJ. Anterior transposition of the inferior oblique. J Pediatr Ophthalmol Strabismus. 1981; 18(3):35–38

[32] Mims JL, III, Wood RC. Bilateral anterior transposition of the inferior obliques. Arch Ophthalmol. 1989; 107(1):41–44

[33] Burke JP, Scott WE, Kutshke PJ. Anterior transposition of the inferior oblique muscle for dissociated vertical deviation. Ophthalmology. 1993; 100(2):245–250

[34] Kratz RE, Rogers GL, Bremer DL, Leguire LE. Anterior tendon displacement of the inferior oblique for DVD. J Pediatr Ophthalmol Strabismus. 1989; 26(5):212–217

[35] Nabie R, Anvari F, Azadeh M, Ameri A, Jafari AK. Evaluation of the effectiveness of anterior transposition of the inferior oblique muscle in dissociated vertical deviation with or without inferior oblique overaction. J Pediatr Ophthalmol Strabismus. 2007; 44(3):158–162

[36] Black BC. Results of anterior transposition of the inferior oblique muscle in incomitant dissociated vertical deviation. J AAPOS. 1997; 1(2):83–87

[37] Snir M, Axer-Siegel R, Cotlear D, Sherf I, Yassur Y. Combined resection and anterior transposition of the inferior oblique muscle for asymmetric double dissociated vertical deviation. Ophthalmology. 1999; 106(12):2372–2376

[38] Guemes A, Wright KW. Effect of graded anterior transposition of the inferior oblique muscle on versions and vertical deviation in primary position. J AAPOS. 1998; 2(4):201–206

[39] Wong CY, Ng JS, Goh TY. Combined resection and anterior transposition of the inferior oblique muscle for the treatment of moderate to large dissociated vertical deviation associated with inferior oblique muscle overaction. J Pediatr Ophthalmol Strabismus. 2003; 40(4):194–195

[40] Akar S, Gökyiğit B, Yilmaz OF. Graded anterior transposition of the inferior oblique muscle for V-pattern strabismus. J AAPOS. 2012; 16(3):286–290

[41] Engman JH, Egbert JE, Summers CG, Young TL. Efficacy of inferior oblique anterior transposition placement grading for dissociated vertical deviation. Ophthalmology. 2001; 108(11):2045–2050

[42] Stager DR, Sr, Beauchamp GR, Stager DR, Jr. Anterior and nasal transposition of the inferior oblique muscle: a preliminary case report on a new procedure. Binocul Vis Strabismus Q. 2001; 16(1):43–44

[43] Stager DR, Jr, Beauchamp GR, Wright WW, Felius J, Stager D, Sr. Anterior and nasal transposition of the inferior oblique muscles. J AAPOS. 2003; 7(3): 167–173

[44] Fard MA. Anterior and nasal transposition of the inferior oblique muscle for dissociated vertical deviation associated with inferior oblique muscle overaction. J AAPOS. 2010; 14(1):35–38

[45] Farid MF. Anterior transposition vs anterior and nasal transposition of inferior oblique muscle in treatment of dissociated vertical deviation associated with inferior oblique overaction. Eye (Lond). 2016; 30(4):522–528

[46] Han J, Kang M, Han SH. Anterior nasal transposition of the inferior oblique muscle can cause antielevation syndrome. J AAPOS. 2016; 20(5):453–455.e1

[47] Kushner BJ. Restriction of elevation in abduction after inferior oblique anteriorization. J AAPOS. 1997; 1(1):55–62

[48] Mims JL, III, Wood RC. Antielevation syndrome after bilateral anterior transposition of the inferior oblique muscles: incidence and prevention. J AAPOS. 1999; 3(6):333–336

[49] Kushner BJ. Torsion as a contributing cause of the anti-elevation syndrome. J AAPOS. 2001; 5(3):172–177

[50] Gamio S. A surgical alternative for dissociated vertical deviation based on new pathologic concepts: weakening all four oblique eye muscles. Outcome and results in 9 cases.

Binocul Vis Strabismus Q. 2002; 17(1):15–24

[51] Texeira Krieger F, Caron Lambert A. Efeito do debilitamento do músculo Oblicuo superior hiperfuncionante associado a anteriorizacao do músculo oblicuo inferior na Divergencia Vertical Dissociada. CLADE anais 2000 del XIV Congreso del CLADE. São Paulo, Brazil:2000:447–450

[52] Acosta Silva MA, Campomanes G. Cirugia de cuatro oblicuos para Desviacion Vertical Disociada y sindrome em A. CLADE anais 2000 del XIV Congreso del CLADE. São Paulo, Brazil: 2000:359–360

[53] Lorenz B, Raab I, Boergen KP. Dissociated vertical deviation: what is the most effective surgical approach? J Pediatr Ophthalmol Strabismus. 1992; 29(1):21–29

[54] Kushner BJ. Superior oblique tendon incarceration syndrome. Arch Ophthalmol. 2007; 125(8):1070–1076

[55] Bechtel RT, Kushner BJ, Morton GV. The relationship between dissociated vertical divergence (DVD) and head tilts. J Pediatr Ophthalmol Strabismus. 1996; 33(6):303–306

[56] Brodsky MC, Jenkins R, Nucci P. Unexplained head tilt following surgical treatment of congenital esotropia. A postural manifestation of DVD. Br J Ophthalmol. 2004; 88(2):268–272– Erratum in: Br J Ophthalmol 2004;88(4):599

[57] Jampolsky A. Management of vertical strabismus. Trans New Orleans Acad Ophthalmol. 1986; 34:141–171

[58] Jampolsky A. A new look at the head tilt test. In Fuchs AF, Brandt TH, Buttner U, Zee DS, eds. Contemporary Ocular Motor and Vestibular Research: A Tribute to David A Robinson. Stuttgart, Germany: Springer–Verlag; 1994:432–439

[59] Guyton DL. Dissociated vertical deviation: an acquired nystagmus–blockage phenomenon. Am Orthopt J. 2004; 54:77–87

[60] Helveston EM. Reoperations in strabismus. Ophthalmology. 1979; 86(8): 1379–1388

[61] Esswein Kapp MB, Sprunger DT. Bilateral surgery for dissociated vertical deviation. Paper presented at: 21st Annual Meeting of AAPOS; 1995; Orlando, FL

[62] Hiles DA. Current concepts in the management of re–operations upon the extra–ocular muscles. Ann Ophthalmol. 1973; 5(12):1344–1351

第 17 章　眼球震颤手术
Nystagmus Surgery

Richard Hertle　著

文　雯　译

摘　要

用于治疗眼球震颤的眼肌手术历史悠久，但目前仍只占斜视外科医生治疗工具的一小部分。它在很大程度上仅限于对那些具有恒定大角度异常头位的少数大龄儿童进行的一项手术。从过去30年的动物和人类研究中研发了一个用于规划和执行眼球震颤的眼外肌手术的综合体，它被用于患有眼球震颤的婴儿、儿童和成人，无论是否伴有相关的知觉系统异常。对婴儿期和儿童期眼球震颤生理学的新认识支持临床上所观察到的眼肌手术对眼位、眼球震颤特征和视觉功能的有益影响。

本章涵盖眼球震颤的现代分类；对眼球震颤患者进行更完整的临床和电生理评估的方法；治疗合并眼球震颤、斜视和异常头位的具体眼肌手术方案；手术的预期结果和并发症。

关键词

婴儿性眼球震颤，眼肌手术，异常头位，眼球运动记录

一、概述

在考虑进行眼肌手术之前，必须对眼球震颤的确切类型进行诊断。这里，进行准确的眼球运动记录是必不可少的。所有类型眼球震颤的关键波形特征很容易分辨出[1]。单独的"眼球震颤"诊断已不再被接受。眼动记录可以识别许多不同类型的眼球震颤，并将其与临床上表现类似的扫视振荡区分开来[1]。此外，临床治疗效果的评估和比较需要对视觉系统的变化进行定量测量。虽然眼球震颤治疗的目标之一可能是提高"视力"，但这不应被视为主要指标。测量的视力并不总是衡量现实世界视觉功能的良好指标[2,3]。视力是数个变量共同作用的结果，如压力、传入缺陷、药物、疾病、疲劳、注意力、头位和眼位等。这些变量与眼球震颤的关系是特殊的。虽然眼球震颤的振幅最直接影响美容外观，但它不是视力或其他视觉功能的良好预测指标。降低振幅的治疗可能不会提高视力，而提高视力的治疗也可能不会降低振幅。与整体视觉功能相关的眼球运动特征是在每一次震颤中，当眼动速度< 4°/s且其位置在目标1°~5°范围内时的周期[4-8]。这些"中心凹注视"周期很容易测量，其变化与许多视觉功能直接相关[4-8]。

眼球震颤患者的眼肌手术计划需要全面的病史、临床评估和检查。特殊测试可能包括神经影像学、血清学（血液、尿液、脑脊液）评估、电生理学（眼球运动记录、视网膜电图、视觉诱发反应、暗适应）、光学相干断层扫描、眼底照相和血管造影。一旦确定眼部运动异常不能通过同时治疗潜在系统性疾病而医治，则应考虑进行眼肌手术。眼球震颤患者的眼肌手术有两个目的：

一个是改善眼睛和（或）头部的位置，另一个是改善振荡的逐拍特性。斜视常与眼球震颤有关，因此外科医生可以同时治疗斜视和眼球震颤。这两种情况往往相互影响，因此矫正斜视可能对眼球震颤有利，反之亦然。婴儿性和获得性眼球震颤均可出现异常头位（anomalous head posture，AHP），在这两种情况下，手术可用于将注视方向（或眼睛）移到正前方位置。

婴儿眼球震颤综合征（infantile nystagmus syndrome，INS）是最常见的眼球震颤类型，眼肌手术对其有效，因此它将是本章的重点。INS是一种病因不明的眼部运动障碍，通常出现在婴儿早期（非先天性），临床特征为眼球不自主振荡。莱斯特郡眼球震颤调查最近报道，眼球震颤在普通人群中的患病率为 24/10 000 [9]。最常见的眼球震颤类型为神经性眼球震颤（6.8/10 000）和与低视力相关的 INS（3.4/10 000～4.2/10 000）[9]。眼球震颤在欧洲白人人群中明显比在印度、巴基斯坦和其他亚洲人群中更常见 [10, 11]。关于 INS 发病率的其他估计值相差很大，为 1/350～1/20 000，但最常引用的数字是 1/6550 或 0.015% [10, 11]。

眼球震颤中的眼球运动通常有一个慢相和快相，尽管它们可能是纯粹的摆动。临床上它们通常是水平的，伴有一个小的扭转成分，但在眼球运动记录中总伴有一个垂直成分 [4, 12-19]。眼球震颤的强度在偏心注视时增加。INS 在双眼条件下可能"违反"亚历山大定律，这通常有助于将其与水平外周前庭性眼球震颤区分开来。亚历山大定律指出，在外周前庭性眼球震颤中，眼球震颤在快相方向上增加，在慢相方向上减少，但从不逆转。INS 的其他临床特征 [4, 12-19] 包括以下内容。

- 在上视时保持水平性［与获得性和（或）前庭性眼球震颤不同，后者在垂直凝视时方向改变］。
- 注视程度增加，睡眠或注意力不集中时程度减轻。
- 不同注视方向强度不同（关于零区）。
- 不同注视方向可改变运动方向（关于中间位置）。
- 随着集合，强度降低（衰减）。
- 异常头位。
- 斜视。

- 显著屈光不正发病率增加。

这些特征有助于进一步区分 INS 与外周前庭性眼球震颤，后者随着遮眼而加重，并因注视而减弱。焦虑、疲劳、压力、某些药物和全身性疾病都会增加眼球震颤强度并降低视功能 [4, 12-19]。

INS 中斜视患病率估计在 16%～70%。根据眼动异常和斜视分类（classification of eye movement abnormalities and strabismus，CEMAS），隐性眼球震颤现在被称为融合发育不良性眼球震颤综合征（fusion maldevelopment nystagmus syndrome，FMNS）（表 17-1 至表 17-3）。斜视是隐性眼球震颤的必要条件，但也是 INS 的附带条件 [16, 20-29]。"知觉性眼球震颤"一词适用于由于潜在知觉视觉障碍的 INS 患者。Cogan [19] 最初提出，在知觉性眼球震颤中，低视力会中断对眼动神经控制系统的知觉传入输入，从而导致注视变得不稳定，并导致眼睛钟摆样摆动。相反，运动性眼球震颤归因于眼球运动控制中心内在的信号错误，导致视力相对较好的急跳性眼球震颤。根据临床表现（即摆动与急跳性眼球震颤）预测初级知觉缺陷是否存在的概念早已消除 [14, 19, 30, 31]。摆动和急跳波形通常可以共存于同一个 INS 患者中。因此，单独的波形分析不能用于预测传入视觉通路功能障碍的存在与否 [14, 19, 30, 31]。在 INS 中，所有已知波形在有或无知觉视觉缺陷的患者中都可记录到 [14, 19, 30, 31]。在视力介于 1.0 到无光感之间的患者中均可诊断 INS。因此，婴儿眼球震颤不是由视力差引起的。同样，眼球震颤的发病年龄也不能用来预测是否存在潜在的知觉视觉缺陷。双眼异常知觉视觉输入（紊乱）导致 INS 的神经生理学机制尚不清楚。以上事实使得不再使用先天性、知觉性和运动性这些术语来描述 INS。

INS 通常与先天性或早发（出生 6 个月以内）的视觉知觉系统缺陷有关，如全身和眼部白化病、色盲、无虹膜、先天性视网膜营养不良和变性、视皮层异常、先天性白内障、青光眼和角膜疾病 [1, 4, 13, 14, 32-35]。所有 INS 患儿均有一个 INS 震颤强度最小的眼眶内眼球位置（"零"位置），约 40% 的患者处于原在位，60% 的患者偏离原在位。那些具有偏心零位的人采用代偿头位来保持眼睛处于该位置。当孩子集中注意力在远处物体上时，这一点尤为突出，因为当试图注视时 INS

往往会恶化[1, 4, 13, 14, 32-35]。在这些情况下，代偿头位是为了改善视觉功能。一些 INS 的个体采用极端的头位将他们的眼睛置于最大的侧视位置，主动来阻止他们的眼球震颤。与将眼睛定位于"零"位置使中心凹注视最佳不同，这种主动阻止眼球震颤的机制尚不确定。我们的假设是，通过前庭 – 眼反射（vestibulo-ocular reflex，VOR）或自发凝视将眼球放置在眶壁附近，可以获得对震颤的机械衰减效应。头部摆动在 INS 中很常见（30%～40%），是颈部肌肉异常神经不稳定支配的结果[1, 4, 13, 14, 32-35]。头部摆动不被用作改善视力的策略，但 VOR 视力异常增加的罕见患者除外。

表 17-1　婴儿眼球震颤综合征的 CEMAS 描述

疾病名称	婴儿眼球震颤综合征（旧称先天性眼球震颤和"运动和知觉性"眼球震颤）
标准	婴儿期开始，眼动记录显示诊断性的（加速）缓慢阶段
常见相关体征	共轭、水平旋转、随着尝试注视增加、从摆动型到急跳型、家族史通常为阳性、持续、共轭、伴或不伴相关的知觉系统缺陷（如白化病、色盲），伴相关的斜视或屈光不正，随着会聚而减少，出现零区和中间位置，伴随头位或摇头，可能表现出"潜在"成分，对视动性眼球震颤刺激或周期性 / 非周期性的振荡发生"逆转"。候选基因位于染色体 X 和 6 上的。可能随着诱导会聚、融合、眼外肌手术、隐形眼镜和镇静而体征减轻
一般意见	波形可能在婴儿早期发生变化，头位通常在 4 岁时明显。视力预后取决于知觉系统的完整性

CEMAS. 眼球运动异常和斜视的分类

在 INS 中几乎不出现振荡幻视[1, 4, 13, 14, 32-35]，在间歇性振荡幻视的罕见患者中，它往往发生在眼球震颤最大或出现新的眼球运动或知觉系统缺陷的注视角度[36]。振荡幻视缺乏通常对区分儿童先天性和获得性眼球震颤无帮助。10 岁以内发病的后天性眼球震颤的儿童很少有这种症状的延续[36]。患有后天性眼球震颤的成人和年龄较大的儿童仍有振荡幻视。

二、评估

虽然眼动记录不是常规可用，但其对于识别

表 17-2　融合发育不良性眼球震颤综合征的 CEMAS 描述

疾病名称	融合发育不良性眼球震颤综合征（FMNS）（旧称隐性 / 显性隐性眼球震颤）
标准	婴儿期起病，伴随斜视、眼动记录显示两种类型的慢相（线性和减速）加上高频、低振幅摆动性眼球震颤（双急跳波形）、向注视方向的急跳
常见相关体征	共轭、水平、单平面、通常不伴有知觉系统缺陷（如白化病、色盲），可能会随着过度会聚（"阻塞"）而改变，与内收注视相关的头位，无摇头，可能对视动性眼球震颤刺激或周期性 / 非周期性的振荡发生"逆转"。可能存在分离性斜视。随着融合增加（双眼功能）而降低
一般意见	强度随着年龄的增长而降低

表 17-3　痉挛性点头综合征的 CEMAS 描述

疾病名称	痉挛性点头综合征（SNS）
标准	婴儿期起病、可变共轭、小频率、低振幅振荡、异常头位和头部振荡，在儿童时期改善（"消失"），视觉通路的正常 MRI/CT 扫描。眼动记录为高频（> 10Hz）、不对称、可变共轭、摆动型振荡
常见相关体征	共轭失调、不对称、多纬度、斜视家族史，一只眼睛（外展眼）可能更大，持续的头位 / 摆动（水平或垂直），通常没有相关的知觉系统缺陷，可能有相关的斜视和弱视，可能随着会聚而增加，头部摆动，头位可能是代偿性的。眼底检查正常。随着融合增加（双眼功能）而降低
一般意见	通常在 2～8 年内自动缓解

许多不同类型的眼球震颤和扫视插入和振荡是有用的。波形分析的完整组成部分是识别每个周期（眼球震颤的节拍）中目标图像位于中央凹（中央凹期）的部分[37]。通过准确的眼动记录记载眼球震颤波形的这些重要特征，提供诊断和治疗所需的数据[37]。

1. 视力　视力最佳的测量方式为使用以下三种方法中的一种分别双眼和单眼测量：Teller 视力卡（TAC，华盛顿大学）、Lea 符号（Lea 测试有限公司）程序（言语前儿童）、弱视治疗研究（amblyopia treatment study，ATS）单个、环绕、

HOTV 验光字体方案（7 岁以下），或早期治疗糖尿病视网膜病变研究（early treatment diabetic retinopathy study，ETDRS）图表方案（7 岁或 7 岁以上）[38]。在患者的零位进行测量，零位由临床评估、头位测量系统和（或）眼球运动记录确定。由于眼球震颤，TAC 视力测试是用垂直放置的卡来进行的，这样光栅位于水平定位。值得注意的是，由于 INS 的眼球运动振荡几乎是均匀水平的（即使是扭动和垂直头位的患者也可以看到水平强度的变化），因此垂直固定 TAC 的视力测试对所有这类患者都是有效的。

2. 眼球运动与标准临床评价　眼球运动检查包括精准确定所有诊断位置在远距离（3～6m）和近距离（33cm）处的眼位。相关的知觉系统异常可通过病史、完整的眼科评估和特殊检查来确认。在 INS 患者中，代偿头位不是需要治疗的"异常"。假如需要治疗，对颈部肌肉进行手术是合适的，而不是对眼外肌（extraocular muscle，EOM）进行手术。以代偿头位改善视觉功能，是一种巧妙的适应策略。此外，代偿头位由患者直接控制，因此，可能其不是真正问题的最准确或可重复的测量，即 INS 波形具有最优中心凹注视周期的注视位置。尽管有许多可以测量代偿头位的方法，但绘制所有注视角度上的眼动记录数据为计划眼外肌手术提供了最精确的手段，以便将注视角度重新定位到最佳中心凹注视。在不同的注视角度下测量的眼球运动记录和视力都是可接受的临床方法。如果两者都不可获得，测量头位将产生一个近似值，用于 EOM 手术[12, 14, 19, 39, 40]。头位测试应在连续 15min 的时间范围内进行多个间隔重复测量，以帮助排除婴儿非周期性 / 周期性交替性眼球震颤（aperiodic/periodic alternating nystagmus，APAN）。

9%～33% 的 INS 患者的眼震强度和（或）方向会随着时间发生固有的节律性、周期性或非周期性的变化[3, 41-45]。大多数临床医生将这种振荡诊断为获得性周期性交替性眼震（periodic alternating nystagmus，PAN）[3, 41-45]。获得性 PAN 具有一种特定的模式，即在原发位置出现自发眼球震颤，在一个方向上水平跳动 1 或 2min，然后安静一段时间，在相反方向上再次出现相似持续时间的眼球震颤[3, 41-45]。通常与前庭小脑疾病和

神经退行性疾病相关[3, 41-45]。APAN 具有 INS 的所有特征，除了其零点位置以规则（周期性）或不规则（非周期性）模式移动，通常也是不对称的，每个方向上的急跳性眼球震颤间隔不相等。这导致在几秒钟到几分钟内眼球震颤的强度和（或）方向发生变化。

IPAN 的发生不像之前所认为的那样罕见，并且由于周期长或不规则以及患者只偏好一种异常头位，可能会被漏诊[3, 41-45]。通过眼球运动记录，可以更容易地识别变化的零位置，这在临床中不能获得。如果采用以下方法对 INS 患者进行检查，临床医生可能能够诊断该疾病：在至少 5～10min 的时间内，遮住非优势眼，检查保持头位垂直且原在位注视时的优势眼。检查者寻找规则或不规则变化振荡的强度和（或）方向。如果正在考虑对斜视、眼球震颤和（或）相关异常头位进行手术或药物治疗，对 IPAN 的识别至关重要。

虽然 INS 是一种终身疾病，但随着时间的推移，它仍然是可以改变的。这包括每时每刻的变化，以及与年龄相关的长期变化和其他眼部和全身状况。关于年龄对 INS 影响的数据很少，但我们知道随着时间的推移，INS 振荡可能会发生变化。药物以及退行性疾病和神经系统疾病可能导致这些变化。了解 INS 是一种动态的疾病过程对这些患者的终身评估和护理非常重要。

三、眼球震颤治疗中的眼肌手术

1. 背景　有定量数据表明，如果在眼球震颤的每一次振荡中出现的缓慢中心凹周期可以延长或增加，那么患者的某些视觉功能可能会改善[36, 46-49]。这可以通过患者或治疗干预来实现，包括药物、手术、接触镜、针灸，以及生物反馈。在 Anderson 的教科书《眼球垂直斜视和眼球震颤的治疗》（1959 年第 2 版）中，他指出："已经发现，这种手术不仅可以大大减轻斜颈，而且还可以通过减轻眼球震颤本身来改善视力[50]"。眼肌手术对视觉系统的有益影响超出了肌肉或眼球的"机械"复位，是一个新概念，最初是在 Kestenbaum 眼动数据分析后预测的。然而，经过多年对患者及其眼动眼震记录的仔细分析，以及

假说驱动的动物和人体试验后，这一点才得以成功证明。

虽然眼球震颤治疗的两个目标可能是重建和视力改善，但它们不是主要的结果指标。测出的视力是数个变量作用的结果，如压力、传入缺陷、头位和眼位。这些变量与眼球震颤波形之间的关系是独特的，因此，视力并非始终是真实世界视觉功能的良好衡量标准[51]。眼动振幅是与外观最直接相关的特征，但振幅并不能很好地预测视力、振动幻视、视觉识别时间、注视依赖性视力或对比敏感度[51]。

2. 手术适应证 任何眼球震颤患者进行眼肌手术的适应证都是通过全面的病史、临床评估和特殊测试得出的。一旦确定眼部运动异常不能通过治疗潜在的系统性疾病得到改善，可以考虑进行眼肌手术。眼球震颤患者的眼肌手术有三个目标：①改善因偏心注视零位引起的代偿头位；②改善斜视；③改善振荡的逐拍特征（中心凹注视周期）。斜视与眼球震颤高度相关，外科医生通常可以同时治疗两者[52, 53]。这两种情况通常相互影响。矫正斜视可以改善双眼融合，这可能会对眼球震颤产生有利影响，反之亦然。异常头位可能出现在婴儿性和获得性眼球震颤中，手术可以将注视（或眼睛）移动到正前方位置。

3. 眼球震颤眼肌手术的历史和优点 眼肌手术可能对神经系统有益的概念由来已久。眼震外科研究的起源始于 Anderson-Kestenbaum 后徙 – 截除术的早期人体临床试验，以及对患有眼震的动物进行的眼动研究。1977 年的一项 INS 手术研究发现，眼球震颤强度与注视角度的函数形状发生了显著的变化[54]。Anderson Kestenbaum 手术除了如预期的那样将曲线移向原在位外，还可以增加零区的宽度，降低整体眼球震颤强度[54]。

INS 的动物模型用来验证以下假设：影响眼球震颤的不仅仅是眼球肌肉的移动或截除[47, 55, 56]。眼球运动记录证实了眼肌肌止端离断并立即复位至原位置［断腱和复位（tenotomy and reattachment，T&R）］可以深度且持续性减弱眼球震颤[47, 55, 56]。其他动物研究和人体临床试验表明 T&R 抑制了眼球震颤，改善了中心凹注视特征和视觉功能[8, 39, 40, 49, 51, 57-65]。

眼动本体感觉的生理学及其在非自主性眼球振荡和正常眼球运动控制中的作用受到了眼运动基础科学界的重新关注[66, 67]。眼肌球层的腱膜段现在被称为"末端"，是进行手术的地方。最近的研究已经确定了末端神经元，并显示它们具有本体感觉的解剖和生理[66, 67]。它们可能提供反馈，帮助眼睛的正位和稳定。这些结构可能与传入中枢神经系统输入有关，在手术过程中它们的破坏可能会影响术后结果。眼球震颤"改善"的神经生理学假说是，由于干扰末端神经本体感受张力控制，眼球运动装置的小信号增益降低。来自栅栏型非肌肉纤维的末端神经信号可能参与来自眼肌的感觉反馈增益，类似于控制骨骼肌本体感觉反馈增益的伽马传出环[66, 67]。

4. 手术分类 眼球震颤手术的类型直到最近才被系统地分类。1953 年，Anderson 和 Kestenbaum 分别单独提出，眼球震颤引起的异常头位可以通过手术得到缓解[68, 70]。第二年，Goto 提出了类似的建议。Anderson 主张将一对作用方向为面转方向的配偶直肌后徙[68-70]。Goto 建议截除拮抗肌，Kestenbaum 支持对所有四条水平直肌进行手术（但建议眼睛序贯进行）[70]。经过改良后的 Kestenbaum 策略，为现在最常见的手术，他的名字通常附在这种手术方法上。英格兰的 Dermot Pierse 在 1959 年将这些术式进行了合理扩展[71]。他描述了两名眼球震颤患者，头部向后仰以获得最佳视力。他削弱了两个下转肌（下直肌和上斜肌）。许多作者随后发表了类似手术的结果。

5. 手术技巧 眼球震颤患者的眼肌手术技巧与斜视患者并无不同。斜视外科医生熟悉后徙术、截除术、肌腱切断术、肌腱截除术、肌肉截除术、肌肉切断术、皱褶术和转位术。这些技巧将在本书的其他章节中详细讨论，读者可参考这些章节了解其详细信息。我们对眼球震颤患者进行眼肌手术的综合方法是从改善该患者群体的多样性眼球运动和视觉异常的需求发展而来的。这些包括但不限于眼球震颤本身、异常头位和斜视，以及视力、立体视觉、运动处理、注视依赖性视力、视觉反应时间和对比敏感度[2, 72-74]。九种手术系统允许临床医生通过一种手术优化 INS 患者的手术干预。根据我们的经验，大多数 INS

患者（85%～90%）除了眼球摆动外，还有临床上显著的头位、斜视或会聚减弱，以上可单独或联合出现。这就要求手术解决患者的所有临床表现。将外科手术分为九种独立但相关的类型非常有必要。在1000多个系列的眼球震颤手术中，观察到以下类型[8, 39, 40, 49, 51, 57-65]：22%的患者进行了手术1（仅有偏心水平头位），16%的患者进行了手术2（下颌内收头位 ± 斜视），15%的患者进行了手术3（单纯斜视），10%的患者进行了手术4（水平头位＋斜视），10%的患者进行了手术5（下颌上抬头位 ± 斜视），9%的患者进行了手术6（单纯眼球震颤、无头位、无会聚减弱或斜视），7%的患者进行了手术7（多纬度头位 ± 斜视），6%的患者进行了手术8（单纯会聚减弱且双眼功能良好），5%的患者进行了手术9（单纯旋转头位）。

使用和分析该系统进行了一些观察。大多数婴儿型眼球震颤患者（91%）有斜视伴或不伴异常头位，可受益于眼外肌的截除或重新定位，而不仅仅是T&R。最大的患者群体同时患有异常头位（水平或垂直）和斜视。还有大量未得到充分认识的患者得益于手术治疗，他们的异常头位为下颌内收或下颌上抬。有证据表明，INS的垂直头位更常见于视交叉前的已诊断疾病，如白化病、色盲和其他视网膜营养不良、视神经发育不良和中心凹发育不良[29, 57]。尽管临床医生可能没有认识到这些垂直零位，或对其治疗经验较少，但下颌内收或下颌上抬头位的患者应与水平头位患者一样能够接受外科治疗。

一些斜视外科医生不愿意对功能似乎正常的斜肌进行手术，因为这可能会导致旋转垂直运动和知觉的并发症。不幸的是，眼球震颤外科医生通常需要对非功能异常的肌肉进行手术，尤其是对于下颌内收或下颌上抬头位。垂直直肌后徙和截除联合手术容易导致继发性字母型（A型和V型）和旋转斜视，因此我们更倾向于双斜肌和直肌手术，用于解决下颌内收或下颌上抬头位。这组患者手术成功的关键是小心地对每只眼睛进行等量的斜肌和直肌手术[59]。这种手术唯一的缺点是通常伴有10%～15%的垂直注视限制和轻微的眼睑退缩。

6. 手术时机　眼球震颤手术的最佳时机，无论有无相关异常头位，都尚未完全确定。作者认为，早期手术（24 月龄以下）治疗 INS 可能比后期手术对眼球震颤和相关视觉发育有更深远的影响。对于伴有视觉知觉缺陷的 INS 患者尤其如此。我们通常等到孩子们可站立（10—14 月龄）再予以手术，除非有相关的婴儿性斜视需要手术。早期眼肌手术治疗眼动障碍并不是一个新想法[56, 75-78]。过去 25 年中进行的人体和动物研究支持早期眼动治疗的临床益处[56, 75-78]。尽管有数据表明 24 月龄以下的眼球震颤手术效果有所改善，总体情况尚不清楚。

7. 特定眼肌手术

眼球震颤外科手术的分类

① 手术 1：仅有偏心水平零位（22%）。

- 适应证
  - 可测量的或一致的，临床可观察到的偏心注视，头位朝向相反方向。
- 准备工作
  - 排除周期性 / 非周期性，例如，在 10～15min 内，观察不到任何眼位、方向、强度或头位 / 面转的改变。
- 技巧
  - 头位 ≤ 25°。
    - 外展眼外直肌（lateral rectus，LR）后徙 10.0mm。
    - 内收眼内直肌（medial rectus，MR）后徙 7.0mm。
    - 其他水平直肌肌腱切断再复位。
  - 头位 > 25°。
    - 外展眼外直肌（LR）后徙 10.0mm。
    - 内收眼内直肌（MR）后徙 7.0mm。
    - 外展眼内直肌（MR）截除 7.0mm。
    - 内收眼外直肌（LR）截除 11.0mm。

② 手术 2：下颌内收头位 ± 斜视（16%）。

- 适应证
  - 下颌内收头位（偏心零位在上方注视位置）± 斜视。
- 准备工作
  - 排除周期性 / 非周期性，例如，在 10～15min 内，观察不到任何眼位、方向、强度或头位 / 面转的改变；检查有无垂直、非共同性斜视。

- 技巧
  - 双侧下斜肌（inferior oblique，IO）截除加双侧上直肌（superior rectus，SR）后徙 5.0mm。
  - 如果存在任何相关斜视，则后徙或截除双眼各一条水平直肌。

③ 手术 3：仅水平或垂直斜视（15%）。

- 适应证
  - 眼震和水平斜视，无头位或周期性 / 非周期性。
- 准备工作
  - 治疗屈光不正和弱视。
- 技巧
  - 在每只眼上进行两条直肌（垂直或水平）的手术；如果只需要两条直肌来矫正斜视，则对剩余的两条直肌进行断腱和再复位；必要时增加斜肌手术来矫正斜视。

④ 手术 4：水平头位 + 斜视（10%）。

- 适应证
  - 头位合并斜视。
- 准备工作
  - 排除周期性 / 非周期性，例如，在 10～15min 内，观察不到任何眼位、方向、强度或头位 / 面转的改变；检查有无垂直、非共同性斜视；确定注视眼（驱动头位的眼睛）。
- 技巧
  - 在注视眼上给予棱镜以矫正头位；在非注视（偏斜）眼上给予棱镜用于抵消产生的斜视。
  - 根据每只眼分别测量的棱镜量进行双侧后徙 / 截除术或双侧后徙术加其余两条水平直肌的断腱再复位术。

⑤ 手术 5：下颌上抬头位 ± 斜视（10%）。

- 适应证
  - 下颌上抬头位（偏心零位在下方注视位置）± 斜视。
- 准备工作
  - 排除周期性 / 非周期性，例如，在 10～15min 内，观察不到任何眼位、方向、强度或头位 / 面转的改变；检查有

无垂直、非共同性斜视。

- 技巧
  - 双侧上直肌鼻侧的完全上斜肌（superior oblique，SO）肌腱截除术。
  - 双侧下直肌（inferior recuts，IR）后徙 5.0mm。
  - 后徙或截除每只眼的一条水平直肌，以治疗相关斜视。

⑥ 手术 6：仅有婴儿眼球震颤综合征（9%）。

- 适应证
  - 婴儿眼球震颤综合征伴有或不伴有周期性，无斜视、偏心注视零位或融合会聚减弱。
- 准备工作
  - 排除斜视、异常头位或会聚减弱。
- 技巧
  - 双侧水平直肌仅断腱加再复位。

⑦ 手术 7：多纬度头位 ± 斜视（7%）。

- 适应证
  - 偏心零位置导致上颌上抬 / 内收和面转的组合。
- 准备工作
  - 排除周期性 / 非周期性，例如，在 10～15min 内，观察不到任何眼位、方向、强度或头位 / 面转的改变；检查有无垂直、非共同性斜视。
- 技巧
  - 每只眼各三条肌肉；将各自的斜肌和垂直直肌（上述）组合起来，用于治疗上颌上抬 / 内收，并增加外展眼外直肌后徙 10.0mm 和内收眼内直肌后徙 7.0mm，用于不伴斜视的相关面转，或后徙和（或）截除每只眼上的一条水平直肌用于治疗相关斜视。

⑧ 手术 8：仅会聚衰减（人工分散）（6%）。

- 适应证
  - 存在双眼视功能（立体视觉 ≥ 1000s），会聚时眼球震颤改善。
- 准备工作
  - 快速（诊室）三棱镜自适应，每只眼给予基底向外（base out，BO）的 7PD 三棱镜，而不是菲涅耳镜（可能需要添

　　加 −0.50～−0.75 个球镜以适应三棱镜诱
　　导的辐辏调节）。
- 技巧
  - 双侧内直肌后徙 3.0mm+。
  - 双侧外直肌断腱再复位。

⑨ 手术 9：仅旋转头位（5%）。
- 适应证
  - 由于旋转的偏心注视零位导致显著的旋转头位。
- 准备工作
  - 排除周期性 / 非周期性，例如，在10～15min 内，观察不到任何眼位、方向、强度或头位 / 面转的改变；检查有无垂直、非共同性斜视。
- 技巧
  - 垂直直肌水平移位一个完整的肌宽（提示：断开垂直直肌，向头位方向移动眼球，重新固定垂直直肌），即头向右倾斜，右上直肌向鼻侧移位，右下直肌向颞侧移位，左上直肌向颞侧移位，左下直肌向鼻侧移位。

8. 结果

(1) 视力：许多二级和三级证据表明眼肌手术可改善 INS 患者的眼球震颤和视功能[8, 39, 40, 49, 51, 57-65]。由于眼肌手术改善了他们的逐拍眼球震颤，这些患者在单位时间内获得了更有用的视觉。作为注视的一种功能，他们识别物体的速度更快，头部运动更少，运动视觉和对比敏感度更好。因此，他们的"功能"更好。临床上常见的误解是，眼肌手术只能使 INS 零位居中或将眼球重新定位在眼眶内。事实上，INS 患者在手术后实现了零区的扩大和加深。过去 30 年积累的数据表明，无论 INS 患者适应证如何（偏心零度、会聚衰减、斜视或单纯眼球震颤），其接受眼肌手术后，许多传入和传出视觉系统指标都有所改善。这表明，手术过程本身可能导致与眼外肌位置改变或部分眼外肌截除无关的神经视觉变化[39, 51, 56, 60, 79, 80]。目前的假设是，对周围眼外肌 / 肌腱的手术干预使"末端的"本体感觉神经末梢影响中枢眼动通路，从而改善 INS 振荡。

(2) 斜视：斜视合并眼球震颤非常普遍，尤其是在婴儿和儿童时期。在对数百名因 INS 接受

眼肌手术的患者联合研究报告中，斜视有显著改善。对于 FMNS 和斜视患者，眼肌手术降低眼球震颤强度，也可提高双眼视力[39, 51, 56, 60, 79, 80]。

(3) 并发症：幸运的是，眼肌手术后并发症的总发生率较低（＜ 3%～5%）[81]。读者可参考第 7 章关于并发症的内容，眼球震颤手术患者和其他斜视患者的情况相同。

(4) 肉毒毒素治疗眼球震颤：获得性眼球震颤的症状通常包括视力下降、振动幻觉和视觉前庭功能障碍[82-84]。这些症状是由于视网膜图像的过度运动所致。症状的严重程度取决于眼球震颤的强度和眼球震颤存在的注视位置。患者通常会采用异常头位来缓解症状，方法是将在眼眶内的眼球定位在眼球震颤强度最小的位置，例如，在获得性下视性眼球震颤中，以下颌内收的姿势用上方注视。

肉毒毒素被认为是自然界中最有效的生物毒素[82-84]。它通过与胆碱能神经末梢上的受体结合而起作用，阻断乙酰胆碱的释放，从而麻痹肌肉。它现在最常用于治疗全身肌肉挛缩和面部重建，但最初用于治疗斜视、眼睑痉挛和眼球运动受限[82-84]。

虽然肉毒毒素被提议用于治疗眼震已有 20 年之久，但尚未得到广泛应用[85-88]。注射肉毒毒素将暂时麻痹一条单独肌肉或所有眼外肌，以降低眼震强度。由于肉毒毒素治疗包括在眼球周围重复注射，医生或患者通常不考虑这种有创性治疗。肉毒毒素可直接注射到眼外肌（剂量为5～8U）或球后间隙（剂量为 30～50U）。几项关于使用肉毒毒素治疗获得性眼球震颤的研究报告称，患者的眼球震颤和视力得到了改善，并主观上改善了眼球震颤[85-90]。如果患者仅有单纯性水平眼球震颤，将肉毒毒素注射到一只眼的一条或两条水平直肌则有效。多纬度振荡患者需要球后注射。球后注射肉毒毒素比直接注射单个直肌有优势，对肌肉损伤小、成本低、无须肌电图检查。此外，球后注射操作简单，只需一次注射即可影响多条肌肉。一般来说，肉毒毒素注射对行动不便患者更为有利，因为 VOR 受损会在头部移动时导致新的振动幻觉和视力模糊。坐轮椅的患者能够保持头部更加稳定，因此不太容易出现 VOR 功能障碍引起的症状。肉毒毒素治疗的效果

不可预测，通常持续约 3 个月。注射肉毒毒素引起的副作用包括上睑下垂、新发斜视、复视、球后出血、眼眶蜂窝织炎、眼球穿透、视神经损伤和毒素注射入海绵窦 – 蛛网膜下腔[82-90]。

由于治疗获得性眼球震颤的药物和（或）手术治疗的选择相对有限，应考虑球后注射肉毒毒素。它操作安全，对改善患者的视觉体验和功能有潜在的好处。

四、结论

本章介绍了新的观点和临床经验。它为最高水平的循证治疗提供了一个良好的开端。我们发现，我们对 INS 患者进行的眼肌检查的系统方法可显著改善头位、斜视、中心凹注视功能、波形、双眼最佳矫正视力、对比敏感度、视觉识别时间、注视依赖性视力和视觉生活质量。这九个方面可被纳入所有斜视医生的手术规划中。建议 INS 干预研究的下一步是进行随机临床试验（randomized clinical trial，RCT）。RCT 可能需要多中心合作才能获得足够的样本量。对 INS 患者进行干预后，许多客观和主观的视觉和电生理变量或结果指标都有所改善，这表明神经系统的变化是干预本身的结果。眼球震颤的科学研究已经肯定地回答了"我们能改变眼球震颤吗？"这一问题。这不是一个结束，而是另一个崭新的开始。

五、病例

1 例眼皮肤白化病 1 型（OCA1）伴有非周期性、异常头位和高度屈光不正的婴儿性眼球震颤患者的联合治疗。

患有 OCA1 的 7 岁亚洲男性。

- 畏光。
- 具有非周期性的 INS。
- 静态下颌内收的异常头位。
- 动态水平面转。
- 10～12PD 的共同性外斜视患者伴有正 Kappa 角。
- 虹膜透照、中心凹和视神经发育不良。
- 最 佳 矫 正 眼 镜（+2.00+6.00×70OD，+1.75+5.85×100OS），矫正后双眼视力为 20/125。
- 双侧上直肌后徙 5.0mm+ 双侧下斜肌截除 + 双侧外直肌后徙 2.0mm（第二次手术）。
- 巴氯芬 10mg 口服，每日 3 次，眼肌手术后服用 4 周。
- 隐形眼镜——有色、软性、Toric，眼肌手术后 6 周试戴
- 治疗后 – 眼肌手术后 8 周：
  - 双眼最佳矫正视力为 20/60，4～6 棱镜度的共同性外斜视，静态头位在直立 8° 范围内，无动态头部位置，改善了畏光、注视依赖性视力和眼球震颤视力功能零区的宽度和深度。

参考文献

[1] Dell'Osso LF. Congenital, latent and manifest latent nystagmus–similarities, differences and relation to strabismus. Jpn J Ophthalmol. 1985; 29(4):351–368

[2] Braddick O, Atkinson J. Development of human visual function. Vision Res. 2011; 51(13):1588–1609

[3] Hertle RW. Albinism: particular attention to the ocular motor system. Middle East Afr J Ophthalmol. 2013; 20(3):248–255

[4] Abadi RV, Dickinson CM. Waveform characteristics in congenital nystagmus. Doc Ophthalmol. 1986; 64(2):153–167

[5] Bedell HE, Bollenbacher MA. Perception of motion smear in normal observers and in persons with congenital nystagmus. Invest Ophthalmol Vis Sci. 1996; 37(1):188–195

[6] Chung ST, Bedell HE. Velocity criteria for "foveation periods" determined from image motions simulating congenital nystagmus. Optom Vis Sci. 1996; 73(2): 92–103

[7] Dell'Osso LF, van der Steen J, Steinman RM, Collewijn H. Foveation dynamics in congenital nystagmus. III: Vestibulo–ocular reflex. Doc Ophthalmol. 1992; 79(1):51–70

[8] Hertle RW, Yang D, Adams K, Caterino R. Surgery for the treatment of vertical head posturing associated with infantile nystagmus syndrome: results in 24 patients. Clin Exp Ophthalmol. 2011; 39(1):37–46

[9] Sarvananthan N, Surendran M, Roberts EO, et al. The prevalence of nystagmus: the Leicestershire nystagmus survey. Invest Ophthalmol Vis Sci. 2009; 50(11):5201–5206

[10] He J, Lu L, Zou H, et al. Prevalence and causes of visual

impairment and rate of wearing spectacles in schools for children of migrant workers in Shanghai, China. BMC Public Health. 2014; 14:1312

[11] Lu Q, Zheng Y, Sun B, et al. A population-based study of visual impairment among pre-school children in Beijing: the Beijing study of visual impairment in children. Am J Ophthalmol. 2009; 147(6):1075–1081

[12] Hertle RW, Zhu X. Oculographic and clinical characterization of thirty-seven children with anomalous head postures, nystagmus, and strabismus: the basis of a clinical algorithm. J AAPOS. 2000; 4(1):25–32

[13] Abadi RV, Bjerre A. Motor and sensory characteristics of infantile nystagmus. Br J Ophthalmol. 2002; 86(10):1152–1160

[14] Hertle RW, Maldanado VK, Maybodi M, Yang D. Clinical and ocular motor analysis of the infantile nystagmus syndrome in the first 6 months of life. Br J Ophthalmol. 2002; 86(6):670–675

[15] Khanna S, Dell'Osso LF. The diagnosis and treatment of infantile nystagmus syndrome (INS). ScientificWorldJournal. 2006; 6:1385–1397

[16] Thomas S, Proudlock FA, Sarvananthan N, et al. Phenotypical characteristics of idiopathic infantile nystagmus with and without mutations in FRMD7. Brain. 2008; 131(Pt 5):1259–1267

[17] Kumar A, Gottlob I, McLean RJ, Thomas S, Thomas MG, Proudlock FA. Clinical and oculomotor characteristics of albinism compared to FRMD7 associated infantile nystagmus. Invest Ophthalmol Vis Sci. 2011; 52(5):2306–2313

[18] Theodorou M, Clement R, Taylor D, Moore A. The development of infantile nystagmus. Br J Ophthalmol. 2015; 99(5):691–695

[19] Hertle RW, Dell'Osso LF. Clinical and ocular motor analysis of congenital nystagmus in infancy. J AAPOS. 1999; 3(2):70–79

[20] Brodsky MC, Fray KJ. The prevalence of strabismus in congenital nystagmus: the influence of anterior visual pathway disease. J AAPOS. 1997; 1(1):16–19

[21] Hunter DG, Ellis FJ. Prevalence of systemic and ocular disease in infantile exotropia: comparison with infantile esotropia. Ophthalmology. 1999; 106(10): 1951–1956

[22] Dawson EL, Hardy TG, Collin JR, Lee JP. The incidence of strabismus and refractive error in patients with blepharophimosis, ptosis and epicanthus inversus syndrome (BPES). Strabismus. 2003; 11(3):173–177

[23] Gormezano SR, Kaminski JE. The eye care profile and outcomes of multihandicapped adults residing in Wayne County, Michigan group homes. Optometry. 2005; 76(1):19–29

[24] Fimiani F, Iovine A, Carelli R, Pansini M, Sebastio G, Magli A. Incidence of ocular pathologies in Italian children with Down syndrome. Eur J Ophthalmol. 2007; 17(5):817–822

[25] Akinci A, Oner O, Bozkurt OH, Guven A, Degerliyurt A, Munir K. Refractive errors and ocular findings in children with intellectual disability: a controlled study. J AAPOS. 2008; 12(5):477–481

[26] Kim U, Hwang JM. Refractive errors and strabismus in Asian patients with Down syndrome. Eye (Lond). 2009; 23(7):1560–1564

[27] Ljubic A, Trajkovski V, Stankovic B. Strabismus, refractive errors and nystagmus in children and young adults with Down syndrome. Ophthalmic Genet. 2011; 32(4):204–211

[28] Repka MX, Friedman DS, Katz J, Ibironke J, Giordano L, Tielsch JM. The prevalence of ocular structural disorders and nystagmus among preschool-aged children. J AAPOS. 2012; 16(2):182–184

[29] Udeh NN, Eze BI, Onwubiko SN, Arinze OC, Onwasigwe EN, Umeh RE. Prevalence and profile of ophthalmic disorders in oculocutaneous albinism: a field report from South-Eastern Nigeria. J Community Health. 2014; 39(6):1193–1199

[30] Hertle RW, Dell'Osso LF. Congenital nystagmus: In search of simplicity on the other side of complexity. J AAPOS. 2000; 4(1):62

[31] Hertle RW, National Eye Institute Sponsored Classification of Eye Movement Abnormalities and Strabismus Working Group. A next step in naming and classification of eye movement disorders and strabismus. J AAPOS. 2002; 6(4):201–202

[32] Gresty M, Page N, Barratt H. The differential diagnosis of congenital nystagmus. J Neurol Neurosurg Psychiatry. 1984; 47(9):936–942

[33] Ukwade MT, Bedell HE. Variation of congenital nystagmus with viewing distance. Optom Vis Sci. 1992; 69(12):976–985

[34] Pieh C, Simonsz-Toth B, Gottlob I. Nystagmus characteristics in congenital stationary night blindness (CSNB). Br J Ophthalmol. 2008; 92(2):236–240

[35] Nagamoto T, Oshika T, Fujikado T, et al. Clinical characteristics of congenital and developmental cataract undergoing surgical treatment. Jpn J Ophthalmol. 2015; 59(3):148–156

[36] Hertle RW, FitzGibbon EJ, Avallone JM, Cheeseman E, Tsilou EK. Onset of oscillopsia after visual maturation in patients with congenital nystagmus. Ophthalmology. 2001; 108(12):2301–2307, discussion 2307–2308

[37] Jacobs JB, Dell'Osso LF, Hertle RW, Acland GM, Bennett J. Eye movement recordings as an effectiveness indicator of gene therapy in RPE65-deficient canines: implications for the ocular motor system. Invest Ophthalmol Vis Sci. 2006; 47(7):2865–2875

[38] Scheiman MM, Hertle RW, Kraker RT, et al. Pediatric Eye Disease Investigator Group. Patching vs atropine to treat amblyopia in children aged 7 to 12 years: a randomized trial. Arch Ophthalmol. 2008; 126(12):1634–1642

[39] Hertle RW, Yang D. Clinical and electrophysiological effects of extraocular muscle surgery on patients with Infantile Nystagmus Syndrome (INS). Semin Ophthalmol. 2006; 21(2):103–110

[40] Hertle RW, Yang D, Tai Z, Carey K, Mitchell E. A systematic approach to eye muscle surgery for infantile nystagmus syndrome: results in 100 patients. Binocul Vis Strabismus Q. 2010; 25(2):72–93

[41] Gradstein L, Reinecke RD, Wizov SS, Goldstein HP. Congenital periodic alternating nystagmus. Diagnosis and Management. Ophthalmology. 1997; 104(6):918–928, discussion 928–929

[42] Shallo-Hoffmann J, Faldon M, Tusa RJ. The incidence and waveform characteristics of periodic alternating nystagmus in congenital nystagmus. Invest Ophthalmol Vis Sci. 1999; 40(11):2546–2553

[43] Shallo-Hoffmann J, Riordan-Eva P. Recognizing periodic alternating nystagmus. Strabismus. 2001; 9(4):203–215

[44] Hertle RW, Yang D, Kelly K, Hill VM, Atkin J, Seward A. X-linked infantile periodic alternating nystagmus. Ophthalmic Genet. 2005; 26(2):77–84

[45] Hertle RW, Reznick L, Yang D. Infantile aperiodic alternating nystagmus. J Pediatr Ophthalmol Strabismus. 2009; 46(2):93–103

[46] Blekher T, Yamada T, Yee RD, Abel LA. Effects of acupuncture on foveation characteristics in congenital nystagmus. Br J Ophthalmol. 1998; 82(2):115–120

[47] Dell'Osso LF, Hertle RW, Williams RW, Jacobs JB. A new surgery for congenital nystagmus: effects of tenotomy on an achiasmatic canine and the role of extraocular proprioception. J AAPOS. 1999; 3(3):166–182

[48] Abel LA, Wang ZI, Dell'Osso LF. Wavelet analysis in infantile nystagmus syndrome: limitations and abilities. Invest Ophthalmol Vis Sci. 2008; 49(8):3413–3423

[49] Hertle RW, Felius J, Yang D, Kaufman M. Eye muscle surgery for infantile nystagmus syndrome in the first two years of life. Clin Ophthalmol. 2009; 3: 615–624

[50] Anderson JR. Causes and treatment of congenital eccentric nystagmus. Br J Ophthalmol. 1953; 37(5):267–281

[51] Hertle RW. Does eye muscle surgery improve vision in patients with infantile Nystagmus syndrome? Ophthalmology. 2009; 116(10):1837–1838

[52] von Noorden GK. The nystagmus compensation (blockage) syndrome. Am J Ophthalmol. 1976; 82(2):283–290

[53] Khawam E, el Baba F, Kaba F. Abnormal ocular head postures: Part IV. Ann Ophthalmol. 1987; 19(12):466–472

[54] Flynn JT, Dell'Osso LF. The effects of congenital nystagmus surgery. Ophthalmology. 1979; 86(8):1414–1427

[55] Dell'Osso LF. Development of new treatments for congenital nystagmus. Ann N Y Acad Sci. 2002; 956:361–379

[56] Hertle RW, Dell'Osso LF, FitzGibbon EJ, Thompson D, Yang D, Mellow SD. Horizontal rectus tenotomy in patients with congenital nystagmus: results in 10 adults. Ophthalmology. 2003; 110(11):2097–2105

[57] Hertle RW, Anninger W, Yang D, Shatnawi R, Hill VM. Effects of extraocular muscle surgery on 15 patients with oculo-cutaneous albinism (OCA) and infantile nystagmus syndrome (INS). Am J Ophthalmol. 2004; 138(6):978–987

[58] Hertle RW, Dell'Osso LF, FitzGibbon EJ, Yang D, Mellow SD. Horizontal rectus muscle tenotomy in children with infantile nystagmus syndrome: a pilot study. J AAPOS. 2004; 8(6):539–548

[59] Yang MB, Pou-Vendrell CR, Archer SM, Martonyi EJ, Del Monte MA. Vertical rectus muscle surgery for nystagmus patients with vertical abnormal head posture. J AAPOS. 2004; 8(4):299–309

[60] Abel LA. Infantile nystagmus: current concepts in diagnosis and management. Clin Exp Optom. 2006; 89(2):57–65

[61] Boyle NJ, Dawson EL, Lee JP. Benefits of retroequatorial four horizontal muscle recession surgery in congenital idiopathic nystagmus in adults. J AAPOS. 2006; 10(5):404–408

[62] Wang Z, Dell'Osso LF, Jacobs JB, Burnstine RA, Tomsak RL. Effects of tenotomy on patients with infantile nystagmus syndrome: foveation improvement over a broadened visual field. J AAPOS. 2006; 10(6):552–560

[63] Burns CL. Effects of tenotomy on patients with infantile nystagmus syndrome: foveation improvement over a broadened visual field. J AAPOS. 2007; 11(3):314–315, author reply 315

[64] Bagheri A, Ale-Taha M, Abrishami M, Salour H. Effect of horizontal rectus surgery on clinical and paraclinical indices in congenital nystagmus. J Ophthalmic Vis Res. 2008; 3(1):6–15

[65] Dell'Osso LF, Wang ZI. Extraocular proprioception and new treatments for infantile nystagmus syndrome. Prog Brain Res. 2008; 171:67–75

[66] Dell'Osso LF, Tomsak RL, Thurtell MJ. Two hypothetical nystagmus procedures: augmented tenotomy and reattachment and augmented tendon suture (Sans tenotomy). J Pediatr Ophthalmol Strabismus. 2009; 46(6):337–344

[67] Hertle RW, Chan CC, Galita DA, Maybodi M, Crawford MA. Neuroanatomy of the extraocular muscle tendon enthesis in macaque, normal human, and patients with congenital nystagmus. J AAPOS. 2002; 6(5):319–327

[68] Taylor JN. Surgery for horizontal nystagmus–Anderson–Kestenbaum operation. Aust J Ophthalmol. 1973; 1(3):114–116

[69] Todter F. [Effects of the Kestenbaum operation on nystagmus-induced compulsive head posture]. Klin Monatsbl Augenheilkd. 1982; 181(5):391–396

[70] Reinecke RD. Costenbader Lecture. Idiopathic infantile nystagmus: diagnosis and treatment. J AAPOS. 1997; 1(2):67–82

[71] Pierse D. Operation on the vertical muscles in cases of nystagmus. Br J Ophthalmol. 1959; 43(4):230–233

[72] Bedell HE, Ramamurthy M, Patel SS, Subramaniam S, Vu-Yu LP, Tong J. The temporal impulse response function in infantile nystagmus. Vision Res. 2008; 48(15):1575–1583

[73] Birch EE, Subramanian V, Patel CC, Stager D, Jr. Preoperative visual acuity and contrast sensitivity in children with small, partial, or non-central cataracts. J AAPOS. 2013; 17(4):357–362

[74] Hertle RW, Reese M. Clinical contrast sensitivity testing in patients with infantile nystagmus syndrome compared with age-matched controls. Am J Ophthalmol. 2007; 143(6):1063–1065

[75] Gerth C, Mirabella G, Li X, et al. Timing of surgery for infantile esotropia in humans: effects on cortical motion visual evoked responses. Invest Ophthalmol Vis Sci. 2008; 49(8):3432–3437

[76] Wong AM, Foeller P, Bradley D, Burkhalter A, Tychsen L. Early versus delayed repair of infantile strabismus in macaque monkeys: I. ocular motor effects. J AAPOS. 2003; 7(3):200–209

[77] Yildirim C, Tychsen L. Effect of infantile strabismus on visuomotor development in the squirrel monkey (Saimiri sciureus): optokinetic nystagmus, motion VEP and spatial sweep VEP. Strabismus. 1999; 7(4):211–219

[78] Wright KW. Clinical optokinetic nystagmus asymmetry in treated esotropes. J Pediatr Ophthalmol Strabismus. 1996; 33(3):153–155

[79] Zubcov AA, Stärk N, Weber A, Wizov SS, Reinecke RD.

Improvement of visual acuity after surgery for nystagmus. Ophthalmology. 1993; 100(10):1488–1497

[80] Happe W, Mühlendyck H. Surgical dampening of nystagmus in patients with achromatopsia. Strabismus. 1995; 3(3):127–130

[81] Olitsky SE, Coats DK. Complications of Strabismus Surgery. Middle East Afr J Ophthalmol. 2015; 22(3):271–278

[82] Hobson F, Rowe Fj. Management Of Nystagmus By Surgery And Botulinum Toxin Options: A Review. Br Ir Orthopt J. 2009; 6:28–33

[83] Dutton JJ, Fowler AM. Botulinum toxin in ophthalmology. Surv Ophthalmol. 2007; 52(1):13–31

[84] Crouch ER. Use of botulinum toxin in strabismus. Curr Opin Ophthalmol. 2006; 17(5):435–440

[85] Leigh RJ, Tomsak RL, Grant MP, et al. Effectiveness of botulinum toxin administered to abolish acquired nystagmus. Ann Neurol. 1992; 32(5):633–642

[86] Helveston EM, Pogrebniak AE. Treatment of acquired nystagmus with botulinum A toxin. Am J Ophthalmol. 1988; 106(5):584–586

[87] Ruben ST, Lee JP, O'Neil D, Dunlop I, Elston JS. The use of botulinum toxin for treatment of acquired nystagmus and oscillopsia. Ophthalmology. 1994; 101(4):783–787

[88] Averbuch–Heller L. AcquiredNystagmus. Curr TreatOptionsNeurol. 1999; 1(1):68–73

[89] Tomsak RL, Remler BF, Averbuch–Heller L, Chandran M, Leigh RJ. Unsatisfactory treatment of acquired nystagmus with retrobulbar injection of botulinum toxin. J Neuroophthalmol. 1996; 16:62

[90] Repka MX, Savino PJ, Reinecke RD. Treatment of acquired nystagmus with botulinum neurotoxin A. Arch Ophthalmol. 1994; 112(10):1320–1324

第 18 章　脑神经麻痹
Cranial Nerve Palsies

Lionel Kowal　Yair Morad　Ronit Friling　Irene H. Ludwig　著
文　雯　译

摘　要

对眼外肌和眼眶解剖及功能理解的新进展，提高了对脑神经（cranial nerve，CN）麻痹和轻瘫诊断的准确性。多种疾病可模拟 CN 麻痹的斜视模式，但不伴有任何神经异常。这些疾病包括肌肉移位、眼眶和 Pulley 异常、肌瓣撕裂、Duane 综合征、重眼综合征和甲状腺相关眼病。这些应被称为"假性麻痹"。

上斜肌（第 IV 对脑神经）麻痹和轻瘫可为先天性或获得性，单侧或双侧。这些病例有很多手术方法，但都是为了轻微的欠矫，而不是过矫，特别要注意旋转。手术方法包括直接加强薄弱的上斜肌，或减弱同侧或对侧的其他眼肌。

第 III 对脑神经有复杂的颅内和远端神经解剖结构，因此其麻痹和轻瘫导致的斜视在治疗上较为困难。第 III 对脑神经支配内直肌、上直肌、下直肌和下斜肌。上睑提肌和支配瞳孔的纤维也跟第 III 对脑神经一起并行，因此经常同时存在上睑下垂和瞳孔异常。第 III 对脑神经麻痹后，异常再生很常见，这使斜视的治疗更加复杂。病因可能是先天性的，也可能是获得性的，可能全部或部分累及。可以采用多种手术方式，具体的方式根据肌肉功能的程度和累及的肌肉数量个性化设计。

第 VI 对脑神经（外直肌）麻痹和轻瘫可能由神经或血管异常引起，但外直肌移位也有类似表现。当完全性麻痹存在时，使用转位手术，并且有几种不同的转位方法可供选择。当外直肌的部分功能保留时，简单的退 – 截手术就足够了。

关键词

第 III 对脑神经，第 IV 对脑神经，第 VI 对脑神经，上斜肌，外直肌，麻痹，轻瘫，眼外肌转位，外旋

一、概述

这个广泛的话题是在成文时还在知识不停更新的领域。过去 10 年（可能还有未来 10 年）的新知识将改变我们评估和治疗脑神经麻痹的方式。这一新知识包括以下内容。

- 大多数眼外肌（extraocular muscles，EOM）都有一个双分支神经供应[1, 2]。水平直肌的上室与下室有不同的非重叠神经供应。在上斜肌（superior oblique，SO）中，假定旋转作用和垂直作用的肌肉部分各有不同的非重叠神经供应。我们尚不知道这在临床和治疗上意味着什么。例如，我们不知道内直肌（medial rectus，MR）上室麻

痹的临床表现与其两室麻痹的区别，不知道其自然病史，也不知道最佳治疗方法。对这些临床、影像学和治疗的新理解和其重要性可能会改变眼外肌麻痹的评估和治疗方式。

- 最近关于获得性眼球运动缺陷的影像学检查结果表明，长期持有的诊断标签可能不再适用或不再准确。老年人外转缺陷所致的非交叉性复视更可能是由于外直肌（lateral rectus，LR）下垂，这是一种机械性的老化改变，而不是第Ⅵ对脑神经麻痹，尽管他们在诊室里看起来是相似的[3, 4]。"上斜肌麻痹"的诊断标签现在只有冠状位扫描显示肌肉萎缩时才能放心使用。如果没有这种影像学征象，上斜肌麻痹的标签是暂时的，而且常常是错误的[1, 5]。第Ⅲ对和第Ⅵ对脑神经麻痹累及的肌肉也是如此。如果没有影像学上可证实的萎缩，麻痹的诊断就未证实。

- 手术技巧的改变。曾被抛弃的旧技巧现被改进和重新使用。一个例子是第Ⅲ对脑神经麻痹患者的外直肌被移位到眼球鼻侧[6, 7]。另一个例子是使用折叠术代替截除术；在需要多条肌肉的手术中，折叠可以减少眼前节缺血的风险（见第 24 章）[8]。新技术的发展可能在整个手术体系中占据重要位置，例如，第Ⅵ对脑神经麻痹的单条垂直直肌转位[9, 10]。

指导我们临床实践的文献必然比这些新概念更古老，并且可能是错误的。随着我们对这些新概念的进一步了解，我们将更加自信地应用这些概念，增加治疗的成功率。

在这一章中，我们将考虑第Ⅲ、第Ⅳ和第Ⅵ对脑神经麻痹和轻瘫的评估，鉴别诊断和治疗原则。虽然在本章中将它们组合在一起，但它们是具有不同核心问题的完全不同的临床对象。第Ⅲ和第Ⅵ对脑神经麻痹和轻瘫患者的累及肌肉也是如此。明确诊断需要有肌肉萎缩的影像学证据。

最后，眼科医生对轻瘫和麻痹这两个术语的使用往往不准确。在这一章中，我们将力求精确：麻痹是指功能上"死亡"的肌肉，轻瘫是指功能显著降低但仍有保留的肌肉。这种差异在第

Ⅲ 和第Ⅵ对脑神经累及的情况下通常可以确定，但在第Ⅳ对脑神经异常中通常很难确定。

二、第Ⅳ对脑神经麻痹和轻瘫/上斜肌麻痹和轻瘫

长期以来，在上斜肌麻痹和轻瘫（SO palsy and paresis，SOP）的诊断和治疗计划中，"集合者"和"拆分者"之间存在着显著差异。

拆分者进行仔细的临床和影像学诊断，仔细测量，描述 SOP 的亚型，通常从各种手术方式中选择一种治疗方案。

集合者倾向于对于任何旋转垂直异常使用标签 SOP，尤其是伴有下斜肌（inferior oblique，IO）功能亢进（IO overaction，IOOA），并将 IO 减弱术作为所有患者的首选手术方式[11]。

Knapp 是拆分者的先驱，他的 7 种 SOP 亚型模式至今仍然有用[12]。其他拆分者有提出术中牵拉技术的 Guyton[13]，提出上直肌（superior rectus，SR）挛缩是 SOP 常见结果并需要特别认识和不同手术的 Jampolsky[14]，和提出需要对可能的 SOP 进行影像学评估和更仔细诊断的 Demer[1, 5]。

拆分者尝试将"真实"SOP 与类似 SOP 的疾病相区别。集合者倾向于将所有真正的 SOP 病例以及与 SOP 相似的旋转垂直异常患者均诊断为 SOP。即使是最仔细的拆分者也不能可靠地区分上斜肌麻痹和轻瘫，SOP 通常可以指麻痹或轻瘫。

集合者和拆分者均使用一条肌肉矫正小度数斜视，两条肌肉用于大角度斜视。从一条肌肉到两条肌肉的递升通常在 15～20PD 的范围内。

拆分者认可的类似 SOP 的疾病包括继发于眼眶异常的斜肌功能障碍（如斜头畸形[15]）、甲状腺相关眼病[16]（见第 12 章）、下直肌肌瓣撕裂（见第 20 章和第 29 章）、skew deviation[17] 和 Pulley 异常[5]（见第 19 章和第 30 章）。

在本章中，SOP 将为拆分者使用的术语。类似于 SOP 但不是真实 SOP 的旋转垂直异常将被称为假性 SOP。

1. 先天性和获得性上斜肌麻痹和轻瘫　先天性 SOP（congenital SOP，C-SOP）和获得性 SOP

（acquired SOP，A-SOP）的表型有很大的重叠区域，在极端情况下很容易识别。

在 5 岁前出现的 C-SOP 通常与半脸不对称、明显的 IOOA 和头位倾斜有关。在 30 岁出现的 C-SOP 通常是因为慢性斜颈引起的颈部和肩部问题而表现出来。特殊场合的照片通常会显示过去的头位倾斜。原在位角度通常较大（至少 > 10～15PD），冠状位扫描时肌肉通常显示有萎缩。知觉检查有时令人困惑，因为伴有抑制和（或）运动融合范围扩大。

典型的 A-SOP 表型更可能涉及导致意识丧失的头部创伤（有时是几年前），表现为复视和用以矫正复视的斜颈。在老年人群中，A-SOP 可能是由微血管病变引起的。肿瘤是 A-SOP 的罕见原因，尽管滑车神经鞘瘤的发生率可能与研究者坚持不懈的努力成正比[18]。skew deviation（skew）类似于 SOP，但可以鉴别。

- 在 skew deviation 中，倾斜头位不会减少复视（非治疗性的），而在 SOP 中，倾斜头位可以纠正复视（治疗性的）。
- 在 skew deviation 中，将头从直立位置改为仰卧位置可纠正复视。在 SOP 中，这种操作反应较少或没有反应。

2. 影像学和临床相关性　在一项日本队列研究中，如果上斜肌肌肉萎缩，那么患者麻醉时肌腱总是松弛的[19]。在 Sato 的队列研究中，上斜肌肌腱并不总是附着巩膜，有时附着于 Tenon 囊。

在澳大利亚的一个队列研究中，如果上斜肌肌肉萎缩，只有少数患者在麻醉时肌腱为松弛状态[20]。这两个队列有不同的遗传基础，可能还有其他一些未被认识的选择偏倚。

许多外科医生认为，对 SOP 中松弛的上斜肌肌腱的最佳治疗方法是收紧肌腱（见第 9 章、第 24 章和第 26 章）。这并不是每一位外科医生都能做到的，而且可能比其他 SOP 手术的发病率更高。因此，为了了解可能更高的手术复杂性和术后更复杂的自然病史，有必要提前利用影像学确认肌肉萎缩。

3. 双侧上斜肌麻痹和轻瘫　双侧 SOP 见于闭合性头部损伤和脑干损伤后，表现为向下凝视时的旋转复视，伴或不伴非共同性垂直斜视和向下凝视时的内斜视。

4. 手术治疗原则　当需要进行手术以矫正斜视时，以下原则适用。

- 如果手术为了治疗复视，目的是将复视降至零，但不要过矫。可能有微小的残余垂直斜视。
- 在处理旋转时，目的是将其降至基本零旋转，但不要过矫。
- 当治疗伴有抑制或增强运动融合的 C-SOP，目的是将其矫正到一个小的，稍微欠矫的偏斜。患者具有处理小度数欠矫的所有知觉和运动适应能力，但没有处理小度数过矫的机制。
- 需要避免任何过矫，除非是很少使用的注视方向，例如个子高的患者的仰视位。
- 如果肌肉松弛，通常是上斜肌，则必须加强它。
- 如果肌肉紧绷，通常是上直肌，则必须对其减弱。
- 如果不是上述情况，那么作者的默认操作通常是下斜肌减弱。
- 如果基本为共同性，作者更倾向于垂直直肌的后徙：如果 12PD 或以下，则一条肌肉；如果 12PD 以上，则两条肌肉。
- 应避免同侧上直肌和下斜肌同时后徙。如果在一次手术中进行，则可能容易导致渐进性的仰视障碍。
- 垂直直肌后徙可引起旋转。上直肌有内旋作用，上直肌后徙可以产生或增加外旋。上直肌的颞侧移位（例如，将其拖离肌止端的颞侧边缘作可调整的后徙）将减少这种旋转效应。

（1）下斜肌减弱：有许多 IO 减弱（IO muscle weakening，IOW）的手术方式（见第 8 章和第 25 章）。其中有四个是作者喜欢的，如下所示。

① 标准 IOW（类似 Park's 后徙）：下斜肌的前部止端缝合于下直肌外侧止点的颞侧 3mm 和后方 3mm（见第 25 章，视频 25-1）。下斜肌的后部止端不缝合并允许悬吊；降低了抗上转的风险。这纠正了原在位 10～15PD 的上斜视。一些作者声称，这可以用于原在位小度数斜视甚至无斜视，而不会导致下斜视[21]。因为我已经看到了自己的患者和其他患者的问题，所以我不能同意

这一点，这些作者的经验或我的经验存在一些未被认识到的选择偏倚。

②下斜肌前转位术：下斜肌的前部止端缝合至下直肌止端的外侧缘（见第 25 章，视频 25-2 和视频 25-3）。下斜肌的后部止端不缝合并允许悬吊；降低了抗上转的风险。这可以纠正原在位 15～20PD 的上斜视，并且可能比标准 IOW 更有效地纠正旋转。

③可调整 IOW（Alan Scott 之后）：Kowal 改进的可调整的下斜肌后徙，在第 25 章第二节中有详细说明。

④前部止端不完全离断（用于解决旋转）：Kushner 对此进行了推广，可靠地将外旋降低了约 3°[22]。

将下斜肌的前部 75% 止端离断，将 6-0 可吸收缝线穿过离断肌肉的前部止点，并用该缝线套住大部分肌肉，确保前部止点不会重新附着到原来的肌止点。

(2) 上斜肌手术：上斜肌手术有两种类型，涉及全肌腱和部分肌腱（见第 9 章和第 26 章）。

①部分肌腱：Harada 和 Ito 推广了部分肌腱手术，随后其他人发表了一些改良。

作者更喜欢"原创"技术。将远端肌腱分出颞侧 1/3。在距肌止端 4mm 处对颞侧部分进行缝合，并在距外直肌方向数毫米处缝合至巩膜。确保没有出现 Brown 综合征，缝线打结。

Fells 从其止端处移除颞侧 1/3 的分离肌腱，并在外直肌止端后 8mm 处沿外直肌上缘重新缝合。Holmes 等在 Fells 技术上加了可调整性并推广，证明了这种改良的显著回退效应，而作者在原始技术上并未发现到这一点[23]。（见第 26 章，视频 26-3 和视频 26-4）

②全肌腱：上斜肌全肌腱手术尤其在以下情况下需要：如果肌腱松弛，需要拉紧肌腱直到牵拉试验与另一眼相似，如果是双侧的，则接近正常的估计值。如果不确定，总是少做一点改善比过矫更好。

有两种主要方法，将肌腱折叠到上直肌鼻侧（肌腱折叠器可简化这一操作）（见第 24 章）或前徙肌止端（我的首选技术）（见第 26 章，视频 26-1 和视频 26-2）。前徙的技术更易于术中调整，以达到预期的终点。

(3) 直肌手术：下直肌后徙不需要超过 4mm，以避免下睑退缩，可采用可调整缝线技术（见第 32 章，视频 32-2）。使用可吸收缝线的下直肌后徙容易出现迟发性进行性过矫，通常从第 2～4 周开始（见第 5 章和第 27 章）。为了减少滑脱的风险，作者在调整时使用 5-0 缝线而不是通常的 6-0Vicryl 缝线，希望这将减少迟发性进行性过矫的风险（未经证实）。使用非吸收性缝线（如 6-0 编织聚酯合线）在很大程度上消除了进行性过矫的风险。使用非吸收性缝线通常会限制使用可调整缝线的能力，因为非吸收性缝线的暴露部分会给一些患者造成难以忍受的刺激。

Cruz 推广的可调下直肌后固定手术适用于测量出上斜肌功能不足（underaction，UA）但没有上斜肌松弛的患者[24]。本文作者使用 5-0Vicryl 可调整缝线，但（目前）尚未看到下直肌后徙容易出现的迟发性进行性过矫。截除可能会导致更强的效果、更安全的愈合反应，从而减少进行性过矫的趋势。

下直肌后徙将有一个小的净内旋效应，减少任何之前存在的外旋斜视。这种旋转变化可以通过向颞侧移位而减弱（例如，将下直肌悬垂于肌止端的颞侧边缘），也可以通过鼻侧移位来增强（表 11-1）。

5. 上直肌手术　上直肌后徙可以通过可调整缝线技术完成（见第 32 章，视频 32-3）。为了减少滑脱风险，作者建议调整时使用 5-0Vicryl，使用不可调整技术时使用 6-0 Mersilene 或 Surgidac 缝线。（目前尚不清楚 5-0 Vicryl 比 6-0 Vicryl 是否更能降低滑脱的风险）。

不必要的过矫率一直很低。如果术后第 1 天不出现，随后可在早期或晚期出现，可能是由上直肌和上斜肌之间的系带或上斜肌肌腱本身引起[25]。

在术后第 1 天调整缝线后的完美效果有可能会有迟发性的失败，由于后徙的上直肌和系带之间的（设想的）粘连消失。第二天，这种粘连可能会被破坏，上直肌进一步后徙数毫米，出现大角度的下斜视。

如果上直肌在第 2 个月滑脱，可能是因为上斜肌肌腱干扰了上直肌和巩膜之间的正常瘢痕形成。在手术过程中，当外科医生将眼睛向下拉时，上斜肌肌腱在计划后徙上直肌肌止端的后面很远。然而，当眼睛不再处于下转位时，上斜肌腱很接近原始或计划后徙的 SR 肌止端。

为了避免或补救这些问题，使用固定而非可调整的后徙手术以及使用不可吸收缝线比可吸收缝线更有好处。

上直肌是一条内旋肌。后徙术将通过外旋移位来减少内旋。从肌止端颞侧后徙可以减少外旋移位，而肌止端鼻侧后徙则可以加强外旋移位（表 11-1）。

三、第Ⅲ对脑神经麻痹

由于第Ⅲ对脑神经在脑干和远端的复杂解剖结构，第Ⅲ对脑神经麻痹（third CN palsy，3NP）临床治疗一直是个挑战。四条眼外肌中的一条或多条可能受累并产生复杂的非共同性水平、垂直和旋转斜视。异常再生、上睑下垂、瞳孔受累、调节不足和无贝尔现象会使情况进一步复杂化。

1. 病因学　在儿童中，先天性 3NP 是最常见的表现，其次病因有创伤性、肿瘤性、血管性、假定的偏头痛和副感染性。近年来，我们了解到一些先天性的部分 3NP 是由细微的遗传缺陷引起，即 3NP 中的先天性眼外肌纤维化（congenital fibrosis of EOM，CFEOM）组[26]。

在成人中，3NP 比儿童更常见。在明尼苏达州的一项大型研究中，最常见的原因是微血管病变（42%）、创伤（12%）、肿瘤压迫（11%）、神经外科手术（10%）和动脉瘤压迫（6%）[27]。

3NP 的治疗取决于累及程度（完全或部分），在部分累及的病例中，累及哪些肌肉以及程度如何。

2. 完全性（或接近完全性）第Ⅲ对脑神经麻痹　第Ⅲ对脑神经支配的所有四条眼外肌都可能受累，剩下的唯一活动的肌肉是外直肌和上斜肌。由于这两条肌肉都没有有效的拮抗肌，眼球保持外斜和下斜的状态。在尝试下转时，可以看到上斜肌活动导致的内旋。

在儿童中，眼球的这种固定性偏斜位，特别是当伴有调节能力丧失和（或）上睑下垂时，通常是弱视的原因。

在成人中，复视是最令人困扰的临床症状，有时因伴随上睑下垂而缓解。由于眼球运动严重受限，棱镜很少有用。另一个常见的临床表现是异常再生，见于儿童和成人。在计划手术时，需要特别注意异常神经支配的发生。

(1) 非手术治疗：在许多病例中，建议损伤后等待神经功能部分恢复，因此前 6 个月的短期治疗旨在缓解复视和预防儿童的弱视。

对于成年人来说，用贴片或不透光的接触镜遮住一只眼可以避免复视。在只有一条肌肉麻痹的病例中，有时可以使用棱镜。例如，在孤立性下直肌麻痹的情况下，使用棱镜可以方便阅读。在部分性 3NP 急性期（见第 6 章和第 31 章，视频 31-1 和视频 31-2），使用肉毒毒素（botulinum toxin，Botox）是另一种非手术选择。这在孤立内直肌受累的情况下特别有用。注射肉毒毒素到外直肌可以中和水平斜视并防止挛缩。内直肌的自发恢复以及肉毒毒素引起的外直肌恢复有时可以避免手术。向上直肌注射毒素是禁忌证，因为它可能导致上睑下垂，但在罕见的孤立性上直肌轻瘫病例中，可向下直肌注射毒素。

儿童患弱视的风险很大。遮盖治疗和密切随访是必要的。在调节性麻痹的病例中，使用双焦眼镜是很重要的。

(2) 手术治疗：手术治疗方式根据麻痹的严重程度和累及的肌肉数量而有所不同。通常建议将手术治疗推迟到损害发生后至少 12 个月，以期一些自发恢复。如果在较早的时间眼位变得更差，则可以提前计划手术。

计划手术时要回答的三个重要问题是内直肌是否死亡、上斜肌是否紧张，以及是否存在异常再生。

① 内直肌是否死亡：镊子测试通常会告诉你，但对患者来说，这是一个困难和有时令人恐惧的测试，即使对于最有经验的操作者，除非镊子测试是可重复和明确的，否则它也不是 100% 可靠的。如果扫视很小，则扫视速度测试也不可靠。

如果内直肌已经死亡，你需要通过将外直肌缝合到相邻骨膜或将其止端转位于眼球的鼻侧（视频 33-2）来削弱外直肌以获得持续的结果。

如果内直肌没有死亡，一个大的截除或折叠手术会有效，并且通常会持续较久。

对于复发性外斜视，有时可以使用阔筋膜或骨膜瓣将内直肌止端栓系到眼眶内侧的骨性点（如后泪嵴）[28, 29]。

镊子测试

一个左 3NP，我们希望知道左内直肌是否已经死亡（需要转位，或外直肌骨膜缝合）或功能减弱（退 – 截术有效）。

用局部滴眼液麻醉，直到"没有感觉到最后一滴。"然后将棉签浸泡在麻醉眼药水或利多卡因中，并在 6 点钟位置用其按摩角膜缘 30s。

用一对细齿钳在 6 点钟位置抓住角膜缘，并执行以下操作。

1. 嘱患者尽可能多地内收眼球，看看是否可以强行内收更多。这是被动牵拉试验。这将告诉你有多少内收缺陷是来源于紧张的左外直肌，有多少是由于减弱的左内直肌。

2. 在这种内收状态下，要求患者保持向右看。用镊子外转眼球，感觉是否有任何外展阻力（表示轻瘫）或自由活动（表示麻痹）。

3. 让患者尽可能地外转眼球。在这种状态下，嘱患者试着向右扫视。如果你能通过镊子感觉到"拖拽"，则这是轻瘫而非麻痹。

② 上斜肌是否紧张：对于任何长期存在的大角度外斜视，上斜肌通常都很紧，断腱术将有助于改善外斜视和减少外斜复发的风险。有时，这项检查会推迟到患者手术麻醉时进行。

③ 是否存在异常再生：有许多类型的异常再生。作为具体的例子，在尝试内收时上睑会提高吗？如果是的话，那么对侧外直肌后徙（强迫多用对侧眼注视）将有助于改善眼睑位置和轻瘫眼的外斜视。

(3) 手术治疗：完全性 3NP 的手术治疗是斜视中最具挑战性的问题之一。六条眼外肌中有四条麻痹，独留外直肌和上斜肌，没有拮抗肌来抵消它们的活动。

手术的一个现实目标是用有限的转动力将眼球固定在中心位置。传统的退 – 截术即使在外直肌超量后徙（14～16mm）和内直肌超量截除（8～14mm）后，也不可避免地会向外斜视漂移。

① 多样的手术方式报道：为了防止这种向外斜视的漂移，甚至提出了外直肌截除术。另一种抵消外直肌外展作用的方法是将眼球固定在鼻侧眶壁上。这可以通过使用骨膜瓣[29]或阔筋膜的方法来实现[28]。这需要复杂的外科技能，通常需要眼科整形专家的协助。

另一种抵消外直肌外展作用的方法是改变其力的矢量。Kaufmann 建议在涡静脉附近分离并重新连接外直肌，Taylor 建议将外直肌移位到眼球内侧，靠近内直肌止端[6, 30]。这同样有良好的初始效果，但在某些情况下仍存在向外斜视的长期漂移。Gokyigit[31] 和 Erbagci[32] 描述了对这项技术的改良，最近该小组在波士顿儿童医院使用可调整缝线重新启用了这项技术[7]。

② 推荐的手术方式：外直肌骨膜固定，联合内直肌截除和上斜肌断腱术。从眼球上离断外直肌并将其连接到眼眶壁上（见第 33 章和第 35 章，视频 33-2）。上斜肌通常很紧，应该截除来治疗和（或）预防下斜视。此外，应进行内直肌大范围截除或折叠（8～12mm），以便在手术结束时当患者仍处于麻醉状态时，眼球将出现轻微的外斜视。由于没有活动的肌肉转动眼球，这将导致患者醒来时表现为正位。我们手术的患者中，使用这种方法产生了极好的手术结果，在长达 15 年的随访中保持稳定[33]。

近年来重新使用的外直肌向内直肌止端转位：外直肌分为两半，从巩膜上离断。肌肉的上半部分通过上直肌下方，下半部分通过下直肌的深层。将肌肉的两半移至内直肌止端区域，并缝合至止端附近的巩膜上。许多患者的结果令人满意[7]。报道的并发症包括中心性浆液性脉络膜视网膜病变、视神经损伤和尝试水平运动时眼球后徙[34]。

著者按语

劈开肌肉的过程会导致明显的纤维化和瘢痕，因此，像这样的剧烈操作通过实际的肌肉收缩和眼球运动来产生效果，似乎不合情理。纤维化可能是这一手术产生大多数眼球居中效应的原因。使用布比卡因注射液可能不费吹灰之力就可以实现有计划的纤维化使眼球居中（见第 6 章和第 31 章）。

3. 部分性第 Ⅲ 对脑神经麻痹

(1) 内直肌麻痹：内直肌麻痹表现为水平的、非共同性的、大角度外斜视伴萎缩的内直肌。我们需要通过上述的镊子测试来回答内直肌是否死亡的问题。

如果仍然存在内转力，则可以进行退 - 截手术。如果没有记录到肌肉的活动，而垂直肌肉仍然有活力，则上直肌鼻侧转位加外直肌后徙是一个很好的手术选择。在这些病例中，另一种手术方案是将两条垂直直肌转位至内直肌止端的上方和下方。这可以通过对两条垂直直肌的少量截除或后固定（加强）缝线进一步加强。

(2) 第 Ⅲ 对脑神经下支麻痹：Kushner 和 Knapp 对罕见的第 Ⅲ 对脑神经下支麻痹的情况进行了详实的描述 [35]。内转不足通过将上直肌转位到内直肌止端来改善，下转不足通过将外直肌转位到下直肌止端来改善，并且（通常）紧张的上斜肌需要断腱术。

(3) 单眼上转不足：单眼上转不足可能有几个原因，①同侧 SR 轻瘫，包括第 Ⅲ 对脑神经上支轻瘫或麻痹；②对侧 SOP，首选麻痹眼注视；③任何导致慢性下斜视的原因均可引起同侧下直肌紧张。

(4) 同侧上直肌轻瘫：如果上直肌仍有功能，则首选垂直退 - 截术。如果上直肌没有功能和下直肌紧张，下直肌后徙和外直肌垂直转位到上直肌止端边缘可取得很好效果 [36]。

如果下直肌不紧张，则经典的 Knapp 转位（将两条水平直肌向上转位至上直肌止端边缘，并用后固定缝线加强）具有较高的成功率。

(5) 对侧上斜肌麻痹伴麻痹眼注视：该患者通常会有一个紧张的对侧上直肌和紧张的同侧下直肌。两个垂直直肌后徙通常会很好效果，除非涉及其他肌肉（例如松弛的上斜肌肌腱）。

(6) 引起慢性下斜视的任何原因可导致同侧下直肌紧张：

下直肌后徙和外直肌垂直转位到上直肌止端边缘会取得良好效果。

(7) 单眼下转不足：对于这些少见的单眼下转不足患者的治疗可参照单眼上转不足治疗的反向操作。

(8) 非受累眼的手术：尽管患者通常会拒绝非受累眼的手术，但对于大角度偏斜或异常再生的患者，这可能是一个可行的选择。手术通常首先在患眼上进行。然而，如果斜视足够大，则水平肌肉手术可能需要或有必要在另一只眼进行。

异常再生的一个类型就是一个例子。患者患有麻痹性的上睑下垂，该眼睑在眼球内收状态下下垂程度减轻。非受累眼的外直肌后徙强迫现在减弱的外直肌注视，并且根据 Hering 法则，增加了麻痹眼内直肌的神经支配。这会导致麻痹性眼睑抬高，并在原在位保持良好的眼位。

对好眼手术的另一个原因是轻瘫眼注视时发生的继发性斜视。例如，Noonan 和 O'Connor 对非受累眼进行了手术，以纠正垂直斜视和假性上睑下垂 [37]。通过降低非受累眼的上转能力，产生了强迫注视，从而消除了这类患者受累眼注视时特有的继发性斜视。由于这项技巧，两只眼球都处于类似的压力下，因此需要等量的刺激才能移到原在位。当注视压力足够时，就可以消除下斜视和上睑下垂。

当患者在初次手术后，原在位为正位，但侧方注视仍有复视时，也可考虑进行对侧眼眼肌手术。对在有问题的注视方向活跃的对侧眼肌加行后固定手术，可以减少侧方复视。Struck 使用对侧上直肌后徙来治疗单眼上转不足，效果良好 [38]。

四、第 Ⅵ 对脑神经麻痹

孤立性第 Ⅵ 对脑神经麻痹（sixth CN palsy，6NP）在儿童和成人中都是一种定位不良的征象，由于病因多样，引起医生的高度关注，其中一些原因威胁生命，需要紧急诊断。

儿童的病因包括病毒感染后、乳突炎、脑干肿瘤和任何原因引起的颅内压升高。在成人中，肿瘤和任何原因引起的颅内压升高也是常见的原因。在老年人或糖尿病成人中，微血管原因很常见。头部外伤是任何年龄段的常见原因。

在健康的老年人群中，类似第 Ⅵ 对脑神经麻痹的外展不足可能是由于眼眶的老化改变［松眼综合征（sagging eye syndrome，SES）］[3]（见第 4 章、第 19 章和第 30 章）。第 Ⅵ 对脑神经麻痹有两个极端，即真正的麻痹和轻瘫。

- 真正的第Ⅵ对脑神经麻痹通常表现为大角度的内斜视，这绝对会产生主动收缩试验阴性。磁共振成像（MRI）将显示肌肉上下室的萎缩。需要转位手术来解决这个状况。
- 在第Ⅵ对脑神经轻瘫患者中，存在可变的内斜视，如果长期存在，内斜度数可能很大。主动收缩试验阳性。如果病因是微血管性或头部外伤后，大多数患者不经治疗即可康复。如果需要，退－截手术通常是有效的。

最近已经证明外直肌（和大多数眼外肌）具有双支神经支配。水平直肌的上室和下室具有非重叠的神经支配[2]。这一点的全部意义正在逐渐发展，尚未得到充分认识。

仅一个分室麻痹（影像学可识别上室萎缩）可能是许多第Ⅵ对脑神经麻痹病例（通常）出现小度数上斜和V征的原因。这样的肌内不对称可能会导致头部倾斜时的眼球反向旋转[39]。

我们现在认识到"轻瘫"组可能涉及外直肌的上下室的一个或两个，其组合不确定，有不同的临床表现、不同的自然病史和不同的最佳治疗。上室麻痹与双室轻瘫相比表现如何？最好的治疗方法是什么？这些问题还没有答案。也许有一天，仅截除或折叠上室将被证明是上室萎缩的最佳治疗方法。下室麻痹和上室麻痹的截除术是否会导致垂直或旋转并发症？

1. 可模拟第Ⅵ对脑神经麻痹的疾病

(1) 松眼综合征：SES 与年龄相关的眼眶组织变性有关，这些患者也有上睑下垂、上沟畸形，并且可能有过眼睑成形术。其中一些可能表型类似前列腺素相关的眶周病。核心缺陷是外直肌上缘和上直肌颞侧缘之间的条带拉伸，然后断裂，通常在冠状 MRI 切片上清晰可见外直肌－上直肌带。外直肌 Pulley 和肌肉下垂，肌肉的上缘向外倾斜（冠状扫描表现为向外）。如果两个眼眶对称退化，患者更有可能出现外展不足和仅看远时内斜视，因此与第Ⅵ对脑神经麻痹患者相似。如果两侧不对称，则可能存在小度数的垂直和旋转因素（见第 4 章、第 19 章和第 30 章）。

对双眼运动的诊室测试有助于鉴别诊断——累及外直肌的双眼运动是可替代的？

可替代性和非替代性双眼运动

当眼球从原在位到颞上象限运动时，眼球是直接到达该位置（斜向运动）还是先外转再上转（连续运动）应该不是问题。这是一个可替代性双眼运动。

如果说眼球是直接到达颞上位置，还是先外转再上转存在问题，这就是非替代性双眼运动（noncommutative version，NCV）。在外直肌 Pulley 下垂的 SES 中，通常情况下，直接斜向运动后的眼球位置比连续运动，NCV 后的位置更高。作为 SES 放射学发现的预测指标，这种诊室测试的敏感性和特异性尚待确定。

(2) 其他可以类似第Ⅵ对脑神经麻痹的疾病：Duane 综合征（见第 15 章）、重眼综合征（见第 19 章）和甲状腺相关眼病（见第 12 章）可类似第Ⅵ对脑神经麻痹，必须排除。

2. 肉毒毒素在治疗第Ⅵ对脑神经麻痹中的作用　肉毒毒素（及其同系物）在第Ⅵ对脑神经麻痹的治疗中确实起到了一些小的作用。

对于大部分缓解的第Ⅵ对脑神经麻痹患者残留的 10～15PD 内斜视，经结膜下向内直肌注射一次肉毒毒素通常会维持持续的正位。

对于未缓解的第Ⅵ对脑神经麻痹，内直肌肉毒毒素注射联合上下直肌转位有着悠久的成功历史（见第 6 章和第 31 章）

著者按语
Scott 和他的同事报道，通过将肉毒毒素注射到较强的拮抗肌联合布比卡因注射到麻痹肌可以改善第Ⅵ对和第Ⅲ对脑神经麻痹的长期治疗效果。这些在第 6 章和第 31 章以及视频 31-1、视频 31-2 和视频 31-3 中介绍。

3. 第Ⅵ对脑神经麻痹的手术计划　治疗第Ⅵ对脑神经麻痹有四种手术方法：① MR 后徙和 LR 截除（退－截手术）；②上直肌和下直肌的联合转位（combined SR and IR transposition，SRwIRT）；③上直肌或下直肌转位（SR or IR

transposition，SRT 或 IRT）；④对另一眼进行手术以改善共同性。

确定外直肌是麻痹还是轻瘫很重要。临床体征、镊子测试和外直肌的影像学表现相结合通常可以做出可靠的诊断。如果有疑问，重复镊子测试有时会有所帮助。如果仍有疑问，则视为轻瘫。

对于轻瘫，退 – 截手术（或同类手术）效果良好。对于 LR 的手术量，根据原在位的内斜角度使用标准手术量表。MR 采用可调整缝线。对于有用的单视范围，手术成功率很高。

（1）上直肌和下直肌联合转位术：SRwIRT 至外直肌止端是一种使用全肌肉转位的技术，有着悠久而成功的历史。详细内容见第 35 章。

① 增强效果：后固定缝线可增强 SRT 的效果。这改变并增强了 SRT 的外转向量。

SRT 的效果也可以通过 4mm 或 5mm 的截除来增强。虽然后固定技术更受欢迎，但这两种技术的效果似乎没有什么差别。

使用后固定缝线完成 SRwIRT 后，检查以确保没有产生明显内收不足。如果有，移除后固定缝线。此外，用 Holmes' 圆点检查有无诱发旋转。如果发现，移除有问题的后固定缝线。

② 内直肌：对于（通常）紧张的内直肌，可在手术期间、之前或之后经结膜注射肉毒毒素（3～5U）。如果内直肌非常紧张，以致肉毒毒素不可能发挥转位"橡皮筋"效应来充分伸展，则内直肌需要后徙，但是由于存在眼前节缺血的风险，不能与 SRwIRT 同时进行。在这种情况下，使用虹膜铲将 SR 和 IR 纵向劈开，然后将 5mm 的颞侧一半转位。对于加强，截除 4mm，而非后固定缝线。

（2）上直肌或下直肌转位术：仅上直肌转位（SRT）是"初来乍到的孩子"，仅下直肌转位（IRT）是"更新的孩子"[9, 40]。两种技术都允许

在同一手术中进行"适当的"内直肌后徙。令作者和其他许多人感到惊讶的是，一条垂直直肌的转位很少会产生不必要的临床上显著的垂直或旋转并发症。如果发生这种情况，它几乎总是在1～2 周内缓解。

这位作者发现 SRT 对 Duane 综合征非常有效，但对第 Ⅵ 对脑神经麻痹的效果较差。有时有必要增加一个延迟的 IRT 以获得好的结果。这与已发表的 Kekunnaya 和其他人的经验形成对比[9]。他的队列和这位作者的队列之间可能存在一些迄今未被识别的选择偏倚问题。

在 SRT 和 IRT 之间进行选择没有公认的指南。Sener 关于 A 征使用 SRT，Ⅴ 征使用 IRT 的建议很有趣，力学上也很合理，但有待时间的检验[41]。

（3）非麻痹眼手术改善侧方共同性：大多数患者对 25°～30° 的单视范围感到满意。如果上述手术未能实现这一点，或者如果患者希望在某个方向上有更好的单视范围，则对非麻痹眼进行手术可能会有所帮助。

已故的 Philip Knapp 会在一开始就向患者提供这一选择。他的理由如下：以右 6NP 为例，无论是退 – 截术后还是转位术后，右眼的外转力可能永远都不如左眼的内收力好。左侧内直肌后徙（可调）可能会改善右侧注视的共同性。现在，这将产生一个不必要的外斜视，所以增加一个左外直肌后徙（可调）。

作为第二次手术，采用这种力学平衡以改善共同性可以使手术更加多样化。在不影响原在位的情况下，可通过左侧内直肌的后固定手术或 Pulley 后固定缝线（见第 33 章，视频 30-1 和视频 33-1）改善右侧注视共同性。在左侧外直肌上使用"可调整后固定"（同一肌肉的退 – 截术）技术可以改善左侧注视的共同性。

参考文献

[1] Suh SY, Clark RA, Le A, Demer JL. Extraocular Muscle Compartments in Superior Oblique Palsy. Invest Ophthalmol Vis Sci. 2016; 57(13):5535–5540

[2] Clark RA, Demer JL. Lateral rectus superior compartment palsy. Am J Ophthalmol. 2014; 157(2):479–487.e2

[3] Chaudhuri Z, Demer JL. Sagging eye syndrome: connective tissue involution as a cause of horizontal and vertical strabismus in older patients. JAMA Ophthalmol. 2013; 131(5):619–625

[4] Kawai M, Goseki T, Ishikawa H, Hoshina M, Shoji N. Causes, background, and characteristics of binocular diplopia in the elderly. Jpn J Ophthalmol. 2018; 62(6):659–666

[5] Suh SY, Le A, Clark RA, Demer JL. Rectus Pulley Displacements

without Abnormal Oblique Contractility Explain Strabismus in Superior Oblique Palsy. Ophthalmology. 2016; 123(6):1222–1231

[6] Taylor JN. Transplantation of the lateral rectus muscle to the medial side of the globe in third nerve palsy. Aust N Z J Ophthalmol. 1993; 21(4):282

[7] Shah AS, Prabhu SP, Sadiq MA, Mantagos IS, Hunter DG, Dagi LR. Adjustable nasal transposition of split lateral rectus muscle for third nerve palsy. JAMA Ophthalmol. 2014; 132(8):963–969

[8] Chaudhuri Z, Demer JL. Surgical outcomes following rectus muscle plication: a potentially reversible, vessel–sparing alternative to resection. JAMA Ophthalmol. 2014; 132(5):579–585

[9] Patil–Chhablani P, Kothamasu K, Kekunnaya R, Sachdeva V, Warkad V. Augmented superior rectus transposition with medial rectus recession in patients with abducens nerve palsy. J AAPOS. 2016; 20(6):496–500

[10] Doyle JJ, Hunter DG. Transposition procedures in Duane retraction syndrome. J AAPOS. 2019; 23(1):5–14

[11] Nucci P. Superior oblique palsy: Promoting a simpler approach. (Editorial). Eur J Ophthalmol. 2006; 16(1):1–2

[12] Knapp P. Classification and treatment of superior oblique palsy. Am Orthopt J. 1974; 24(1):18–22

[13] Guyton DL. Exaggerated traction test for the oblique muscles. Ophthalmology. 1981; 88(10):1035–1040

[14] Jampolsky A. The superior rectus contracture syndrome. In: Lennerstrand G, Awaya S, eds. Update on Strabismus and Pediatric Ophthalmology: Proceedings of the June 1994 Joint ISA and AAPO&S Meeting, Vancouver, Canada. CRC Press, Boca Raton; 1995:279–282

[15] Bagolini B, Campos EC, Chiesi C. Plagiocephaly causing superior oblique deficiency and ocular torticollis. A new clinical entity. Arch Ophthalmol. 1982; 100(7):1093–1096

[16] Chen VM, Dagi LR. Ocular misalignment in Graves disease may mimic that of superior oblique palsy. J Neuroophthalmol. 2008; 28(4):302–304

[17] Wong AM, Colpa L, Chandrakumar M. Ability of an upright–supine test to differentiate skew deviation from other vertical strabismus causes. Arch Ophthalmol. 2011; 129(12):1570–1575

[18] Elmalem VI, Younge BR, Biousse V, et al. Clinical course and prognosis of trochlear nerve schwannomas. Ophthalmology. 2009; 116(10):2011–2016

[19] Sato M. Magnetic resonance imaging and tendon anomaly associated with congenital superior oblique palsy. Am J Ophthalmol. 1999; 127(4):379–387

[20] Kowal L, Mitchell, L. `Imaging in Congenital Superior Oblique Palsy – Is it important' Poster at Singapore National Eye Centre / AAPOS joint meeting, Singapore, July 14, 2013

[21] Hendler K, Pineles SL, Demer JL, Rosenbaum AL, Velez G, Velez FG. Does inferior oblique recession cause overcorrections in laterally incomitant small hypertropias due to superior oblique palsy? Br J Ophthalmol. 2013; 97(1):88–91

[22] Kushner BJ, How to perform superior surgery on the inferior oblique and avoid inferior surgery on the superior oblique. In: Strabismus Springer, Switzerland. 2018: 229230

[23] Liebermann L, Leske DA, Hatt SR, Bata BM, Holmes JM. Dose Effect and Stability of Postoperative Cyclodeviation After Adjustable Harada–Ito Surgery. Am J Ophthalmol. 2018; 196:91–95

[24] Roper–Hall G, Cruz OA. Results of combined resection–recession on a single rectus muscle for incomitant deviations–an alternative to the posterior fixation suture. J AAPOS. 2017; 21(2):89–93.e1

[25] Iizuka M, Kushner B. Surgical implications of the superior oblique frenulum. J AAPOS. 2008; 12(1):27–32

[26] Oystreck DT. Ophthalmoplegia and Congenital Cranial Dysinnervation Disorders. J Binocul Vis Ocul Motil. 2018; 68(1):31–33

[27] Fang C, Leavitt JA, Hodge DO, Holmes JM, Mohney BG, Chen JJ. Incidence and Etiologies of Acquired Third Nerve Palsy Using a Population–Based Method. JAMA Ophthalmol. 2017; 135(1):23–28

[28] Salazar–León JA, Ramírez–Ortíz MA, Salas–Vargas M. The surgical correction of paralytic strabismus using fascia lata. J Pediatr Ophthalmol Strabismus. 1998; 35(1):27–32

[29] Goldberg RA, Rosenbaum AL, Tong JT. Use of apically based periosteal flaps as globe tethers in severe paretic strabismus. Arch Ophthalmol. 2000; 118(3): 431–437

[30] Kaufmann H. ["Lateralis splitting" in total oculomotor paralysis with trochlear nerve paralysis]. Fortschr Ophthalmol. 1991; 88(3):314–316

[31] Aygit ED, İnal A, Ocak OB, et al. Simplified approach of Gokyigit's technique for complete cranial nerve third palsy. Int Ophthalmol. 2019; 39(1): 111–116

[32] Erbagci I, Öner V, Coskun E, Okumus S. A New Surgical Treatment Option for Chronic Total Oculomotor Nerve Palsy: A Modified Technique for Medial Transposition of Split Lateral Rectus Muscle. J Pediatr Ophthalmol Strabismus. 2016; 53(3):150–154

[33] Morad Y, Kowal L, Scott AB. Lateral rectus muscle disinsertion and reattachment to the lateral orbital wall. Br J Ophthalmol. 2005; 89(8):983–985

[34] Hunter DG, Yonekawa Y, Shah AS, Dagi LR. Central serous chorioretinopathy following medial transposition of split lateral rectus muscle for complete oculomotor nerve palsy. J AAPOS. 2017; 21(6):517–518

[35] Kushner BJ. Surgical treatment of paralysis of the inferior division of the oculomotor nerve. Arch Ophthalmol. 1999; 117(4):485–489

[36] Jayakumar M, Kumar DA, Agarwal A. Combined lateral rectus augmented transposition and inferior rectus recession for monocular elevation deficiency. J AAPOS. 2018; 22(2):161–163

[37] Noonan CP, O'Connor M. Surgical management of third nerve palsy. Br J Ophthalmol. 1995; 79(5):431–434

[38] Struck MC, Larson JC. Surgery for Supranuclear Monocular Elevation Deficiency. Strabismus. 2015; 23(4):176–181

[39] Clark RA, Demer JL. Differential lateral rectus compartmental contraction during ocular counter–rolling. Invest Ophthalmol Vis Sci. 2012; 53(6):2887–2896

[40] Velez FG, Chang MY, Pineles SL. Inferior Rectus Transposition: A Novel Procedure for Abducens Palsy. Am J Ophthalmol. 2017; 177:126–130

[41] Sener EC, Yilmaz PT, Fatihoglu ÖU. Superior or inferior rectus transposition in esotropic Duane syndrome: a longitudinal analysis. J AAPOS. 2019; 23(1):21. e1–21.e7

Part F 眼眶和 Pulley 异常
Orbital and Pulley Abnormalities

第 19 章 肌肉移位（Pulley 异位）
Displaced Muscles (Pulley Heterotopias)

Yair Morad　Irene H. Ludwig　著

姚　静　译

摘　要

获得性和先天性眼外肌行径移位（Pulley 偏移和 Pulley 移位）是新发现的斜视原因。外直肌向下移位可引起获得性内斜视，包括衰老相关的"松眼综合征"、高度近视相关的"重眼综合征"、眼轴超过 23.5mm 相关的"获得性远距离内斜视"或"分开不足"、获得性 V 型内斜视伴外旋。其他眼外肌的移位也可引起外斜视、上斜视、旋转和其他意料不到的复杂斜视类型。Pulley 异常和相关眼外肌移位的手术矫正尚处于起步阶段，手术方式仍在发展中。矫正移位眼外肌手术的早期结果令人鼓舞。

已经应用的手术方式包括赤道部肌肉固定术、外直肌和上直肌联结术（使用不可吸收缝线、环或者硅胶带）、Pulley 鞘膜联结术、肌肉转位术和外伤性 Pulley 断裂和移位的直接修复术。直肌部分斜角后徙和截除对肌肉 Pulley 偏移也有少量矫正作用。

更为复杂的是，一个新的观点认为某些患者潜在的胶原薄弱可能与肌肉移位有关，他们对手术的反应可能与那些具有更强胶原和愈合能力的患者不同。外科医生在治疗肌肉移位的时候需要调整手术计划来代偿薄弱的胶原。

关键词

眼外肌，Pulley，胶原，近视，眼轴，移位，异位，肌肉固定术，松眼，重眼

一、概述

Koornneef 最早在 1977 年详细介绍了眼眶结缔组织的解剖[1]，但这些组织在斜视教学中并未受到重视，直到近年来大量工作确定了眼眶 "Pulley"[2-7]（见第 4 章）。正是 Robinson 等

在 20 世纪 70 年代开发眼球运动系统计算机模型的最初尝试中发现了经典假设中的重大缺陷。如果把当时所了解的眼外肌（extraocular muscles，EOM）的解剖和生理插入他的模型中，预测到眼球将翻转并向后指向眶尖。他意识到这些假设是不正确的，于是启动了关于 Pulley 解剖和功能的

一系列研究（见 Demer 博士的前言）。

我们已经对 Pulley 进行了大量新的解剖和功能研究，但这些原理才刚开始应用于手术实践。由于技术的快速发展，撰写这一章和其配套章节"Pulley 手术"（见第 30 章）就好像试图去锁定一个移动的目标。一些看似很小的手术已经产生了显著的疗效，其他新的方法无疑也将接踵而至。

二、Pulley 异常和斜视

先天性眼眶异常导致的斜视早已为人所知，现在被认为与 Pulley 移位有关 [8-10]。外伤导致的获得性眼眶异常也可能破坏 Pulley [11] 和肌肉本身（第 19 章）。其他可能破坏眼眶结缔组织"支架"的疾病包括鼻窦和眼眶手术、伴眶底塌陷的慢性鼻窦炎、炎症、感染和肿瘤等。

研究较少，但可能同样重要的是全身结缔组织病。由于 Pulley 主要是结缔组织结构，遗传性胶原薄弱可导致肌肉移位和斜视 [10]（见第 5 章）。衰老和慢性疾病引起的获得性胶原薄弱 [12, 13]，已被证实可导致内斜视［松眼综合征（sagging eye syndrome，SES），见下文］。

三、诊断

1. 病史　与任何疾病一样，尤其是斜视，许多需要的信息都是从病史开始的（见第 2 章）。需要询问关于肌肉移位的具体问题包括关于胶原的常规问题，如异常的灵活或僵硬、频繁的扭伤和骨科异常。是否有近视？既往的白内障或屈光手术可能已经矫正了近视，所以应该特别询问患者这一点，然后通过眼轴测量和寻找肌肉移位来证实。应该询问钝性面部外伤史以排除肌瓣撕裂和隐匿性眼眶骨折，这两种情况常常与 Pulley 断裂有关。

2. 检查　面部视诊可提醒检查者是否存在伴或不伴眼眶旋转的眼眶异常。比较眼睑内外眦的位置。异常的眼睑旋转可提供潜在眼眶旋转的线索（图 19-1）[12]。寻找由于先天或外伤因素导致的眼眶不对称。

在完整的斜视评估中，应该特别注意眼底检

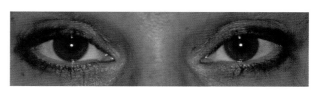

▲ 图 19-1　由于 Pulley 移位出现症状性内旋的患者也有类似旋转的外部特征

查时对旋转的客观评估（见第 11 章）。Pulley 异位可以模拟斜肌功能障碍，伴有严重的异常旋转 [10, 12]。双眼运动检查通常会显示眼球向移位肌肉作用方向的运动减弱。不同注视眼位的双眼运动检查（如比较内转时的上转，先内转后上转，然后在内转前上转）可以区分可替代性和非替代性眼球运动。非替代性眼球运动提示 Pulley 功能障碍，有助于区分 Pulley 异常和真性限制 [14]。

仰卧位测量眼位：影像学能检测到不同注视方向的 Pulley 不稳定性，但如果 Pulley 偏移有重力成分呢？眼位是在患者头部直立的情况下测量的，但影像学是在仰卧位进行的。作者 IL 已经开始在疑似 Pulley 不稳定的患者中重新测量仰卧位的眼位。这只在少数患者中进行，所以只有初步结果，但在一些患者中观察到仰卧位测量的眼位和直立位眼位的明显差别。

3. 影像学在评估疑似肌肉移位患者中的作用　眼外肌的磁共振成像（magnetic resonance imaging，MRI）研究在揭示肌肉移位在重眼综合征（heavy eye syndrome，HES）[15] 和 SES [12, 13] 中的作用方面发挥了至关重要的价值。然而，其中一些研究，特别是 Demer 等做的那些研究所使用的 MRI 技术在世界范围内尚不可用。而且，MRI 研究在某些国家费用昂贵，等待时间长。因此，出现了以下两个问题。

(1) 我们应该对所有疑似肌肉移位的患者进行影像学检查吗？

(2) 如果是这样的话，首选哪种影像学检查方法——计算机断层扫描（CT）还是 MRI？

根据我们的经验，这些患者的影像学检查很少改变我们的手术方法和技术。当评估一个大角度固定性斜视和眼球拉长（眼轴约 30mm）的患者时，诊断是显而易见的，而且术中肌肉移位非常明显。在这些病例中，影像学对于我们的治疗计划没有帮助，因此我们最终停止了对这些患者进行影像学检查。

然而，影像学可能在更轻微的病例中发挥作用，即仅在看远时有轻度内斜视和轻度外转不足。在这些病例中，如果发现外直肌（lateral rectus，LR）向下移位，则有助于证实诊断。影像学也可以排除其他原因导致的外转不足，比如颅内病变导致的第Ⅵ对脑神经麻痹。我们已经发现，在评估肌肉行径方面，高质量的薄层 CT 和 MRI 一样有效。

如果没有高质量的冠状位 MRI，很难诊断垂直直肌的移位。MRI 对区分 Pulley 异位和斜肌功能障碍也非常有用。MRI 有时显示一个小的上斜肌（superior oblique，SO）肌腹，提示 SO 麻痹或发育不全。

在疑似 LR 移位和远距离内斜视的患者中，另一个应该做的重要检查是眼轴测量。在 Morad 等的研究中，他们比较了由肌肉移位导致的内斜视（获得性远距离内斜视）患者与其他内斜视患者和等待白内障手术患者的眼轴，发现所有肌肉移位患者的眼轴都在 23.5mm 以上，平均 25.05mm。相反的，对照的内斜视患者或白内障患者的平均眼轴为 22.4～22.9mm。他们的结论是眼轴小于 23.5mm，获得性远距离内斜视的诊断有待商榷[16]。同样的，Demer 等在一项研究中报道，SES 患者的平均眼轴为 24.1mm，在另一项研究中为 32.0mm[13, 17]。

4. 术中评估　肌肉 /Pulley 移位的诊断可能要直至在麻醉状态下进行检查才能确定。被动牵拉试验和主动收缩试验有助于区分限制性斜视和由于肌肉异位导致的注视限制（就像它有助于识别麻痹肌肉一样）（见第 18 章）。当怀疑斜肌功能障碍，但旋转被动牵拉正常，提示存在 Pulley 移位。反之，则不成立。异常的旋转被动牵拉常出现在肌肉移位时，随着肌肉行径的恢复而缓解。斜肌的加强被动牵拉试验[18] 不应受到 Pulley 移位的影响，这有助于区分真性斜肌功能障碍和 Pulley 异位。

在做结膜切口前，通常可以通过结膜观察肌肉，并通过观察睫状血管和肌纤维的后部位置追踪其后部行径（视频 19-1）。

两个穹隆部小切口足以检查所有四条直肌：鼻下切口检查下直肌（inferior rectus，IR）和内直肌（medial rectus，MR），颞上切口检查 LR 和

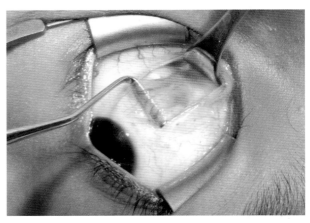

▲ 图 19-2　外斜视和内旋患者的内直肌向下移位，用 **Desmarres** 牵开器显露，没有离断肌肉

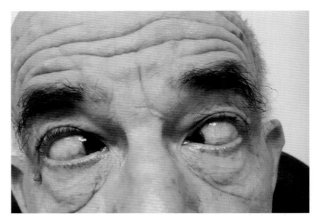

▲ 图 19-3　巨大眼球（眼轴 **32mm**）和固定性斜视的患者

上直肌（superior rectus，SR）。不需分离肌间隔或肌鞘，只需放入斜视钩和牵拉（以防止诱发性肌腹移位）。Desmarres 牵开器用来方便观察肌肉行径（图 19-2，视频 19-2）。

四、眼外肌移位 – 内斜视

1. 重眼综合征　多年来，HES 一直是斜视领域的一个谜。所有患这种疾病的患者都是高度近视，患有获得性内斜视和外转受限。斜视随着时间推移急剧加重，直至一些病例眼球完全固定在内斜位，无法外转，因此称为固定性斜视（图 19-3）。

在一些病例中，出现了一眼下斜视，导致重眼的说法，好像巨大眼球的重量只会使它随着时间的推移而下降[19-22]。传统水平直肌后徙或截除术的结果令人失望[19, 23]。很多理论试图阐明这个现象的

病因。据推测，眼球重量的增加或中心的前移导致其前半部分下沉，因此称为重眼[24, 25]。Parks 觉得这些患者的 MR 就像纤维带阻止了其外转[26]。Duke-Elder 认为问题的根源是眼外肌的结构改变和视神经的缩短[27]。其他人推测，巨大的眼球挤压 LR 到眶壁，引起 LR 的缺血和萎缩[20, 28]或肌炎[29]。LR 组织病理学研究显示淀粉样蛋白使得一些人相信 HES 是一种先天性肌病[30]。由于传统 MR 后徙手术常常导致内斜视复发[31]，因此建议更极端的手术方式，如 MR 断腱术[20]，或每条 MR 肌肉止端离断和截除术，联合 LR 截除和前徙术[32]。虽然这些极端措施可以将眼球复位到原在位，但从未完全恢复眼球的运动。

Krzizok 等评估了这些患者的眼眶磁共振扫描，对这种疾病的病因理解取得了突破性进展[15, 33]。他们证明，大眼球在 LR 和 SR 之间向颞上方脱位，导致 LR 向下移位和 SR 向内移位（图 19-4 和图 19-5）。他们建议可以通过 MR 大量后徙和使用不可吸收缝线将 LR 向前缝合到其生理位置的巩膜来实现正位[33]。Hayashi 等后来提出，部分 Jensen 手术可以恢复这些患者的眼

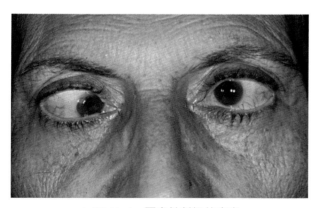

▲ 图 19-4　固定性斜视的患者

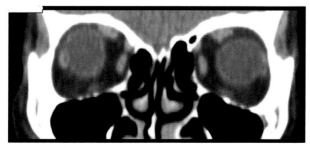

▲ 图 19-5　图 19-4 中患者的 CT 显示，上直肌向鼻侧偏移和外直肌向下偏移

位[21]，Yokoyama 第一个建议实施 LR 和 SR 肌肉固定术[34]（见第 30 章）。

自 2000 年初首次被描述以来，极端近视患者内斜视的治疗已经广泛流行，这种治疗使用不同方法，如环形肌肉固定术、硅胶带甚至直肌移植，已恢复这些患者 LR 和 SR 的原始行径[35-37]。作者们已经开始在 SR 到 LR 的 Pulley 鞘膜联结术（仅缝合 Pulley 鞘）中取得类似的成功。这可以在恢复肌肉行径的同时不破坏肌肉组织本身（图 19-6，见第 30 章）。

2. 松眼综合征　2009 年，Demer 和 Rutar 发表了他们关于 SES 的文章[12, 13]，再一次突破了我们对肌肉移位导致的内斜视病因的理解。他们描述了一组老年患者由于 LR 向下移位引起内斜视，看远斜视度大于看近。然而，这并不是由大眼球引起的（这些患者的平均眼轴为 24mm，与他们的非斜视对照组类似），而是由于连接 SR 和 LR 的特异条带的退化和破裂所致（图 19-7）。这个条带随着时间的推移趋于萎缩，其破裂可以导致 LR 向下移位（图 19-8），引起受累眼内斜视，以及由于上转受限导致旋转垂直性斜视。在后来一项研究中，Demer 和 Tan 阐明了 HES 和 SES 之间的差异[17]。在 HES 中，主要发现是眼球在 SR 和 LR 之间向颞上方脱出，引起 LR 向下移位和 SR 向鼻侧移位；但在 SES 中，主要问题是 SR-LR 带的破裂导致 LR 向下移位，不合并 SR 向鼻侧移位（图 19-7）。根据 Demer 等的研究，这种区别对两种疾病的手术治疗至关重要：SR-LR 肌肉固定术是 HES 的首选治疗，而加强型 MR 后徙足以用来治疗 SES（Clark 推荐 LR 肌肉固定术治疗 SES）[38-40]。

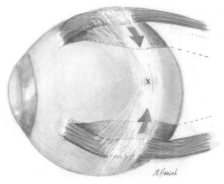

▲ 图 19-6　Pulley 鞘膜联结术

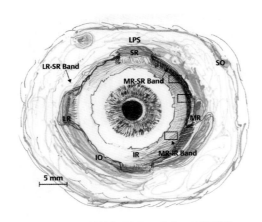

▲ 图 19-7　眼眶冠状位视图显示肌肉，肌间带和 Pulley 鞘

LR. 外直肌；SR. 上直肌；MR. 内直肌；IR. 下直肌；SO. 上斜肌；IO. 下斜肌；LPS. 上睑提肌；LR-SR Band. LR-SR 带；MR-IR Band. MR-IR 带（改编自 Kono R，Clark RA，Demer JL. Active Pulley：magnetic resonance imaging of rectus muscle paths in tertiary gaze. Invest Ophthalmol Vis Sci. 2002；43：2179-2188.）

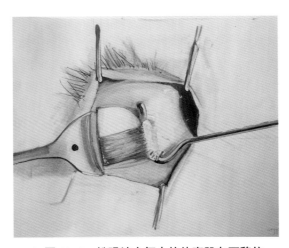

▲ 图 19-8　松眼综合征中的外直肌向下移位

3. 分开不足　正如 Duane 在 1896 年首次描述的那样，分开不足是一种后天获得的共同性内斜视，以看远斜视度大于看近为特征[41]。尽管据报道这种情况与神经系统问题有关，主要表现在儿童[42]，但在成人中，它通常是一种良性现象，最近被称为"年龄相关性远距离内斜视"[43]。急性共同性内斜视常常看近斜视度更大，可出现在所有年龄，与之相反，这些患者的自然病史特征性表现为看远复视，起初通常偶尔出现，后期逐渐加重为看远和看近的持续复视。正如 Webb 和 Lee 所指出的，大多数患者都是近视眼，因此最初使用三棱镜治疗。然而，随着内斜视的增加，

许多患者需要手术治疗[44, 45]。

分开不足斜视常规治疗选择是 Stager 等提出的 LR 截除术，或 Chaudhuri 等、Repka 等和 Mittelman 提出的 MR 后徙术[46-49]。尽管这两种方法都取得了很好的效果，应该注意的是，在 Stager 的研究中，接受 LR 截除术的患者中有 10% 仍然欠矫，需要三棱镜来避免复视；另外，多数作者报道 MR 后徙术可引起过矫。

> **著者按语**
>
> Morad 等在 2017 年的研究中推测年龄相关性远距离内斜视也是由 LR 向下移位引起，伴或不伴 SR 向鼻侧移位[50]。他们介绍了一系列具有明显临床特征的患者：获得性内斜视，看远斜视度更大，且持续进展；看远复视为主；轻度外展受限；中度近视（平均 5.5 个屈光度）。有趣的是，其中 77% 是女性。不管斜视度的大小，作者们对所有患者采用了相同的手术治疗：双侧 SR-LR 肌肉固定和可调整缝线单侧 MR 后徙，最终的 MR 后徙量范围为 0～4mm。第 30 章详细介绍了 SR-LR 肌肉固定术的手术技术。简而言之，这种手术技术包括在上直肌和外直肌的肌腹的一半放置一条不可吸收缝线，然后将两条肌肉绑在一起。这种方法消除了所有病例的复视。有两例复视在 6～12 个月后复发，再次后徙另一眼 MR 之后治愈。后来，同一批作者比较了类似的一组患者，与"常规"内斜视患者，以及等待白内障手术的无斜视患者的随机样本的眼轴长度[16]。常规内斜视组和白内障组的平均眼轴相似（平均 22.4～22.9mm），但远距离内斜视组的眼轴明显更长（25.05mm）。事实上，除了一名患者的眼轴为 23.5mm，所有其他患者的眼轴都大于 24.0mm。

Clark 提出在不累及 SR 的情况下，采用 LR 赤道部肌肉固定来治疗 SES/ 年龄相关性远距离内斜视（图 19-9）[10, 38-40]。他介绍了一系列接受该术式的患者，取得了令人鼓舞的成功[38]。Kowal 也报道了这种方法的良好结果[51]。Kowal

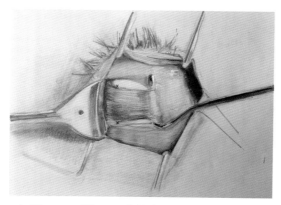

▲ 图 19-9　图 19-8 中的外直肌在肌肉固定术后

博士和本章的合著者（IL）已经观察到该技术的一个并发症，由于肌肉固定部位的过度愈合反应产生的一个新的有效的肌肉后部止端（L. Kowal，私下交流）。这个并发症由于新的有效的肌肉后部止端（假性后徙）导致肌肉作用下降，没有由于恢复肌肉行径而达到改善肌肉作用的预期效果。矫正需要拆除肌肉固定缝线并且截除少量 LR。最近，该合著者对这种技术进行了调整，仅将肌肉的眶层 / 外层进行肌肉固定缝合，这可能有助于预防这种并发症。

4. 先天性和青少年获得性 LR-SR 带缺陷

（1）先天性 LR-SR 带缺陷：作者 IL 最近发现，一些患者临床表现类似于重眼和松眼综合征，但没有相关的高度近视、长眼轴或老化。有些表现为 V 征、外旋和假性 SO 麻痹。另一些患者的内斜视更具共同性，没有外旋。这两种类型通常看远斜视度大于看近，并且 LR 的 Pulley 向下移位。与那些合并 V 征和外旋的相比，那些没有 V 征和外旋的似乎 SR 向鼻侧移位更大。SR 向鼻侧移位所产生的内旋可以抵消 LR 向下移位所引起的外旋（见第 11 章）[在某些病例中，SR 向鼻侧大量移位可能导致高调节性集合 / 调节（accommodative convergence/accommodation，AC/A）比值，通过 Pulley 矫正可改善]。所有这些患者的 LR-SR 带（图 19-7，见第 4 章）有缺陷或缺失。一些有明确的先天性内斜视病史的患者可能是由于 LR-SR 带的先天性异常。最近 Clark 等也报道 LR 下垂是儿童复发性内斜视的一个原因[52]。

近年来，先天性内斜视的发病率明显下降。如果这些病例中有一部分是由于 LR-SR 带功能不足引起，那么，二十世纪中期高频率的产钳辅助分娩是否会损伤这些婴儿的 LR-SR 带，从而导致内斜视呢？（视频 19-4）

（2）获得性 LR-SR 带缺陷 – 可能存在胶原异常：一些获得性内斜视的患者已被确定具有 LR-SR 带缺陷。在其中的几例中，作者 IL 记录了内斜视的发生和发展，并且随着内斜视的发展，眼底外旋也在发展。这些病例的共同特征是具有异常的肌肉骨骼柔韧性的病史，其中一个儿童具有关节过度活动综合征的家族史[53]。据推测，在这些获得性病例中，潜在的胶原异常导致了 Pulley 的不稳定。这些患者对 LR 肌肉固定术或 LR-SR Pulley 鞘膜联结术反应良好，但这些术式是新的和不断发展的，目前还没有长期的结果（见第 30 章）。

5. 外伤性 LR-SR 带破裂　还观察到获得性孤立性 LR 移位，无近视或可见的胶原薄弱。在一些单侧发病的患者中，这可能是由于轻微的钝挫伤所致（见本章"肌瓣撕裂和 Pulley 损伤"和"病例"部分中的病例 1）。

6. 肌肉移位导致的内斜视——总结　LR 向下移位伴或不伴 SR 向鼻侧移位是获得性内斜视的常见原因。临床表现各不相同，从极端病例（大眼球在这些肌肉之间向颞上方脱位引起固定性斜视，表现为大的内斜视和非常有限的外展）到轻度病例（仅 LR 下垂导致远距离内斜视和复视）。

大多数病例的共同特征是看远内斜视大于看近，轻度外展受限和 SR-LR 带缺陷。许多病例也有长眼轴。

治疗的主要目的是恢复原来的肌肉行径。如果 SR 和 LR 都移位，则应行 SR-LR 肌肉固定术或 SR-LR Pulley 鞘膜联结术。如果 LR 是唯一下垂的肌肉，则赤道部肌肉固定就足够了。外科医生可能选择在一条 MR 上用调整缝线，以防需要进一步后徙。这可能是由于长期以来形成的 MR 挛缩所致。

7. 胶原和手术　手术计划应考虑到患者胶原的强度。如果胶原薄弱，那么缝线可能无法固定在组织中，拉紧的各层可能再次延伸，修复就会失败。这些问题困扰着所有试图处理薄弱胶原后果的外科手术，如子宫和膀胱脱垂、切口腹壁疝和关节过度活动等（见第 5 章）[53-55]。在一些胶原薄弱和肌肉移位的患者中，结合肌肉固定和 Pulley 鞘膜联结增加了对修复的支持，并且似乎改善了术后眼位的稳定性。这已经成功地应用于少数胶原薄弱的患者。

五、肌肉移位导致的外斜视

MR 移位可以导致外斜视（exotropia，XT）（图 19-2）。

> **著者按语**
> 最近发现了几例这样的患者，并用 MR 赤道部肌肉固定术矫正了他们的 XT。XT 通常与眼底检查时的内旋和向下注视 A 征相关。到目前为止，采用肌肉固定术对 MR 行径进行简单矫正的反应令人满意，改善了内旋、A 征和外斜视。这些患者也可能出现眼眶旋转伴 IR 向颞侧移位，LR 向上移位和 SR 向鼻侧移位[12]，但尚不清楚这些额外的眼外肌固定是否有用。

在伴有肌瓣撕裂的外伤性 Pulley 移位的患者中也观察到 MR 向下移位（见第 20 章和第 29 章）。肌瓣和肌周组织的修复通常可以恢复肌肉行径，但如果不能，赤道部肌肉固定术可以加入到修复中，以支持 MR 行径并改善其功能。

内直肌板层缺陷　最近，与 MR 肌肉眶层不附着相关的 XT 患者被确认并通过手术矫正[55]。早期的手术结果出人意料的成功。虽然这些患者中有一些有相关的外伤，但有几个没有，还有 3 个是婴儿（图 19-10 和图 19-11，视频 29-10）。一些人有很强的 XT 家族史，他们中的大多数眼眶较浅。这种异常可能有遗传因素，外伤可能会加剧这种异常。在发育过程中，浅眼眶是否阻止了 MR 肌肉的眶层与球层的正常附着？这主要是眼眶结构导致的 Pulley 异常吗？这种缺陷是否与 MR 肌腹向下移位有关？这些都是有趣的问题，还有待回答（见第 20 章"钝挫伤"中病例 4，视频 20-3、视频 29-8 和视频 29-9）。

六、上斜视

水平直肌和垂直直肌的移位可能导致上斜视

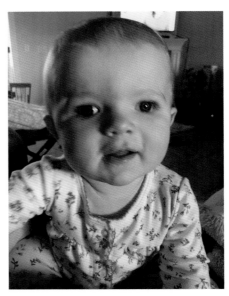

▲ 图 19-10　一个 9 月龄大女婴，由于内直肌板层缺陷，术前表现为恒定的 50PD 的 V 型外斜视

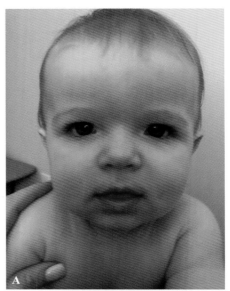

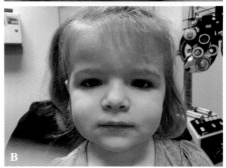

▲ 图 19-11　**A.** 图 19-10 的婴儿在内直肌板层缺陷手术修复后 3 周，没有肌肉被止端离断；**B.** 手术后 16 个月，看近眼位正，X=4，无 V 征

（例如，下文病例 1）。最常见的移位肌肉是 LR，如果是双侧，则会出现分开不足性内斜视和外旋。如果是单侧，则同侧的下斜视可能是特征性症状。显而易见，垂直直肌移位主要表现为垂直斜视，但也可能导致继发性旋转和水平斜视。在一些患者中，采用肌肉固定术矫正垂直直肌移位取得了良好的早期效果。LR-SR Pulley 鞘膜联结也显示出了希望。如果在 Pulley 鞘膜联结后 SR 向颞侧过度偏移，可以通过小的鼻侧肌肉固定来稳定。

七、A 型和 V 型斜视

双侧 LR Pulley 向下移位可导致 V 型内斜视，伴有外旋，下斜肌（inferior oblique，IO）假性功能亢进和 SO 假性功能不足[8, 10, 12]。旋转被动牵拉试验（见第 3 章和第 9 章）可能异常，错误地提示原发性 SO 功能障碍，但测试 SO 后部纤维的加强被动牵拉试验[18]不会因 Pulley 移位而异常，这有助于区分这两种病因。如果病因是 Pulley 异位，而不是原发性斜肌功能障碍，则矫正 LR Pulley 移位可使旋转被动牵拉试验恢复正常，并能矫正 V 征且无须对 IO 或 SO 进行手术。同样的原理也适用于矫正由于 MR Pulley 向下移位导致的 A 型外斜视。

因为手术方法简便，Demer 提倡经典的水平直肌止端垂直移位来矫正 Pulley 位置不当导致的 A 型和 V 型斜视。然而，这将导致旋转增加，进而需要涉及斜肌的旋转手术[12]。

著者按语
在一名儿童中，由于继发于颅缝早闭的眼眶旋转导致的大的 V 型外斜视已通过四条直肌肌肉固定术成功矫正，随访约 2 年。没有足够的数据来确定这种方法是否对其他眼眶旋转的患者有用。

八、旋转

分开不足性内斜视中的 LR 向下移位导致眼球外旋，可以随着肌肉行径的恢复而改善。SR 向鼻侧移位导致内旋，所以如果两条肌肉都移位，旋转的位置可能是正常的。术前旋转的评估可提供哪些肌肉移位的线索，有助于手术计划，尤其是在无法进行成像或扫描质量差的情况下。如果患者患有分开不足性内斜视和严重的外旋，那么 LR 移位可能是孤立的，最好通过肌肉固定术或斜角截除术联合肌肉固定术进行矫正。如果旋转很小，则 SR 也有可能移位，应考虑 LR-SR 肌肉固定术或 Pulley 鞘膜联结术。

MR 向下移位通常会产生内旋和外斜视。向上移位预计会产生外旋，但作者尚未在临床上单独观察到这一现象。Clark 等报道了一例孤立的伴有 V 型内斜视的双侧 MR 向上移位。MR 后徙并向下移位导致 V 征的消失和正位，但有 15° 外旋[8]。

垂直直肌移位通常与其他直肌移位作为眼眶旋转的一个组成部分一起描述，但也可以看到孤立的垂直直肌移位，并伴有相应的旋转。这种情况可见于外伤后或继发于青光眼阀门管植入，高度近视或胶原薄弱。垂直直肌肌肉固定术的疗效类似于外直肌和内直肌的肌肉固定术。垂直直肌 Pulley 移位也被报道与 MRI 证实的 SO 麻痹有关（表 11-1）[56]。

九、肌瓣撕裂和 Pulley 损伤

1. 肌肉 Pulley 损伤　第 20 章和第 29 章讨论了眼眶钝挫伤引起的肌瓣撕裂和 Pulley 损伤。肌瓣撕裂是指直肌的部分撕脱，是由于直肌通过 Pulley 与眶壁相连而导致。没有直接损伤肌肉，仅损伤 Pulley 可能会扭曲肌肉的行径，破坏其作用。这在外伤后以及眼睑成形术和眼眶减压术后均有报道[10, 11, 57]。除了 Pulley 破坏，合并肌肉部分损伤的复合伤非常常见。肌瓣撕裂的修复包括肌肉及其周围结缔组织层的修复。同样的修复技术仅适用于 Pulley 撕裂和外伤性 Pulley 移位。有时修复后肌肉仍然处于移位状态，可以通过肌肉固定缝合修复。

2. 肌间带损伤　有几个病例被确认为外伤性肌肉 Pulley 移位，但肌肉本身或其 Pulley 都没有明显破坏。这种外伤使一条或多条肌间带明显破裂，导致肌肉移位和斜视。LR-SR 带破裂伴单侧 LR 移位是最常见的，但也可见到外伤后 IR 移位。

十、直肌转位术的加强

Foster 提出使用加强缝线来加强直肌转位术[58]。这些已经证明非常有效，但有时会导致过矫。这是 Pulley 重新定向手术的一种形式（见第 18 章和第 35 章）。

十一、肌肉固定术的加强

如果斜视度很大，感觉肌肉固定术不足以矫正斜视，则肌肉固定术可结合直肌截除术。肌肉固定术也可与其拮抗肌后徙联合应用，效果良好。这种方法用于更大的斜视度。当肌肉移位较大时，预期单独进行肌肉固定术会产生更大的效果，但每次肌肉固定术对斜视度的确切矫正效果尚未确定。有足够数据可供规划的手术是 LR 肌肉固定术治疗 SES。一般来说，对单条移位的 LR 进行肌肉固定最多可矫正 6~10PD 的内斜视。如果斜视度较大，采用少量 LR 截除来加强肌肉固定是有效的。这里有一种简便的方法是斜角截除术（见第 34 章），即截除肌肉的一角。通过截除 LR 止端的上部，可能有助于轻度提升 LR Pulley，这可能会加强肌肉固定，并有助于维持正确的 Pulley 位置。斜角截除术也可用于其他有类似手术计划的肌肉。将截除的角放在与移位方向相反的角上，以加强对移位 Pulley 的矫正。

十二、由于假定的平衡 Pulley 移位导致的眼球移位伴小度数斜视或不伴斜视

罕见的病例偶尔出现主诉外观上可见斜视，但知觉运动检查只测量到非常小或没有斜视。这些症状有时在眼眶外伤后出现。它们可能有视觉上平衡的 Pulley 移位以便维持视轴，但眼球在眼眶内的位置偏移了。下文描述了一个这样的病例。

十三、病例

1. 病例 1：LR-SR 带破裂引起的内下斜视 一名 58 岁男性，主诉逐渐起病的间歇性垂直复视 12~18 个月。他还注意到复视中的旋转成分。他既往的眼部病史为阴性，除了轻度甲状腺功能减退和高胆固醇血症外，其他病史均为阴性，这两种疾病均使用药物控制。他无法回忆起任何特定的头部或面部外伤，但作为一名承包商，多年来遭受了许多轻微碰撞和擦伤。简单的诊室内三棱镜适应后的眼位如下所示。

$$6/2$$
$$|$$
$$6/2 \ - \ RH(T)6/E(T)2 \ - \ 6/2$$
$$|$$
$$6/2$$

> 眼位缩写的说明
> E（T）：间歇性内斜视；RH（T）：间歇性右上斜视；X：外隐斜；X（T）：间歇性外斜视；'：这些缩写后的着重符号表示在近处测量。

双眼运动显示左眼 SO 明显功能不足，立体视为 100s，眼底检查显示左眼轻度内旋和右眼轻度外旋。眼眶 MRI 扫描显示 LR 向下移位和 MR 可能上移。术中，左眼表现为内下斜视。通过颞下穹隆部切口检查每只眼的外直肌和下直肌。右侧 LR 和双侧 IR 的结构和位置正常，没有外伤或纤维化迹象，但左侧 LR 肌腹明显下移，止端正常。在左侧 LR 止端后 7~8mm 的上下方进行肌肉固定。眼睛看起来从其内下位置恢复到中心。术后随访 4 月，斜视完全消失。事后看来，怀疑是一个小外伤引起 LR-SR 带破裂，并导致左侧 LR Pulley 移位。

2. 病例 2：内直肌向下移位引起的矛盾性内斜视 一名儿童在其他地方因外斜视行常规双侧 LR 后徙 8.5mm 后出现连续性内斜视。过矫是立即出现的而且恒定不变，并与高比值有关。术中发现，LR 肌肉愈合良好，从手术附着位置轻微延伸，但似乎有点下移。MR 肌肉明显向下移位。随着一眼的 MR 使用肌肉固定术手动提升到其正确的行径，眼球可见从其高度内斜视的位置向外移动至中心。另一只眼表现出同样的现象（视频 19-3）。Clark 医生认为 LR 后徙可能通过 IO 与 IR 肌肉的连接扭曲了 MR 肌肉的 Pulley 行

径，导致其向下移位。由于 MR 肌腹即使在中心注视时也几乎没有松弛，Pulley 移位产生了过度 MR 张力，导致了内斜视。恢复 Pulley 行径可缓解张力和减少内斜视。她还接受了 LR 肌肉固定术以及小范围的延伸瘢痕的修复。术后早期出现过矫 20PD 的外斜视，随后减少到看远 16PD，看近 6PD 的外隐斜。她的柔韧性明显过度，可能一些 Pulley 下垂会重新发展。

3. 病例 3：假性内斜视伴症状性外斜视、集合不足和内旋　一个 45 岁女性患者自幼内斜视，多年来病情恶化。她主诉为了保持正位和避免复视必须一直努力控制。

她有一个内斜视的外观，但在看远和看近都测量到了 2PD 的外隐斜。除了间接检眼镜发现左眼中度内旋和内转时轻度下转受限（左眼 SO 假性功能不足），她的检查完全正常。然后进行三棱镜适应，以观察是否可以发现更多的斜视，在诊室三棱镜适应数小时后，她测量到 X（T）10，X（T）'18。左眼下转轻度受限，右眼 SO 可能功能亢进。眼眶 MRI 扫描显示 IR 肌肉向鼻侧移位，左眼移位更大。

由于经济原因，她失访了 2 年，但随着症状加重而返诊。眼位测量 X6，X'4。双眼运动仍然显示左眼轻度下转受限，左眼眼底呈中度内旋，立体视测量 80s。她被提醒注意，手术矫正集合不足（我正计划对左眼 MR 做少量斜角截除术）（见第 34 章）可能会导致假性内斜视加重，除非我能找到可修复的缺陷。她决定做手术，因为她的视觉问题超过了美容问题。

在手术中，每只眼在旋转被动牵拉试验中都在 10° 时外旋受阻（正常为 60°）。左眼 IR 完好，无损伤迹象，但如 2 年前 MRI 扫描所示一样向鼻侧移位，右眼 IR 也一样。每侧 SO 肌肉后徙 5mm，双侧 IR 通过肌肉固定术重新复位。手术完成后，可以看到眼球在眼眶内向颞侧移位。术后即刻，她注意到内斜视外观的改善和症状的缓解。由于异常视网膜对应，她有轻度旋转性复视，2 周后消失。在 2 年多的随访中，她始终保持正位且无症状，立体视为 40s。

参考文献

[1] Koornneef L. New insights in the human orbital connective tissue. Result of a new anatomical approach. Arch Ophthalmol. 1977; 95(7):1269–1273

[2] Miller JM. Functional anatomy of normal human rectus muscles. Vision Res. 1989; 29(2):223–240

[3] Demer JL, Miller JM, Poukens V, Vinters HV, Glasgow BJ. Evidence for fibromuscular pulleys of the recti extraocular muscles. Invest Ophthalmol Vis Sci. 1995; 36(6):1125–1136

[4] Demer JL, Oh SY, Poukens V. Evidence for active control of rectus extraocular muscle pulleys. Invest Ophthalmol Vis Sci. 2000; 41(6):1280–1290

[5] Kono R, Clark RA, Demer JL. Active pulleys: magnetic resonance imaging of rectus muscle paths in tertiary gazes. Invest Ophthalmol Vis Sci. 2002; 43(7): 2179–2188

[6] Demer JL. The orbital pulley system: a revolution in concepts of orbital anatomy. Ann N Y Acad Sci. 2002; 956:17–32

[7] Clark RA, Miller JM, Demer JL. Three–dimensional location of human rectus pulleys by path inflections in secondary gaze positions. Invest Ophthalmol Vis Sci. 2000; 41(12):3787–3797

[8] Clark RA, Miller JM, Rosenbaum AL, Demer JL. Heterotopic muscle pulleys or oblique muscle dysfunction? J AAPOS. 1998; 2(1):17–25

[9] Demer JL, Clark RA, Kono R, Wright W, Velez F, Rosenbaum AL. A 12–year, prospective study of extraocular muscle imaging in complex strabismus. J AAPOS. 2002; 6(6):337–347

[10] Clark RA. The role of extraocular muscle pulleys in incomitant strabismus. Middle East Afr J Ophthalmol. 2015; 22(3):279–285

[11] Ortube MC, Rosenbaum AL, Goldberg RA, Demer JL. Orbital imaging demonstrates occult blow out fracture in complex strabismus. J AAPOS. 2004; 8(3): 264–273

[12] Demer JL. The Apt Lecture. Connective tissues reflect different mechanisms of strabismus over the life span. J AAPOS. 2014; 18(4):309–315

[13] Rutar T, Demer JL. "Heavy Eye" syndrome in the absence of high myopia: A connective tissue degeneration in elderly strabismic patients. J AAPOS. 2009; 13(1):36–44

[14] Rosenberg SE, Shippman S. Situational restriction: using your physical exam to differentiate pulley abnormalities from other vertical deviations secondary to restrictive conditions. Am Orthopt J. 2011; 61:13–18

[15] Krzizoh TH, Kaufmann H, Traupe H. Elucidation of restrictive motility in high myopia by magnetic resonance imaging. Arch Ophthalmol. 1997; 115(8):1019–1027

[16] Morad Y, Pras E, Goldich Y, Garzuzi D. Axial length as a risk factor for development of acquired distance esotropia. in ISA/AAPOS Annual Meeting 2018. Washington DC, USA

[17] Tan RJ, Demer JL. Heavy eye syndrome versus sagging eye syndrome in high myopia. J AAPOS. 2015; 19(6):500–506

[18] Guyton DL. Exaggerated traction test for the oblique muscles.

Ophthalmology. 1981; 88(10):1035–1040

[19] Demer JL, Von Noorden GK. High myopia as an unusual cause of restrictive motility disturbance. Surv Ophthalmol. 1989; 33(4):281–284

[20] Bagolini B, Tamburrelli C, Dickmann A, Colosimo C. Convergent strabismus fixus in high myopic patients. Doc Ophthalmol. 1990; 74(4):309–320

[21] Hayashi T, Iwashige H, Maruo T. Clinical features and surgery for acquired progressive esotropia associated with severe myopia. Acta Ophthalmol Scand. 1999; 77(1):66–71

[22] Aydin P, Kansu T, Sanac AS. High myopia causing bilateral abduction deficiency. J Clin Neuroophthalmol. 1992; 12(3):163–165, discussion 166

[23] Bagheri A, Adhami F, Repka MX. Bilateral recession–resection surgery for convergent strabismus fixus associated with high myopia. Strabismus. 2001; 9(4):225–230

[24] Taylor R, Whale K, Raines M. The heavy eye phenomenon: orthoptic and ophthalmic characteristics. Ger J Ophthalmol. 1995; 4(4):252–255

[25] Ward DM. The heavy eye phenomenon. Trans Ophthalmol Soc U K. 1967; 87: 717–726

[26] Parks MM, Mitchell PR. "Ophthalmoplegic Syndromes and Trauma", In: Duane's Clinical Ophthalmology. Lippincott, Williams and Wilkins Philadelphia, PA, 2000 edition

[27] Duke–Elder S, Wybar K. Ocular motility and strabismus. In: System of Ophthalmology. London, England: Henry Kimpton; 1973:607–608

[28] Kowal L, Troski M, Gilford E. MRI in the heavy eye phenomenon. Aust N Z J Ophthalmol. 1994; 22(2):125–126

[29] Hugonnier R, Magnard P. Les déséquilibres oculo–moteurs observés en cas de myopie forte. Ann Ocul (Paris). 1969; 202(7):713–724

[30] Sharma P, Gupta NK, Arora R, Prakash P. Strabismus fixus convergens secondary to amyloidosis. J Pediatr Ophthalmol Strabismus. 1991; 28(4):236–237

[31] Mohan K, Sharma A, Gupta R, Gupta A. Treatment of strabismus fixus convergens. J Pediatr Ophthalmol Strabismus. 1999; 36(2):94–97

[32] Remón L, Palomar T, Gabas M, Dominguez M. Acquired convergent strabismus fixus associated with high myopia: a case report. Binocul Vis Strabismus Q. 1996; 11:41–47

[33] Krzizok TH, Kaufmann H, Traupe H. New approach in strabismus surgery in high myopia. Br J Ophthalmol. 1997; 81(8):625–630

[34] Yokoyama T, Ataka S, Tabuchi H. Treatment of progressive esotropia caused by high myopia—a new surgical procedure based on its pathogenesis. In: 27th Meeting, European Strabismological Association. Florence, Italy: Lisse (Netherlands): Swets & Zeitlinger; 2002

[35] Bansal S, Marsh IB.. Unaugmented Muscle Union Surgery for Heavy Eye Syndrome Without Combined Medial Rectus Recession. J Pediatr Ophthalmol Strabismus. 2016; 53(1):40–43

[36] Shenoy BH, Sachdeva V, Kekunnaya R. Silicone band loop myopexy in the treatment of myopic strabismus fixus: surgical outcome of a novel modification. Br J Ophthalmol. 2015; 99(1):36–40

[37] Bhambhwani V, Kadav M, Aparnaa C, Pandey PK. Heavy eye syndrome: Role of recessions, resections, loop myopexy, and transplants. Indian J Ophthalmol. 2015; 63(6):558

[38] Clark R. Lateral rectus equatorial myopexy for sagging eye

syndrome. Paper presented at: Jules Stein Eye Institute, University of California, Leonard Apt Meeting: Advanced Topics in Pediatric Ophthalmology and Strabismus. 2014; Los Angeles, CA

[39] Clark TY, Clark RA. Surgical correction of an inferiorly displaced lateral rectus with equatorial myopexy. J AAPOS. 2016; 20(5):446.e1–446.e3

[40] Clark RA. The Role of extraocular muscle pulleys in incomitant non–paralytic strabismus. Middle East Afr J Ophthalmol. 2015; 22(3):279–285

[41] Duane A. A new classification of the motor anomalies of the eyes based on the physiological principles, together with their symptoms, diagnosis and treatment. Ann Ophthalmol Otolaryngol 1896:969–1008

[42] Herlihy EP, Phillips JO, Weiss AH. Esotropia greater at distance: children vs adults. JAMA Ophthalmol. 2013; 131(3):370–375

[43] Mittelman D. Age–related distance esotropia. J AAPOS. 2006; 10(3):212–213

[44] Webb H, Lee J. Acquired distance esotropia associated with myopia. Strabismus. 2004; 12(3):149–155

[45] Thomas AH. Divergence insufficiency. J AAPOS. 2000; 4(6):359–361

[46] Stager DR, Sr, Black T, Felius J. Unilateral lateral rectus resection for horizontal diplopia in adults with divergence insufficiency. Graefes Arch Clin Exp Ophthalmol. 2013; 251(6):1641–1644

[47] Chaudhuri Z, Demer JL. Medial rectus recession is as effective as lateral rectus resection in divergence paralysis esotropia. Arch Ophthalmol. 2012; 130(10): 1280–1284

[48] Repka MX, Downing E. Characteristics and surgical results in patients with age–related divergence insufficiency esotropia. J AAPOS. 2014; 18(4):370–373

[49] Mittelman D. Surgical management of adult onset age–related distance esotropia. J Pediatr Ophthalmol Strabismus. 2011; 48(4):214–216, quiz 217

[50] Morad Y, Pras E, Nemet A. Superior and Lateral Rectus Myopexy for Acquired Adult Distance Esotropia: A "One Size Fits All" Surgery. Strabismus. 2017; 25(3):140–144

[51] Kowal L. Effective solutions for the congenital and acquired pulley dysfunction syndromes, in World Society of Paediatric Ophthalmology and Strabismus Meeting. 2017: Hyderabad, India

[52] Clark RA, Choy AE, Demer JL. Lateral rectus sag and recurrent esotropia in children. J AAPOS. 2019; 23(2):81.e1–81.e5

[53] Grahame R. Joint hypermobility and genetic collagen disorders: are they related? Arch Dis Child. 1999; 80(2):188–191

[54] Ward RM, Velez Edwards DR, Edwards T, Giri A, Jerome RN, Wu JM. Genetic epidemiology of pelvic organ prolapse: a systematic review. Am J Obstet Gynecol. 2014; 211(4):326–335

[55] Sanders DL, Kingsnorth AN. The modern management of incisional hernias. BMJ. 2012; 344:e2843

[56] Suh SY, Le A, Clark RA, Demer JL. Rectus pulley dislacements without abnormal contractility explain strabismus in superior oblique palsy. Ophthalmology. 2016; 123(6):1222–1231

[57] Pirouzian A, Goldberg RA, Demer JL. Inferior rectus pulley hindrance: a mechanism of restrictive hypertropia following lower lid surgery. J AAPOS. 2004; 8(4):338–344

[58] Foster RS. Vertical muscle transposition augmented with lateral fixation. J AAPOS. 1997; 1(1):20–30

第 20 章　外伤性斜视：直接眼眶和肌肉损伤及肌瓣撕裂

Traumatic Strabismus: Direct Orbital and Muscle Trauma and Flap Tear

Irene H. Ludwig 著

姚　静　译

摘 要

头面部的钝挫伤可以冲击眶缘，将撕脱力传递到眼部肌肉的 Pulley，然后传递到肌肉本身。这可能会损伤 Pulley 和肌肉，导致斜视。由于早期病例中肌肉撕脱部分呈肌瓣样外观，作者将这些肌肉损伤称为"肌瓣撕裂"。尽管没有发生眼眶的穿透，肌肉似乎被刀"切开"了。此后，其他类型的肌肉撕脱伤也陆续被确认。

斜视的发生通常延迟数周，在瘢痕组织形成期间变得明显。如果融合性辐辏幅度允许患者在运动异常受限的情况下仍能保持正位，则症状可能会延迟数年。患者常常忘记了引发这个问题的外伤。

最常见的受累肌肉是下直肌，因此肌瓣撕裂典型表现为眶底骨折后上斜视，向下注视时更大。肌瓣撕裂后外斜视也很常见，尤其伴集合不足，内斜视也可见到。

本章节还讨论了眼部肌肉的穿透性外伤、鼻窦手术、视网膜脱离修复术、青光眼阀门管植入术后医源性眼部肌肉损伤，局麻药误入肌肉，以及斜视手术过程中肌肉的丢失和断裂。

关键词

肌瓣撕裂，部分撕脱，撕脱，眼眶骨折，眼眶钝挫伤，Pulley 损伤，嵌顿，粘连综合征，肌肉丢失

一、概述

外伤可以通过损伤控制眼球运动的中枢神经系统（central nervous system，CNS）和（或）脑神经（cranial nerve，CN）引起斜视（CN 麻痹和 CNS 异常的手术干预在第 18 章中讨论）。它也能对眼部肌肉，Pulley 系统（对正常肌肉功能至关重要）[1] 和骨性眼眶造成直接的机械损伤。当然，可能存在合并的 CNS 损伤和直接肌肉损伤，并且已经被观察到。区分神经损伤和机械损伤需要高超的诊断敏锐度。通过正确定位斜视的病因，手术矫正将更加精确和持久。

二、钝挫伤

1. 直肌部分撕脱（肌瓣撕裂）　直肌部分撕脱

可由眶缘和（或）面部的钝挫伤间接导致，也可来自运动过程，视网膜脱离手术或穿透性外伤的直接肌肉损伤[2-4]。由此产生的运动缺陷是由于撕脱的肌肉部分（肌瓣）与周围眼眶组织之间的瘢痕造成的运动受限（图 20-1）。眼眶 Pulley 的移位或破裂也可能导致运动异常[5]。撕脱组织的愈合方向决定了由此产生的运动缺陷。通过将其分为以下几个部分来简化对这种复杂情况的理解。

- 撕裂类型 / 外观：纵向，板层，斜向，回缩（图 20-2 至图 20-5，视频 20-1 和视频 20-2）。
- 撕裂部位：从止端撕脱（图 20-6），从肌肉肌腱连接处撕脱（图 20-7），或深部肌腹破裂（图 20-8）。
- 受累肌肉：下直肌（inferior rectus muscle，IR），内直肌（medial rectus muscle，MR），上直肌（superior rectus muscle，SR）和外直肌（lateral rectus muscle，LR），发生率依次降低。
- 斜视的机制和皮瓣愈合方向：系带，牵拉，Pulley 移位。

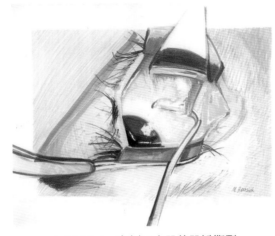

▲ 图 20-1　左侧下直肌的肌瓣撕裂

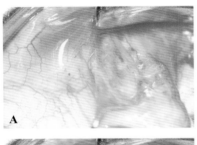
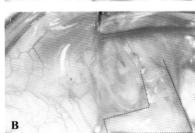
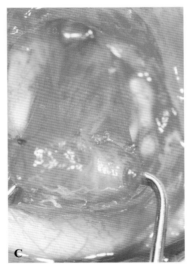

◀ 图 20-2　A. 左侧下直肌（left inferior rectus，LIR）纵向肌瓣撕裂；B. 黑虚线勾勒出在 Green 斜视钩上的 LIR 肌肉的完整部分。白虚线勾勒出撕脱的肌肉"瓣"，纤维走行在 Desmarres 牵开器下方；C. 修复后的同一条肌肉

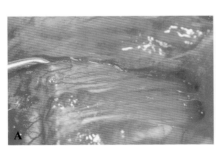
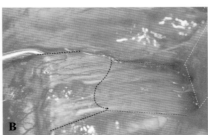
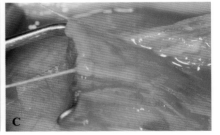

▲ 图 20-3　A. 左侧内直肌（left medial rectus，LMR）的板层肌瓣撕裂。肌肉看起来似乎很正常，但它在止端后 4mm 开始没有肌鞘和眶层；B. 黑虚线勾勒出完整的肌肉区域，蓝虚线表示裸露部分，白虚线显示 Desmarres 牵开器后面撕脱肌瓣的行径；C. 肌瓣重新找回后，悬挂在缝线上

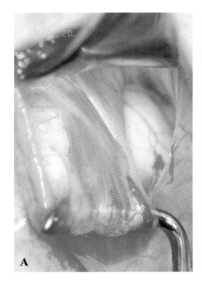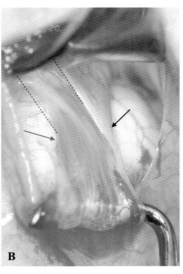

◀ 图 20-4　A. 左侧下直肌斜向肌瓣撕裂；B. 颞侧（黑箭）为肌肉剩余附着部分，比鼻侧（蓝箭）厚。撕脱肌瓣用黑色虚线表示

（1）背景：眶底骨折后的同侧上斜视传统上归因于支配 IR 的第Ⅲ对脑神经分支（CN Ⅲ）麻痹[6, 7]。解剖学上，这需要外伤切断肌腹，因为 CN Ⅲ 下支的行径短，在肌锥内分为下斜肌（inferior oblique，IO）分支和 IR 分支。1994 年，这一难题导致在一个类似病例中对 IR 的探查，这是在患者眶骨折修复 1 年多后。术中发现肌肉附着在止端，并没有像预期的那样水平断成两半，但其解剖结构扭曲。肌锥外存在大量瘢痕组织，在手术平面内进行数小时轻柔的分离，使得异常组织游离。一块肌肉的肌瓣向前伸出，填补了肌肉附着部分的缺损，解剖结构变得清晰。肌瓣的远端部分与眶缘粘连，起到了限制向下注视的系带作用。IR 被修复，运动得到改善。几年来，先后有 4 例类似的病例发现并修复，这成就了一篇关于 5 例眶底骨折修复后上斜视的病例报道[8]。最初，人们错误地认为是眼眶外科医生在手术过程中切开 IR 造成的损伤。肌肉缺失部分看起来像是一个从剩余附着的 IR 上切下的"肌瓣"。接着，有几个病例出现了相同的 IR 外观，但之前没有任何眼眶手术史。很明显是最初的钝挫伤导致部分 IR 撕脱。骨折部位通常位于肌肉撕裂位置的远后方，后者通常在止端或其附近。随着时间的推移，人们也发现眼外肌和（或）Pulley 的撕脱伤也可发生在无可见眼眶骨折的情况下，并且这些小的更隐匿的损伤很常见。

（2）呈现出的斜视：经典的表现是眶底骨折后向下注视和同侧侧方注视（无旋转）时出现更

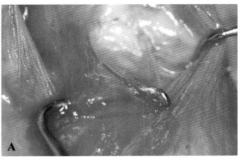

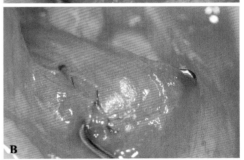

▲ 图 20-5　A. 右侧下直肌回缩肌瓣撕裂。肌瓣已经在眶隔层间回缩，不可见；B. 同一条肌肉在肌瓣重新找回和连接后

大的上斜视（图 20-9）。当存在这种模式时，可以肯定地诊断为肌瓣撕裂。原因是由 IR 撕脱部分外翻产生的系带。常常伴随小角度的外斜视，通常可以通过单独的肌瓣撕裂修复来解决。

很明显，也可能有其他斜视模式，而且实际上比上斜视更常见。MR 和（或）IR 肌瓣撕裂可表现为外斜视，并且集合不足很常见。内斜视最初诊断为罕见的 LR 撕裂，但最近被确认与 IR 撕裂同时发生，其中肌瓣向鼻侧愈合，这可能是 IR

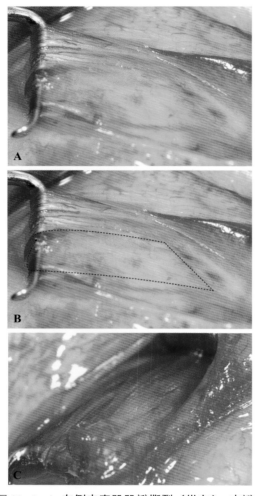

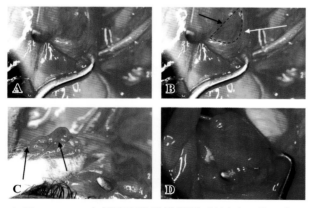

▲ 图 20-6　**A.** 左侧内直肌肌瓣撕裂（纵向），皮瓣从止端处撕脱；**B.** 黑虚线勾勒出丢失肌肉的部分；**C.** 同一条肌肉，修复后

▲ 图 20-7　**A.** 右侧下直肌肌瓣撕裂（斜向），从肌肉肌腱连接处撕脱。这是一种非典型的内侧撕裂；**B.** 黑虚线勾勒出缺损的边缘。内侧边缘（白箭）比内部边缘（黑箭）厚，使其成为斜向肌瓣；**C.** 撕脱的肌瓣重新找到并悬挂在缝线上（箭）；**D.** 同一条肌肉，修复后

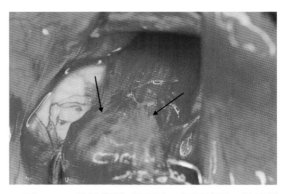

▲ 图 20-8　肌瓣撕裂（板层），起源较深。黑箭所指为撕裂边缘。已经观察到比这更深的撕裂

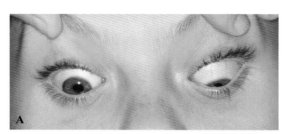

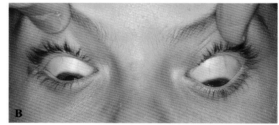

▲ 图 20-9　**A.** 肌瓣撕裂修复前，向下注视受限；**B.** 修复后

肌瓣撕裂的常见结果。

头面部外伤可能在单一事件后合并发生，例如，交通事故初始撞击造成的颅脑外伤和安全气囊展开造成的面部外伤。

（3）撕裂机制：面部钝挫伤是肌瓣撕裂的常见原因，尤其是撞击到眶缘时。解剖学研究显示，弹性蛋白穿透每条直肌的眶层，导致肌肉的眶层插入 Pulley 而不是巩膜的止端（图 20-10）。来自弯曲或断裂的眶壁产生的牵引力可传递至外部肌纤维（图 20-11 至图 20-14），引起肌肉的眶层从球层撕裂，导致板层肌瓣撕裂。

健康人的腓肠肌 / 比目鱼肌复合体强烈收缩产生的张力可导致跟腱断裂。也许在外伤过程中 IR 发生类似的收缩，这可以解释纵向撕裂。

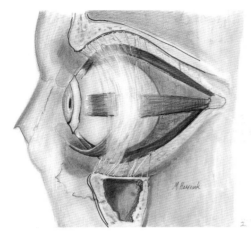

▲ 图 20-10　休息位眼眶外侧矢状视图

显示 Pulley 鞘，Pulley 导致的直肌向外弯曲，以及 Pulley 鞘和眶壁之间的连接

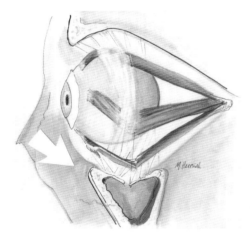

▲ 图 20-11　眶下缘钝挫伤过程中撞击瞬间示意图

显示了眶底的变形和骨折，传递到肌肉的张力，以及肌瓣撕裂的发生外侧矢状视图。箭指示力的方向和撞击的位置

　　一些部分撕脱伤是由直接但非穿透性外伤引起，比如戳伤，或物体直接撞击肌肉止端而未穿透结膜。

　　视网膜脱离手术可导致板层肌瓣的形成，因为在巩膜扣带放置之前，通常会钝性剥离肌肉表面的结缔组织。

　　(4) 肌瓣撕裂外观 / 类型：正常 IR 和 MR 外观与视频 20-1 和视频 20-2 中四种肌瓣撕裂类型进行比较。

　　① 纵向：大多数部分撕脱伤呈纵向分裂形态，导致肌肉剩余附着部分的外观变窄。IR 的纵向肌瓣几乎总是位于颞侧，可以是一小块肌肉，

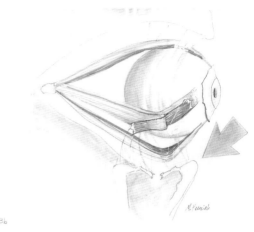

▲ 图 20-12　钝挫伤中内直肌（medial rectus，MR）板层肌瓣撕裂的假设机制的手绘示意图，内侧矢状视图

下直肌（inferior rectus，IR）和 MR 之间的肌间带连接将向下移位传递到 MR 的眶层纤维，导致板层分离。可与 IR 肌瓣撕裂同时发生，但不是普遍的。箭指示撞击眶下缘的方向和位置

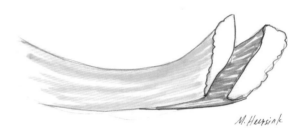

▲ 图 20-13　肌瓣撕裂后板层分离的特写图

在休息状态下，肌肉的两半可能非常接近，成像上可能不会显示，但在眼球旋转或手术时，组织收缩，分离变得明显

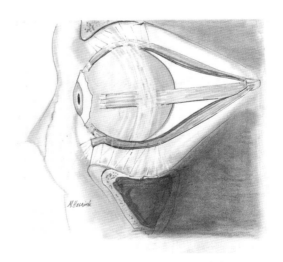

▲ 图 20-14　撞击后，外侧矢状视图

显示下直肌肌瓣附着于眶前组织，如果试图向下注视时，则产生系带

也可以是一大块撕裂，大部分肌肉从止端处撕脱（图 20-15 和图 20-16）。肌鞘通常与肌瓣一起撕脱，但有时肌鞘完整，部分掩盖了损伤的程度。插入止端下方的肌钩将显示缺损。MR 肌瓣通常位于下方，但也可以看到上方的肌瓣。SR 肌瓣撕裂罕见，通常与重大头部外伤伴眶上方骨折有关。有两例 SR 的部分撕脱是由肌肉止端处的直接非穿透性创伤造成。LR 撕脱非常罕见，仅见的两例是外侧眶缘直接拉伤的结果，如摔跤。

② 板层：另一种形态是板层撕裂，直肌的眶层与球层分离，引起变薄、肌鞘剥离的外观（图 20-13 和图 20-17）。MR 肌肉似乎最容易出现全宽薄板层肌瓣。这些是最难定位和修复的肌瓣。这种撕裂的假设机制，通常但不总是与 IR 的纵向肌瓣合并存在，如图 20-12 所示。由于肌肉组织本身似乎不受影响，看似无关紧要，但这些可引起严重的外斜视（病例 4，视频 20-3，见第 29

章）。这种缺损可能有遗传因素，因为这类患者大多眼眶浅，有些患者没有或很少有外伤史。到目前为止，3 名婴儿已经被确定患有这种缺损[9]。

③ 斜向：肌瓣的斜向外观可能是由于板层和纵向撕裂机制的组合。肌肉眶（或外）层常常组织损失最大，而球层基本上或完全完好无损。

④ 回缩（高翻领）：有些肌瓣在鞘内回缩，可能难以追踪。肌鞘看起来完好，但肌肉宽度不足。似乎这些肌瓣引起系带形成的难度较小，可能不会对运动造成太多干扰。相关的 Pulley 断裂或移位可能是这些撕裂引起斜视的主要原因。

(5) 肌瓣断开点

① 从止端撕脱：许多肌瓣从肌肉止端撕脱，留下狭窄的止端。对于 IR 撕裂，撕裂几乎都位于颞侧，MR 撕裂通常位于下方，但可以看到上方节段性 MR 撕裂（图 20-1，图 20-6，图 20-16，图 20-18）。

② 从肌肉肌腱连接处撕脱：有些肌瓣在止端后脱出，通常在肌肉肌腱连接处。在快速检查时由于止端宽度和肌鞘正常，这些可能看起来正常。当放置 Desmarres 牵开器时，异常变得明显，因为粘连阻止了肌肉的完全显露。近端肌鞘的破裂和 Pulley 扭曲也有助于撕裂的诊断（图 20-2、图 20-7 和图 20-19）。

(6) 斜视机制：肌瓣愈合的方向决定了运动的缺陷（如果有的话）。据推测，许多肌瓣愈合回肌肉或进入运动中立的位置，并没有造成任何麻烦。

① 系带：一些撕裂直接从肌锥向眶周翻转，

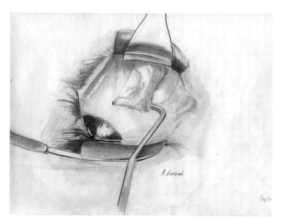

▲ 图 20-15　大的纵向肌瓣撕裂

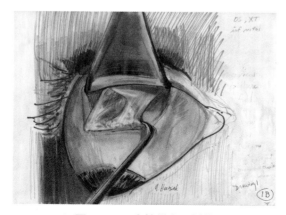

▲ 图 20-16　中等纵向肌瓣撕裂

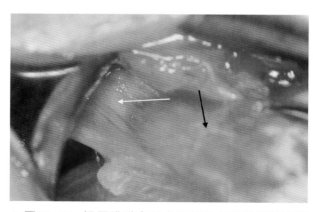

▲ 图 20-17　视网膜脱离手术引起的内直肌板层肌瓣撕裂

肌肉没有外层纤维和肌鞘。白箭表示肌肉被拉钩拉开的地方缺少纤维，黑箭表示在肌肉肌腱连接处分开的边缘

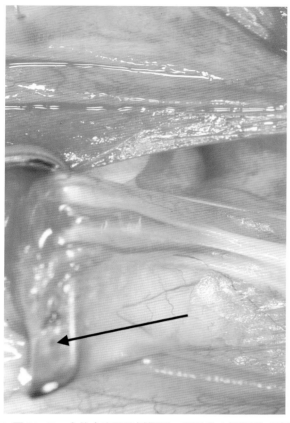

▲ 图 20-18　大的内直肌肌瓣撕裂，肌腱从止端撕脱（箭）

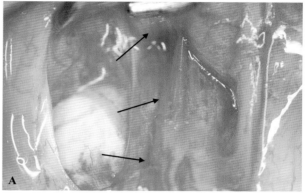

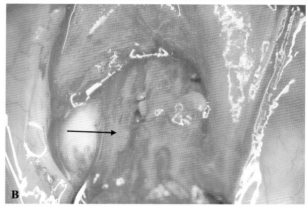

▲ 图 20-19　A. 从肌肉肌腱连接处撕脱，非常小的左侧下直肌撕裂（箭）；B. 同一条肌肉，修复后，箭显示修复的肌瓣

形成一条系带和一个向该肌肉作用方向的运动缺陷。这将类似于薄弱肌肉，通常被误认为部分 CN 麻痹。然而，主动收缩试验通常显示肌肉力量良好，而被动牵拉试验通常显示机械限制。在这种机制下，IR 肌瓣撕裂导致的上斜视向下注视时更明显，MR 肌瓣撕裂导致外斜视和集合不足。这两种表现在临床上都是常见的。因此，LR 肌瓣撕裂可能导致内斜视，SR 肌瓣撕裂可能导致下斜视。这两种情况都很罕见，但它们已经被证明并成功修复。

② 牵拉：目前为止，IR 最容易发生部分撕脱，可能是由于其与眶下壁的解剖连接，后者是眼眶骨折的最常见部位。大多数肌瓣发生在 IR 的颞侧，这一发现与 IR 解剖上分为鼻侧和颞侧两部分有关，如第 4 章所述。当肌瓣和连接的 Pulley 组织被拉向颞侧时，偏斜倾向于向外。这对于双侧 IR 肌瓣撕裂来说尤其如此，在这种撕裂中，双侧的上斜视会相互抵消，变得无症状。外侧偏移成为临床问题。如果把肌瓣向鼻侧牵拉，可能会发生内斜

视，这种现象直到最近才被发现。

③ Pulley 移位和 Pulley 撕裂：肌瓣向颞侧移位通常与肌肉 Pulley 向颞侧移位相关，进一步降低了 IR 的强度。它还可以对邻近肌肉的 Pulley 施加牵拉。可以想象，MR 的 Pulley 向下移位可能来自于 IR 的 Pulley 向颞侧移位产生的牵拉。肌瓣撕裂后 MR 行径的扭曲可能导致外斜视。在一些肌瓣撕裂的病例中，可以看到 MR 肌腹向下移位，这种状况对单纯肌肉固定术或 Pulley 鞘膜联结术反应良好（见第 19 章和第 30 章）。

即使没有肌肉撕裂或移位，Pulley 撕裂续发的瘢痕也可能损伤肌肉功能（视频 29-17）。

(7) 受累肌肉：肌瓣撕裂最常见的是 IR，其次是 MR。这可能是因为它们靠近上颌窦和筛窦，而且相邻的眶壁很薄。合并的 IR 和 MR 撕裂并不少见。SR 和 LR 撕裂罕见（图 20-20），但也有报道。引起 SR 撕脱所需的眼眶上部骨折通常与严重的颅骨外伤有关。几例 LR 撕裂是由于直接外伤（如摔跤时外眦处的拉力），而不是间接

钝挫伤。双侧 IR 和 MR 的撕脱常见，发生率与单侧大致相同。累及 IO 的情况罕见。在一个病例中，板层 IR 肌瓣缠绕了 IO，扭曲了它的行径，使它在向下注视时变成了一个下转肌。有两个病例记录为 IO 破裂。其中一例合并严重 IR 肌瓣撕裂，另一例为孤立 IO 破裂（病例 6，视频 20-4）。如果钝性物体部分穿透，滑车断裂可能与肌瓣撕裂同步发生［如一例是自行车把手（图 20-21 和图 20-22），另一例是手指戳伤事件］。

(8) 诊断 – 病史：患者的病史对于诊断和预测肌瓣撕裂的存在至关重要，即使特定的外伤无法被记起。当没有斜视家族史且斜视为亚急性发作时，可能发生了促发事件。问诊应该针对可能的外伤。曾经进行过包括面部冲击的运动吗？是否曾经有过安全气囊展开？患者是否曾经历过瘀斑？

① 幼儿：幼儿期发病并不排除肌瓣撕裂。幼儿在学习走路时常常会摔趴在地上，他们脆弱的组织很容易被看似轻微的撞击损伤。瘀斑病史可提示，但不是先决条件（图 20-23）。在自闭症和

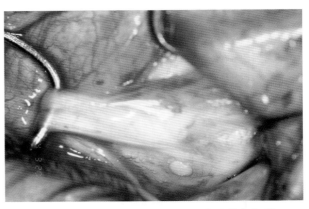

▲ 图 20-21　儿童严重眼眶外伤导致滑车断裂

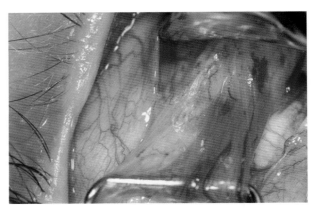

▲ 图 20-22　图 20-21 同一眼的严重下直肌肌瓣撕裂

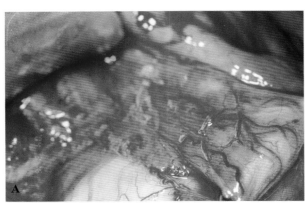

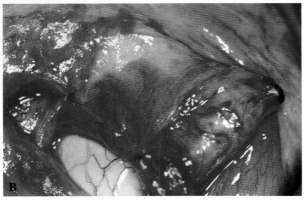

▲ 图 20-20　A. 摔跤伤所致左侧外直肌肌瓣撕裂，患者内斜视和外展受限；B. 同一条肌肉，修复后；在术后 1 天内观察到正常的眼位和运动，并长期保持

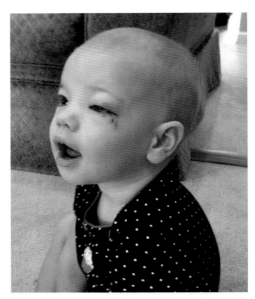

▲ 图 20-23　患儿在 5 岁时表现为外斜视和小角度左眼上斜视，持续了数年之久

斜视家族史阴性，无外伤史。在手术中意外发现左侧下直肌和内直肌肌瓣撕裂，父母回忆起她蹒跚学步时摔倒过，并发现了这张照片

一些非自闭症儿童中都可以看到撞头行为，可引起肌瓣撕裂。撞到墙上或咖啡桌边，从自行车、秋千或树上摔下来，这些活动都可导致直肌损伤。

② 成人：成人并不总是将斜视的发生与外伤诱因联系起来。斜视随着瘢痕组织开始强化和收缩而发生，通常在外伤后 3 周以上。如果合并强大的融合性辐辏能力，可能数年都不会出现症状，直到组织僵化和辐辏幅度随着年龄的增长开始下降。

> **著者按语**
>
> 作者修复了一名朝鲜战争老兵（坐在坦克上因冲击波受伤）和一名越战老兵（脸部被一名士兵的枪托击中）的肌瓣撕裂。两人都能维持融合多年直到 50 多岁。10 多年来，这位朝鲜战争老兵接受了作者几次常规手术，暂时起了帮助作用，但斜视规律地复发，直到认识到真正的病因并最终修复。

③ 复合伤：机动车辆外伤可由于头部损伤导致 CN 麻痹，以及由于面部创伤导致部分撕脱。严重的殴打也可造成同样的后果。由此产生的斜视模式可能是复杂和令人困惑的，例如双侧上斜肌（superior oblique，SO）麻痹伴有大角度外旋和 V 征，但由于双侧 IR 肌瓣撕裂，导致外斜视和集合不足。这种精确的结合已被发现，并通过肌瓣撕裂修复和双侧 SO 前徙完全矫正（病例 2）。意识丧失史提醒检查者注意可能的 CN 麻痹，对面部擦伤、划伤、肿胀或眼眶骨折的询问会指向肌瓣撕裂。

④ 倾向视觉异常：先前存在知觉异常（视力差或融合差）的患者可能更容易在钝挫伤后发生斜视。视力和融合正常的人会在愈合过程中努力保持正位，也许这有助于眼球在原在位附近愈合。如果存在小度数残余斜视，融合性辐辏可使患者保持无症状。当融合缺失，就没有能力抵消外伤和随后瘢痕收缩愈合引起的机械力。也许这种情况可以解释一些获得性知觉性外斜视的病例（病例 3）。

(9) 检查 – 诊室：在诊室检查时，通常可以发现肌瓣撕裂的线索。仔细检查眼附属器，测量眼眶不对称和可能的眼球内陷，提示可能存在隐匿性外伤。常见注视受限，典型发现是向高位眼侧注视时上斜视最大。外斜视伴集合不足也很常见。假性 SO 功能亢进是一个典型发现。内收（未受累）眼似乎过度下移，但这是由外展眼的 IR 系带（撕裂）引起的错觉。与真正 SO 功能亢进的区分关键是检查视网膜的旋转。真正 SO 功能亢进在眼底检查时应该合并原在位的内旋。仅肌瓣撕裂的旋转是不典型的，当出现旋转时，可能指向 Pulley 移位，或原发性或继发性斜肌功能障碍。

诊室内的被动牵拉试验可以显示受累肌肉作用范围的限制，主动收缩试验通常证明肌肉的主动收缩力。这两条规则都有例外，但如果一条看似"麻痹"肌肉收缩力很强，合并肌肉注视方向的机械性限制，就可以确定存在部分撕脱。

(10) 诊断影像学：高分辨率磁共振成像（magnetic resonance imaging，MRI）使用表面线圈已成功显示肌瓣撕裂[10-12]，但我们大多数人可用的低分辨率成像通常是非特异性的。IR 和相关 Pulley 移位可能不规则。原在位 IR 肌瓣可能与肌肉非常接近，MRI 可能看不到分离。这种分离可能会随着肌肉的主动收缩而变得明显，可以通过让患者向下注视时重复 MRI 来实现。希望随着未来扫描质量的提高，成像将变得更加有用（图 20-24）。

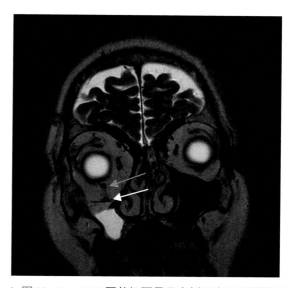

▲ 图 20-24　**MRI 冠状切面显示右侧下直肌肌瓣撕裂**

对幼儿进行详细的扫描可能不足以抵消额外的麻醉、风险和费用。在成年人中，和撕裂本身相比，作者发现成像更有助于识别相关肌肉的移位。在修复肌瓣撕裂的同时还应纠正肌肉移位（见第 19 章和第 30 章）。要求精细的眼眶冠状切面，不鼓励使用对比剂。

该患者有无症状的陈旧性外伤，在接受眼球突出眶减压术后表现出上斜视症状，是手术导致肌瓣（白箭）与肌肉（粉箭）的分离（图 20-24）。直接修复改善了眼位（Michael Jokich 医生提供）

（11）手术计划：尽管可能怀疑肌瓣撕裂，但仍需要制订适当的应急计划以防找不到肌瓣撕裂。对于可能由外伤引起的右侧上斜视和外斜视的手术方案示例如下："检查右眼 IR 和 MR，必要时与左眼肌肉进行比较。如果发现缺损，进行修复。如果没有发现缺损，则将右眼 LR 后徙 7mm，右眼 MR 截除 5mm，并将右眼 IO 前转位。如果发现缺损，则进行修复并相应调整计划。"在这个病例中，右眼 IR 和可能 MR 的肌瓣撕裂会导致这种模式。修复将减少或消除额外标准手术的必要。关于是否需要额外标准手术的决定是基于肌肉修复后的被动牵拉试验和回弹平衡试验。对于外斜视，大多数病例在肌瓣撕裂修复后，仅后徙单条 LR 就足够。如果眼位情况良好，则无须后徙[15]。如果根据被动牵拉试验和肌肉外观提示存在肌瓣撕裂，但外科医生找不到，则最好的方法是截除残余的肌肉附着部分，因为它减少了肌瓣对肌肉的系带限制。一些外科医生报道通过简单的肌瓣止端离断而不是完全修复，可以成功地恢复运动能力[13, 14]。

（12）肌瓣撕裂修复：第 29 章详细介绍了肌瓣撕裂的术中识别和修复技术（图 20-25）。

（13）术后处理：患者被要求在手术后立即开始活动范围的运动训练，如果可能，每小时进行一次。虽然使用局部类固醇可以减少潜在的粘连和可能的复发系带，但其也可能阻碍肌瓣本身的愈合。骨科医生在肌腱或韧带修复后不使用类固醇，所以在肌瓣撕裂修复后使用类固醇可能是不可取的。

① 眼外肌理疗：当肌瓣撕裂修复后眼球还没有完全恢复运动时，积极的诊室内的被动牵拉可以扩大运动范围。这类似于骨科手术后的理疗。在限制方向的相反位置局部麻醉结膜（如对下转不足从上方角膜缘牵拉）。然后用有齿镊在角膜缘后几毫米处抓住它，在患者主动向那个方向看的同时，眼球被拉向了注视受限的方向（图 20-26）。拉力逐渐增加并保持 20～30s。该过程在每次训练中重复数次。每两周进行一次训练，持续数月。一些患者对一两次拉伸运动有强烈反应，可以提前停止拉伸。一些患者在单独修复后具有完美的眼位，可以省去理疗。如果幼儿需要拉伸，则需在手术室短暂的全身麻醉下进行。

② 标准斜视手术——同侧截除 / 对侧后徙和限制性手术：如果残余斜视仍然存在，标准斜视手术将在后期进行。如果原在位已经正位，那么首先集中精力进行保守范围的运动拉伸。如果原在位存在欠矫，这可能是由于肌肉长度过长。受伤的肌肉可能会因受伤而变长，特别是在后部损伤无法修复的情况下。受累肌肉的少量截除通常有效，如果在一期修复后的数日内完成则更容易进行。紧接的手术日期通常是为外地患者安排

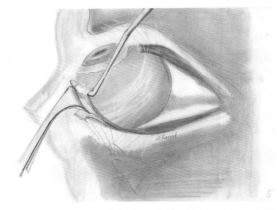

▲ 图 20-25　在手术过程中，当使用斜视钩分离下直肌并用 Desmarres 牵开器暴露时，撕裂层分离

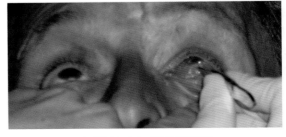

▲ 图 20-26　眼外肌理疗
一名患者由于严重的眼眶上部外伤导致罕见的上直肌肌瓣撕裂和向上注视限制，眼球被迫抬高

的，以便进行小型再次手术。

当发生复合性外伤时，如因头部外伤导致的第Ⅳ对 CN 麻痹，以及因面部外伤导致的 IR 肌瓣撕裂，则进行复合手术，如 SO 前徙与 IR 修复相结合（病例 2）。

过矫罕见，但也可发生在少数具有过度愈合反应的患者身上。它们对受累肌的少量后徙反应良好，但应推迟到一期修复后的数月，以便炎症消退并形成成熟的瘢痕。由于肌间带破裂和 Pulley 移位削弱了拮抗肌的作用，也可观察到连续性水平斜视。

肌瓣撕裂导致的水平斜视病例可因拮抗肌的缩短而保留残余斜视，或因修复不完全而保留受累肌的残余系带。大多数病例在外伤后数月至数年内进行手术，因此预计拮抗肌的长度会发生变化。在外斜视病例中，肌瓣撕裂修复通常取代手术计划中的 MR 截除，并减少所需的总 LR 的后徙量。后徙多少的决定基于回弹和被动牵拉试验 [15, 16]。

当运动受限持续存在时，可以进行限制对侧眼运动的术式（见第 33 章）。

(14) 长期稳定性：尚没有统计分析比较肌瓣撕裂修复与标准斜视手术后的长期再手术率，并且可能在至少 5 年内不会有。正在收集所有肌瓣撕裂修复的持续数据以供将来分析。作者的印象是，通常需要在肌瓣修复后的第一年内再次手术，以达到初始的正位和良好的运动，与标准斜视手术的比率大致相同。然而，一旦获得良好的结果，迄今为止的结果似乎比标准斜视术后更稳定。

(15) 重症肌无力与肌瓣撕裂：重症肌无力是一种自身免疫性疾病，由于抗乙酰胆碱受体的自身抗体导致神经肌肉传递受损。它可以是全身性的，但通常主要或仅影响眼外肌和（或）上睑提肌。一些（但不是全部）眼性肌无力患者会进展为全身受累。此外，尽管斜视程度和模式的变异性是肌无力的诊断标志，但一些患者的稳定性令人惊讶。他们的复视通常可以通过三棱镜控制，而且对标准斜视手术反应良好 [17, 18]。除非同时存在机械异常，否则很难解释任何肌无力患者的稳定性。此外，溴吡斯的明治疗通常对全身症状有效，但对斜视几乎没有作用 [18]。这一特征也说明

了潜在的机械缺陷。

1 例患者（病例 5）在成功修复肌瓣撕裂并完全恢复运动 3.5 年后，出现了重症肌无力和斜视复发。肌无力的获得被测试证实，因为他最初测试为阴性，但在 3.5 年后测试为阳性。肌无力引起的斜视不能通过手术完全矫正。另外三名肌瓣撕裂患者也被诊断为眼性肌无力。眼部肌肉抗原由于外伤而暴露，并在随后的修复中再次暴露，是否会导致抗体形成和继发肌无力？这能否解释一些患者的眼位稳定和良好的手术结果？眼外肌暴露于患者循环中可能是眼性肌无力的原因，这一概念并非来自作者（来自田纳西州纳什维尔医学博士 Michael Kaminski 的个人通信）。如果这一假设是正确的，那么这一推理的自然延伸将是建议在常规斜视手术中尽可能减少直接肌肉组织的损伤。

(16) 部分撕脱（肌瓣撕裂）病例集

① 病例 1 眶底骨折后左侧上斜视：一名 49 岁男性在一次小型车祸安全气囊展开后出现垂直复视。计算机断层扫描（CT）显示眼眶骨折，感觉不需要修复。1.5 年后，他因怀疑肌瓣撕裂被转诊。测量结果如下：LHT=4/XT=6，向上注视 LH2/X8，向下注视 LHT14/XT4。双眼运动检查显示 OS 下转中度受限。尽管他被告知由于修复延迟这么久，结果往往令人失望，他还是选择接受修复。他接受了左侧 IR 标准肌瓣撕裂的修复，在苏醒室显示 OS 完全下转。术后第一天，他感觉更好了，术前的拉扯感也消失了。测量显示，原在位 LH2，向下注视 LHT10，OS 下转受限虽然仍然存在，但较前减轻。一个月后，测量结果是一样的。开始眼部肌肉理疗，在局部麻醉后，用镊子迫使左眼向下注视。第一阶段治疗后，向下注视 LHT 从 10PD 改善到 6PD。他家乡的眼科医生每两周对其重复一次拉伸训练，持续了大约 2 个月。治疗一个月后，他在原在位和向上注视时正位，向下注视 LH4。治疗两个月后，所有方向的测量均为正位，OS 下转正常（图 20-27），他没有进一步的复视。四年后，他在各个方向和看近时保持正位，有 50s 立体视。九年后，他仍然没有症状。

② 病例 2 肌瓣撕裂合并双侧第Ⅳ对脑神经麻痹导致的外斜视和集合不足：一名 48 岁男性

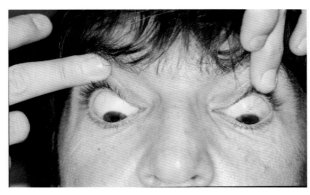

▲ 图 20-27　左眼下直肌肌瓣撕裂修复后，经过几个月将左眼向下拉的理疗后，左眼下转正常

在就诊前 1 年发生严重机动车事故，当时失去知觉 5h。安全气囊击中了他的脸。他的主动脉（横断）、肋骨和横膈膜（横断）遭受了严重创伤，脚踝骨折。事故发生 5h 后，他醒来说话，但他的记忆是在外伤后三天开始的。当时他注意到复视，在 1 年后复视没有改善。伤后 1 个月的 MRI 扫描显示双侧硬膜下积液，其眼位如下。

$$XT18/LHT3(向上注视)$$
$$XT6/LHT4(向右注视) — XT10/LHT2 — XT10/RHT8(向左注视)$$
$$ET14/RHT8(向下注视)$$

他在看近时测得 XT'18/RHT'5。双眼运动显示 SO 功能不足，左眼内转轻度受限（4-LSO，3-RSO）。Bagolini 透镜测试显示 OD 外旋 10°，OS 外旋 15°。在手术中，被动牵拉试验显示 OU 在 10°（正常 70°）时对外旋有抵抗，在 30°（正常 70°）时对内旋有抵抗。OU 对内转和下转有中度抵抗。检查 MR 结果正常。IR 都缺失了约一半的颞侧肌肉，每一块肌肉都被完全从止端离断并重新附着。每条 SO 肌腱被前徙 4mm（见第 9 章和第 26 章）。术后第一天，他的复视消失了，他在看远和看近时都是正位。两个月后，他的测量如下。

$$正位$$
$$正位 — 正位 — 正位$$
$$正位$$

双眼运动正常，他测得 140s 的立体视。

③ 病例 3 合并缺损的儿童钝挫伤后的外斜视：下面的病例报告阐明了肌瓣撕裂引起的斜视更易合并视觉异常的概念。

一名 6 周大的婴儿被转诊评估眼部不对称和 OS 眼球震颤。他的左眼患有小眼症，伴有巨大的后极部缺损和散光。那只眼的视力偏心、不稳定、无法维持、有中度近视性散光。右眼正常。戴上眼镜和遮盖后，他的视觉行为显著改善到稳定的中心注视，遮盖后，他的父母觉得视觉行为是正常的。在接下来一年的 6 次就诊中，他的眼球保持正位。在他 23 个月大的常规检查时，他仍然遮盖，视力仍然很好，但新出现左眼外斜视，看远时测得 18PD，看近时测得 14PD。他的母亲在他脸部摔伤并擦伤了左侧眉毛后不久就注意到了这种外斜视，时间短于 2 周。3 周后，他接受了探查并修复了左侧 IR 肌瓣撕裂，无须额外手术。3 天后，他的眼位正，并且已经保持了两年（图 20-28）。现在他已经大到可以辨认图形了，他的左眼视力为 20/300+1，双眼运动正常。

④ 病例 4 单纯肌瓣撕裂修复矫正大角度外斜视：一名 40 岁女性在 12 岁时首次发现外斜视。它最初可以通过戴眼镜和努力控制，但随着时间的推移恶化，变得难以控制。她的女儿有外斜视的家族史，没有外伤史，也没有健康问题。眼位情况如下。

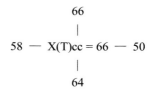

$$66$$
$$58 — X(T)cc = 66 — 50$$
$$64$$

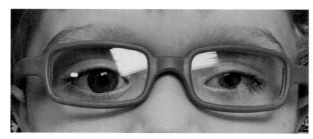

▲ 图 20-28　合并缺损的儿童记录到了肌瓣撕裂导致的外斜视。修复后正位

看近时测得外斜视 70PD，她的双眼在内转时出现大量的过度上转和过度下转（+4RSO，+3LSO，+4IOU），中度近视。立体视测得 100s。右眼眼底中度外旋，左眼眼底轻微内旋。MRI 扫描未显示明显的 Pulley 移位或肌肉断裂。在手术时，被动牵拉试验显示每只眼球内转时都有阻力，在 30°～40° 时，双侧都有外旋和内旋阻力。通过检查，左侧 IR 正常，但斜视钩上的 MR 非常薄弱和松弛。肌肉质地看起来正常，但完全没有鞘膜。将撕脱的板层肌瓣从其与周围结缔组织的附着物中分离出来，并用 7-0 聚丙烯缝合线缝合至其止端附近的正常位置。眼球立即居中，内转阻力消失。右侧 MR 外观相似，矫正方式相同，但右侧 IR 也有部分纵向撕脱伤。这连同肌肉周围 Pulley 组织一起被修复。回弹试验[14, 15] 显示眼球的中心位置良好，但根据以前的经验，35PD 是单纯肌瓣撕裂修复可矫正的最大外斜视的度数，因此选择将右侧 LR 后徙 9mm。

在术后与她丈夫的讨论中，发现女儿的外斜视源于他的家庭，他小时候做过 XT 手术。患者直到 12 岁晕倒并摔倒在地板上不久后才出现外斜视，这可能是促发因素。

术后第一天，她在看远时测得内斜视 25PD，看近时测得 20PD。这种情况持续了 2 个月，然后她接受了右侧 LR 的前徙 / 截除，总量 9 mm。她的瘢痕组织非常致密。术后一年，她有小度数的外隐斜，双眼运动正常（视频 20-3）。

⑤ 病例 5 严重钝挫伤导致双侧 MR 和 IR 肌瓣撕裂，伴有外斜视、假性核间性眼肌麻痹和集合不足，以及迟发的重症肌无力：一名 38 岁男性在他的卡车下工作时，卡车从千斤顶上掉下来，击中了他的左侧脸部和躯干。患者没有失去知觉，当卡车被抬离时，他能够毫不费力地站立和走动。他在急诊室接受了即时评估，包括头部 CT 扫描，检查结果正常，没有骨折迹象。一个月后，他的右眼突发外斜视。两天后，左眼也开始外斜，他注意到双眼都无法内转。他在伤后 2 个月就诊，原在位外斜视 35PD，看近时 40PD。运动模式如下。

XT30/RHT18 — XT35-增加 XT

双眼运动检查显示双眼内转中度受限，双侧下转明显受限，右眼上转中度受限。他有双侧外转性眼球震颤。诊室内的被动牵拉试验显示没有限制，主动收缩试验显示双侧 MR 和 IR 薄弱。考虑到有严重的神经缺陷，如后颅窝血肿，作者下令对大脑进行紧急 MRI 扫描，令人意外的是，结果正常。神经科咨询结果为阴性。进行了 Tensilon 试验，结果为阴性。他在外伤后 4 个月复查时有 35PD 的外斜视和 14PD 的左侧上斜视。左眼内转明显受限，右眼内转正常，每只眼下转困难持续。受伤后 6 个月，眼位如下。

$$18/10$$
$$|$$
$$14/8 \; — \; XT\ 14/LHT12 \; — \; 18/16$$
$$|$$
$$30/14$$

看近时眼位 XT'12/LHT'12，右眼下转有所改善，但左眼仍有明显的下转受限。右眼测量到 10° 的主观内旋。两周后，他接受了手术，计划进行 MR 截除。令人惊讶的是，双侧 IR 和 MR 都发现了大的肌瓣撕裂并修复。两天后，眼位为 ET6/LHT4，左眼下转改善。术后一个月，除了左眼在左侧注视时 6PD 的上斜视外，他在各个方向都是正位。两个半月后，除了左侧注视 ET=4 外，他在各个方向都是正位。4 个月后，他接受了双眼鼻侧和下方瘢痕组织的截除和结膜后徙。他在 3.5 年的时间里一直很好，但在一次疾病后复视复发。他有内斜视和右侧下斜视，最初对右侧 MR 和 IR 的少量后徙有反应。他主诉间歇性复视和新发的上睑下垂。复视在极端注视，和当他早上和深夜感到疲倦时加重。重复的神经系统检查指向了重症肌无力的诊断，由乙酰胆碱受体抗体试验和 Tensilon 试验证实。诊断后，他接受了药物治疗。

⑥ 病例 6 IO 横断导致下斜视和内斜视：一名 45 岁女性出现复视 35 年，多年来不断恶化。她的母亲和妹妹有斜视家族史，病史中有甲状腺功能减退、鼻窦炎和鼻窦手术。她没有严重的头部或面部外伤，也没有瘀斑。她有轻微头向右肩倾。眼位如下：E=10/LH6，向上注视 8/12，向下

注视 6/8，向左注视 4/6，向右注视 8/10。看近时 E'=14/LH'14。右眼向上注视中等受限，眼底检查右眼中度外旋，左眼轻微内旋。MRI 扫描显示一个小的隐匿性右侧眶底骨折，右 LR 肌腹向下移位，右 IR 可能轻微向鼻侧移位。

在手术中，右眼外旋、内旋和上转存在中度限制。IR 在斜视钩上分离，发现覆盖在肌肉上的增厚的瘢痕组织阻止了 Desmarres 牵开器的放置。仔细解剖发现这是 IO 的近端残端。IO 残端的切断边缘已愈合至鼻侧 IR，大概位于止端后 3～4mm。IO 的远端残端通过从其原始止端处向前追踪来分离。它愈合到了后部，朝向下方眶缘。IO 的断端用 6-0 编织聚酯缝线重新连接，肌鞘用 7-0 聚丙烯线修补（视频 20-4）。为了恢复 Pulley 的位置，修复了扭曲的肌周和肌间组织。由于 LR 肌肉向下移位，所以接受了肌肉固定缝合。术后第 3 天，看远时正位，看近时左侧上隐斜 PD。

(17) 完全撕脱：钝挫伤导致的直肌完全撕脱罕见，但有报道[19-21]并被该作者观察到（图 20-29）。注意在修复过程中不要干扰肌周组织，可以通过追踪这些组织找到肌肉，并采用与部分撕脱（肌瓣撕裂）相同的方式进行修复。

(18) 肌肉嵌顿：在眼眶骨折过程中，眼眶结缔组织和眼部肌肉组织可能嵌顿或"嵌"在骨折部位，导致该肌肉活动受限（图 20-30）。这通常与肌瓣撕裂所见的运动受限相反。嵌顿和肌瓣撕裂可能在同一外伤中合并发生，嵌顿部位位于撕脱部位的远后方（图 20-31）。通过眼眶手术来矫正嵌顿，以释放嵌顿的组织并重建眼眶，可行的话同时进行肌瓣撕裂的修复。肌瓣撕裂的修复在眼眶修复之前或与眼眶修复同时进行，通常更成功。不幸的是，通常的做法往往相反，即斜视手术常被延迟到眼眶手术后数周至数月。这可能导致不可逆的 Pulley 破裂和永久性的运动受限[2, 11]。

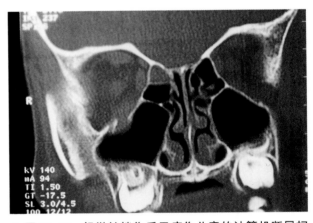

▲ 图 20-30　轻微钝挫伤后无瘀伤儿童的计算机断层扫描（图 20-7 的同一条肌肉）

因嵌顿引起向上注视缺陷，以及因下直肌肌瓣撕裂引起上斜视和向下注视缺陷。眼眶和肌肉的联合修复导致完全矫正

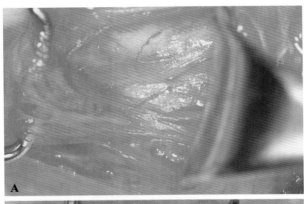

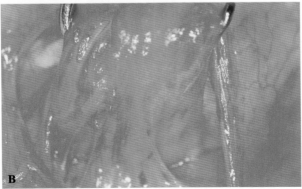

▲ 图 20-29　A. 下直肌非常大的，几乎完全的撕脱；B. 同一条肌肉，修复后

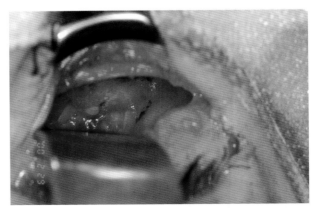

▲ 图 20-31　图 20-9 的儿童的眼眶骨折修复。骨折部位在后方，离下直肌肌瓣撕裂处很远

(19) 滑车断裂：滑车断裂罕见，但可能发生于穿透性外伤（图 20-22）。一期修复是可能的，如果撕脱组织的外层用不可吸收缝线重新复位到鼻侧眼眶，而不干扰肌腱或其周围的鞘膜，则会更成功。

(20) 孤立性 Pulley 损伤：钝挫伤可通过单独破坏 Pulley 而导致斜视，对肌肉本身无明显损伤[5, 22]。这也可能导致肌肉移位。肌瓣撕裂修复的讨论中包括了矫正 Pulley 破裂，第 19 章和第 30 章讨论了肌肉移位的手术。

2. 穿透伤和肌肉丢失　直肌丢失被定义为失去所有与眼球直接和间接附着的直肌[23-25]。原因包括可能导致肌肉完全切断的穿透伤，任何斜视手术中的缝线滑脱或肌肉断裂，过度的 Z 形切断术，错误的肌肉截除术，结膜囊肿截除过程中意外的肌肉离断，以及视网膜脱离修复过程中的肌肉损伤[23]。应该尽可能少分离，因为肌周组织通常是追踪和定位肌肉的唯一标志。连接斜肌和 SR、IR、LR 的肌周 Pulley 鞘可以用来追溯到这些直肌并直接修复它们，但 MR 缺乏这些连接，因此重新找回的成功率较低[25]。术前 MRI 扫描有助于确定肌肉在眶内的位置。McKeown 提出了一种巧妙的经鼻内镜方法来定位和重新找回非常后缩、丢失的肌肉[26]。作者没有机会尝试这种技术，但它的使用已有报道[25]。成像引导下的眶壁入路来重新找回肌肉和修复也被成功地用于修复标准结膜入路斜视手术认为无法重新找回的肌肉[27]。第 29 章详细讨论了丢失肌肉的修复。

3. 医源性肌肉损伤　根据定义，手术是可控创造组织损伤，然后进行修复，但人们不会认为常规眼肌手术是医源性损伤。这里考虑的医源性损伤是医源性干预导致的意外肌肉损伤，包括鼻窦手术、视网膜脱离修复术、青光眼阀门管植入手术、实施局部麻醉过程中的计划外肌肉内注射，以及斜视手术期间的肌肉破裂和丢失。

(1) 鼻窦手术：内镜鼻窦手术期间的眼部肌肉损伤是一种可怕的并发症，因为大量的肌肉组织可能会丢失，导致肌肉无法修复[28-31]。在一些病例中报道的损伤较轻，肌肉组织部分丢失[32]。这些可能导致受累肌肉的活动减弱，以及由于限制性斜视／嵌顿而限制该肌肉作用方向相反的注视。这些缺陷中的一些可以使用类似于肌瓣撕裂

和肌肉丢失的技术（见第 29 章）直接修复，但大多数发表的报道描述的延迟修复是首先使肌肉愈合，随后使用后徙和截除或转位术使眼球居中。MR 和 IR 分别靠近筛窦和上颌窦，因此风险最大。

(2) 视网膜脱离修复术：使用环绕材料的视网膜脱离手术常常导致难以治疗的限制性斜视。视网膜外科医生的传统做法是用棉签从肌肉上剥离肌肉周围组织，以游离眼部肌肉进行扣带放置，这是一个破坏性的纤维化过程。近年来，新的视网膜修复技术规避了眼部肌肉，这种并发症的发生率已经降低。在视网膜修复时进行有针对性的锐性剥离，而不是钝性剥离，也降低了斜视的风险。

然而，这些患者仍然会出现在斜视医生的诊室，通过仔细地手术，通常可以在原在位恢复正位，并且通常双眼单视范围可以获得改善。根据作者的经验，视网膜条带通常可以保留，斜视修复在其周围进行。如果一个大的海绵状外加压块向外膨胀并导致肌肉移位，它可能会被减积或移除，尤其当它不再用于顶压巩膜的预期目的时。视网膜扣带术后的斜视有几种常见的肌肉表现，治疗这种斜视的最初方法是在进行修复前评估所有这些可能性[33-35]。高分辨率 MRI 扫描在精确定位运动缺陷的来源方面已被证明是有效的，可以更好地定位修复[33]。然而，这些高质量图像并不广泛可用，我们大多数人需要依靠运动检查、被动牵拉试验和手术探查来定位和纠正异常[35]。

① 视网膜条带对肌肉止端的侵蚀：如果视网膜条带未充分固定在巩膜上，则该条带可能向前滑动并侵蚀肌肉止端，导致受累肌肉的活动减弱。肌肉通常被发现重新附着在条带后的巩膜上，并被有效地后徙。这种情况可以通过简单地重新附着到原始的肌止端来纠正，最好使用不可吸收缝线。通常情况下，只要条带现在是稳定的，它应该能在那个位置保持良好的愈合状态。

② 粘连综合征：由环绕材料周围的过度分离和过度纤维化愈合产生的过度瘢痕组织将导致肌肉紧张，并限制受累肌肉向相反方向的注视[35, 36]。这需要使用处理过度眼肌和眼眶瘢痕的外科原则来进行治疗，如挛缩肌肉后徙、瘢痕组织后徙、结膜后徙、羊膜移植和自体结膜移植，见第 28 章。

③ 肌瓣撕裂：在视网膜脱离修复时，通过从肌肉钝性剥离组织，可将板层肌瓣从直肌上剥离（图 20-17）。然后肌瓣愈合至眼眶结缔组织，并产生类似于外伤性肌瓣撕裂的系带样运动缺陷[2-4]。修复与任何肌瓣撕裂相同（见第 29 章）。

> **著者按语**
>
> 多年前作者治疗了一位老先生，他由于之前接受过视网膜扣带手术的眼睛的下斜视而患有复视。他曾两次试图通过截除 IR 周围的瘢痕组织以及后徙肌肉来矫正眼位，但都失败了。斜视外科医生宣布他的病情"无法矫正"。在修复简单的 SR 板层肌瓣后，他的眼位和运动恢复正常，并恢复立体视。这个病例说明了寻找和治疗所有异常的必要性，因为视网膜扣带与所有眼部肌肉都相互作用。

④ 旋转性复视：旋转性复视对患者来说可能特别麻烦，并且有多种潜在的病因[35, 37, 38]。如果在分离 SR 期间将 SO 向前拉，则条带可能会困住 SO 肌腱并扭曲其行径和功能。通常可以在不移除条带的情况下游离和重新复位[36-39]，除非条带环绕 SO 肌腱。如果是这种情况（作者从未遇到过），则需要在重新附着前将 SO 从止端离断以便从条带中分离出来，或者需要移除条带。据报道，如果 SO 被卡在 SR 止端的鼻侧边缘，则可能导致上斜视和下转受限，合并外旋或内旋[34, 37, 38]。如果 SO 周围有密集的瘢痕，也可能出现下斜视，伴有 Brown 样综合征[34, 37]。IO 可能在其行径上扭曲，或受到损伤和被拉紧，除了垂直斜视外，还会导致旋转性复视[40]。IR 肌肉纤维化会引起外旋，IR 侵蚀合并止端移位会引起内旋。大的外加压块引起的任何直肌的肌腹移位也会引起旋转（见第 19 章）。

⑤ 一分为二综合征：任何肌肉都可能因视网膜脱离手术中使用的强力肌肉牵拉而破裂或"一分为二"[41-43]。见下节，关于斜视手术医源性肌肉损伤。

(3) 青光眼手术：在革新青光眼治疗的同时，青光眼引流装置的发展创造了一种全新的难以治疗的复杂斜视，发生在 23% 的病例中[44]。阀引起的肌周纤维化和肌肉移位常常导致斜视。周围的滤过泡增加了修复的难度。有时通过截除拮抗肌来平衡阀引起的纤维化，可以成功矫正斜视，并使装置保持不受干扰。有时必须后徙阀附近的瘢痕肌肉，存在滤过泡破裂的风险。建议与青光眼外科医生一起进行斜视修复。暂时关闭阀杆，进行斜视手术，然后重新打开阀杆。另一些人则主张完全截除阀周围的纤维囊，与青光眼专家一起缩小阀或进行阀置换[45]。

(4) 局麻药肌毒性：当局部麻醉药被意外注入眼外肌时，最初会出现急性肌无力，随后出现纤维化和挛缩，导致斜视，这种情况对受累肌肉的后徙反应良好。Alan Scott 利用布比卡因诱导眼部肌肉组织纤维化的特性来治疗斜视，第 6 章和第 31 章对此进行了讨论。

(5) 斜视手术：斜视手术中可能会发生计划外的肌肉损伤，特别是在复杂的再次手术病例以及患有潜在疾病和高龄的患者中。脆弱的胶原蛋白容易导致肌肉破裂眼眶脂肪和眼部肌肉之间的分隔层变薄，从而更容易破坏，导致粘连综合征。

① 一分为二综合征：当直肌被斜视钩提起时，它可以在肌肉肌腱连接处断裂，这被称为"一分为二"综合征（"pulled-in-two" syndrome，PITS）[41-43]。如果发生这种情况，在肌肉完全离断之前立即停止牵拉。轻轻修复分离的部分，注意不要用多条缝线绞死肌肉组织，然后用尽可能少的张力继续手术。如果发生完全断裂，则使用修复丢失肌肉一节中详述的技术（图 5-14，视频 5-3，见第 27 章和第 29 章）。

② 粘连综合征：如果在斜视手术中后部 Tenon 囊被破坏，眼眶脂肪将脱入肌锥，导致巩膜和眼部肌肉纤维化和粘连，以及限制性斜视。这被 Marshall Parks 称为"脂肪黏附综合征"或"粘连综合征"[35, 36, 46, 47]。组织平面内仔细小心地分离将有助于防止这种并发症，但那些由于遗传异常、疾病或衰老导致的胶原蛋白薄弱的患者（见第 5 章），在轻微组织损伤时更容易发生 Tenon 囊破裂。如果脂肪垫被破坏，囊的修复将减少或防止粘连（见第 29 章）。如果在探查以前的手术过程中遇到粘连综合征，则使用处理过多瘢痕组织的技术（见上文，视网膜脱离部分和第 28 章）。

③ 错误肌肉的意外截除：虽然罕见，但一些

轶事报道有时会浮出水面，关于意外在 IR 或 LR 而非 IO 上进行肌肉截除术，或在 SR 而非 SO 肌腱上进行断腱术。扎实的解剖学知识应该足以防止这些错误，但使用替代术式，如肌肉后徙术，

而不是肌肉截除术或断腱术，将保证这些严重并发症不会发生。如果遇到这种情况，则应用丢失肌肉修复技术（见第 29 章）。

参 考 文 献

[1] Demer JL, Oh SY, Poukens V. Evidence for active control of rectus extraocular muscle pulleys. Invest Ophthalmol Vis Sci. 2000; 41(6):1280–1290

[2] Ludwig IH, Brown MS. Strabismus due to flap tear of a rectus muscle. Trans Am Ophthalmol Soc. 2001; 99:53–62, discussion 62–63

[3] Ludwig IH, Brown MS. Flap tear of rectus muscles: an underlying cause of strabismus after orbital trauma. Ophthal Plast Reconstr Surg. 2002; 18(6): 443–449, discussion 450

[4] Ludwig IH, Clark RA, Stager DR, Sr. New strabismus surgical techniques. J AAPOS. 2013; 17(1):79–88

[5] Ortube MC, Rosenbaum AL, Goldberg RA, Demer JL. Orbital imaging demonstrates occult blow out fracture in complex strabismus. J AAPOS. 2004; 8(3): 264–273

[6] Kushner BJ. Paresis and restriction of the inferior rectus muscle after orbital floor fracture. Am J Ophthalmol. 1982; 94(1):81–86

[7] von Noorden GK, Hansell R. Clinical characteristics and treatment of isolated inferior rectus paralysis. Ophthalmology. 1991; 98(2):253–257

[8] Ludwig IH. The pseudo–lost muscle due to "flap" injury of the extraocular muscle. Paper presented at: American Academy of Ophthalmology; November 8, 1998; New Orleans, LA

[9] Ludwig IH. Correction of large angle exotropia with flap tear repair alone. Paper presented at: American Association for Pediatric Ophthalmology and Strabismus 45th Annual Meeting; March 29, 2019; San Diego, CA

[10] Damarjian TG, Demer JL. Magnetic resonance imaging (MRI) of inferior rectus (IR) flap tears. J AAPOS. 2016; 20(4):e13

[11] Laursen J, Demer JL. Traumatic longitudinal splitting of the inferior rectus muscle. J AAPOS. 2011; 15(2):190–192

[12] Ludwig IH. Traumatic longitudinal splitting of the inferior rectus muscle. J AAPOS. 2011; 15(5):506–, author reply 506–507

[13] Raab EL, Ackert JM, Ostrovsky A. Rectus muscle flap tear as an independent cause of restricted motility. J AAPOS. 2012; 16(4):386–388

[14] Saxena R, Sharma M, Singh D, Sharma P. Managing flap tears of the rectus muscles. J Pediatr Ophthalmol Strabismus. 2017; 54:e23–e26

[15] Jampolsky A. Spring–back balance test in strabismus surgery. In: Symposium on Strabismus: Transactions of the New Orleans Academy of Ophthalmology. St Louis, MO: Mosby–Year Book Inc; 1978:104

[16] von Noorden GK. Binocular Vision and Ocular Motility. 5th ed. St Louis, MO: Mosby; 1996:547–548

[17] Kushner BJ. Myasthenia gravis. In: Strabismus: Practical Pearls You Won't Find in Textbooks. Cham, Switzerland: Springer; 2018:281–282

[18] Davidson JL, Rosenbaum AL, McCall LC. Strabismus surgery in patients with myasthenia. J Pediatr Ophthalmol Strabismus. 1993; 30(5):292–295

[19] Huerva V, Mateo AJ, Espinet R. Isolated medial rectus muscle rupture after a traffic accident. Strabismus. 2008; 16(1):33–37

[20] O'Toole L, Long V, Power W, O'Connor M. Traumatic rupture of the lateral rectus. Eye (Lond). 2004; 18(2):221–222, discussion 222

[21] Polomeno RC, Davis P, Williams FR. Traumatic disinsertion of the superior rectus. Can J Ophthalmol. 1986; 21(5):184–188

[22] Clark RA. The role of extraocular muscle pulleys in incomitant non–paralytic strabismus. Middle East Afr J Ophthalmol. 2015; 22(3):279–285

[23] Plager DA, Parks MM. Recognition and repair of the "lost" rectus muscle. A report of 25 cases. Ophthalmology. 1990; 97(1):131–136, discussion 136–137

[24] Goldberg RA. Is there a "lost" rectus muscle in strabismus surgery? Am J Ophthalmol. 2001; 132(1):101–103

[25] Murray ADN. Slipped and lost muscles and other tales of the unexpected. Philip Knapp Lecture. J AAPOS. 1998; 2(3):133–143

[26] McKeown CA, Metson RB, Dunya IM, Shore JW, Joseph MP. Transnasal endoscopic approach to expose the medial rectus from the annulus of Zinn to the penetration of Tenon's capsule. J Pediatr Ophthalmol Strabismus. 1996; 33(4):225–229

[27] Underdahl JP, Demer JL, Goldberg RL, Rosenbaum AL. Orbital wall approach with preoperative orbital imaging for identification and retrieval of lost or transected extraocular muscles. J AAPOS. 2001; 5(4):230–237

[28] Rene C, Rose GE, Lenthall R, Moseley I. Major orbital complications of endoscopic sinus surgery. Br J Ophthalmol. 2001; 85(5):598–603

[29] Eitzen JP, Elsas FJ. Strabismus following endoscopic intranasal sinus surgery. J Pediatr Ophthalmol Strabismus. 1991; 28(3):168–170

[30] Penne RB, Flanagan JC, Stefanyszyn MA, Nowinski T. Ocular motility disorders secondary to sinus surgery. Ophthal Plast Reconstr Surg. 1993; 9(1):53–61

[31] Trotter WL, Kaw P, Meyer DR, Simon JW. Treatment of subtotal medial rectus myectomy complicating functional endoscopic sinus surgery. J AAPOS. 2000; 4(4):250–253

[32] Rosenbaum AL, Astle WF. Superior oblique and inferior rectus muscle injury following frontal and intranasal sinus surgery. J

Pediatr Ophthalmol Strabismus. 1985; 22(5):194–202

[33] Wu TE, Rosenbaum AL, Demer JL. Severe strabismus after scleral buckling: multiple mechanisms revealed by high–resolution magnetic resonance imaging. Ophthalmology. 2005; 112(2):327–336

[34] Muñoz M, Rosenbaum AL. Long–term strabismus complications following retinal detachment surgery. J Pediatr Ophthalmol Strabismus. 1987; 24(6):309–314

[35] Parks MM. The fat adherence syndrome and strabismus after retinal surgery. (discussion). Ophthalmology. 1986; 93:415

[36] Wright KW. The fat adherence syndrome and strabismus after retina surgery. Ophthalmology. 1986; 93(3):411–415

[37] Metz HS, Norris A. Cyclotorsional diplopia following retinal detachment surgery. J Pediatr Ophthalmol Strabismus. 1987; 24(6):287–290

[38] Cooper LL, Harrison S, Rosenbaum AL. Ocular torsion as a complication of scleral buckle procedures for retinal detachments. J AAPOS. 1998; 2(5):279–284

[39] Chang MY, Yulek F, Pineles SL, Velez FG. Surgery for superior oblique tendon anteriorization and entrapment following scleral buckle. J AAPOS. 2016; 20(2):165.e1–165.e2

[40] Wright KW. Complex strabismus: restriction, paresis, dissociated strabismus, torticollis. In:Wright KW, Spiegel PH,

eds. Pediatric Ophthalmology and Strabismus. New York, NY: Springer–Verlag; 2003:260–261

[41] Greenwald M. Intraoperative muscle loss due to muscle–tendon dehiscence. Proceedings of the 16th Annual Meeting of the American Association for Pediatric Ophthalmology and Strabismus. Lake George, NY, 1990

[42] Ellis EM, Kinori M, Robbins SL, Granet DB. Pulled–in–two syndrome: a multicenter survey of risk factors, management and outcomes. J AAPOS. 2016; 20(5):387–391

[43] Fard AK, Green WR, Traboulsi EI. Histologic study of a torn inferior oblique muscle. J AAPOS. 1998; 2(2):124–125

[44] Sun PY, Leske DA, Holmes JM, Khanna CL. Diplopia in medically and surgically treated patients with glaucoma. Ophthalmology. 2017; 124(2):257–262

[45] Roizen A, Ela–Dalman N, Velez FG, Coleman AL, Rosenbaum AL. Surgical treatment of strabismus secondary to glaucoma drainage device. Arch Ophthalmol. 2008; 126(4):480–486

[46] Parks MM. Causes of the adhesive syndrome. In: Symposium on Strabismus: Transactions of the New Orleans Academy of Ophthalmology. St Louis, MO: CV Mosby; 1978:269–279

[47] Jampel RS. Letter: Overacting inferior oblique muscle. Am J Ophthalmol. 1974; 78(4):736–737

第三篇
术 式
Surgical Techniques

Part A　一般原则与经典术式
General Principles and Classic Techniques

第 21 章　斜视手术的麻醉
Anesthesia for Strabismus Surgery

Rebecca Lee　Frederick M. Wang　著

王希莹　译

摘　要

在斜视手术中，基于患者自身意愿来选择个性化的麻醉方式，可以给患者带来更好、更安全的体验，优化手术疗效，并使手术室的工作进一步高效运转。本章介绍了斜视患者麻醉的基本技术，讨论了评估麻醉风险，缓解患者焦虑心态以及确定最佳麻醉方式等基本的术前评估；概括了有针对性的术前实验室检查建议，同时列举了术前用药利弊的建议；阐述了从麻醉诱导、维持到苏醒期的麻醉原理、气道管理和药物选择；包含促进快速苏醒和加快苏醒室转出速度的方法；分析了麻醉特定的危险因素，包括体温调节、眼心反射、恶性高热、肌肉松弛剂的使用、术后恶心呕吐及少年儿童潜在的神经毒性；包含了重要的术后注意事项，包括气道通畅、疼痛控制和苏醒期谵妄；描述了包括全身静脉（Ⅳ）麻醉、局部麻醉和可调整缝线的麻醉等特殊方法。了解本章的麻醉相关因素和技术将有助于斜视外科医生与麻醉团队配合，并最大限度地提高术后效果。

关键词

斜视手术的麻醉，可调整缝线的麻醉，斜视手术的局部麻醉，斜视术中焦虑，恶性高热，眼心反射

一、概述

适当的麻醉可以使患者舒适地度过手术过程，且尽可能保持不动，令斜视手术安全地完成，利于术后快速恢复。关注具体的细节可以使患者获得更好体验，改善手术效果，提高手术室（operating room，OR）的效率。需要避免一些潜在的并发症。了解特殊患者的各种指标和麻醉方案将有助于斜视手术医生与麻醉团队的配合，并最大限度地提高手术效果。

二、术前评估

麻醉师与大多数患者及其家属是在手术当

天首次见面；因此，外科医生要负责确保患者做好麻醉准备。这包括在手术之前的评估和筛查全身疾病，安排患者进行合适的术前实验室检查，并给予禁食水或禁食（Nil per os, nothing by mouth, NPO）等说明。此外，还需要讨论必要时取消手术的情况，如发生上呼吸道感染（upper respiratory infection, URI）等情况。

患者应及时接受首诊医生的病史询问和体格检查：要足够接近手术日期以评估急性疾病，但必要时需预留足够时间允许合适的专家进行评估。因此建议提前两周的时间。

术前评估应重点关注心肺问题、糖尿病、出血性疾病、癫痫发作、肝肾功能不全；应注意患者既往的麻醉史，如苏醒时间延长、通气困难、术后恶心呕吐（postoperative nausea and vomiting, PONV）；应询问患者有无麻醉并发症的个人及家族史，特别是寻找任何可能引起恶性高热（malignant hyperthermia, MH）的蛛丝马迹。患者的用药情况也应被记录。大多数必须使用的药物可以让患者在手术当日早晨喝一小口水服用，而不考虑禁食要求。任何过敏（甚至是食物过敏，可能与麻醉药和乳胶的交叉反应问题）都应该注意。患者如对乳胶过敏应在手术前告知麻醉团队，以便做好相应准备[1]。

如果患者觉得自己身体和平时状况不一样时，应在手术前打电话给外科医生 / 麻醉师。即使是轻微的 URI 症状也是麻醉的重要危险因素，手术应该重新安排。多项研究表明，活动性 URI 会引起不良的呼吸系统问题，如憋气、支气管痉挛、喉痉挛、血氧饱和度下降和明显的咳嗽发作[2]。在 URI 症状缓解后，呼吸道高反应性可持续几周。URI 后以下几种人群应特别注意，包括有反应性气道疾病史、早产（< 37 周）、在家吸烟、有任何鼻腔分泌物或鼻塞以及既往进行气道手术的患者。如果儿童患有慢性变应性鼻炎或慢性哮喘，手术当天的检查将确定患者是否处于"最佳"状态[3]。

1. 术前实验室检查　术前完成实验室检查来确认有无围术期风险，特别是会改变手术考量、麻醉技术及术前和术后管理的情况。在过去，一系列的术前检查都是按常规进行的。研究表明，这些检查不是确认健康儿童和非老年人麻醉风险的常规必要条件[4]。许多机构需要 60 岁以上无

症状患者检查心电图（electrocardiogram, ECG）。即便是这一建议并不确定符合成本效益。

有针对性的实验室检查是基于患者的麻醉评估面谈情况、既往医疗记录的回顾以及对患者身体的检查[5]，特别着重注意的是心血管、肺、肾脏、肝脏、血液系统（贫血和出血）和糖尿病病史。患者的曾用药物将有助于针对性的检查，例如，对那些服用抗凝药物或有肝病史的患者进行凝血象检查。

育龄女性的妊娠检测是一项独特的挑战。目前使用的麻醉药不会致畸或对胎儿神经发育产生影响。但有证据表明，在妊娠早期或中期进行麻醉可使自然流产的风险增加，早产和宫内发育迟缓的发生率增加，低出生体重婴儿的发生率更高[6]。

所有育龄期女性应该做术前妊娠检测。美国麻醉师协会认为这不应该是强制性的，而是在知情同意下大力提倡的[7]。然而，许多机构要求有选择性的进行妊娠检测。当青少年完成妊娠检测时，应该有患者检测是否呈阳性的保密机制。在许多州 / 国家，怀孕的孩子可免于告知父母自己怀孕。尿液妊娠实验可能在怀孕后的最初几周呈阴性，人绒毛膜促性腺激素的血液水平检测可能在 7～12 天内不会呈现阳性结果。因此，即使妊娠实验表现为阴性，也应该始终记录患者月经史。当常规妊娠检测完成后，有 1%～2% 的患者首次发现怀孕，我们建议取消斜视手术。有许多医学、伦理和法律上的考量构成了这一意见的基础。

2. NPO（禁食）医嘱　在全身麻醉状态下，人在清醒时存在的呕吐时防止吸入的机制消失了。胃食管交界处、食管上括约肌和保护性喉反射提供了正常的生理机制来减少误吸的风险，这些都被诱导和维持全身麻醉的药物减弱。

吸入性肺炎是最严重的麻醉并发症之一。英国最近的一项研究发现，与插管或通气失败相比，吸入性肺炎会导致更多死亡[8]。吸入性肺炎的发病率取决于 pH 和吸入物的体积。实验证据表明，吸入超过 25ml 的物质，且 pH 小于 2.5，是发生吸入性化学性肺炎的平均阈值。此外，吸入固体物质会继发性地引起肺阻塞。通过在麻醉诱导前禁食和禁饮可减少吸入。对胃抽吸的研究和超声结果提示了胃的排空时间[9]。NPO 的指南见表 21-1[10]。

表 21-1　美国麻醉师协会 NPO 指南

禁食禁饮建议	
摄入食物	最少禁食时间
轻流质	2h
母乳	4h
婴儿配方奶粉	6h
非人乳 [a]	6h
轻餐 [b]	6h
油炸食品、高脂肪食品或肉类	至少 8h

注意：大多数必须使用的药物可以在手术的早上喝一小口水服用，可不考虑禁食禁饮医嘱
a. 由于非人乳在胃排空时间内与固体相似，因此在确定适当的禁食期时必须考虑其摄入量
b. 轻餐通常包括吐司和轻流质

增加患者误吸风险的因素包括胃排空延迟：如糖尿病、慢性肾病、阿片类药物使用、颅内压升高、既往胃肠手术和怀孕。无张力的括约肌，如食管裂孔疝、妊娠和病理性肥胖症，会增加反流风险。通过面罩或喉罩气道（laryngeal mask airway，LMA）进行正压通气可能会使胃部充气，从而增加吸入风险。轻度麻醉和长时间的手术也容易导致呕吐。

使吸入风险最小化的麻醉技术包括头部上抬放置和使用透明的面罩来诱导麻醉，这样能够快速看到反流出现，以及吸入的胃内容物。快速进行顺序诱导、气管插管或使用第二代声门上通气装置和环状软骨压迫都有助于预防误吸并发症。特伦德伦伯格卧位（头低脚高位）和斜视手术偶尔伴随的恶心增加了误吸的风险。因此，斜视手术中遵守 NPO 医嘱尤为重要。

3. 术前焦虑及术前用药　术前焦虑在所有年龄段的患者中都很常见，但在儿童年龄组中更为常见。超过 65% 的儿童会出现术前焦虑。药理学和非药理学方法可有助于减少儿童术前和麻醉诱导时的焦虑和压力。在这一患者群体中减少焦虑是很重要的，因为儿童的围术期焦虑可导致苏醒期谵妄、适应性不良行为和其他问题（尿床、噩梦、分离焦虑和饮食问题），这些问题可能在手术后持续长达一年。此外，术前焦虑越重的儿童疼痛评分越高，术后需要更多的镇痛药。

导致儿童术前焦虑的因素包括年龄在 7 岁以上、父母过度焦虑、不熟悉的医院环境，以及和陌生人相处 / 分离焦虑史。在所有年龄段，术前焦虑都可能是由以前不愉快的就医经历、对手术干预结果的不确定性（对未知的恐惧）、对疼痛的恐惧和再次手术引发的。

通过视频或宣传册让孩子熟悉手术室是有用的。他们可以在手术前参观手术区域、练习用麻醉面罩呼吸、体验测血压布袖带，并戴上脉搏血氧仪，这会使他们对即将到来的体验变得熟悉。一些医院在进行术前评估和诱导时还请来照看儿童日常生活的专业人员来帮助患儿过渡。孩子们可以把手机或平板电脑上的游戏带到手术室里，这既能提供一种熟悉的元素，也能分散注意力。

麻醉诱导时父母在场通常是减少患儿围术期焦虑有用的方法。在场的父母使患儿对围术期的体验以及对整体医院体验更满意。麻醉师 / 麻醉科团队和（或）围术期护理人员应为家长普及麻醉诱导过程的顺序，特别是吸入诱导。应告知父母，吸入诱导的前期和正常的兴奋阶段将包括眼转动、呼吸急促、阻塞性呼吸模式和无意识的肢体或肌肉运动。应询问父母是否觉得自己将会太焦虑或不安，以至于无法做到所要求的分散孩子注意力和安抚孩子的角色。如果父母也感到焦虑或情绪化，当孩子注意到父母这些情绪时，父母在场的好处就会减少。此外，工作人员可能需要担心一个头晕的家长。如果发生这种情况，请让家长离开房间。

如有需要，术前应由围术期护理人员在等候区对患者进行镇静 / 抗焦虑管理。最常见的给药途径是口服，但也可以是鼻内给药或肌肉注射，很少使用直肠给药途径。对于需要静脉（intravenous，IV）诱导的患者，用药前可开放静脉通道。

术前口服用药的不良反应在健康儿童中并不常见。阻塞性睡眠呼吸暂停、扁桃体和腺体样肥大的患者即使在术前小剂量给药，也可能出现镇静状态和呼吸暂停，导致氧饱和度下降。这也可能在术后发生并导致儿童出院延迟。

常见的麻醉前用药包括咪达唑仑、氯胺酮和右美托咪定。除非罕见的病例，否则这些患者不会延迟出院。咪达唑仑的作用是诱导嗜睡、减少焦虑，抑制记忆形成 [11, 12]。

三、全身麻醉

全身麻醉包括控制患者的意识水平、疼痛和运动水平，同时保持全身内环境稳态[13]。全身麻醉的三个阶段是麻醉诱导期，麻醉维持期及麻醉苏醒期。

1. 麻醉诱导期　患者应仰卧在手术台上，头部一直朝向手术台的顶部，这样可以让外科医生直接向下观察到术野。头顶应后仰（下巴抬高），以使眉脊和角膜在同一水平线，这样外科医生不用越过眉脊做手术。在乳头下方应用"肩膀卷袖"有助于完成这种姿势，特别是在儿童中。

用于诱导的麻醉剂可通过吸入或静脉注射途径进入体内。大多数年幼的患儿及其父母更喜欢吸入诱导，因为它避免了静脉通路带来的不适。年龄较大的患儿和成年人通常更喜欢静脉诱导，可以通过吸入一氧化二氮加速这一进程。静脉诱导的适应证包括有吸入风险、通气困难和有严重麻醉风险需要静脉注射的患者，如心脏病或恶性高热的家族史。静脉诱导最常用异丙酚完成。吸入诱导要求患者通过面罩吸入挥发性麻醉气体。麻醉气体有难闻的气味，但七氟醚是最不具刺激性的吸入麻醉药，因此常用。诱导可以逐步进行，从一氧化二氮／氧混合物开始，并缓慢增加七氟烷的浓度，或者可以用高浓度七氟烷加或不加一氧化二氮的混合物快速进行单次呼吸诱导。诱导的速度依照患者合作程度而定。快速的诱导减少了患儿的清醒时间，但高浓度的有毒气体可能会干扰患儿。如果在浓度逐渐升高过程中诱导过程平稳，则采用该方法。

在吸入诱导过程中，患者将经历第二阶段或兴奋阶段；这在静脉诱导中很少见。这是喉痉挛最有可能发生的阶段。在这个兴奋阶段，患者可能表现出心动过速、呼吸急促伴有阻塞或不规则呼吸、屏气、肌肉强直和无缘无故的肌肉运动。此时，应避免外界的刺激，例如重新固定患者体位或进行静脉注射，因为这些动作会诱发喉痉挛。一旦患者第二阶段结束，会进行外周静脉注射以方便给药。

氯胺酮也可用于麻醉前用药和诱导，并可口服。如果手术过程很短（例如，肉芽肿截除），那么只需氯胺酮即可。氯胺酮可降低眼心反射

（oculocardiac reflex，OCR）的发生率，并降低 PONV 的发生率。氯胺酮的使用可能会轻微增加术后心理压抑和噩梦的发生率。而同时使用的咪达唑仑不仅有助于防止幻觉，而且还可能做个愉快的梦[14]。

2. 气道管理的选择　气道管理可以通过气管内插管（endotracheal tube，ETT）或 LMA 来实现。最常用的 ETT 是经口 RAE（以发明者 Ring、Adair 和 Elwyn 命名），它有自然的曲线，允许 ETT 沿着下颌骨固定到中线，防止插管缠绕或 ETT 阻挡术野。

倾向于使用 ETT 的因素包括以下几方面，通气时需确认有固定牢靠的通路，在手术过程中有移动头部的需要（LMA 更容易脱落），耗时长或复杂的手术过程，在神经肌肉阻滞麻醉时通气尤其重要。如果有大量灌洗液可能进入鼻咽部时，也应该使用 ETT，因为 LMA 不能保护气道。气道内的液体和分泌物可能导致喉痉挛。

LMA 是一种塑料的"面具"，它可以密封声门上的咽部，并允许封闭式通气。它比 ETT 刺激性更小，允许更深部位的拔管和更少的刺激，以及潜在更平稳的苏醒。

3. 麻醉维持期　挥发性或静脉麻醉剂可用于麻醉维持期。气道的选择并不妨碍麻醉维持方法的选择。使用静脉注射还是挥发性气体取决于患者的个体因素。例如，患者既往有 PONV 的病史可能要避免使用挥发性药物，而取而代之的使用全身静脉麻醉。

在用挥发性气体的麻醉维持期，大多数医生最初继续使用诱导时用的七氟醚，然后过渡到异氟烷或地氟烷。异氟烷的一个好处是其成本较低。当使用挥发性药物时，药物的脂溶性会影响患者从全身麻醉中苏醒的速度；药物的脂溶性越强，苏醒的时间就越长，特别体现在较长的手术过程中。地氟烷是脂溶性最低的。当挥发性药物适当滴定时，无论其溶解度如何，都能快速苏醒。一些研究表明，与异氟烷相比，接受七氟烷或地氟烷治疗的患者在恢复室苏醒期谵妄的发生率增加。地氟烷是这些药物中脂溶性最小的，可使极度肥胖症患者更快速地苏醒。地氟烷偶尔会刺激气道，引发喉痉挛、咳嗽、屏气和流涎[14]。

对于全身静脉麻醉，异丙酚可在整个手术过

程中起到维持作用。它的使用导致 PONV 发生率更低。研究表明，只有当异丙酚被缓慢注入时，才有助于减少 PONV 发生。如果作为诱导时的一次性给药，对 PONV 没有影响。使用异丙酚进行麻醉维持可增加 OCR 的发生率。

4. 麻醉辅助用药

(1) 疼痛控制：阿片类药物，作为复合麻醉的一部分，被用于术中和术后镇痛。常用的阿片类药物，作用时间从长到短，分别是吗啡、芬太尼和瑞芬太尼。瑞芬太尼起效时间为 1min，吗啡为 15min。瑞芬太尼的作用时间为 5～10min，吗啡则为 4～6h。常见的副作用包括恶心、呕吐、呼吸抑制、镇静和上呼吸道阻塞。研究表明，阿片类药物的使用会增加 PONV 的发生率。在全身静脉麻醉（total IV anesthesia，TIVA）中，瑞芬太尼通常与异丙酚联合输注。比较瑞芬太尼与芬太尼或瑞芬太尼与吗啡的多项研究，并没有显示使用瑞芬太尼会增加 PONV，但 OCR 发生率增加，术后镇痛效果不理想。

非阿片类镇痛药，如对乙酰氨基酚和非甾体抗炎药（nonsteroidal anti-inflammatory drug，NSAID）是缓解疼痛和炎症的有效辅助药物。对乙酰氨基酚可与口服的麻醉前用药联合使用。对乙酰氨基酚糖浆比口服咪达唑仑糖浆更美味。NSAID 可能会增加出血的风险。此外，对乙酰氨基酚和酮咯酸（NSAID）都可以静脉注射，可以在手术室中使用。

(2) 肌肉松弛剂：肌肉松弛剂具有去极化作用（如琥珀胆碱）或非去极化作用（如维库溴铵、罗库溴铵）。去极化的肌肉松弛剂可导致眼外肌的长时间收缩，这可能会干扰被动牵拉试验的结果。与其他肌肉松弛剂相比，琥珀酰胆碱需特殊注意，特别是在斜视患者群体中。在有罕见肌肉疾病同时有较高斜视发生率的人群中，琥珀酰胆碱是 MH 和高钾性心搏骤停的触发因素[13]。

5. 体温调节　在所有麻醉过程中，患者对寒冷环境的正常体温调节反应异常，特别是婴儿，因为他们的相对体表面积较大。对于所有麻醉的患者，热量产生和保温的能力都降低。抑制中枢神经信号是减少产热的原因。自主呼吸产生的热量也有助于减少热量、抑制颤抖。一些麻醉剂产生的血管扩张、血管收缩延迟或过度出汗会导致热量损失。围术期低体温症会导致心脏事件、失

血和手术部位感染的风险增加。此外，低体温症既增加了术后住进麻醉后监测病房（postanesthesia care unit，PACU）的时间，也增加了住院时间。

在手术室，热损失的四种主要机制是辐射热损失、传导性热损失、蒸发热损失和对流热损失。麻醉期间的大部分热量损失是通过辐射，即热量从患者转移到周围环境。这可以通过将手术室的温度提高到大于 21.1℃或使用加热灯使热损失最小化。传导性热损失是指热量直接从患者身上转移到与患者接触的物体，如手术台。强制空气加热器是一种特殊循环暖空气的毯子，它的问世有助于减少辐射和传导造成的热量损失。这些强制空气加热器可以放置在患者的身下或上面。当使用强制空气加热器时，通过核心温度监测来评估过高热是很重要的。当流过患者的空气从患者那里吸取热量时，就会发生对流热损失，可以通过术中一直保持患者被覆盖来减少对流热损失。蒸发热损失发生在麻醉准备过程中的液体使用，或冲洗溶液的蒸发和出汗。它也可以发生在呼吸回路里，因为麻醉机器不提供加湿的空气。限制蒸发热损失的方法包括使用热冲洗液体和在呼吸回路中放置加湿装置。

6. 苏醒期　苏醒期是从全身麻醉中开始恢复的过程，在此期间自主通气重现，意识恢复。去除任何气道装置都是这个麻醉阶段不可分割的组成部分，这既可以在"深麻醉"状态（苏醒过程早期）进行，也可以在"清醒"状态（苏醒过程后期）进行。在拔管之前，特别是如果使用了神经肌肉阻滞药，必须有一个有规律的呼吸模式且恢复了足够的肌肉力量。对于清醒拔管，患者必须有足够的意识来保护他们的气道和控制分泌物，并保持自主通气，以减少阻塞或呼吸暂停的风险。清醒拔管的缺点是气管或口咽内有导气管的刺激会导致咳嗽，这是不可取的，因为产生的静脉压力增加会导致手术部位出血。利多卡因静脉给药可以帮助减少咳嗽。避免在苏醒时咳嗽和有一个"更平稳"的苏醒是深麻醉状态拔管的一个好处。深麻醉状态拔管的缺点是需要气道支持（例如双手托颌法、口咽通气道），以及患者无法防止分泌物进入气道。深麻醉状态拔管的一个主要风险是喉痉挛，因为麻醉诱导的各阶段和苏醒期间的顺序相反，特别是第 2 阶段。清醒或深麻

醉状态拔管的选择取决于患者和术中因素。如果患者通气困难，最好是在清醒时拔管，以减少需要插管的机会。

LMA 的深麻醉状态拔管更简单，因为气道所需的麻醉深度较小，使患者在苏醒早期就有规律的自主呼吸。此外，与移除气管内插管相比，移除 LMA 时的刺激更少。这让患者可以缓慢的平稳苏醒，因为患者感到舒服所以并不会咳嗽。

移除气管内插管或 LMA 后带来的刺激可令患者发生气道阻塞。这可能是由于持续的镇静和麻醉、解剖变异（大舌头、过多的口咽组织、大脖子）、阻塞性睡眠呼吸暂停或颅面发育畸形等造成的。

在取出任何气道装置后，立即放置口咽气道和麻醉面罩。提供气道支持（例如，双手托颌法），以确保患者继续做气体交换。这种支持应该持续到患者可以无须双手托颌而换气或直到患者通过苏醒期的第二阶段。取决于医疗机构的条件，许多苏醒室的护士将会有技能和培训来提供这类气道管理，这可以使患者护理和周转安全且高效。

儿童，特别是婴儿，在拔管后呼吸困难并不少见。患者也有可能经历喉痉挛，这也可能导致继发的心动过缓和呼吸骤停。

在全身麻醉手术结束时，眼内滴入 3.5% 的利多卡因凝胶可降低术后疼痛、减轻恶心，以便提前出院。

7. PACU 和苏醒

(1) 注意事项：麻醉师和一名外科团队成员应陪同患者到 PACU。在转给 PACU 护士时，应沟通患者的既往病史、年龄、体重、过敏史、手术过程、术中事件和关注点、所用药物和液体，以及任何术后与手术和麻醉相关的问题。照顾儿科患者的苏醒室应该有适当大小的设备和空间来容纳家庭成员在床边。这些指南可通过美国儿科学会（American Academy of Pediatrics，AAP）或美国麻醉师协会（American Society of Anesthesiologists，ASA）获得。

(2) 呼吸系统注意事项：在被运送到苏醒室之前，护理者应确保患者在最小的支持下得到充分的通气和供氧，并有稳定的呼吸状态。患者是否可以带着口腔或鼻部气道以及有无气道辅助转移到苏醒室取决于医疗机构。

深麻醉状态下拔管并维持气道通畅的患者可以在麻醉的同时被转运到 PACU。由于患者可能没有在第二阶段苏醒，在转运期间或在苏醒室里喉痉挛是一种风险。

苏醒室常见的呼吸不良事件包括换气不足、低氧血症、气道阻塞和义膜性喉炎。换气不足可能是由于残留的麻醉药、肌肉松弛剂、阿片类药物，甚至是麻醉用药前抗焦虑药导致的。此外，合并发育迟缓、代谢综合征或早产史的患者可能存在中枢性通气不足或呼吸暂停的风险。义膜性喉炎可能是气管插管拉紧、创伤性插管、ETT 在位时咳嗽或插管时间延长的结果。义膜性喉炎症状包括咳嗽、声音嘶哑和可闻及的吸入性呼吸，并可发展为喘鸣。治疗包括冷湿雾、皮质类固醇和外消旋肾上腺素。外消旋肾上腺素使呼吸道黏膜的血管收缩，从而改善病情。病情需要长期的观察，因为当药物效应消失的 6～8h 后可能会出现反弹效应，这可能会显著延长患者在 PACU 的停留时间。

气道阻塞后肺水肿可能会发生，特别是当患者经历喉痉挛或试图通过封闭的声门或阻塞性 ETT 去呼吸或咳嗽时。胸腔产生的负压引起了肺水肿，可表现为喘息、氧饱和度下降、低氧血症、呼吸窘迫，甚至呼吸衰竭。

(3) 疼痛控制：麻醉师和苏醒室的护士协力合作为患者提供适当的镇痛服务。在评估中，疼痛量表很常用，其中面部、腿、活动、哭泣、可安慰性（the Face, Legs, Activity, Cry, Consolability, FLACC）量表是最常用的一种。FLACC 评分通过评估不需语言交流的行为和体征来衡量疼痛程度。对于那些有语言能力的人，可以使用 Wong-Baker 面部表情疼痛量表，让患者选择面部表情与疼痛评分 0～10 相关的图像。

初始疼痛控制应使用对乙酰氨基酚。对乙酰氨基酚可以通过静脉注射、口服或栓剂途径给药。由于直肠途径的吸收变化大，因此不可靠。由于文献中对酮洛酸和布洛芬是否会增加术后出血还不确定，应谨慎使用。如果需要更急和更有效的镇痛药物，可以选择阿片类药物，因为其起效很快。芬太尼和吗啡是 PACU 中最常见的药物，可以提供快速和有效的疼痛缓解。这些药物可以重新使用以快速控制疼痛。应该记住，阿片类药物会增加斜视患者发生 PONV 的风险，加重呼吸抑制，并可能导致延迟出院。研究表明，使用对乙酰氨基酚或非甾体抗炎药可使阿片类药物的使用减少 10%～20%[16]。

(4) 术后恶心和呕吐：斜视手术是 PONV 的一个已知的危险因素。如果手术持续时间超过 30min，情况尤其如此。其他危险因素包括既往 PONV 史、PONV 家族史和晕动病史。PONV 最常见于 3 岁以上的儿童[17]。

当 PONV 风险较高时，术中预防措施包括避免使用一氧化二氮和挥发性气体，减少阿片类药物的使用，保持良好的水合作用和使用止吐药。儿科患者最常见的止吐预防药组合是皮质类固醇，如地塞米松，和 5HT-3 拮抗药，如昂丹司琼。氟哌利多可使用，但存在一个 QT 间期延长和锥体外系症状的黑框警告。东莨菪碱和氟哌啶醇可用于成人，但尚未在儿童中广泛应用或研究。异丙酚和局部麻醉剂能尽量减少挥发性气体和阿片类药物的使用。异丙酚也有独立的止吐作用。PONV 的最佳治疗方法是预防，因为目前尚没有在儿童中进行挽救治疗的正式研究[18, 19]。

(5) 苏醒期谵妄和躁动：苏醒期谵妄的特征是尖叫、哭泣、定向力丧失和缺乏眼神交流。孩子通常很伤心，认不出父母、熟悉的人或物体。它的产生机制尚不清楚。大约 1/4 的儿童被发现有某种程度的苏醒期谵妄。与基于异丙酚的麻醉相比，使用挥发性麻醉剂（特别是七氟烷或地氟烷）更容易发生。最常见的发作时间是在全身麻醉"苏醒"阶段的前 30min 内，通常持续 5～20min。重要的是要让父母安心，让他们知道苏醒期谵妄虽然令人不安，但是常见的，且短时间内有自限性。

经历任何全身麻醉都有苏醒期谵妄的可能性，但已知的危险因素包括 3—6 岁的儿童、男性、耳鼻喉（ear, nose, and throat, ENT）手术，以及术前焦虑。对于在全身麻醉下进行如影像学检查的无创和（或）无痛检查的患者，也会出苏醒期谵妄；因此，疼痛不是必要的触发因素。把这些传达给患儿的父母会让他们放心。

为了尽量减少苏醒期谵妄的风险，最好将患者以一种平静和镇静的状态带到苏醒室。重要的是要保持一个安静的苏醒室环境，并在最小的刺激下放置患者监护仪。父母应该被告知让他们的孩子"睡眠"度过这一阶段，并允许更"自然地醒来"，而不是被刺激（不断地摩擦和亲吻），这会过早地唤醒患者。

当患者表现出苏醒期谵妄的迹象时，迅速排除疼痛、缺氧、饥饿或与家人分离的痛苦是很重要的。一旦这些引起躁动的其他原因被排除在外，那么麻醉师就可以决定是否需要药物干预。最常使用的药物是芬太尼、异丙酚、咪达唑仑或右旋美托咪啶。咪达唑仑和右旋美托咪啶经常需要麻醉师滴定适当的剂量。这些治疗方法将使患者再次镇静，但在"第二次"醒来后，大多数患者会更平静[12, 20]。

在苏醒期谵妄阶段时，必须确保患者的安全，注意切口部位、静脉注射和其他管线，最重要的是防止任何自我伤害行为（例如，头部撞上担架侧栏杆，用静脉注射导管或监护仪电线缠绕自己）。

8. 出院注意事项　术后出院回家的标准由医疗机构委员会制订。这些流程通过手术医生、麻醉医生、护理部和社会工作的共同参与来制订。出院标准应包括以下内容[16]。

- 气道反射的恢复，足够的氧化作用和通气，有控制分泌物和防范出血或呕吐的能力。
- 稳定的心血管血流动力学。
- 已控制住术后的出血。
- 处于清醒的或容易被唤醒的意识水平。
- 恢复到基线的精神状态。
- 无须帮助即能坐起来 / 站立的能力。
- 有足够的疼痛控制力。许多医疗机构需要在给予麻醉药品后至少观察 30min。在出院前，必须确保患者的疼痛得到控制，并且任何增加的潜在疼痛都能在家里得到很好的处置。外科医生是获知患者出院后疼痛情况的最佳来源。
- 充分的水合作用。
- 术后已服药控制继发的恶心或呕吐。

四、可调整缝线的麻醉

当使用可调整缝线技术时，患者在手术完成时能足够清醒并且合作是比较理想的。静息眼肌张力应完全恢复，没有任何残留的麻醉导致的运动障碍。然后可以立即在手术室中进行调整。这个场景很难实现。然而，通过适当的技术，患者可以在 PACU 度过 1h 左右后达到这种状态，并可被带回手术室，在那里可以进行缝线调整。这种方法要优于在苏醒室或在办公室调整。优点包括无菌条件更好、设备更好，例如可以使用烧灼器械，以及能够让麻醉团队在必要时带助控制疼痛和意识水平。

为了尽量缩短苏醒时间和缝线调整的准备工作，建议采用以下技术。术前应避免使用抗焦虑药。对于斜视手术，异丙酚麻醉是首选，因为它可以尽量减少术后恶心，也可以使用吸入式麻醉剂。不宜使用苯二氮䓬类药物和吗啡，氢化吗啡酮应该被限制使用。

在调整缝线时，要测量患者的斜视度，暴露缝线。可在操作前 60s 给予瑞芬太尼。研究证实，在这种情况下，术后早期调整与后期调整结果相似[21]。

五、特别注意事项

1. 眼心反射　牵拉眼外肌通常会导致由 OCR 介导的心率降低，在眼心反射刺激后心率下降 10% 或更多时发生。它最常见的诱发原因是在斜视手术中直接对眼外肌进行手术操作。内直肌是最常引发此反应的肌肉，其次是外直肌。一项研究报道，牵拉内直肌时平均心率降低 24%，而牵拉外直肌时平均心率降低 9%[22]。急性和持续的牵拉，而不是温和的、渐进的、短暂的牵拉，会触发此反应。OCR 也可能由眼眶压力引起，如眼眶出血、过量球后注射、直接向眼球施加压力或眼睛疼痛。其发生时不一定需要眼球参与。

OCR 由眼外肌的感觉神经传入，经由睫状神经节到三叉神经的眼部分支，继续传导至半月神经节，然后到达脑干的三叉神经主核。在这里，与位于网状结构的迷走神经的内脏运动核形成突触，沿迷走神经传出，进入心脏窦房结，降低其速率。

反射最常表现为窦性心动过缓。其他可能产生的心律失常包括异位搏动、交接区节律、房室传导阻滞、室性心动过速和心脏停搏。表现可包括恶心、呕吐和眩晕。

由于使用的阈值标准不同，报道的眼心反射发病率差异很大（14%～90%）。年轻和健康的儿童的发病率最高。缺氧、高碳酸血症、酸中毒和麻醉变浅会加重病情。增强迷走神经张力的药

物，如 β 受体阻滞剂、钙通道阻滞剂和麻醉剂会加重眼心反射。因迷走神经传出疲劳，眼心反射会在持续的眼外肌牵拉后减弱。

当 OCR 被触发时，应告知外科医生并解除眼外肌的张力。应使通气和氧合作用最大化。应检查麻醉深度，以确保不要过浅。如果心律失常持续存在，应给予抗胆碱能药物如阿托品或甘吡咯溴。

对于高危患者，如心脏病患儿，应考虑预防性给予阿托品，但用它来对抗 OCR 的同时也应权衡阿托品致心律失常的可能性。注射局部麻醉剂可消除传入神经信号有助于避免 OCR。大多数吸入性麻醉剂具有消除迷走神经的作用并提高心率。七氟烷和地氟烷的 OCR 发生率低于异丙酚[23]。

2. 恶性高热　MH 是一种罕见的、潜在致命的骨骼肌疾病，可由各种麻醉气体触发的高代谢状态诱发[24]。也可能由去极化的肌肉松弛剂琥珀酰胆碱触发。大量的肌肉新陈代谢产物产生了过多的二氧化碳、过多的氧气消耗、酸中毒、高钾血症、肌肉强直和横纹肌溶解，并释放热原、肌酸激酶和肌红蛋白。其影响包括高热、心动过速、皮肤呈斑驳状和发绀、弥散性血管内凝血、肾功能衰竭、其他重要器官衰竭、颅内压升高和死亡。

报告中 MH 发病率差异很大，估计约 1:50 000，在儿童中更为常见。在美国，儿童在全身麻醉人群占比 5%，但 MH 占比却为 50%。MH 在骨骼肌疾病患者中更为常见。骨骼肌疾病患者占普通外科患者的 8%，但占 MH 病例的 24%。眼科手术占手术人群的 1.4%，但占 MH 病例的 7.4%。眼部手术组 MH 病例几乎都是上睑下垂和斜视患者[25]。

正常的肌肉收缩发生在神经兴奋传导神经递质介导的肌膜去极化后，触发电压敏感受体打开钙通道。MH 是由肌肉肌浆网钙离子释放失控而触发的，让肌肉处于高代谢状态。RYR1 受体通道是其中一个主要的钙离子通道。该通道和一些相关的副通道蛋白的基因异常导致该通道的功能障碍，以致当某些麻醉气体或琥珀酰胆碱触发时，钙流量大量增加，引发 MH 反应。大量的钙转运会使肌肉舒张的离子泵失活。高代谢肌肉收缩状态耗尽氧气，产生二氧化碳（CO_2），并耗尽三磷酸腺苷（adenosine triphosphate，ATP），导致膜功能衰竭，因此，就引发了 MH 的级联反应。

临床上，该综合征表现为核心温度升高；尽

管通气量增加，但呼气末 CO_2 仍升高；或肌肉强直（尤其是咬肌痉挛）。在超过 2/3 的患者中，温度升高是出现 MH 的首发症状之一，可能会出现极度高热。所有全身麻醉的斜视患者均建议进行核心温度监测。

MH 可用药物丹曲林治疗，它能降低肌肉痉挛导致的钙流量增加并终止这一过程。应停止使用所有可能触发此疾病的药物，改用非触发性麻醉剂，开始启用 100% 氧气过度通气。立即使用所有降温方式，包括静脉注射 4℃ 的生理盐水，以及局部冰敷所有暴露皮肤。必要时，可用葡萄糖、胰岛素、氯化钙和透析治疗高钾血症。酸中毒可通过过度通气和碳酸氢钠来控制。应给予利尿剂和液体，以保持高尿量。根据需要使用抗心律失常药物。应用丹曲林后，MH 的死亡率的从以前的 80% 下降到今天的 1.4%。

如果患者可能有 MH 家族史或既往病史，术前可以行肌肉活检和已知位点的基因检测。在肌肉活检中，将一份肌肉样本暴露于氟烷或咖啡因中来观察 MH 反应是否开始。活检和基因检测都存在敏感性和特异性的问题。如果患者被认为是 MH 易感人群，则避免会触发此疾病的因素，并非常严格地监测呼气末 CO_2 量和核心温度。必须将以前使用过的可能触发疾病的麻醉剂从麻醉机中移除。有过滤器可以确保这一点。尽管已备好丹曲林，但通常不推荐用丹曲林进行预处理。不复杂的全身麻醉史并不能否定随后 MH 反应的可能性。MH 平均发生在第 3 次麻醉暴露期间。

MH 与斜视有统计学关系。RYR1 基因缺陷除了导致 MH 的易感性，还导致了许多临床罕见的肌肉疾病，其中一些疾病累及眼外肌。这些患者可能是斜视手术中 MH 发生率增加的部分原因[26]。

3. 潜在的麻醉性神经毒性　麻醉剂主要通过增强或阻断神经受体活性来调节兴奋性和抑制神经传递。由于这些影响，麻醉剂的神经毒性影响人类大脑发育的可能性问题被提出。从大约 20 年前开始，动物研究证实，若长期给予高剂量麻醉剂，会导致未成熟发育的动物大脑出现神经毒性，其中包括多区域神经元细胞死亡、永久性神经元细胞丧失、树突结构的改变，以及长期学习和记忆损伤[27]。

动物研究表明，在实验条件下，所有测试的全身麻醉药物，包括那些增加抑制性 γ- 氨基丁酸（γ-aminobutyric acid，GABA）受体活性的药物（异丙酚、依托咪酯、七氟烷、地氟烷和异氟烷），以及那些阻断兴奋性谷氨酸受体的药物（氯胺酮），都会导致从蛔虫到非人类灵长类动物未成熟大脑的神经元细胞损失，甚至产生长期、永久性的功能影响。

每年有 600 万美国儿童和全世界无数的儿童接受全身麻醉。在这些美国儿童中，150 万在 1 岁以内。在美国，每年大约有 5 万例 15 岁以下的儿童接受斜视手术，而且在世界范围内病例人数更多。确保全身麻醉对发育中大脑的安全性至关重要。回顾性、前瞻性和多中心研究正试图解答这个问题。为此，认知功能测试和神经影像学检查得到广泛应用[28]。

Mayo 医学中心最初的回顾性研究表明，以采用学习障碍诊断作为终点来检测麻醉神经毒性，结果显示一次小于 3h 的手术没有造成学习障碍，但手术时间超过 3h 或多次手术会导致学习功能受损[29, 30]。多种混杂因素可影响这一研究和类似的研究，特别是手术原因。他的研究已经证实，暴露于一次短期麻醉似乎与学习障碍无关。另外 2 项比较全身麻醉和脊髓麻醉的大型多中心对照研究的中期分析显示，经规范神经发育测试，短暂单次暴露于全身麻醉不会引起神经发育延迟。有关这项重要研究的最新信息可在 www.smarttots.org 查询。

美国食品药品管理局（U.S. Food and Drug Administration，FDA）在过去 15 年的大部分时间里一直在研究这个问题。他们召开会议，资助组织来分析数据，并参与正在进行的研究——减轻儿童麻醉相关神经毒性的策略（Strategies for Mitigating Anesthesia-Related neuroToxicity in Tots，SmartTots）。2016 年 12 月，FDA 发布了一份"药物安全通讯"来警告单次麻醉超过 3h 或多次使用麻醉剂的 3 岁以下儿童接受全身麻醉和镇静药物"可能会影响儿童大脑的发育"[31]。

目前还没有全身麻醉对发育中大脑影响的鉴定。当然，全身麻醉只应该在必要时使用，而可以等待大脑进一步发育再做的小手术，应该被推迟。

总之，迄今为止还没有确凿的数据表明斜视手术的基础短效麻醉会导致任何的认知影响。考虑到这一事实，许多外科医生选择不进行关于斜视手术中神经毒性的讨论。当患者进入 FDA 警告范围内时，例如在第 2 次手术前，应进行此类讨论。当父母开始讨论麻醉对大脑的安全性时，应该强调动物实验和人类数据之间的差异。

六、局部麻醉

局部麻醉可作为斜视手术操作的主要或辅助技术 [32, 33]。局部麻醉剂通过影响离子通量而产生可逆性神经传导抑制。它们阻止了钠通道的打开，导致动作电位传导速率延迟。它们还可以阻断某些钾离子通道，进一步抑制神经传导。作用的持续时间由药物的特定药理作用机制、其蛋白质结合程度和患者的药物代谢情况所决定。添加血管收缩剂，如肾上腺素（1∶200 000～1∶100 000）可以延长药物的作用时间。作用的持续时间与剂量有关。透明质酸酶可以增强药物的弥散作用，它能分解细胞外基质主要成分之一的透明质酸。

最常用的浸润局麻剂是利多卡因、甲哌卡因和布比卡因。1%～2% 浓度的利多卡因溶液，可在几分钟内起效并持续 1.5～3h。0.25%～0.75% 的布比卡因的效力是利多卡因的 4 倍，其起效时间也较快，其作用时间明显长于利多卡因，约 3～9h。甲哌卡因的作用时间中等。用碳酸氢钠提高这些药物的 pH 可以增加它们的作用持续时间。

这些局麻药的毒性主要作用于中枢神经系统和心脏。应尽量减少并计算局部麻醉的总量。利多卡因单剂量应保持在 4mg/kg 以下，成人最大剂量 400mg（相当于 2% 溶液 20ml），布比卡因单剂量应保持在 3mg/kg，成人最大剂量 175mg（相当于 0.75% 溶液 23ml）。眼科麻醉所需的通常剂量达不到这些最大剂量。值得注意的是，布比卡因不仅药效和作用持续时间明显大于利多卡因，而且其毒性作用也较大。肾上腺素增加了它的潜在毒性。布比卡因毒性可导致全心脏衰竭。如果检测到心脏毒性，使用 20% 英脱利匹特注射液，一种脂质乳剂，有助于防止这种衰竭 [34]。其作用机制尚不清楚，但目前有两种作用原理假说，第一种是它将布比卡因带离心脏，从而减轻布比卡因对心脏钠离子通道的阻塞，第二种是它抵消了局麻药对心肌脂肪酸氧化的抑制作用，从而允许产生能量和逆转心脏抑制。

Tenon 囊下注射局部麻醉药和必要时辅助镇静剂是进行斜视手术的一个可行的选择。有某些疾病的患者接受局部麻醉（伴或不伴有附加的镇静剂）的风险可能比全身麻醉小。该方案也可能减少术后疼痛和恶心，并减少留院的时间。据报道，它可以降低 OCR 的发生率。

Tenon 囊下麻醉可通过以下技术实现（视频 21-1）[35]。将几滴局麻药（丁卡因或丙美卡因）滴在眼睛上，放入开睑器后，使用威斯克剪刀做鼻下或颞下象限的穹隆纽扣孔，暴露距离角膜缘 8～10mm 处巩膜。本文作者更喜欢选择不与手术肌肉相邻的纽扣孔。这可以避免注射麻药时手术部位出血和球结膜水肿的问题。麻醉溶液不会通过手术切口立即流失。另一些医生则不喜欢单独做一个切口，并在切口扩大之前通过靠近手术肌肉的纽扣孔注射。溶液通过钝性针头（为这种注射设计的金属针头或软管，例如格林鲍姆插管）注射，该套管滑到 Tenon 囊下空间，并沿着巩膜向后推进约 7mm。2～4ml 的 50% 液体，加上同等容量的无肾上腺素的 2% 利多卡因和有透明质酸酶（75～150U）的 0.50% 布比卡因缓慢注射（以避免疼痛的球结膜水肿）。长效的布比卡因不仅有术后镇痛效果，病情还恢复更快。注射后，通过眼睑轻轻向注射部位施加压力 2min，这将防止麻醉药从空间中流失，并有助于麻醉剂的弥散。眼部按摩已被证明会引起眼睛的压力明显升高，应尽量避免。这种 Tenon 囊下的麻醉技术几乎总是有足够的镇痛效果和并使眼球维持令人满意的稳定位置。麻醉可能会暂时性地影响视力。

Tenon 囊下麻醉的相对禁忌证包括巩膜扣带和存在其他硬物、伴有葡萄肿的高度近视、非常焦虑易怒的患者或头部震颤患者。注射部位应避开既往斜视手术过的区域、滤过泡和翼状胬肉。由于注射会导致眼球运动障碍，使用可调整缝线操作当天不能进行此类注射。

瑞芬太尼/芬太尼的辅助镇痛效果扩大了可能使用 Tenon 囊下麻醉技术的人群。可以添加异丙酚来进一步提高局部麻醉技术的实用性。

表面麻醉在选择性斜视手术中占有一席之地。丁卡因、丙美拉卡因和利多卡因凝胶都能起效。

参考文献

[1] Coté CJ. Preoperative preparation and premedication. Br J Anaesth. 1999; 83(1):16–28

[2] Tait AR, Malviya S. Anesthesia for the child with an upper respiratory tract infection: still a dilemma? Anesth Analg. 2005; 100(1):59–65

[3] Regli A, Becke K, von Ungern-Sternberg BS. An update on the perioperative management of children with upper respiratory tract infections. Curr Opin Anaesthesiol. 2017; 30(3):362–367

[4] American Society of Anesthesiologists task force on preanesthesia evaluation. Practice advisory for preanesthesia evaluation. Anesthesiology. 2012; 116: 522–538

[5] Feely MA, Collins CS, Daniels PR, Kebede EB, Jatoi A, Mauck KF. Preoperative testing before noncardiac surgery: guidelines and recommendations. Am Fam Physician. 2013; 87(6):414–418

[6] Wingfield M, McMenamin M. Preoperative pregnancy testing. Br J Surg. 2014; 101(12):1488–1490

[7] American Society of Anesthesiologists committee. 2016. http://www.asahq. org/quality-and-practice-management/standards-guidelines-and-related-resources/pregnancy-testing-prior-to-anesthesia-and-surgery

[8] Robinson M, Davidson D. Aspiration under anesthesia: risk assessment and decision making. BJA CEPD. 2014; 14:171–175

[9] Sethi AK, Chatterji C, Bhargava SK, Narang P, Tyagi A. Safe pre-operative fasting times after milk or clear fluid in children. A preliminary study using realtime ultrasound. Anaesthesia. 1999; 54(1):51–59

[10] American Society of Anesthesiologists, T, ask, F, orce. Practice guidelines for preoperative fasting and the use of pharmacologic agents to reduce the risk of pulmonary aspiration: application to healthy patients undergoing elective procedures. Anesthesiology. 2017; 126(3):376–393

[11] Gulur P, Fortier MA, Mayes LC, Kain ZN. Perioperative behavioral stress in children. In: Cote CJ, Lerman J, Anderson BJ, eds. A Practice of Anesthesia for Infants and Children. Philadelphia, PA: Elsevier; 2018:25–34

[12] Banchs RJ, Lerman J. Preoperative anxiety management, emergence delirium, and postoperative behavior. Anesthesiol Clin. 2014; 32(1):1–23

[13] Polaner DM. Anesthesia for same-day surgery. In: Davis PJ, Cladis FP, eds. Smith's Anesthesia for Infants and Children. Philadelphia, PA: Elsevier; 2017:1070–1086

[14] Pediatric anesthesia. In: Butterworth JF IV, Mackey DC, Wasnick JD, Butterworth J.F., IV, Mackey D.C., Wasnick J.D. Eds. John F. Butterworth, IV, et al. eds. Morgan & Mikhail's Clinical Anesthesiology. 5th ed. New York, NY: McGraw-Hill; 2013

[15] Grocott HP. .Thermoregulation and perioperative hypothermia. In: Longnecker DE, Mackey SC, Newman MF, Sandberg WS, Zapol WM, Longnecker D.E., Mackey S.C., Newman M.F., Sandberg W.S., Zapol W.M, eds. David E. Longnecker, et al.eds. Anesthesiology. 3rd ed. New York, NY: McGraw-Hill; 2013

[16] Taenzer AH, Havidich JE. The postanesthesia care unit and beyond. In: Cote CJ, Lerman J, Anderson BJ, eds. A Practice of Anesthesia for Infants and Children. Philadelphia, PA: Elsevier; 2018:1095–1109

[17] Gan TJ, Diemunsch P, Habib AS, et al. Society for Ambulatory Anesthesia. Consensus guidelines for the management of postoperative nausea and vomiting. Anesth Analg. 2014; 118(1):85–113

[18] Oh AY, Kim JH, Hwang JW, Do SH, Jeon YT. Incidence of postoperative nausea and vomiting after paediatric strabismus surgery with sevoflurane or remifentanil–sevoflurane. Br J Anaesth. 2010; 104(6):756–760

[19] Shen YD, Chen CY, Wu CH, Cherng YG, Tam KW. Dexamethasone, ondansetron, and their combination and postoperative nausea and vomiting in children undergoing strabismus surgery: a meta-analysis of randomized controlled trials. Paediatr Anaesth. 2014; 24(5):490–498

[20] Dahmani S, Delivet H, Hilly J. Emergence delirium in children: an update. Curr Opin Anaesthesiol. 2014; 27(3):309–315

[21] Cogen MS, Guthrie ME, Vinik HR. The immediate postoperative adjustment of sutures in strabismus surgery with comaintenance of anesthesia using propofol and midazolam. J AAPOS. 2002; 6(4):241–245

[22] Dewar KM, Wishart HY. The oculocardiac reflex. Proc R Soc Med. 1976; 69(5):373–374

[23] Choi SR, Park SW, Lee JH, Lee SC, Chung CJ. Effect of different anesthetic agents on oculocardiac reflex in pediatric strabismus surgery. J Anesth. 2009; 23(4):489–493

[24] Rosenberg H, Pollock N, Schiemann A, Bulger T, Stowell K. Malignant hyperthermia: a review. Orphanet J Rare Dis. 2015; 10:93

[25] Strazis KP, Fox AW. Malignant hyperthermia: a review of published cases. Anesth Analg. 1993; 77(2):297–304

[26] Rosenbaum HK, Miller JD. Malignant hyperthermia and myotonic disorders. Anesthesiol Clin North America. 2002; 20(3):623–664

[27] Rappaport BA, Suresh S, Hertz S, Evers AS, Orser BA. Anesthetic neurotoxicity–clinical implications of animal models. N Engl J Med. 2015; 372(9):796–797

[28] Backeljauw B, Holland SK, Altaye M, Loepke AW. Cognition and brain structure following early childhood surgery with anesthesia. Pediatrics. 2015; 136(1):e1–e12

[29] Wilder RT, Flick RP, Sprung J, et al. Early exposure to anesthesia and learning disabilities in a population-based birth cohort. Anesthesiology. 2009; 110(4): 796–804

[30] Flick RP, Katusic SK, Colligan RC, et al. Cognitive and behavioral outcomes after early exposure to anesthesia and surgery. Pediatrics. 2011; 128(5): e1053–e1061

[31] Andropoulos DB, Greene MF. Anesthesia and developing brains– implications of the FDA warning. N Engl J Med. 2017; 376(10):905–907

[32] Greenberg MF, Pollard ZF. Adult strabismus surgery under propofol sedation with local versus general anesthesia. J AAPOS. 2003; 7(2):116–120

[33] Tuzcu K, Coskun M, Tuzcu EA, et al. Effectiveness of sub-Tenon's block in pediatric strabismus surgery. Brazilian J Anesth. 2015; 65:349–352

[34] Weinberg GL. Lipid infusion therapy: translation to clinical practice. Anesth Analg. 2008; 106(5):1340–1342

[35] Guise P. Sub-Tenon's anesthesia: an update. Local Reg Anesth. 2012; 5: 35–46

第 22 章 斜视手术器械
Strabismus Surgical Instrumentation

John E. Bishop 著

王希莹 译

摘　要

本章介绍了在斜视手术中使用的基本和专业器械。包括对开睑器、镊子、拉钩、牵开器、卡尺和持针器的讨论。

关键词

斜视，手术，器械，开睑器，镊子，拉钩，牵开器，卡尺，直尺，针

一、介绍

任何木匠或机械师都会告诉你，使用正确的工具可以确保高效和高质量的工艺。在斜视手术中使用的手术器械也是如此。斜视手术器械主要由基本的镊子、牵开器、剪刀等组成，这些工具可以从各类制造商那里获得，这一章将概括讨论。还有许多专业器械，大多数是最新的设计，大部分由特定制造商制造。

二、开睑器

开睑器不仅使睑裂打开，而且可以使睫毛远离手术视野。大多数外科医生更喜欢实心叶片设计，如 Lancaster 开睑器或 Lieberman 开睑器（Katena）。另一种具有更少组件可防止挂线的实心叶片开睑器是 Wright blade 开睑器（Titan Surgical）。一些钢丝开睑器（如 Barraquer）体积较小，能提供更多的后部暴露。对于非常靠近眼后部的手术，可以通过移除开睑器和使用单独的牵开器来获取更大手术空间。

三、镊子

一般来说，在斜视手术中，通常使用有齿镊来抓住组织。最常见的镊子是 Bishop-Harmon，它有 2×1 齿（一边是一颗齿，另一边是两颗齿）。这些镊子的规格从粗到细都有。当抓取结膜进行眼球固定时，最好将潜在的组织撕裂力分散到更大的区域，以减少结膜损伤的风险。这是通过使用带有 3×2 齿的镊子来完成的，如 Lester 镊子。光滑的无齿镊用于打结目的。

经巩膜途径固定眼球，大多数外科医生使用 2×1 齿 0.5mm 宽的 Castroviejo 式镊子，其既有直镊也有弯镊，既有有锁镊也有无锁镊。Katena 公司已经发明了一种滑锁装置，与传统的弹簧锁相比，不容易因疏忽而解锁。弯 Moody 锁镊（Katena）（图 22-1）可以在鼻侧或颞侧垂下，这

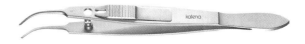

▲ 图 22-1　**Moody** 锁定固定镊
由 Katena 产品有限公司提供

可使手术医生在无助手的条件下，通过巩膜途径固定眼球。

四、剪刀

剪刀操作原理有两种：弹簧剪刀和环形剪刀。更精细的剪刀通常采用弹簧支撑装置。修剪时，剪刀闭合，压缩弹簧。松开后，弹簧装置将打开剪刀刃。其原型的例子是 Westcott 剪刀，它通常为弯刀刃，有钝头和尖头之分，也有左右之分。钝头 Westcott 剪刀非常适合结膜、Tenon 筋膜和肌间隔的一般分离。有了更细的尖端，锋利的 Westcott 剪刀可以用于更精确的切开和截除，同时也是有用的缝合剪刀。肌肉离断或断腱操作经常使用 Manson-Aebli 角膜剪。这种弹簧剪刀分右和左两种配置，有直角刀刃和钝头。其下方刀刃比上方刀刃稍长，以防止在肌肉断腱术中意外切到巩膜。

较大的剪刀通常有环柄而没有弹簧装置。手术医生通过将环柄分开来强制打开剪刀。这对于钝性分离是有用的，因为弹簧剪刀的打开力往往不足以钝性分离组织，特别是在再次手术有瘢痕的病例中，如 Stevens 断腱剪刀，以及各种钝头或尖头的虹膜剪刀。

五、钩子

斜视钩主要有三种用途——确认和分离肌肉、确保在手术过程中肌肉在钩上，以及常规的牵拉作用。

Stevens 钩是一个小的弯钩，用于初始确认和分离肌肉。基本上和所有钩一样，光滑和高度抛光的表面最大限度地减少组织阻力，易于肌肉手术操作步骤。Stevens 钩也经常被用作牵开器。

Jameson 钩有一个光滑的椭圆尖的球形末端，可穿过组织，肌肉一旦分离后可以防止肌肉从肌钩上滑脱。它仍是世界上最常用的钩子。

Green 钩有一个垂直于手柄的平直面，末端弯曲得很像滑雪板翘起的尖端。这很容易让钩穿过组织，但一旦肌肉被分离，"滑雪板样的尖"就会把它保留在钩上。此外，钩子底部的平坦平台可以作为基底或屏障，允许在肌肉中放置缝线，同时保护下面的巩膜免受意外穿孔的风险。

von Graefe 钩是 Stevens 钩的一个大号版本，能够分离整个肌肉，有时也是一个有用的牵开器。

Manson 双钩包含相隔几毫米的两个小钩，与 Stevens 钩类似。它是有延展性的，两钩间的距离是可调节的，用于牵拉。

1. 保护钩 眼外肌有时非常紧，这可能增加在肌止端缝线时巩膜穿孔的风险。甲状腺相关眼病、Möbius 综合征和 Duane 综合征尤其如此。为减少不经意巩膜穿孔的风险多种多样的钩已经被发明出来。

Bishop 钩（Katena）（图 22-2）在钩的直底部使用了绕轴旋转的金属板。在使用过程中，该金属板作为一个屏障，位于肌肉和巩膜之间，这样在肌肉止端处的缝线不会穿通巩膜[1]。

Wright 钩（Titan Surgical）（图 22-3）使用了一个钩子上的凹槽作为放置肌肉预置缝线的引导和屏障，再次保护巩膜。它有左右两种型号。

Suh 钩（Ambler Surgical）（图 22-4）也应用了一个保护凹槽。它有一个平底和一个半尖的翘头可顺利的穿过瘢痕组织。它也分为左右两种型号。

Rychwalski 钩（Katena）（图 22-5）和 Jameson 类似，也有一个椭圆尖端，平坦部分的两侧都有一个保护槽，允许在预置肌肉缝线时两手同利地使用一个单钩。

Wilson-Dacamara 钩（图 22-6）与 Green 钩

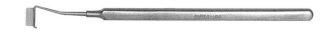

▲ 图 22-2 **Bishop 肌肉钩**
由 Katena 产品有限公司提供

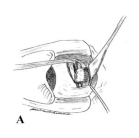
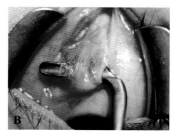

▲ 图 22-3 **Wright 钩**

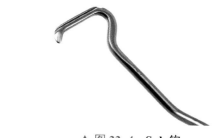

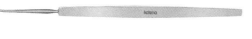

▲ 图 22-4 Suh 钩

由 Donnie Suh 医学博士提供

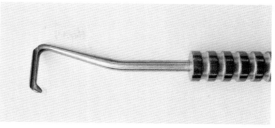

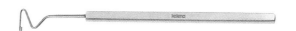

▲ 图 22-6 Wilson-Dacamara 钩

由 Ed Wilson 医学博士提供

▲ 图 22-5 Rychwalski 钩

由 Katena 产品有限公司提供

▲ 图 22-7 Guyton 小切口钩

由 Katena 产品有限公司提供

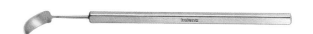

▲ 图 22-8 Helveston Barbie 牵开器

由 Katena 产品有限公司提供

类似，有一个向上翘的末端来保留肌肉，并在相反的表面加入保护凹槽，双手均可使用。它是由 MSI 仪器公司制造的。

2. 其他钩 Guyton 小切口钩（Katena）（图 22-7）在钩柄中有三个弯曲，该钩可通过较小的结膜切口完全分离出直肌止端。

Bishop 肌腱折叠器是一种特殊的钩子，在预置折叠缝线之前，将预先分离好的上斜肌肌腱拉入器械中。刻度从 0～10mm，测量肌腱被拉入仪器的深度。由于肌腱在折叠器内被折叠，折叠的肌腱长度是刻度读数的两倍。例如，5mm 的刻度读数对应折叠了 10mm 的肌腱。

六、牵开器

术野充分暴露及良好的解剖认知是安全进行斜视手术的必要条件。有许多类型的牵开器可以实现这一点。

Desmarres 牵开器从婴儿尺寸到大尺寸一应俱全。一般来说，较小的型号对斜视手术更有用。

各种尺寸的 Malleable 牵开器可以定制不同的弯曲程度，以适应各种式中和复杂的情况。

各种尺寸的 Helveston 的"Barbie"牵开器（Katena）（图 22-8）非常有用，特别是要暴露眼球赤道部或眼球后部时。

许多其他器械经常被用来暴露术野，如晶状体套圈或虹膜铲。一些斜视外科医生发现 Conway 牵开器是一种有用的工具。

七、卡尺和直尺

测量肌止端位置或后徙或截除的量，需要使用测量器械。有代表性的器械是 Castroviejo 卡尺，有直尺和弯尺。卡尺测量巩膜上的直线距离。由于眼球近似是球形的，这意味着卡尺测量的是一个弦的长度，而不是真实弧长（即眼球周长的一部分）。由于标准的眼轴长度为 24mm，对于 9mm 或以下的距离，测量误差可以忽略不计。除此之外，弦长明显小于弧长 [2]。弯尺，如 Scott 尺或 Helveston 巩膜标记尺（Katena）（图 22-9），可以用来减少这种误差。另一种方法是用 Castroviejo 卡尺进行多次测量。例如，对于 14mm 的后徙，用卡尺设置为 7mm 再标记两次。

八、持针器

弹簧装置的持针器通常在斜视手术中用于相对较细的针。这些器械有或没有锁，有平或圆形手柄，有直或弯曲的持针器头。许多外科医生更喜欢圆柱体或圆形手柄的类型，如 Barraquer 持针器。圆形的手柄允许器械在手指中轻轻旋转，以使针穿过巩膜。使用带锁持针器，可以使针固

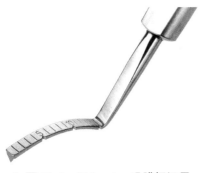

▲ 图 22-9　Helveston 巩膜标记尺
由 Katena 产品有限公司提供

定，然后从洗手助手转移给外科医生，或者从外科医生的一只手转移到另一只手。如果在向巩膜进针之前挤压手柄解锁持针器，那么持针器将在巩膜缝针完成时自动将针松开。对于斜视手术中使用的细针，通常使用头部精致的持针器。对于较粗的缝线，如 4-0 丝制牵引缝线，需要更重的持针器。带锁定和解锁装置的 Wright 弯持针器（Titan Surgical）有两个实用的优点。首先，独特的锁定和解锁机械允许在不打开钳口的情况下重新锁定，特别是在重新调整针位置时节省了手术时间。其次，它的钛成分可避免斜视手术中使用的小针造成的磁化问题。

参 考 文 献

[1] Bishop JE. A new muscle hook for safer strabismus surgery. Am Orthopt J. 2001; 51:152–153

[2] Scott WE, Gole GA. A modified curved ruler for strabismus surgery. Arch Ophthalmol. 1985; 103(5):625

第 23 章　经典斜视手术：直肌
Classic Strabismus Surgery: Rectus Muscle

Marilyn Baird Mets　著

刘　睿　译

摘　要

直肌手术是最常用的斜视手术方式。对解剖的熟知，精心的设计和出色的手术技巧是获得最佳手术效果的必要条件。准备工作包括术前仔细测量斜视角度，最好是原在位看远和看近，向上和向下注视远处（诱发 A 和 V 征），以及向侧方注视来确定是否存在非共同性。如果患者年龄足够大且能充分合作，检查水平融合幅度也很有用。本文作者通常将肌肉的最终位置放在融合幅度范围的中间位置。本章的主要重点是关于手术技巧。对手术中细节的一丝不苟能让术后瘢痕和炎症反应降至最轻。最理想的手术效果涉及到很多方面。对于年幼的孩子，因为双眼正位才能使视觉感官系统正常发育，术后恢复正位可促进并允许这一系统接近正常发育。在成人，它可以恢复之前发育成熟的双眼视觉中因斜视而丧失的部分，以及（或者）消除复视。一个额外的目标是恢复到正常的外观，不是锦上添花，而是恢复正常的双眼外观。这样使患者能用眼神来进行交流沟通。除此之外，在许多文化中，斜视或眼睛错位被视为"邪恶之眼"，并对患者的生活产生负面影响。同样，精湛的手术技巧可使患者术后不适达到最轻。

关键词

斜视手术的穹隆切口、眼肌后徙、眼肌截除、端试验、交叉缝线技术、巩膜隧道、标准水平肌肉手术量

一、概述

本章实质上是介绍马歇尔·帕克斯（Marshall Parks）的直肌手术方法。他是一位一流、细致、高效的外科医生，他的技术经受住了时间的考验。我们会从他的穹隆入路方法开始，重点阐释对解剖结构的理解，仔细识别肌肉两端，小心分离肌肉以及保护邻近的组织。他的手术理念包括移除而不是那时普遍的截除眼球肌肉周围组织的趋势。他推荐保留肌肉鞘膜，对于后徙，尽量减少对节制韧带的分离。如下所述，截除术需要更多的分离，但是应保留肌肉鞘膜的完整性。

当然，随着时间的推移，许多术式中加入了个人的细微改进，这些也包括在本章中（视频23-1 至视频 23-4）。

二、术前充分准备

毫无疑问，在进入手术室之前，需要进行充分的思考和手术设计。表 23-1 和表 23-2 给出了水平肌肉手术量的指南，并提供经过时间验证的数值用于手术设计。这些手术量来自 Marshall Parks 医生。此后数年，他的同事们依据自己患者术后的效果进行了多次调整。尽管如此，实际

上并没有发生太大变化。这些归功于 Parks 医生坚持不懈的优点。这些手术量适用于以本章所述方式进行的手术。技术上的调整可能会改变结果，此时这些数据充其量只能作为参考。

表 23-1　内斜双眼水平直肌后徙和截除手术参考量

内斜—双眼手术 [a]		
斜视度	双眼内直肌后徙	双眼外直肌截除
15PD	3.0mm（3.0）[b]	3.5mm（4.0）
20PD	3.5mm（4.0）	4.5mm（5.0）
25PD	4.0mm（4.5）	5.5mm（6.0）
30PD	4.5mm（5.0）	6.0mm（7.0）
35PD	5.0mm（5.5）	6.5mm（8.0）
40PD	5.5mm（6.0）	7.0mm（8.0）
50PD	6.0mm（7.0）	8.0mm（8.0）
60PD	6.5mm（7.0）	8.0mm（8.0）
70PD	7.0mm（7.0）	8.0mm（8.0）

a. 对于单眼的退/截术式，请参考表格中的每一行
b. 括号中的数据源自 1985 年 Parks 医生在缅因州科尔比学院 Lancaster Course 的讲座

表 23-2　外斜双眼水平直肌后徙和截除手术参考量

外斜—双眼手术 [a]		
外斜度	每眼外直肌后徙	每眼内直肌截除
15PD	4mm	3mm
20PD	5mm	4mm
25PD	6mm	5mm
30PD	7mm	6mm
35PD	7.5mm	6mm
40PD	8 mm	6.5mm
50PD	9mm	7mm
60PD	10mm	8mm
70PD	10mm	9mm
80PD	10mm	10mm

a. 对于单眼的退/截术式，请参考表格中的每一行
由于解剖结构上眼球更小，对于年幼儿童 60PD 或以上的大角度外斜，手术量需要做相应地调整。对于这些病例，可能需要不止一个术式

Ludwig 医生更喜欢较少的截除量来减少肌肉止端的隆起，有时会在单眼手术中减少 1mm 或 2mm 的截除量并同时增加相同的后徙量。

在手术室里，将手术计划写在白板上有助于避免错误。如果术中出现不可预料状况，可以选择更改计划，但最好不擦除原手术计划。

在准备之前，手术医生应检查患者的头位及稳定性，以确保处于最佳状态。我喜欢让患者头顶与桌子顶部齐平，以便在手术时最易操作。

主刀医生和助手的椅子高度和位置应该舒适，并提供良好的视野（头戴式放大镜、工作距离）以处理手头的任务。

与任何斜视手术一样，放置开睑器后的第一步是被动牵拉试验（见第 3 章）。

三、穹隆切口

穹隆切口可对结膜进行最少的缝合，因此可以让患者术后更加舒适。更高的舒适度可减少患者尤其是儿童术后搓眼。内直肌和下直肌（MR，IR）穹隆部切口入路位于鼻下象限。外直肌（LR）从颞下象限，上直肌（SR）则从颞上象限进入。

为了进入穹隆（右眼，LR 后徙），助手在 7:30 位置用带齿的 0.5mm 镊子抓住角膜缘，上转并内转眼球以暴露颞下象限结膜。接下来，通过结膜识别 LR 的下缘和 IR 的外缘。使用钝的 Westcott 剪刀，在角膜缘后 8mm 与角膜缘平行的结膜上做一个小切口（2mm），避免从穹隆过深处进入，那里有锥外脂肪垫位于其下（距角膜缘约 10mm）；此处不应破坏，因为这会导致出血和瘢痕（图 23-1）。然后将 Westcott 剪刀的弯曲面放入打开的结膜，在颞下象限对称延伸切口约 8mm，弧度平行于角膜缘。主刀医生和助手然后用 Bishop-Harmon 镊子抓住显露的 Tenon 囊并提起呈现帐篷状。主刀医生在此"帐篷"上纵向切至巩膜处（图 23-2）。用 Westcott 剪刀（弧度向下）沿 Tenon 囊下平行于眼球弧度延伸进入颞下象限。

四、分离肌肉

对于水平肌肉，我们将钩住肌肉下端。用 Stevens 钩，钩尖在巩膜表层滑动，勾住肌肉下端

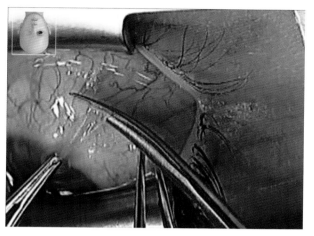

▲ 图 23-1 结膜切口

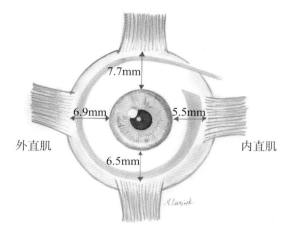

▲ 图 23-3 Tillaux 螺旋

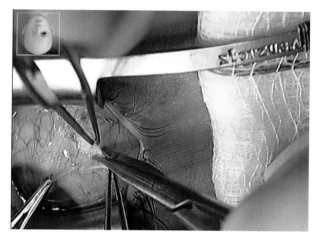

▲ 图 23-2 Tenon 囊切口

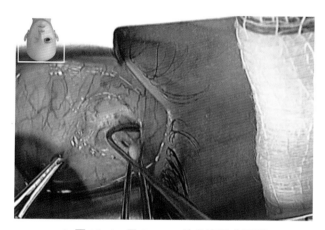

▲ 图 23-4 用 Stevens 钩分离肌肉两端

（记住 Tillaux 螺旋：MR 止端应距角膜缘约 5.5mm，LR 止端应距角膜缘约 6.9mm）（图 23-3）。不要把肌钩放置过深"确保你勾到全部肌肉"。你不要尝试这样的"过深的进入"，因为如果钩子在肌肉下面，你会触及肌锥内脂肪垫，亦或从肌肉表面划过而触及肌锥外脂肪垫。无论哪种方式，破坏脂肪垫都会导致瘢痕，应当避免其发生。用小 Stevens 钩勾住肌止端，有助于安全识别肌止端并随后放置大肌肉钩（Green 或 Jameson）（图 23-4）。一旦 Stevens 钩进入肌肉下端，钩头推向巩膜以抬高肌肉下缘用于放置大肌肉钩。对于 Green 钩，将其滑到 Stevens 钩旁，彼此靠近，倾斜 Green 钩使得巩膜平面与钩头的弯曲部分平行而不是与钩子的基底平行（图 23-5）。这将避免钩头接触肌肉腹部的下方。一旦超过了肌肉的上缘，倾斜钩子尖端使其远离巩

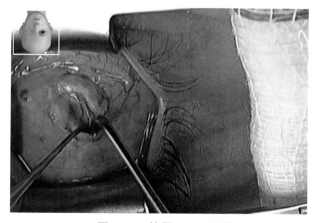

▲ 图 23-5 放置 Green 肌钩

膜来锁住肌肉上缘。移走 Stevens 钩并将另一个 Green 钩放在第一个钩的远端，然后去除第一个 Green 钩。Green 钩的钩头向角膜缘转动以确认勾住所有的肌肉纤维（图 23-6）。如果钩弯曲部

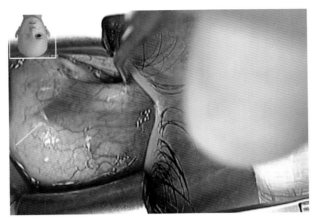

▲ 图 23-6　钩端试验
Green 肌钩钩头向角膜缘行进（黄箭）

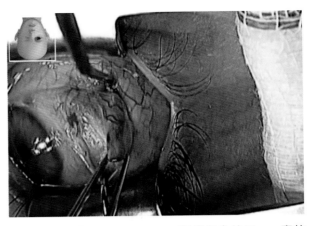

▲ 图 23-7　用 Bishop-Harmon 镊将多余的 Tenon 囊拉离大肌钩

而不是钩头旋转，则说明丢失部分肌纤维，此时需用另一个 Green 钩放在第一个钩子的远端后将第一个钩子移除。

注意事项

- 深部侵入（图 23-4 和图 23-5）。
- 肌钩位于肌肉表面（图 23-4）。
- 肌钩勾住肌肉肌腹的下方（图 23-5）。

　　一旦勾住整条肌肉，将 Green 肌肉钩的弯曲部抵住开睑器的下叶，用 Stevens 钩牵拉肌肉上面的结膜和 Tenon 囊套在大肌肉钩钩头上。你可能需要用 Bishop-Harmon 镊子在钩头处拉掉多余的 Tenon 囊（图 23-7）。然后，用 Bishop-Harmon 镊在钩头处抓住肌间隔上缘，用 Westcott 剪刀开一个小口（图 23-8）。大钩子的钩头经这一切口穿出。

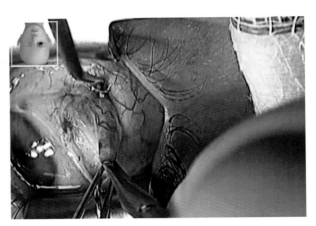

▲ 图 23-8　切开肌间隔

　　端试验　当肌肉被提起离开巩膜时，将 Stevens 钩放入，将钩头与肌肉上端后的巩膜接触。然后，在第一个 Stevens 钩的旁边，朝角膜缘方向放入第二个 Stevens 钩。如果它没有滑向角膜缘，提示你并没有找到肌肉的上端，你必须重复放置大肌钩直到你找到肌肉上端（图 23-9）。

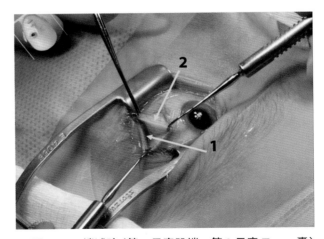

▲ 图 23-9　端试验（箭 1 示意肌端，箭 2 示意 Tenon 囊）

五、从肌止端出去除 Tenon 囊

　　用肌上端的 Stevens 钩将多余的上肌间隔拉起远离肌上端以便你能看见（图 23-9，箭 2）。

下一步是为了在肌止端处能轻易地预置缝线，截除覆盖在肌止端表面多余的 Tenon 囊。

六、水平直肌后徙

1. 肌止端预置缝线 用两个 Stevens 钩暴露肌肉上端，在距离巩膜约 1mm 处肌止端中间，预置缝针（S29；缝线，6-0Vicryl，30～45cm），向肌上端进针和出针（部分厚度）（图 23-10）。然后，在离肌肉上缘约 1mm 宽的地方进行全层缝合锁定（图 23-11）。在肌止端的下半部分重复此步骤。这样，缝线将肌止端完全固定（图 23-12）。

注意事项
有两个 1mm 问题需要说明：①距离巩膜 1mm 的层间缝线，这样你不会同时截除；②肌肉每一端的锁结距离肌肉缘 1mm，因此不会缩减肌肉宽度。

2. 剪断肌肉 手术医生用非惯用手拿住大

钩，将缝线的两端拉紧。你可以用手指来缠绕缝线，这样当你把肌肉离断的时候，缝合线仍然是紧绷的，这样就不会剪断缝线（图 23-13）。在肌肉两端上留下一点残端，但将肌肉的其余部分与巩膜齐平剪断（图 23-14）。用 0.5mm 齿镊夹住原肌止端两端残端并固定眼球。牵拉肌肉两端的缝线以检查肌肉（图 23-15）。如果肌腹下与巩膜间有脚踏板样的附着，则截除它们。

注意事项
因为在离断肌肉的时候缝线易松弛，因此在截除肌肉的时候需保持缝线绷紧，这可以避免剪到缝线。

3. 重新固定肌肉 检查一下手术室里你写好手术后徙量的白板。将卡尺设定为这个量，并用手术尺确认测量结果（随着时间的推移，卡尺可

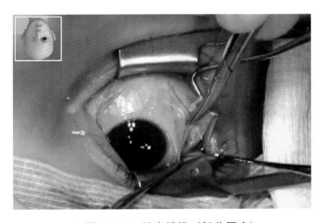

▲ 图 23-10 肌肉缝线（部分厚度）

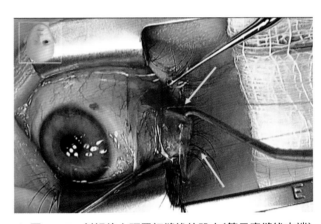

▲ 图 23-12 斜视钩上预置好缝线的肌肉（箭示意缝线末端）

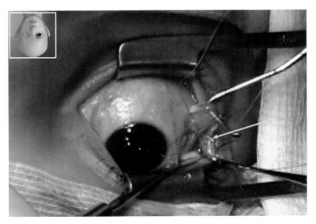

▲ 图 23-11 锁结（箭示意出针位置）

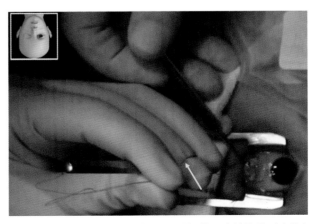

▲ 图 23-13 抓住并绷紧缝线的手势（箭示意缝线绕过中指）

能会变得不准确）。将卡尺的一端放在原肌止端的中央，另一端放在巩膜上，也就是新肌止端的中心。在这个新肌止端处的巩膜上作标记或印痕。在肌肉两端处作同样的标记。

注意事项
一定要先做中心的标记因为卡尺不会因0.5mm 的有齿镊而移位，所以会更精确。

　4. 巩膜隧道：交叉缝针　在巩膜进针前，从持针器针头的后半部分持针，不要锁定持针器（图 23-16）。将针头平放在巩膜上，向下推动针头，直到在针尖处形成一个小丘。用针尖进入这个小丘，在这个位置穿过巩膜，特定的深度形成隧道后，不断地将针尖向巩膜表面倾斜。随着越来越多的针进入巩膜隧道，你会不断地将持针器沿着针杆向上滑动（图 23-17）。为了保持掌控，

不要将持针器从针上移走。在穿行 3～4mm 后，在新肌止端中间位置处，针尖向巩膜倾斜穿出（图 23-18）。从肌肉新的上端到肌止端中心进行同样的操作，在离第一针出针口 2～3mm 处建立隧道，交叉缝针（图 23-19）。

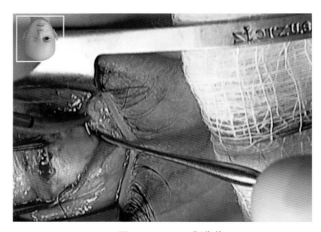

▲ 图 23-16　巩膜隧道

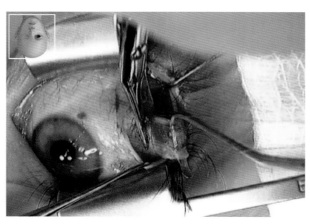

▲ 图 23-14　用 Manson-Aebli 剪刀切断肌肉下端

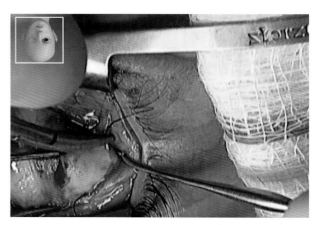

▲ 图 23-17　缝针在巩膜下行进

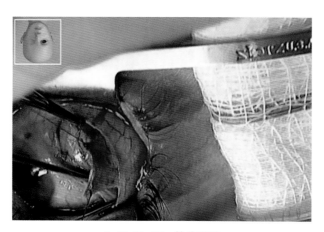

▲ 图 23-15　检查肌肉

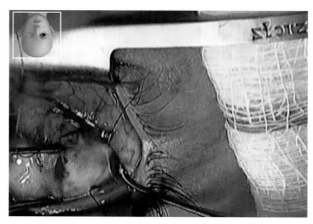

▲ 图 23-18　巩膜中央出针（针穿出隧道）

注意事项
- 巩膜隧道不能太深，否则将会进入眼球，可能损伤视网膜或引起感染。
- 巩膜隧道也不能太浅，否则可能拉脱，会导致肌肉滑脱或丢失。

两根针从各自的隧道中穿出，同时助手需小心翼翼地用两个 Stevens 钩分隔肌肉两端进针口位置，以确保 Tenon 囊不会被拉进隧道。

提起肌肉，使肌肉两端与新肌止端两端靠近后，肌肉缝线打结（手结，方形结加上一个单结或一个双结和两个单结，在巩膜上系紧）。保留 2～3mm 长的断端后剪断缝线。此时肌肉拉起并固定到位（图 23-20），松开 0.5mm 有齿镊。

眼球上滴平衡盐溶液（BSS），然后将结膜"推"回原位。检查结膜切口，依据情况决定是否需缝合结膜（图 23-21）。

注意事项
1. 将针顺着各自的巩膜隧道穿出，如果不慎将针提起，则可能破坏隧道顶部。
2. 打结时，缝线也要顺着隧道。否则你可能如"奶酪切割线"样穿透隧道顶部。

七、水平直肌截除

在肌肉被分离前，手术步骤与后徙相同。一般来说，除肌间隔外，没有必要清除肌止端附近

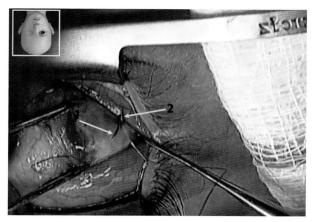

▲ 图 23-19　交叉缝线技术（箭 1 和 2 示意两根针的位置）

的 Tenon 囊，因为这部分肌肉和肌腱将被截除。然而，其他组织应被截除。大肌肉钩勾到肌肉后外展眼球，沿肌肉走形放置两个 Stevens 钩并向眶后部延伸，暴露节制韧带和肌间隔（图 23-22）。取决于手术截除量的大小，肌肉鞘膜表面对这些组织进行分离直至肌止端后大约 10～12mm 的位置，同时注意保持鞘膜的完整性。这样做是为了避免在肌肉截除时，眶内容物被向前牵拉。

随后，将第二个大钩放在肌肉下方，并向后滑向眼眶至肌肉的预置缝线处，即在原肌止端后计划肌肉截除量的位置处（图 23-23）。这一步中，我们使用与肌肉后徙时相同的缝线。肌腹中央层间（约厚度的一半）双结缝线进行锁定（图 23-24）。从这一步开始，肌肉预置缝线位置与肌肉后徙时相同，在肌肉要截除的位置形成一个三锁结的双臂缝线（图 23-25）。然后将一个直 Hartman 钳放置在缝线近眼球侧，横跨肌肉

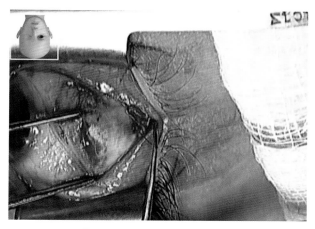

▲ 图 23-20　肌肉拉起并固定在位

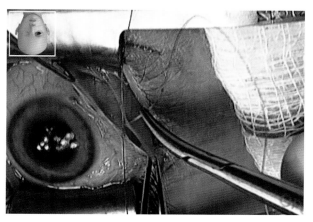

▲ 图 23-21　缝合结膜

（图 23-26）。正如后徙术一样，在原肌止端处剪断肌肉（图 23-27）。0.5 齿镊固定原肌止端两端。用锋利的 Westcott 剪刀沿 Hartman 钳表面剪除远端肌肉，送病理（图 23-28）。肌肉断端沿

Hartman 钳表面用湿场电凝止血。去除 Hartman 钳（图 23-29），检查肌肉（图 23-30）。使用巩膜隧道的交叉缝线技术将肌肉重新附着到原肌止端处（图 23-31）。注意，当巩膜隧道形成时，由

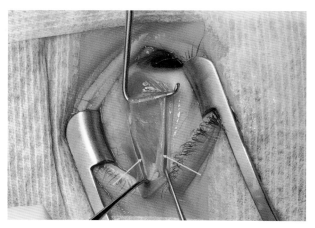

▲ 图 23-22　检查节制韧带和肌间隔（箭示意上方和下方肌间隔）

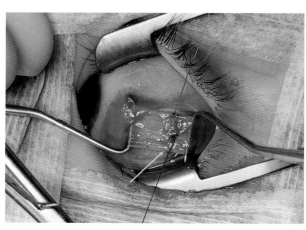

▲ 图 23-25　缝线固定后检查肌肉（箭示意截除肌肉上的缝线）

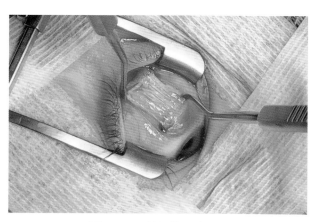

▲ 图 23-23　放置第二个大肌钩

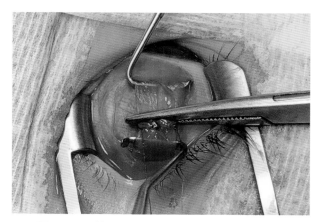

▲ 图 23-26　放入直 Hartman 钳（在缝线的眼球侧）

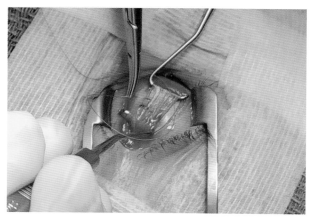

▲ 图 23-24　截除术中肌肉进针进行缝线的路径

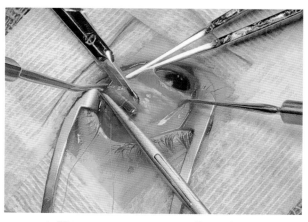

▲ 图 23-27　Manson-Aebli 剪刀切断肌肉

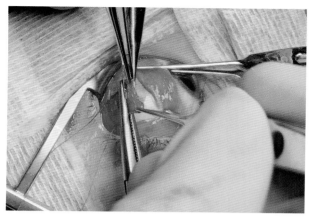

▲ 图 23-28　用锋利的 Westcott 剪刀沿 Hartman 钳表面剪除肌肉

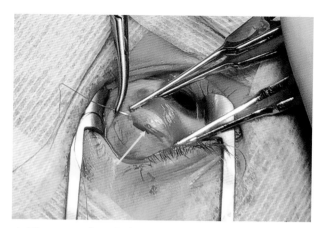

▲ 图 23-31　将肌肉缝合到原肌止端处巩膜（箭示意原肌止端）

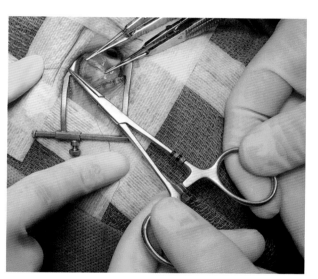

▲ 图 23-29　去除 Hartman 钳

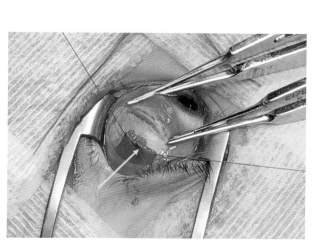

▲ 图 23-30　截除后检查肌肉

于截除肌肉肌止端存在残端，和肌肉后徙术一样，手术医生将无法通过巩膜观察到针的行进。然而，由于这个位置在视网膜前，此位置下并没有视网膜。尽管截除术损伤视网膜的风险比后徙术要低，但手术仍不要穿透巩膜。

剩下的手术步骤和后徙术类似，除了当肌肉被拉起时，肌肉具有张力，在进行打结时，必须小心地把肌肉拉起来并紧密的打结（图 23-32）。可在肌止端的中间部分使用加强缝线，以防止肌止端松弛。图 23-33 显示后徙 / 截除术后即刻外观。

注意事项

• 在截除术中将肌肉缝合到巩膜上时，助手手持 0.5mm 的有齿镊固定原肌止端，手术医生将肌肉拉向巩膜时，同时需保持缝线两端拉紧。因为肌肉已经被截除绷紧，你需要紧密贴合地固定，否则此时的肌肉后徙会减弱你的截除效果。

• 在打紧缝线后，避免移动眼球向远离截除的方向，否则可能拉松你的缝线或将截除的肌肉拉离巩膜。这会导致肌肉滑脱或丢失。

著者按语

• 本章所描述的技术是专门针对水平直肌的后徙和截除。然而，精确的技术描述

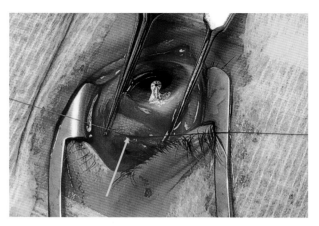

▲ 图 23-32 缝合固定到巩膜后检查截除的肌肉（箭示意截除肌肉的肌止端位置）

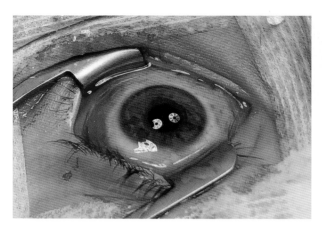

▲ 图 23-33 后徙 / 截除术后即刻外观

同样适用于垂直肌肉的后徙和截除。此外，无创性地分离任何肌肉的方法适用于本书中的所有过程，因此本章应作为读者初学手术的起点。

- Parks 博士在截除术中使用了两条缝线，以减少由于缝线断裂或拉出而出现肌肉丢失的风险。著者 IL 仍然使用这种技术，详见视频 23-3 和视频 23-4 的演示。

致谢

其中一些照片来自 Mets 博士之前编写的培训项目的一部分。

计算机增强视觉学习（www.cevlforhealthcare.org）。

Evlien Khamis：手稿准备。

Hanta Ralay Ranaivo，PhD，CCRP：手稿中图片的准备。

第 24 章 折叠术和皱褶术
Plications and Tucks

Monte A. Del Monte 著

刘 睿 译

摘 要

斜视的手术治疗通常涉及直肌或斜肌的三种术式。经典的术式包括以下变化方式：①通过后徙、全部或部分肌腱切断术或肌切开术，或化学去神经法的减弱术；②截除，折叠，皱褶或化学强化的加强术；③用于诱导或矫正旋转，或改变肌肉矢量而设计的转位术。本章讨论了两个重要的肌肉加强术式，肌肉或肌腱的折叠和皱褶。将会讨论这些术式的各种利弊。适应证特别是手术技术将通过每一步骤来着重论述，精准的图示将展示手术技巧。强调临床和手术经验教训，以允许初学者和经验丰富的斜视手术医生能迅速掌握这些技术并将其应用到他或她的手术装备中。

关键词

斜视手术，眼外肌加强，折叠术，皱褶术

一、概述

为了加强直肌，手术医生可以截除直肌长度（截除），将肌止端移向角膜缘远离原肌止端（前徙），或收紧肌纤维（折叠或皱褶）。这些步骤反映在长度 - 张力曲线中增加了肌肉主动收缩力和被动肌张力。肌肉加强术式通常最好联合同侧拮抗肌的减弱术。但是，在特定的临床情形特别是非共同性斜视中，直肌或斜肌的加强术可以作为一个主要的术式。截除术是目前最常用来加强直肌的金标准。它历史悠久，具有众所周知的治愈和稳定的特点。若干个手术量 - 效表已被探索出并被广泛应用，特别是对之前未手术的肌肉上有用（见第 23 章）。然而，直肌截除术，特别是大量的截除，和更多的技术风险相关，例如肌肉丢失或滑脱及需要切断睫状前动脉，增加了眼前节缺血（ASI）的风险。另一方面，直肌折叠术规避了肌肉丢失或滑脱的技术风险，并且在术

后早期可逆。本章所描述的折叠术允许保留睫状体前血管，特别是在经穹隆切口手术入路时降低了 ASI 的风险。几个微创斜视手术（minimally invasive strabismus surgery，MISS）技术已经发展应用使得折叠手术更容易操作（见第 34 章）。然而，考虑到很多斜视手术医生认为折叠术可能导致折叠肌肉和肌腱形成影响美观和令人不适的前部肿块，以及可能的不稳定性和不可预测性，因而在过去限制了其广泛运用。

二、直肌折叠

1. 折叠术适应证　使用作者所创造的新技术，直肌折叠术在许多临床实践中已成为一种标准、可靠、稳定的手术技巧。我已经发现这一技术在以下方面非常有用。

- 在治疗有水平和（或）垂直中间带的眼球震颤时，手术可能需要对两条以上直肌进

行手术，在此情形下，倾向选择大量的折叠而不是截除术。

- 如果既往手术史不详或者可能已经施行过几条直肌的手术，其他睫状前血管状况可能也不明，导致再手术困难。这一术式对加强位于巩膜扣带或青光眼植入阀上的直肌也很有用。
- 在行拮抗直肌最大后徙量后的甲状腺眼病（thyroid eye disease，TED）伴残余限制性斜视。这组患者更容易发生 ASI，而折叠术的价值在于可以保留血管。
- 任何结膜变薄的老年患者，若通过穹隆切口来保留角膜缘循环是不可能的或不成功的，将来可能需要进行额外的直肌手术。

作为一名学者，作者认为直肌折叠可降低肌肉丢失的风险，当指导初学的住院医师或专科医生时，可以作为一种有利于患者安全的策略。事实上，根据我在过去 30 年里使用这项技术的经验，即使不是所有的直肌，折叠术也可以在绝大部分肌肉加强术中考虑使用。

2. 折叠术临床研究结果　最近发表的几篇高质量眼科文献已经证明了直肌折叠术的优点、可预测性和稳定性。Chaudhuri 和 Demer 发表的回顾性研究报道了 2005 年到 2013 年间患者行直肌截除或折叠术的结果 [1]。研究比较了包括 31 例行水平直肌截除或后徙 / 截除术的患者，和 21 例进行水平直肌折叠或后徙 / 折叠术的患者以及 6 例行垂直肌折叠术患者。他们认为，在内斜视、外斜视和上斜视中，折叠术与截除术有相同效果。他们记录了与 Parks 手术剂量表（见第 23 章）相似的量 - 效曲线，外斜患者大量折叠时，折叠效果略有下降。在讨论中，他们强调了直肌折叠术的几个优点，包括简单、操作时间短、更少的手术创伤、炎症或出血、早期的可逆性，以及可在折叠术中使用 MISS 技术。作者认为在可调整缝线手术中，折叠并不适用。然而，作者发现，使用标准的交叉缝针的滑动索套可调整缝线技术可以很容易地用折叠术来加强直肌。这一技术甚至可以用于转位手术，转位的量仅受所行折叠大小的限制（例如，一个 7mm 的折叠术只能向偏离肌肉的正常力矢量方向转位 7mm 等）。

Oltra 等研究了直肌截除术和折叠术对人眼前节循环的影响 [2]。之前的研究证明折叠术可以保留猴眼前节循环。本研究通过单盲的检查者对 14 名斜视患者术前术后用虹膜血管造影来评估眼前节循环，其中 8 例患者在行一条直肌折叠术伴或不伴该眼另一条直肌后徙术，6 例患者行同一眼 1 或者 2 条直肌肌腱切断术（后徙或截除）。作者展示了虹膜血管充盈缺损在接受后徙或截除的肌腱截除术患者中为 67%，而在折叠术中仅为 12.5%。这种差异在垂直直肌上尤其明显，其中 3/3 眼（100%）行肌腱截除术后显示充盈缺损，相比之下在折叠术后只有 1/4 眼（25%）发生。在水平直肌中这一效果并不那么明显，1/8 眼（12.5%）接受肌腱截除术后显示充盈缺损，5 眼折叠术后无一眼出现充盈缺损。作者的结论是"直肌折叠术保留睫状血管，对于有前节缺血风险的患者，特别是手术涉及到垂直直肌时，被认为是一种比截除术更安全的选择。"

Sonwani 等进行了一项前瞻性随机临床试验，比较水平直肌行后徙 / 截除术与后徙 / 折叠术两者之间的剂量效应 [3]。他们将 40 名患者随机分为两组，这两组患者在年龄、斜视发病和持续时间，以及斜视角大小上都具有可比性。他们还评估了术后炎症评分和可见瘢痕程度，以及手术成功率和剂量效应。他们发现炎症评分、可见瘢痕、成功率和长期稳定性在两组之间没有统计学差异。他们还确定两种术式的剂量效应在统计上是相似的。

与之前的报道相反，Alkharashi 和 Hunter [4] 回顾性研究了 5 年内在波士顿儿童医院医疗中心由同一名手术医生完成直肌截除或折叠术患者的医疗记录。该研究包括 48 例行截除术的患者和 24 例行折叠术患者。有趣的是，在他们手中，术后 6 周，12 周和平均（19±13）个月的最终随访中，截除组（89%）的术后眼位明显好于折叠组（58%）。他们还注意到折叠组的再手术率为 12.5%，而截除组无再次手术。两组患者均使用可调整缝线，这可能是造成差异的原因。此外，本研究还存在与回顾性研究相关的所有缺陷，包括不同手术方式患者选择的差异，这可能会影响手术成功率和剂量效应。

我们最近回顾了一组操作特别困难的复杂斜视患者截除和折叠术的手术经验，这些患者主要是严重的 TED 患者，他们在受限的内直肌或下直肌最大限度后徙后仍有显著的残留内斜视或下斜视。传统认为，斜视手术医生在 TED 中被告知不要截除拮抗肌，因为截除可能会增加这些患者炎症相关的瘢痕。此外，即使在对肥大限制的直肌进行大量后徙后，截除拮抗肌，也被认为会进一步限制转动，增加斜视的非共同性。尽管如此，作者在十多年前就开始对这些患者的拮抗肌上直肌和外直肌进行截除和折叠，并取得了成功，最近对该结果进行了回顾。在 Kellogg 眼科中心 2000—2015 年进行 TED 手术的 431 例患者中，有 20 例患者在下直肌和内直肌最大量后徙后因残余斜视而接受了截除或折叠术。其中，20 例患者中有 18 例显示良好或优秀的结果（融合或持续斜视小于 10PD，可用棱镜矫正），3 例需要小度数棱镜来融合。进一步随访长达 8 年后，18 例患者中有 16 例保持稳定，2 例随时间略有改善。没有患者病情恶化而需要进一步手术。最有趣的是，手术的量效反应在折叠组和截除组中一致，如表 24-1 所示。在这组复杂的患者中，截除或折叠在矫正水平直肌的量效约为 2.2PD/mm，在垂直直肌约为 3.9PD/mm。

框 24-1 总结了我们的经验和 TED 患者直肌折叠术相对于截除术的优势，以及对斜视手术相对较低的要求。

从技术上讲，使用下面描述的直肌折叠术操作简单，风险更小，特别是对于手术实习生。手术在术后早期是可逆的，有利于保留睫状前血管来降低 ASI 风险，特别是通过穹隆切口入路。重要的是，效果稳定，手术量和截除术类似。我们可以使用标准的手术量表或滑动套索的可调整缝线技术。此外，我们发现折叠的肌肉可以转位，在折叠术中用于矫正旋转或依据折叠量的大小来改变力矢量。

表 24-1 截除与折叠对比

手术量	矫正斜视度	量 效	
水平直肌截除（8）	16mm	36PD	2.25PD/mm
水平直肌折叠（4）	8.5mm	18PD	2.18PD/mm
垂直直肌截除（2）	5mm	20PD	4.0PD/mm
垂直直肌折叠（6）	5.1mm	19PD	3.83PD/mm

框 24-1 折叠术相对于截除术的优点

- 技术上简单风险低（手术实习医生）
  - 更少的肌肉损伤 / 出血
  - 能使用可吸收的 6-0 polyglactin 缝线
  - 肌肉是否必须和巩膜贴合？
  - 向外折叠的部分——移除肌小节而萎缩？
- 早期可逆
- 可能降低 ASI 的风险
  - 穹隆部手术
  - 保留睫状前血管
- 稳定
- 手术量和截除术类似—可以使用 Parks 量表
- 利用滑动套索可使用可调整缝线
- 可转位近端肌肉来矫正旋转——依据折叠量大小

3. 折叠手术技术 多种技术已被描述通过折叠来加强直肌。虽然其他术式可能是有效的，但成功、稳定的折叠术后效果的秘诀是使用一种独特的肌肉叠瓦技术，它创造了稳定的加强效果，避免了切断或钳制睫状前血管。

根据定义，直肌或肌腱的折叠术需要对肌肉或肌腱进行折叠，这样肌肉和巩膜之间就有了接触，不像肌肉皱褶术那样，通过肌肉和肌肉或肌腱和肌腱之间的接触来折叠肌肉或肌腱。许多斜视手术医生更倾向于肌肉截除而不是折叠，因为他们认为，折叠的肌肉会在肌止端处产生一个巨大的、有损美观的肿块。然而，当使用更新的手术技术和缝合材料正确地进行折叠时，术后炎症会迅速消退，覆盖其上的结膜表面恢复正常，外观不受影响。据认为，去除折叠肌肉纤维上的张力会导致肌小节的破坏和肌肉组织的萎缩。大量的眼外肌后徙后也会发生这一过程。此外，在对邻近的直肌进行手术时，对既往折叠肌肉的肌止端进行两次探查，发现肌止端外观相对正常，瘢痕明显减少，原睫状前血管保留良好。血管在肌肉表面的正常位置行走，在通常的位置穿过并进入巩膜。图 24-1 中显示了恢复到正常外观的愈合过程。

直肌折叠术可通过适当位置的穹隆切口、结膜切口或角膜缘切口进行，如第 23 章所述。只要有可能，穹隆切口总是首选，以保护角膜缘循环和防止 ASI。重要的是将穹隆切口做在真穹隆上，距角膜缘后仅 7~8mm，此处肌肉穿过最薄的 Tenon 囊，使得瘢痕最小。

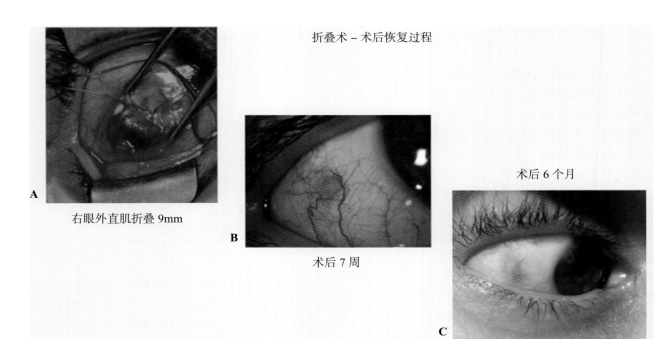

折叠术－术后恢复过程

右眼外直肌折叠 9mm

术后 7 周

术后 6 个月

▲ 图 24-1　A. 术后愈合过程及右眼外直肌大量折叠 9mm 后的手术部位外观。B. 注意术后 7 周时隆起折叠组织消失；C. 术后 6 个月时几乎正常的结膜外观

　　将要折叠直肌的肌止端进行分离，清除覆盖上面的 Tenon 囊和向后分离肌间膜直到 Pulley 附近。然后如第 23 章所述，用两个大 Jameson 肌钩暴露肌肉。正确的肌腹折叠是手术成功、稳定的加强效果和保留睫状血管的秘诀。这一技术在视频 24-1 中进行了演示。建议采用 45cm 长双头带 S-29 针的 6-0 Vicryl 线缝合。这种缝合最初是由 Marshall Parks 博士创造，用于直肌后徙的交叉缝针技术。许多手术医生，包括本文作者最初也是其中之一，认为折叠缝合必须是不可吸收的缝线，如 6-0 编织聚酯线，原因是这一技术没有在肌肉表面进行切割，因此无法将被折叠的肌肉牢固地融合在它的新位置上。然而，作者发现使用标准的 6-0 Vicryl 缝线同样有效，其强度能保持足够长的时间，提供稳定的加强效果而不发生滑脱。如前所述，这似乎是因为，被折叠的肌肉部分萎缩，自然地截除了肌肉。这就导致在缝合失去张力之前形成了新的截除的肌肉。Vicryl 缝线的另一个优点是在愈合时完全溶解，不像不可吸收缝线，它会留在肌止端处，随年龄结膜的变薄，它经常会被腐蚀或感染。

　　如视频中所示右眼外直肌折叠术，用卡尺测量折叠的大小，用 6-0 Vicryl 双头缝线在卡尺测量的位置处作半肌宽的半层缝合。然后将缝线穿过一半肌肉宽度的位置。

　　下一步与肌肉后徙和截除术时使用的标准锁结缝合技术略有不同。为了避免沿直肌表面走形的睫状前血管被叠瓦覆盖，从肌肉边缘中心出针的第二针正好在肌肉表面下方和睫状血管下方通过。这针缝线几乎被拉紧，除了沿着肌肉边缘留下一个环套。

　　肌肉下端的叠瓦状是通过再次将针穿过几乎同一出针口来完成的，但这次是从前到后是全层厚度，针尖在肌肉的边缘向上穿过环套。在完全收紧这最后一针缝线之前，通过牵引去除环套，最后收紧端线以完成锁结。这导致被缝合的一半肌肉的所有纤维都被缝线所支撑，同时没有缝线穿过睫状血管并钳制它。然后使用另一端缝线完成相同的步骤，用端线缝合固定肌肉的另一端，使其恰好从巩膜测量的距离处出针。

　　折叠是通过刚好在原肌止端前巩膜上交叉缝线方式固定上、下端缝线来完成的。每一针以此种方式进入巩膜，以便在折叠完成时保持正常的肌肉宽度。要注意的是，缝线进出巩膜时远离并完全在所有睫状前血管下方穿过。交叉缝合的缝针从巩膜上远离血管的几乎同一位置出针。这进一步防止睫状血管通过并穿透前部巩膜时受到任何挤压。

最后，用具有锁定的镊子抓住肌肉止端的一端或两端，移走肌钩，以便在缝线收紧和结扎时进行折叠（肌肉自身折叠）。折叠的肌肉组织可以使用虹膜铲压在折叠部下方，也可以在折叠上方顺其自然地向外脱出。经验丰富的斜视手术医生都描述过这两种技术。我更喜欢让肌肉向外折叠，因为我觉得这样可以更少的压迫睫状血管，使它们有更多的机会保持开放。一旦折叠完成，可以用干棉签或 Stevens 肌钩按摩结膜伤口将其推回到穹隆内，而自闭切口，如果能退回到合适的位置，则不需要缝合。如果可能，一个适当位置的穹隆切口则更容易覆盖远离切口部位的冗余的折叠肌肉块，通常不需要缝合。折叠手术也可以通过角膜缘切口进行，尽管覆盖折叠的肌肉组织可能更加困难。重要的是要精确地在角膜缘处做切口，切口宽度要足够宽，使任何松解切口在闭合后远离折叠的肌肉。这确保了对折叠部分的充分覆盖，实现完全愈合和肌肉的再吸收（视频 24-1）。

(1) 使用可调整缝线：如第 32 章所述，也可以使用滑动套索技术进行可调整缝线。当进行可调整缝线的折叠术时，缝线要比手术量表建议的位置向后多移动 1 或 2mm，这样在手术完成时，被折叠的肌止端可以进行相应数量地后徙。这样使得新的有效的肌止端要么前徙增加力量，或过矫时可后徙到原来位置。此外，如前所述，通过转位新的巩膜锁结，水平直肌的巩膜肌止端可以垂直移位，或垂直直肌的巩膜肌止端进行水平移位。这样可以进行最多达折叠全长的固定的或可调整的转位。这对矫正水平斜视手术中轻微的垂直斜视、垂直斜视手术中轻微的水平斜视或任一类型手术中的旋转都是有用的。

(2) 术后护理：直肌折叠术后的护理与标准的直肌后徙和截除术类似。手术完成后，将几滴稀释的聚维酮碘滴入手术区域。抗生素 / 类固醇联合滴剂或眼膏每天使用 3～4 次，持续 2 周或直到药水或药膏用完。患者或家长被告知有暂时的异物感，这是由原肌止端附近的折叠肌肉肿块引起的。这也可能与术后数周内感染和炎症的增加有关，但一般在 6～8 周内完全缓解。从理论

上讲，继发性结膜上抬和泪膜相关的变化可能导致手术部位前部形成角膜缘小凹。然而，在使用穹隆切口的病例中，作者并没有发现这种问题。

> **著者按语**
>
> 著者避免使用折叠术，因为它违反了基本手术原则，即为了创建一个稳固的瘢痕和稳定的结果，要求连接的组织两端都为切口（见第 5 章）。然而，有太多来自知名手术医生（如 Del Monte 博士）关于折叠术的成功报道，从而可以忽略上述这一原则。折叠术本身并不持久——如上所述，肌止端自身变平并恢复到正常的外观。这就引出了一个关于其作用机制的有趣问题。作者认为肌肉的肌节减少，长度截除。虽然肌节减少后肌肉截除的机制由 Scott 证明在肌肉松弛时发生，斜视的矫正效果和用肉毒杆菌毒素（Botox）注射其拮抗肌放松肌肉所产生的效果类似（见第 6 章和第 31 章）[5]。然而，本章中报道的折叠效果（表 24-1）与直肌截除术相似，因此比单剂量的 Botox 所产生的效果要大得多。
>
> 肌肉组织的重叠是否会对肌节产生额外的影响？
>
> 另一个完全不同的假设也可以考虑。在观看视频 24.1 中的折叠术时，你可能会注意到其与内直肌板层样皮瓣前徙采用的操作（视频 29-9）相似。折叠术的主要效果是否是通过其前移眶层肌肉和（或）其 Pulley 来实现的？这些问题很吸引人，可能会激发进一步的研究，以便更好地理解眼外肌的生理和解剖 [5]。

三、上斜肌肌腱折叠术

1. 概述 上斜肌（SO）加强是治疗某些类型斜视的一种很有效的方法。SO 功能不足，最常与 SO 麻痹相关，是临床眼球运动异常中常见的旋转垂直肌障碍之一。单侧 SO 麻痹患者常表现向麻痹肌对侧注视时以及头向同侧倾斜时上斜视

增大的非共同性斜视，如 Parks 三步法所述。向麻痹肌对侧倾斜的代偿性头位经常是一个有用的诊断标志，在长期失代偿性单侧先天性 SO 麻痹患者中可能表现得相当明显。双侧 SO 麻痹患者第一眼位无垂直斜视，头部无倾斜；然而，通常可以通过头 - 下颌内收姿势和两侧注视时交替上斜视来诊断。他们左眼注视右眼上斜视，右眼注视左眼上斜视，头向左倾时左眼上斜，头向右倾时右眼上斜，最重要的是显著外旋，在双马氏杆试验中第一眼位通常大于 10°，向下注视时旋转增加（见第 9 章、第 11 章、第 18 章和第 26 章）。

2. 手术适应证　SO 的加强术对单侧或双侧 SO 麻痹患者最有效。以下一种或多种情况的合并通常需要手术治疗：①有或无复视的第一眼位垂直斜视（复视常见于获得性麻痹，而在长期或先天性麻痹时异常视网膜对应和抑制中不常见）；②代偿性头位，要么头位倾斜（单侧）或下颌内收（双侧）；③旋转性复视。

已经发表许多算法量表，以帮助 SO 麻痹患者的诊疗计划。在大多数情况下，成功的治疗可以通过以下一种或多种方式来完成：①通过皱褶、折叠或前移位来加强（见第 26 章）；②后徙或断腱来减弱同侧下斜肌（见第 8 章和第 25 章）；③对侧下直肌后徙（见第 23 章）；④同侧上直肌（SR）后徙。

> **著者按语**
>
> 上直肌牵缩综合征是作者创造的一个术语，被认为是由同侧 SR 生理和解剖牵缩引起的，与长期的 SO 麻痹引起的慢性上斜视有关。这种情况在单侧 SR 麻痹同时下转时合并该侧明显上斜时被怀疑。这种情况可以通过手术中对受累眼 SR 进行被动牵拉试验来证实，与未受累正常眼的 SR 相比，该侧在下转时限制增加。

大多数双侧 SO 麻痹患者在第一眼位时表现为很小或没有垂直斜视，但会受到外旋和旋转性复视的困扰，以及向下注视时出现明显的内斜。如果向下注视时内斜视不太明显（见第 26 章），这些患者对双侧 Harada-Ito 手术反应良好[6]；如果向下注视时存在明显内斜视的问题，则对双

侧 SO 折叠术反应良好。在少数双侧 SO 麻痹患者中，那些不对称性麻痹并导致垂直和旋转斜视症状的患者，为了获得最大的益处，在较严重受累的一侧使用 SO 折叠术联合受累较轻一侧的 Harada-Ito 手术[7]。

3. 手术技巧

(1) 被动牵拉试验：当进行 SO 加强和减弱术时，术前和术中通过加强的被动牵拉试验评估 SO 张力是很重要的。这个技术，最初由 Guyton 描述[8]，需要一定的临床实践，但在评估 SO 功能亢进或不足以及识别松弛的 SO 肌腱是非常敏感的，这是 SO 折叠手术的重要指征之一。

在睑缘间放置一个开睑器后，在角膜缘 3 点钟和 9 点钟位置用 0.5mm Castroviejo 镊子固定眼球。然后将眼球向后推向眼眶（图 24-2），将 SO 肌腱置于最大拉伸状态。然后，可以通过将整个眼球外旋 45°，将鼻侧镊子进一步向下压入鼻中央象限（图 24-2，箭标记 C）来评估其张力。接着，颞侧镊子从鼻下到颞上进行来回摆动来评估肌腱张力或松弛程度（图 24-3）。在进行这一操作时，当 SO 肌腱在眼球表面"弹拨"时，持颞侧镊子的手会感到一种紧张和松弛的力量。这形

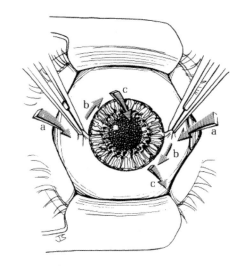

▲ 图 24-2　我个人首选的 Guyton 的左眼上斜肌加强被动牵拉试验示意图

左眼手术医生视图。用 0.5mm 的 Castroviejo 或类似的镊子（标记为"a"的箭）在角膜缘 3 点钟和 9 点钟位置固定眼球。然后向后推入眼眶，使上斜肌肌腱处于最大拉伸状态（标记为"b"的箭）。可以通过将眼球外旋 45°，然后将鼻侧镊子进一步向鼻上象限下压来评估其张力（标记为"c"的箭）

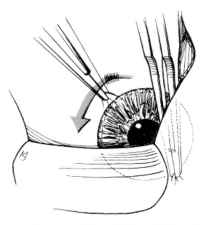

▲ 图 24-3　如图 24-2 所示，通过从鼻下向颞上滑动颞侧镊子来评估肌腱张力或松弛程度

在这个操作过程中，当上斜肌腱在眼球表面"弹拨"时，持颞侧镊子的手会感觉到一种绷紧和松弛的力量，产生一种跷跷板的感觉；当颞侧镊子被压下时，鼻侧镊子就会抬起。箭头示意在进行这一操作时旋转眼球的方向

成了一种跷跷板的感觉：当颞侧镊子被压下时，鼻侧镊子就会抬起。通过练习，可以在术中或术前量化或分级肌腱的松紧程度。此外，完全没有任何弹拨紧张的感觉提示 SO 肌腱完全缺失（先天性、医源性或外伤性）（视频 3-1）。

(2) 折叠术：没有表格或公式在术前或术中确定准确的 SO 肌腱折叠量，以获得术后所有注视眼位的共同性和最佳眼位。相反，SO 折叠的最佳量是由折叠术中的"感觉"来决定的，并通过术中被动牵拉试验来确认。这要求医生有相关经验，理想情况下和有此技术经验的小儿眼科或斜视医生一起共事，并在专科医生期间接受了实际的操作培训。

在进行 SO 折叠术前，重要的是记录术前 SO 紧张或松弛的程度，以便于术中和术后比较，以确定最佳的肌腱截除量。Guyton 加强被动牵拉试验是理想的术前评估肌腱松弛的方法，肌腱松弛是 SO 折叠手术的主要适应证之一。在术中避免过量的折叠也是极其重要的，这可能导致医源性 Brown 综合征。这可以通过替换折叠缝线来避免这一并发症。第二种被动牵拉试验最初由 Saunders 和 Tomlinson 描述（见下文描述），是一种用于确定恰当的折叠量以获得最大获益的敏感技术，并使术后发生明显医源性 Brown 综合征的可能性最小[9]。

助手将眼球下转并内收，在角膜缘后约 8mm 处做颞上穹隆结膜切口，第二个切口垂直于结膜切口，穿过 Tenon 囊至巩膜（见第 23 章）。一定要使结膜切口与上睑平行，这样在手术结束时闭合的伤口将被眼睑完全覆盖。

直视下确认 SR 的颞侧缘，用一个小 Stevens 肌钩然后再用一个更大的 Jameson 肌钩勾住，以更好地控制眼球。

用 Jameson 肌钩牵引 SR，使眼球最大限度下转，切口用两个 Stevens 钩拉开，这样可以置入 Desmarres 牵开器，然后移走开睑器，这样眼眶可以有更多的空间暴露颞上象限的后部巩膜（图 24-4）。

将 SR 下的 Jameson 肌钩向颞侧移动，同时将 Desmarres 牵开器向鼻侧移动以暴露 SR 肌的颞上缘，使用 Stevens 肌钩进一步将 SR 向鼻侧移位。这使得我们可以直接看到平行的白色 SO 肌腱纤维，SO 肌腱的前缘通常在 SR 颞侧止端后颞侧或下方仅 3～4mm 处（图 24-5）。SO 肌腱止端存在一些变异，所以如果在这个位置没有发现肌腱，重要的是进一步探查 SR 下方鼻侧，以及更后的位置，有时后至赤道和颞上涡静脉处（见第 9 章和第 26 章）。

一旦确定了 SO 肌腱，Stevens 钩就从它下面通过，从前到后或从后到前，确定勾住完整的肌腱，并通过直视肌钩上完整的扇形肌止端来确认其后界。必须记住，颞上涡静脉（图 24-6）通常在肌腱止端的后 1/3 和前 2/3 连接附近穿出巩膜；因此，我们建议在肌腱的后界被勾住之前，看到

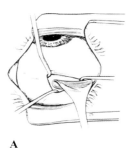
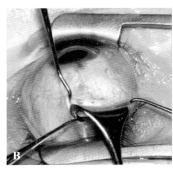

▲ 图 24-4　使用 Jameson 肌钩牵引上直肌，使眼球最大限度的下转，使用两个 Stevens 肌钩撑开结膜切口，导入 Desmarres 牵开器，之后移走开睑器留出更多的眼眶空间来暴露颞上象限的后部巩膜

SR 向鼻侧移位

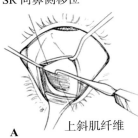

上斜肌纤维

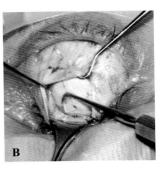

▲ 图 24-5　将上直肌下的 Jameson 肌钩向颞侧移动，同时将 Desmarres 牵开器向鼻侧移动以暴露上直肌颞侧缘，用 Stevens 肌钩进一步将上直肌向鼻侧移位。这可以直接暴露上斜肌腱的平行白色纤维，其前缘通常在上直肌颞侧肌止端后颞侧或下方仅 3～4mm 处

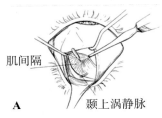

肌间隔

颞上涡静脉

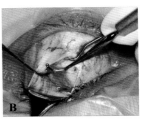

▲ 图 24-6　Stevens 钩从上斜肌腱下方通过，从前到后或从后到前，确定勾住完整的肌腱，并通过直视到肌钩上完整的扇形肌止端来确认其后界。必须记住，颞上涡静脉通常在肌腱止端的后 1/3 和前 2/3 连接附近穿出巩膜。因此，我们建议在肌腱的后界被勾住之前，看到并辨识这条静脉，以避免意外的切断

并辨识这条静脉，以避免意外的切断。沿着肌腱前后缘对肌间膜进行切开分离，清理肌腱的远端部分以便进行折叠。

　　用肌腱折叠器替换勾住肌腱的肌钩（图 24-7），收紧折叠器，提起松弛的肌腱以便进行折叠。图 24-8 中所示的 Green 肌腱折叠器，广泛用于这一手术。然后收紧折叠器直到肌腱不再松弛，此时折叠器上刀片紧贴巩膜肌止端处（图 24-9），折叠的量由下文所述的被动牵拉试验确认。依据肌腱松弛的程度，折叠的总长度从 6mm 到超过 20mm 不等。最佳的折叠量（肌腱收紧）或手术量，将从经验中学习，并通过下文描述的被动牵拉试验中进行确认。作者发现，肌腱的松弛当需要进行 10～20mm 以上的整个肌腱折叠（缝线到 Green 折叠肌钩的距离 ×2）时，使用 SO 折叠术

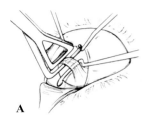

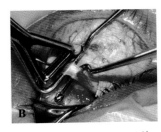

▲ 图 24-7　用肌腱折叠器替换勾住肌腱的 Stevens 肌钩，收紧折叠器，提起松弛的肌腱以便进行折叠

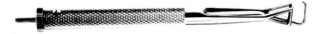

▲ 图 24-8　Green 肌腱皱褶器被广泛使用

即使对于成人病例来说，也有点大和笨重，但这也是最好的选择来固定和控制折叠的量，同时可以感触到施加的张力。折叠的量可以通过折叠器手柄上的刻度，或者在中间活塞样结构上刻有的数字上读出，乘以 2 以后就得到总的肌腱折叠量

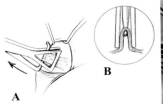

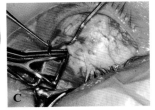

▲ 图 24-9　收紧折叠器直到肌腱不再松弛，此时折叠器上刀片紧贴巩膜肌止端处

需要一定的经验来估计合适的折叠"紧张度"，并用 Saunders 的被动牵拉试验进行确认。箭示意收紧时折叠器移动的方向

治疗最佳。那些允许整个肌腱折叠小于 8mm 以免在被动牵拉试验中变得"太紧"的患者在术后发生医源性 Brown 综合征的风险更大，可能最好通过另一种斜视术式来治疗（见第 9 章、第 18 章和第 26 章）。折叠的肌腱使用双头 BV-1 锥形针的 5-0 或 6-0 Ethibond（Ethicon）缝线，采用双褶式缝合方式并使用临时的半领结样活结进行固定（图 24-10）。然后移除肌腱折叠器和 Desmarres 牵开器，进行如 Saunders 和 Tomlinson 所描述的被动牵拉试验[9]。抓住颞下象限角膜缘（本例右眼 7:30 位置），将眼球轻轻地上转和内转（见 23 章），此时注意不要在眶内上提或下压眼球。当下方角膜缘到达连接内外眦的一条假想线（图 24-11，虚线）时，能感觉到由折叠 SO 肌腱紧张而引起的阻力。如果在下方角膜缘低于这条

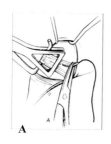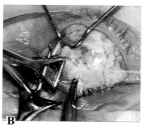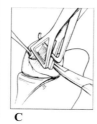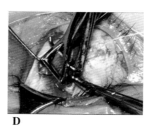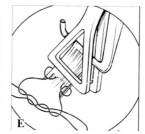

▲ 图 24-10　A 和 B. 被折叠的肌腱，用双头 BV-1 锥形针的 5-0 或 6-0 Ethibond（Ethicon）缝线；C 至 E. 采用双褥式缝合并使用临时的半领结样活结进行固定

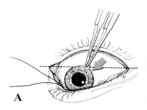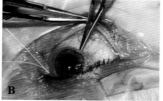

▲ 图 24-11　进行 Saunders 所描述的被动牵拉试验

抓住颞下象限角膜缘（本例右眼 7:30 位置），将眼球轻轻地上转和内转，此时注意不要在眶内上提或下压眼球。当下方角膜缘到达连接内外眦的一条假想线（虚线）时，能感觉到由折叠上斜肌肌腱紧张而引起的阻力。箭示意眼球向上和向内推动

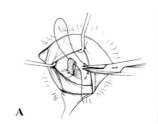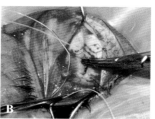

▲ 图 24-12　使将之前移除的另一段 Ethibond 缝线穿过肌腱折叠处的"膝"部，将肌腱折叠的部分固定在巩膜肌止端颞侧，或者更安全的方式是将缝线穿过上斜肌肌止端的前部肌腱纤维进行缝合，这样可以避免进行巩膜缝针

线时就发现明显的阻力，则折叠量太大（过紧），可能术后出现严重的医源性 Brown 综合征。另一方面，如果下方角膜缘在远高于这条假想线时才感觉到阻力，提示折叠量不足，将导致术后矫正不足。

Jameson 肌钩重新放回 SR 下并向下转动眼球，通过更换 Desmarres 牵开器再次暴露手术区域。如果折叠量在 Saunders 的被动牵拉试验中所决定的量不一致时，折叠器上折叠的部分被放回，同时解开并去除临时的 Ethibond 活结。如前所述，调整折叠器到更大或更小的折叠量，重新用 Ethibond 线缝合。再次移走器械，重复被动牵拉试验。

当被动牵拉试验确认了 SO 的正确折叠量后，将 Jameson 肌钩放回到 SR 下并下转眼球，重新放置 Desmarres 牵开器暴露折叠的肌腱，Jameson 肌钩再次将其提起。通过剪掉蝴蝶结的环套，去除松解的一端缝线，然后再打两次结，形成一个永久的结来去除这个活结。将之前移除的另一段 Ethibond 缝线穿过肌腱折叠处的"膝"部（图

24-12），将肌腱折叠的部分固定在巩膜肌止端颞侧。更安全的方式是将缝线穿过 SO 肌止端的前部肌腱纤维进行缝合，可以避免直接在巩膜上缝针。这种方式可以防止折叠的膝部在正常肌腱路径上的前方或后方附着，从而改变肌腱的力向量（图 24-13）。

将器械从术眼上移走，用 Jameson 钩提起上

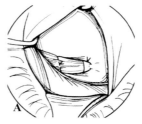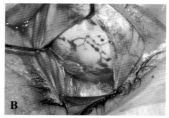

▲ 图 24-13　将折叠的肌腱松散地沿着肌止端方向的正常路径进行固定，避免折叠的膝部在正常肌腱路径上的前方或后方附着，从而改变肌腱的力向量。必须小心不要将用于固定折叠部分肌腱在原位的缝线过度拉紧，这样不会增加折叠的效果而超过 Saunders 被动牵拉试验所确定的合适折叠量

睑的同时用干棉签或小 Stevens 钩轻轻按摩关闭结膜穹隆切口。如果手术切口没有暴露在睑裂内，且当眼睑恢复到正常位置时，切口两端对合良好，就不需要缝合结膜。手术结束时，在手术区域滴入几滴稀释的聚维酮碘，术毕。术后使用抗生素 / 类固醇联合制剂眼膏每天 3 次，直到用完为止。患者无须佩戴眼罩，一旦完全康复即可出院。

参 考 文 献

[1] Chaudhuri Z, Demer JL. Surgical outcomes following rectus muscle plication: a potentially reversible, vessel–sparing alternative to resection. JAMA Ophthalmol. 2014; 132(5):579–585

[2] Oltra EZ, Pineles SL, Demer JL, Quan AV, Velez FG. The effect of rectus muscle recession, resection and plication on anterior segment circulation in humans. Br J Ophthalmol. 2015; 99(4):556–560

[3] Sonwani P, Amitava AK, Khan AA, Gupta S, Grover S, Kumari N. Plication as an alternative to resection in horizontal strabismus: A randomized clinical trial. Indian J Ophthalmol. 2017; 65(9):853–858

[4] Alkharashi M, Hunter DG. Reduced surgical success rate of rectus muscle plication compared to resection. J AAPOS. 2017; 21(3):201–204

[5] Scott AB. Change of eye muscle sarcomeres according to eye position. J Pediatr Ophthalmol Strabismus. 1994; 31(2):85–88

[6] Harada M, Ito Y. Visual correction of cyclotropia. Jpn J Ophthalmol. 1964; 8: 88

[7] Del Monte MA. Atlas of Pediatric Ophthalmology and Strabismus Surgery. New York, NY: Churchill Livingstone; 1993:94

[8] Guyton DL. Exaggerated traction test for the oblique muscles. Ophthalmology. 1981; 88(10):1035–1040

[9] Saunders RA, Tomlinson E. Quantitated superior oblique tuck in the treatment of superior oblique palsy. Am Orthopt J. 1985; 35:81

Part B　斜肌手术
Oblique Muscle Surgery

第 25 章　下斜肌：手术技巧
The Inferior Oblique: Surgical Techniques

David Stager Jr.　David Stager Sr　著

刘　艳　译

摘　要

本章介绍的下斜肌减弱术包括化学去神经支配、断腱术、各种肌肉切开术、后徙术、肌肉截除术、鼻侧肌肉截除术、前转位术、鼻侧前转位和去神经支配术。

关键词

下斜肌，手术，技巧，分离，减弱，肌肉切开术，后徙，前转位，肌肉截除术，鼻侧肌肉切除术

一、手术技巧

1. 切口　大多数下斜肌减弱术需要显露其肌止端，最佳手术切口是在颞下象限距离角膜缘 8～10mm、增厚的 Tenon 囊组织上方 1～2mm 的球结膜做穹隆切口。切口应在穹隆上方，以避免出血过多。暴露手术部位，应用钳子抓住颞下角膜缘处的球结膜，并将眼球拉向鼻上方。切口长度宜为 8～10mm；使用钝头 Westcott 剪刀垂直向下剪开球结膜和 Tenon 囊，切口应足够大，以避免过度牵引和运动受限，手术时切口也经常会拉伸扩大。

通过这个切口，可以进行双边缘肌肉切开术、断腱术、颞下肌肉切开术和肌肉切除术、后徙术、前转位术、去神经和去神经术以及鼻侧肌肉切开术。

2. 分离下斜肌　分离 Tenon 囊至巩膜，4-0 丝线或者斜视钩牵拉外直肌保持眼球拉向鼻上方，以暴露下斜肌止端。

> 著者按语
> 这一操作更方便的改良技巧，可以省略牵引缝线，仅用斜视钩即可完成，见视频 25-1。

von Graefe 钩、Desmarres 牵开器或 Manson 钩置于 Tenon 囊下，以拉开肌间隔和颞下结膜，Stevens 钩牵拉肌肉。可以在巩膜表面放置带状牵拉器、晶状体环或者斜视钩，并向眼球方向轻轻施压，把眼球顶向鼻侧，这样可以直接看到下斜肌。Stevens 或者 von Graefe 肌钩放置于下斜肌和巩膜之间，顶端指向下方。将肌钩旋转离开巩膜，以便勾取完整的下斜肌，勾取的时候很容易劈开下斜肌，所以操作要当心，确保勾取的肌肉完整。

在下斜肌手术中，一定要清楚相邻直肌和颞下涡静脉的解剖位置，肌钩应避免直接接触或者间接牵拉涡静脉，轻轻地将下斜肌从巩膜上提起。应避免穿透与肌肉鞘膜粘连的 Tenon 囊，因为眶脂肪位于囊外，做到这一点需要将下斜肌外的所有组织从肌钩上分离。

一旦 Tenon 囊从肌钩上分离出来，就可以用 Westcott 剪刀沿肌肉后缘做一个切口，这一切口穿透筋膜，暴露下斜肌下方肌钩的顶端，然后从切口后方放一大肌钩，把 Tenon 囊及其外面的脂肪、结膜组织推向颞侧，移除原来牵引肌间隔和结膜的斜视钩，用另一个大钩替换勾取下斜肌的 Stevens 钩，分离黏附于下斜肌的纤维直至肌肉附着点，暴露肌肉附着点，以便于进行各种减弱术。

下斜肌断腱手术在下斜肌止端附近预置缝线前需要注意邻近的黄斑，在断腱和预置缝线前用 Apt 钳或者血管钳夹住下斜肌，可以最大限度地减少穿透巩膜的风险。好的助手、照明、暴露和对下斜肌附着点清晰的认识对手术的成功至关重要。断腱前不要扭曲下斜肌也很重要。医生如果选择断腱前在下斜肌靠近巩膜的位置放止血钳或夹子，那一定要确认下面的斜视钩拉住下斜肌，以避免肌肉沿长轴旋转或扭转。下斜肌预置缝线增加了肌肉扭转的可能。

断腱以后，大多数减弱术可以通过放置一个 Green 钩暴露下斜肌。助手操作应轻柔，防止肌肉撕裂。如果对牵拉下直肌有顾虑，可以在下直肌止端用带锁的钳子代替斜视钩。

下斜肌手术可能会损伤下直肌或者外直肌，曾经做过斜视手术或者视网膜脱离术增加了这种风险。为了避免损伤，可在手术之前先分离下直肌和外直肌。伴有邻近组织瘢痕的下斜肌的再手术需要手术医生和助手经验丰富。

二、下斜肌减弱术

1. 化学去神经　虽然化学去神经支配在理论上能轻度减弱下斜肌，但应谨慎选择。清醒的患者可以经结膜注射，但是肉毒杆菌毒素注射液经常会扩散至邻近的肌肉，下斜肌直视下注射至其他肌肉也是可能的。由于这种方式实现的下斜肌减弱程度较小，而且下斜肌轻度亢进可以不用治疗，所以应用较少。肉毒杆菌毒素化学去神经支配在继发性下斜肌功能亢进、第一眼位斜视角小但对侧注视存在复视的患者更有用[1]。

2. 双侧肌肉边缘切开术　双侧肌肉边缘 Z 形切开术是治疗轻度下斜肌功能亢进的一个选择，一些医生用来治疗轻度不伴有上转分开的下斜肌功能亢进，要考虑到减弱效果可能很弱，这种手术的风险是过多瘢痕形成导致限制性斜视。

手术技巧：与其他双侧肌肉边缘 Z 形切开术一样，沿前后缘以重叠的方式夹住下斜肌，但是不要完全夹取全部肌肉。两个血管钳间隔几毫米的距离，拿走血管钳，沿血管钳的夹痕剪切肌肉，因此肌肉被拉长。

3. 断腱术　断腱术是特定情况下许多医生的首选术式，它最大的缺陷是结果不一致和缺乏预测性，断腱术后巩膜再附着变异很大，经常黏附于原肌止端。一些医生会用 Tenon 囊覆盖下斜肌断端以阻止巩膜的再黏附。

手术技巧：断腱术可以从巩膜肌止端处切断，不需要将下斜肌缝合在巩膜上，因为肌肉会重新附着在各种不能预测的巩膜位置上。这一术式会产生差异较大的结果和高比例的下斜肌亢进残留。

4. 附着点的肌肉切开术　下斜肌附着点的切开术仅具有历史意义。我们不知道这一操作何时被其他减弱术代替，因为这一手术方法是通过 Tenon 囊外的脂肪进行下斜肌手术，这是不可取的。

5. 颞下肌肉切开术　颞下肌肉切开术具有操作简单的优点。在颞下象限结膜切口和其下的 Tenon 囊切开后，可以直接显露下斜肌。在巩膜肌止端附近操作可以减小黄斑损伤的风险。如果没有准确的分离，手术可能会损伤下直肌和外直肌。手术结果的不一致性和可预测性低可能是因为肌肉在巩膜的重新附着和瘢痕形成，从而导致残留或复发性下斜肌功能亢进。

手术技巧：下斜肌可沿肌止端分离 5~8mm，为了减少出血，可在拟行手术的位置放两个止血器，切开以后，可以烧灼断端。肌肉断端有时会直接重新连接，或者通过瘢痕组织连接。我们可以在颞下象限用 Tenon 囊覆盖下斜肌断端来阻止近端与巩膜重新附着。

6. 后徙术　下斜肌可以沿着它的解剖走形后徙至 14mm[2,3]，将肌肉缝合在巩膜的特定位置可以提高手术的预测性。后徙术是最常见的再黏附位置可控的手术。后徙 10mm 是一个经典的术式，这一术式适合中度下斜肌功能亢进，也适用于继发于上斜肌功能不足的下斜肌功能亢进（视频 25-1）。

单侧后徙 10mm 术后眼球轻度上转功能不足并不少见，可以解释为单侧 10mm 后徙后对侧下斜肌功能过强或者说上转功能不足使对侧眼产生了功能过强的假象。当考虑到 Apt 和 Call'S [3] 解剖标记，缝合位置在下直肌附近、颞侧 2mm 和颞侧 4mm 分别代表 14mm、12mm 和 10mm 的后徙。为了避免前转位，下斜肌前部纤维应缝于下直肌止端后 4～6mm，后部纤维缝于更远 3mm 处。这样能保证下斜肌沿长轴单纯后徙。

真正的 14mm 后徙应该缝合于下直肌外侧缘，下直肌止端后 5～8mm 处，防止后臂的前转位。后徙术是单纯的减弱术，后徙和前转位结合减弱下斜肌功能过强和增强抗上转作用。

手术技巧：后徙术要求下斜肌离断前或者夹住肌肉后在肌止端附近预置缝线，由于下斜肌后缘离黄斑很近，所以预置缝线前手术医生要保持舒服的状态，缝合前放松肌肉张力，使肌肉重新到自然位置，可以避免复杂的缝合。在离巩膜这么近的地方缝合可能会导致黄斑损伤，断腱后进行缝合消除了这种风险。

一旦肌肉前后缘预置缝线，就必须保持这个方向，这可以通过前部纤维预留的缝线比后部纤维短来标记肌肉前后缘。由于后部纤维与巩膜黏附的位置影响前转位的效果，手术过程必须保持后部纤维的位置。

下斜肌断腱并缝合于巩膜后，下斜肌可以再次附着在巩膜的各种位置。最常用的是后徙 10mm 和 14mm，下直肌止端的颞侧缘可以作为手术的参考点。下直肌颞侧缘距离下斜肌肌止端 14mm，因此下直肌颞侧 4mm 距离下斜肌肌止端 10mm，并与涡静脉在同一直线上。为了下斜肌后徙后与正常走行一致，下斜肌应缝合在下直肌止端后 5～8mm 处的外侧巩膜上，后部纤维应在前部纤维后 2～3mm 处（图 25-1）。

7. 颞下部分肌肉截除术　在颞下象限行下斜肌部分肌肉截除术可能是最常见的非定量手术，与之前讨论的颞下肌肉切开术具有相同的优缺点。它通常包括手术截除神经纤维束（neurofi-

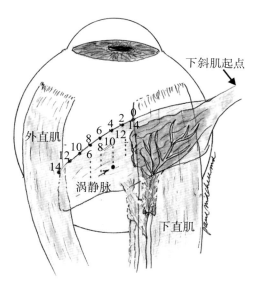

▲ 图 25-1　下斜肌分级后徙术示意图

图中标注：下斜肌起点、外直肌、涡静脉、下直肌

brovascular bundle，NFVB）和肌止端之间的部分肌肉 [4]，由于术后瘢痕的产生，下斜肌减弱的程度可能跟截除肌肉量有关。这一术式适合中度下斜肌功能亢进。

> **著者按语**
> 下斜肌截除和去神经支配是不可逆的破坏性手术，术后永久性地失去了用下斜肌治疗斜视的可能。下斜肌前转位术在很多情况下是非常有用的术式。幸运的是下斜肌部分截除术通常是不完全的，术后肌肉的断端经常可以找回，逆转手术效果。不幸的是这一术式仍然被广泛应用，所以为了完整起见，在这里提出这一术式，但是手术医生应把它归到历史书中。

手术技巧：部分截除术是截除下斜肌肌止端或者近端 5～6mm 的肌肉长度，肌肉近端仍然可附着在巩膜任意位置上，瘢痕组织可以重新连接肌肉断端，这一术式因为操作简单仍然广受欢迎。

8. 下斜肌前转位术　Elliott 和 Nankin [5] 在1981 年首次描述的前转位术减弱下斜肌，并产生了抗上转的作用，导致向上注视受限。后徙术和前转位术的主要区别是前转位术借助了 NFVB 的辅助作用。与其理论作用相反，在临床中，前转位术限制了上转作用，并减轻了分离性垂直斜视 [6]。研究表明，NFVB 提供了一个紧绷的韧带结构，牵拉下斜肌中部向后[7]。前转位术中，附着在 NFVB 后面的肌纤维重新黏附于外直肌附近的巩膜上，NFVB 成为一个辅助的起点。由于 NFVB 附着于下斜肌后缘，因此后部纤维巩膜再黏附的位置对手术效果至关重要，如果后部纤维太靠前，会增加上转受限的风险，如果转位更偏颞侧，外转时上转受限的风险增加。前转位术可减少内外转时的眼球上转，也可以从中线位置减少 20°～30°。单侧手术时，导致的上转受限可能更明显，并且伴发第一眼位的下斜视。当双侧手术时，上转受限是对称的，不伴有第一眼位的垂直斜视。前转位术后的下斜肌最好的描述是它变成了一个"张力性下移器"，下斜肌术后一个公认的风险是潜在的术后外转时上转受限，导致对侧眼下斜肌功能亢进，经常伴发 V 型外斜或者抗上转综合征[8-10]。

前转位术适合下斜肌功能亢进伴 DVD、先天性内斜视或者有较高的发生 DVD 的风险的患者，没有 DVD 的下斜肌功能亢进，尤其是亢进程度重的患者，前转位术仍然有用（视频 25-2）。

> **著者按语**
> 由于前转位术能有效地限制上转，因此需要准确稳定地手术缝合再附着的部位。胶原蛋白弱或愈合不良的患者，由于瘢痕拉伸和迁移，随着时间推移，效果会减弱。使用不可吸收缝线可以解决这个问题（见第 5 章和第 27 章）。

手术技巧：前部下斜肌纤维转位至下直肌止端前 1mm，后部纤维可附着在不同位置。为了提高抗上转的效果，后部纤维（与 NFVB 黏附）可以向前和颞侧缝合至巩膜。下斜肌可以截除 6～8mm 来加强手术效果。为了减少抗上转效果，后部纤维可以缝至下直肌止端后方的位置。

9. 部分肌肉截除的增强前转位术 为了增强前转位术的抗上转和张力性下移效果，一些医生试图通过截除 6mm 远端的下斜肌来增强手术效果，并建议截除后的下斜肌转位至下直肌止端前 2～3mm，前转位和截除的程度可以根据斜视的程度进行调整，这一术式可能适用于非对称性的双眼 DVD 患者（视频 25-3）。

10. 下斜肌中段截除 6mm Gonzalez[11, 12] 推广了下斜肌中段截除 6mm 的去神经支配手术，这一术式包括分离下斜肌中段，夹取、切割和烧灼 NFVB，并在 NFVB 附近截除 6mm 下斜肌。这一术式需要良好的暴露和止血，作者不推荐此术式。

11. 下斜肌全截除术 Gonzalez[11]、Del Monte 和 Parks 最先提出这一术式[13]，包括断腱、钳住、切割、烧灼 NFVB，当穿过 Tenon 囊时，从鼻侧截除下斜肌。这一术式可能是最有效和效果持久的减弱术，因其不可逆，仅适用于严重的下斜肌功能亢进的患者。

12. 鼻侧肌肉切除术 鼻侧肌肉切除术在 NFVB 附着点鼻侧的 Tenon 囊下空间进行操作。它可在前转位后进行，同时保持前部转位的下斜肌从 NFVB 到远端肌止端不受干扰。它的主要作用是消除侧方注视时残留下斜肌功能亢进和前转位术后向上注视时的外斜 V 征[14]。这一术式仅适用于伴发 DVD 的下斜肌功能亢进行双侧前转位术后复发的下斜肌功能亢进。鼻侧截除术可治疗于鼻侧前转位术后复发的内转时上斜视[15]、并对抗上转综合征[9]有效。手术操作难度较高（视频 25-4）。

13. 鼻侧前转位术（anterior nasal transposition, ANT） ANT 是相对较新的术式[16]。这一手术中，肌止端被转位至下直肌鼻侧（图 25-2），因此下斜肌从外旋肌变为内旋肌，从上转肌变为下转肌。ANT 可消除或降低严重的外旋转并且避免抗上转综合征。ANT 被证明对严重上斜肌麻痹和原发性下斜肌功能亢进的患者有效[17]，对伴有 DVD 的内转时过度上转也有效[18]。

> **可调整的下斜肌后徙术**
> **（摘自 Alan Scott，Lionel Kowal 修改）**
> 对于右眼下斜肌后徙，在颞下穹隆处做一个水平的结膜切口，其内侧可以暴露下直肌肌止端的外侧。
> 右眼下斜肌暴露，并断腱，用锁定钳固定前角，6-0 polyglactin 缝线缝合固定右眼下斜肌前角，缝合至右眼下直肌肌止点外侧缘前部 1mm 上，预置可调整缝线。
> 第二根 6-0 缝线固定右眼下斜肌前 2/3 和后

1/3 的交界处，并缝于下直肌止点颞侧 6mm。下方 6mm 的巩膜上，做可调整缝线。这一位置通常距离右眼下斜肌原肌止点前缘 6mm。右眼下斜肌可靠近新的前止端（可产生 15PD 的效果）或新的后止端作用（< 10PD），另一根可调整缝线处于放松状态。

为了增强右眼下斜肌的作用，放松后部调整缝线约 10mm，并将前部调整缝线前提。下斜肌前角靠近前部巩膜出口，右眼下直肌止端外侧缘前部 1mm 处。鼓励各方向最大的运动，并测量斜视度，有时需要中间位，可操作前后两根可调整缝线。

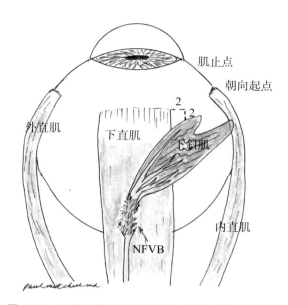

▲ 图 25-2　下斜肌鼻侧前转位的示意图，转位至下直肌止端后 2～3mm，鼻侧缘的鼻侧 2mm，神经纤维血管束（NFVB）现在是功能起点

致谢

我们感谢 Reed Jost 在本章中提供的知识和技术上的帮助。

参考文献

[1] Bansal S, Marsh IB. Inferior Oblique Botulinum Toxin Injection: A Postoperative Diplopia Test for Secondary Inferior Oblique Muscle Overaction. J Pediatr Ophthalmol Strabismus. 2016; 53(2):80–84

[2] Scott AB. Planning inferior oblique surgery. In: Strabismus. New York, NY: Grune & Stratton; 1978

[3] Apt L, Call NB. Inferior oblique muscle recession. Am J Ophthalmol. 1978; 85(1):95–100

[4] Toosi SH, von Noorden GK. Effect of isolated inferior oblique muscle myectomy in the management of superior oblique muscle palsy. Am J Ophthalmol. 1979; 88(3 Pt 2):602–608

[5] Elliott RL, Nankin SJ. Anterior transposition of the inferior oblique. J Pediatr Ophthalmol Strabismus. 1981; 18(3):35–38

[6] Mims JL, III, Wood RC. Bilateral anterior transposition of the inferior obliques. Arch Ophthalmol. 1989; 107(1):41–44

[7] Stager DR. The neurofibrovascular bundle of the inferior oblique muscle as the ancillary origin of that muscle. J AAPOS. 1997; 1(4):216–225

[8] Kushner BJ. Restriction of elevation in abduction after inferior oblique anteriorization. J AAPOS. 1997; 1(1):55–62

[9] Mims JL, III, Wood RC. Antielevation syndrome after bilateral anterior transposition of the inferior oblique muscles: incidence and prevention. J AAPOS. 1999; 3(6):333–336

[10] Stein LA, Ellis FJ. Apparent contralateral inferior oblique muscle overaction after unilateral inferior oblique muscle weakening procedures. J AAPOS. 1997; 1(1):2–7

[11] Gonzalez C. Denervation of the inferior oblique (as a weakening surgical procedure). Trans Am Acad Ophthalmol Otolaryngol. 1974; 78:816–823

[12] Gonzalez C. Denervation of the inferior oblique: current status and long–term results. Trans Sect Ophthalmol Am Acad Ophthalmol Otolaryngol. 1976; 81(5):899–906

[13] Del Monte MA, Parks MM. Denervation and extirpation of the inferior oblique. An improved weakening procedure for marked overaction. Ophthalmology. 1983; 90(10):1178–1185

[14] Weakley DR, Stager DR. A new surgical procedure: nasal myectomy of the inferior oblique muscle with anterior transposition of the insertion; results in IO cases. Binocular Vision. 1992; 7:215–218

[15] Stager DR, Jr, Wang X, Stager DR, Sr, Beauchamp GR, Felius J. Nasal myectomy of the inferior oblique muscles for recurrent elevation in adduction. J AAPOS. 2004; 8(5):462–465

[16] Stager DR, Sr, Beauchamp GR, Stager DR, Jr. Anterior and nasal transposition of the inferior oblique muscle: a preliminary case report on a new procedure. Binocul Vis Strabismus Q. 2001; 16(1):43–44

[17] Stager DR, Jr, Beauchamp GR, Wright WW, Felius J, Stager D, Sr. Anterior and nasal transposition of the inferior oblique muscles. J AAPOS. 2003; 7(3):167–173

[18] Fard MA. Anterior and nasal transposition of the inferior oblique muscle for dissociated vertical deviation associated with inferior oblique muscle overaction. J AAPOS. 2010; 14(1):35–38

第 26 章　上斜肌：手术技巧
The Superior Oblique: Surgical Techniques

Irene H. Ludwig　Monte Stavis　Donny Suh　著

刘　艳　译

摘　要

上斜肌手术入路可在颞上象限的肌腱止端，或在鼻上象限上直肌鼻侧缘的肌腱处。加强手术主要在肌腱止端，包括全肌腱前移、折叠、截除、前部折叠和 Harada-Ito 术。肌腱止端的减弱手术包括悬吊后徙术、直接后徙术、断腱术、前部少量肌腱截除术，鼻上象限肌腱减弱手术包括断腱术、硅胶延长术、和缝线延长术。

关键词

上斜肌全肌腱前移术，上斜肌截除术，Harada-Ito 术，上斜肌前部折叠术，上斜肌悬吊后徙术，上斜肌后徙术，上斜肌断腱术，上斜肌硅胶延长术，上斜肌缝线延长术，上斜肌少量肌腱截除术

一、上斜肌旋转和加强被动牵拉试验

上斜肌（SO）手术前，对全麻的患者先行旋转被动牵拉试验[1]，见第 9 章。单纯的外旋和内旋的抵抗力是通过抓住 3 点钟和 9 点钟位置角膜缘的结膜，轻轻按压眼球，在有阻力前估计旋转的程度。正常情况下，有阻力前外旋和内旋大约 60°，在 SO 松弛的情况下，外旋可达 90°（图 26-1 至图 26-3）。旋转被动牵拉试验评价的是上斜肌的前部纤维，加强的被动牵拉试验评价后部纤维功能。这些操作帮助确认先天性 SO 松弛，并排除可能的伪装综合征，如对侧下直肌纤维化。手术结束时也要重复这一操作，以确认 SO 加强或者减弱的程度足够。

眶内和眶外的异常粘连严重影响了旋转被动牵拉试验时的眼球旋转，会导致 SO 麻痹的假阴性结果。颅面部联合外伤可以导致脑神经和眼外肌联合损伤，这些患者的旋转被动牵拉试验结果可能会有误导。Pulley 异位也会影响旋转被动牵

拉试验的结果，并能模拟 SO 松弛或紧张。加强的牵拉试验[2] 可以不受 Pulley 功能障碍的影响，并能帮助鉴别 SO 和 Pulley 异常。

二、分离上斜肌止端

根据 Parks[3] 法（见第 23 章，图 26-1 和图 26-2）做颞上穹隆部切口，用 Green 钩分离上直

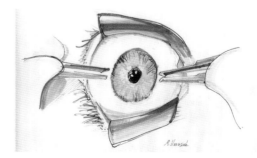

▲ 图 26-1　旋转被动牵拉试验

在 3 点钟和 9 点钟位置，用有齿镊抓住角膜缘（手术者视野，左眼，前额在图片下方）

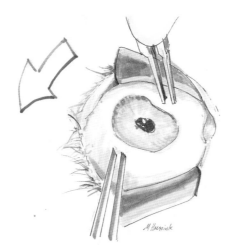

▲ 图 26-2　旋转被动牵拉试验
牵拉眼球内旋直至有阻力（推测来自上斜肌），箭所示方向为镊子牵拉眼球旋转方向（手术者视野，左眼，前额在图片下方）

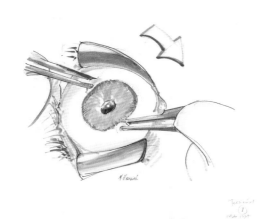

▲ 图 26-3　旋转被动牵拉试验
牵拉眼球外旋直至有阻力（推测来自下斜肌），箭所示方向为镊子牵拉眼球旋转方向（手术者视野，左眼，前额在图片下方）

肌，并向下拉眼球。用 Desmarres 牵开器暴露眼球颞上象限，并取走开睑器。上斜肌肌腱无须分离，其位于上直肌外侧缘下方，前部纤维位于上直肌肌止端颞侧止点后方 7～8mm，用有齿镊协助小肌（Stevens 断腱）钩勾取 SO，用另一个小肌钩在 SO 后部纤维附着点处确认没有肌腱纤维残留（图 26-4）[1, 4]。

三、分离上斜肌肌腱

虽然绳索一样的 SO 肌腱在上直肌鼻侧，但需在颞上穹隆做手术切口，以避免干扰周围的筋

膜囊和肌间隔。在断腱术中，这些组织维持肌腱的走行，防止肌腱近端在断腱后发生移位，从而避免肌腱黏附于上直肌止端鼻侧引起上转受限[5]。在 Green 钩上分离上直肌，眼球向下拉，去除开睑器。结膜和 Tenon 囊从上直肌止端向后拉，Desmarres 牵开器放置于上直肌上方来暴露鼻侧缘。通过"节制韧带"做一个小切口，它与上直肌后表面的鼻侧缘融合。放置两个 Stevens 断腱钩牵拉切口，以便于放入 Desmarres 牵开器。这样就可以识别到上直肌鼻侧缘的 SO 肌腱。将肌腱上方的筋膜囊切开，用 Stevens 断腱钩将肌腱钩起。

四、上斜肌加强术

1. SO 全肌腱前徙术　先做旋转和加强被动牵拉试验（本章"上斜肌旋转和力"），分离 SO 肌止端（本章"分离上斜肌止端"，视频 26-1 和视频 26-2）。

用弯铲刀针的 6-0 可吸收缝线通过锁扣缝合固定肌止端（图 26-5）。断腱、前徙、再重新连接在需要的位置（见第 23 章）。前徙需要用尺子从原肌止端测量，根据斜视角度可以适当前后徙，降低第一眼位的垂直斜视（图 9-3 至图 9-5）。

注意保持 SO 止端的自然走行和角度，因此，前部缝线呈矢状，前后方向，后部缝线从鼻侧到颞侧水平缝合（图 26-6）。可以用一个临时的活结来固定肌肉位置，并通过重复单纯的外旋被动牵拉试验确认肌止端位置正确。如果在外旋 60° 有阻力，活结可以打紧，如果没有阻力，则肌止端可以根据需要向前或者向后调整。可以通过肌止

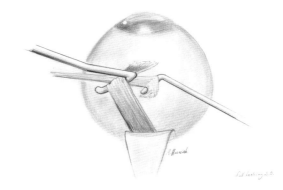

▲ 图 26-4　正常上斜肌肌止端位于斜视钩上，注意 90° 弯曲

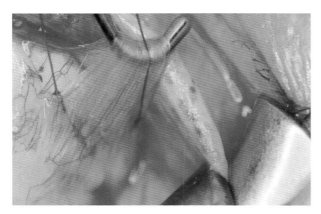

▲ 图 26-5　上斜肌肌止端，用断腱钩勾取，并预置缝线，用于全部肌腱前徙或者悬吊后徙。**90°弯曲明显**

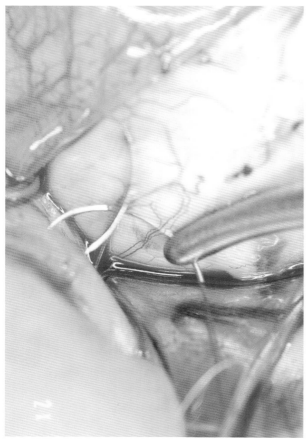

▲ 图 26-6　上斜肌全肌腱前徙术缝合位置
肌止端前部前后方向缝合巩膜，后部从鼻侧向颞侧缝合

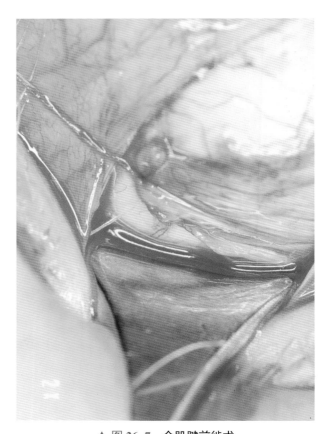

▲ 图 26-7　全肌腱前徙术
按测量值牵拉肌腱，中央锁咬合帮助保持正常肌止端的弧度和方向

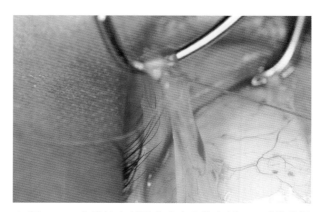

▲ 图 26-8　先天性上斜肌麻痹患者的上斜肌肌腱非常松弛和菲薄
在这例患者，截除和前徙结合，缝线置于肌止端后 7～8mm

端使用中央锁紧咬合来恢复自然弧度（图 26-7）。

　　如果肌腱非常松，则可以同时截除并前徙。将缝线缝于肌止端后数毫米处（图 26-8），截除缝线远端肌腱，并将肌肉前徙（图 26-9），以在旋转被动牵拉试验时产生预期的阻力。眼底检查可以确认旋转有无全部矫正。

　　2. 上斜肌折叠　见第 24 章。

　　3. 上斜肌截除术　Caldeira[6] 报道，截除 SO 肌腱并将其重新缝至原肌止端是一种安全的术式，但是效果比折叠术更稳定。在其肌止端分离 SO 肌

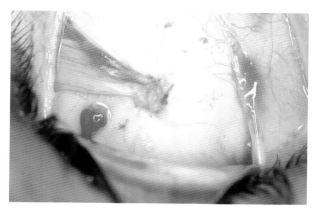

▲ 图 26-9 肌腱与图 26-8 相同，截除远端肌腱，新的肌腱止端前徙缝于巩膜上

腱（本章第二节）和上直肌，用 Green 钩勾上直肌，并拉向鼻侧。将 SO 肌腱拉紧，用量尺测量截除量，在固定锁定咬合的位置预置可吸收缝线，截除缝线前的肌腱，将肌腱缝合到原肌止端。与折叠术相比，有两个创面增加了手术的稳定性，但 SO 全肌腱前徙更灵活，特别是不能行折叠或截除术的先天性 SO 肌腱止端发育不良的患者。

4. Harada-Ito 术 最初的 Harada-Ito 术描述了非断腱的术式，其将靠近肌止端的 SO 中央劈开，并将肌肉固定于上斜肌止端颞侧 5mm [7]。

Fells 改良了 Harada-Ito 术 [4, 8]，将 SO 肌腱前 1/3 断腱，并用缝线前徙至外直肌上缘肌止端后 8mm（视频 26-3）。为此，如本章第二节所示，分离上斜肌肌腱，用 Stevens 钩将肌腱纵向劈成两半，从肌止端开始劈开 10mm。肌止端前部肌腱用 6-0 可吸收缝线预置缝线，Westcott 剪刀断腱。Green 钩勾取外直肌并分离，牵拉眼球内转，Desmarres 牵开器暴露外直肌肌止端后的上缘，将上斜肌前部肌腱缝于外直肌上缘 4mm 范围内肌止端后 8mm 的巩膜上。小量的前徙可以如同全部肌腱前徙，从上斜肌肌止端测量（本章"上斜肌加强术"）。

5. 前部上斜肌折叠术 在行上斜肌手术解决过度外旋之前，笔者对 0 到 1.5 + 下斜肌功能亢进行下斜肌 Z 型切开，2 到 4 + 行下斜肌后徙术（见第 25 章）。为了矫正外旋，笔者首选改良 Harada-Ito 和前部 SO 纤维折叠术（视频 26-4），上斜肌肌止端分离见本章第二节。

用小 Stevens 钩分离 SO 前部纤维，从肌止

端大约分离 3mm。在前 2mm 的 SO、肌止端后 4mm 处预置 6-0 涤纶缝线，并打方结。

缝线应该穿过巩膜的位置取决于缝线在 SO 的位置，如果 SO 向上直肌颞侧延伸数毫米，那么针应置于上直肌止端后 1~2mm、颞侧 2~3mm 处。

如果 SO 大部分藏在上直肌下面，那么缝线在 SO 下缘 3~4mm 处，而不是颞侧，通常放置于上直肌止端外侧巩膜（图 26-10）。

将 SO 向前颞侧拉 3~4mm，通常位于上直肌止端颞侧（图 26-11）。将针插入巩膜，轻轻收紧肌肉至能感到张力，但不要太紧（图 26-12，图 26-13）。

3~4mm 的折叠可矫正 6°~8° 的外旋，2mm 的折叠可以矫正 3°~4° 外旋。眼底旋转由间接检眼镜或者带头灯的放大镜检查。检查时不要牵拉上睑，不然会影响旋转。如果旋转矫正效

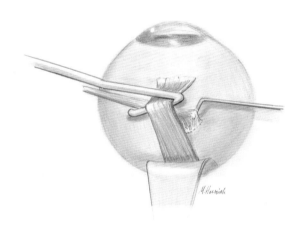

▲ 图 26-10 在断腱钩上分离上斜肌肌止端前部纤维

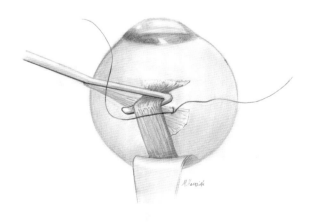

▲ 图 26-11 永久缝线系于上斜肌前 2mm，肌止端后 4mm 处

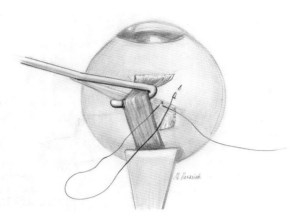

▲ 图 26-12　缝线固定于颞侧前方 3~4mm 处

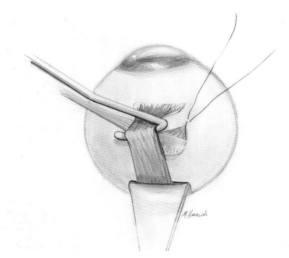

▲ 图 26-13　肌腱用三个结固定于巩膜，通常在上直肌止端略颞侧

果不佳，可以根据需要调整。初期活结有助于术中调整。作者倾向于打紧缝线，如果欠矫则增加一条缝线，如果过矫则在线结鼻侧做一到两个 1mm 的肌腱切开。

五、上斜肌减弱术

1. 悬吊后徙术　按照本章第二节步骤分离 SO 肌腱。弯铲刀针的 6-0 可吸收缝线在肌止端预置缝线（图 26-5），断腱，缝线通过肌止端残端中心返回，两端之间大约 3~4mm，并互相平行。（Prieto-Diaz 最初描述缝线位置[9]）将缝线向上拉，直到肌肉紧靠原肌止端。用尺测量预定后徙量，并在该位置放止血钳，并在上面打结，然

后松开止血钳。在上直肌下方悬吊肌肉，如果需要可以用止血钳辅助操作[9-11]。重复旋转被动牵拉试验确认手术效果，肌肉张力有助于将眼球拉向理想的位置（视频 26-5）。

2. 直接后徙　Caldeira[12, 13] 报道了在上直肌下后徙 SO，手术时将上直肌拉向鼻侧，直接将肌止端缝在巩膜上。

3. 断腱术和断腱联合延长术（或硅胶带）　如本章第三节分离上直肌鼻侧的 SO 肌腱，用 Westcott 剪刀剪切足够厚度的肌腱，末端自行回缩。这是经典的 SO 断腱术。为了防止由于瘢痕挛缩导致的断端重新连接和断端过度分离，Wright 建议在肌腱断端之间缝一段硅胶带[14]。硅胶带长度通常为 5~7mm，取决于 SO 肌腱的松紧程度。不可吸收缝线（作者喜欢用带 S-28 针的 6-0 透明聚丙烯缝线）缝肌腱，并在进针和出针点用锁定夹固定。第二根缝线与第一根平行 2mm，也用锁定夹固定。在两根缝线之间断开肌腱，条带与肌腱缝合（图 26-14 和图 26-15）。维持 SO 肌腱周围囊膜的完整性很重要，并且条带

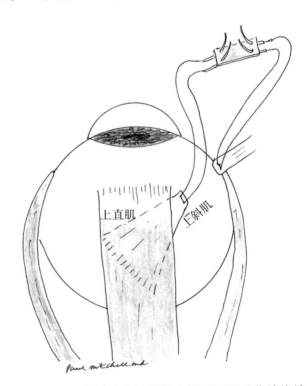

▲ 图 26-14　上斜肌肌腱断端之间用不可吸收缝线缝 5~7mm 长的硅胶条带

改编自 Wright KW. Color Atlas of Ophthalmic Surgery. Philadelphia, PA: Lippincott; 1991.

不能直接与巩膜接触，否则两者之间的黏着会引起运动受限[15]。所有囊膜的撕裂应该用缝线修复，推荐用 6-0 透明聚丙烯缝线。

4. 改良的"小鸡缝线"的断腱术　2001 年，D. W. Suh 提出了一种基于 Philip Knapp's 未发表术式的改良的"小鸡缝线"的断腱术。在切口两侧预置不可吸收缝线，形成连接两端的缝合桥（图 26-16）。术中手术医生根据术前检查和临床经

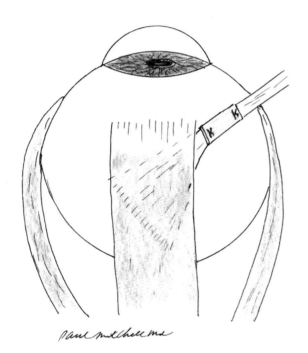

▲ 图 26-15　固定条带，肌腱延长

改编自 Wright KW. Color Atlas of Ophthalmic Surgery. Philadelphia, PA：Lippincott；1991.

验，通过被动牵拉试验调整肌腱长度。

5. 肌腱截除术　von Noorden 描述的上斜肌全厚度肌腱截除术在技术上与 Parks 描述的一致。分离肌腱的方法与本章"分离上斜肌肌腱部分"描述的一样，但是他不是简单切断肌腱，而是去除一小段长度的肌腱组织。他没有具体说明要截除的肌腱长度，但是从插图判断大约 3～5mm。前部肌腱截除术是从肌止端至上直肌外侧缘截除前 1/5 的 SO 肌腱纤维，后部肌腱截除术截除更大一部分 SO，截除从 SO 肌止端 15mm 长度的后部 4/5 的肌腱[19]。

6. 上斜肌微小切开术　SO 肌止端和上直肌外侧缘间前 3mm 肌腱截除术大约可以矫正 5° 的内旋[18]。该术者更喜欢在肌止端和上直肌外侧缘间的 SO 前部纤维的微小切开（视频 26-6）。这种手术的优点是能够测量内旋矫正的度数并且风险很低，尤其在弱视患者的注视眼上手术。

通过颞上穹隆切口，在 Green 钩上分离上直肌，通过切口顺着上直肌颞侧缘放置 Helveston Barbie 或者 Desmarres 牵开器。助手轻轻将上直肌拉向鼻下方。站在手术眼的对侧。在术眼行微小肌腱切开术。用 Stevens 肌腱钩勾住 SO 前部肌腱纤维。做多个 3mm 切口，间隔 1mm，垂直于 SO 边缘，用薄 Westcott 剪刀从肌止端 2mm 开始向鼻侧推进。可在该区域做 5～6 个切口（图 26-17）。每 3mm 肌腱切开术可以矫正 1°～1.5° 内旋。切割 SO 纤维组织时感到轻微的阻力证实分离到正确的层面而不是周围结缔组织。术前、术中和术

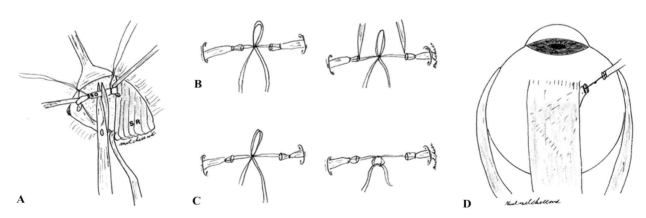

▲ 图 26-16　可调整缝线的上斜肌延长术——左眼观

肌钩从上直肌下方穿过。A. 暴露上斜肌肌腱和预置缝线；B. 缝线打结，预留间隙；C. 减除一根缝线，使活结变为方结，缝合线用永久性的方结固定；D. 最终位置

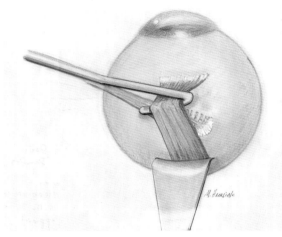

▲ 图 26-17　上斜肌小截除术矫正内旋，沿上斜肌前缘 5mm 行 3mm 切开

后可以用间接检眼镜检查眼底旋转。

若矫正 3°～4° 的内旋，可进行两次微小肌腱切开术，若矫正 5°～8° 的内旋，可以行 3～4 次微小肌腱切开术，再行眼底检查旋转情况。除了需要肌腱切开术，可以在肌止端附近进行额外的肌腱切开。如果仍有内旋残留，向鼻侧牵拉上直肌以便对上直肌下方的 SO 肌腱行更多的微小肌腱切开术。有时在非常紧绷的 SO 行微小肌腱切开术时，前部纤维会迅速分离，造成前部肌腱大的开口。这会比预期矫正更大的内旋。我的目标儿童和年轻人过矫 3° 内旋，老年人则不需过矫。

4～6mm 的更大前部 SO 肌腱切开术会减弱后部纤维，导致 4～6PD 的上斜视。不推荐此术式，因为肌腱切开术是不可逆的。分别处理垂直斜视会更安全、预测性更高。

参 考 文 献

[1] Ludwig IH, Clark RA, Stager DR, Sr. New strabismus surgical techniques. J AAPOS. 2013; 17(1):79–88

[2] Guyton DL. Exaggerated traction test for the oblique muscles. Ophthalmology. 1981; 88(10):1035–1040

[3] Parks MM. Fornix incision. In: Parks MM. Atlas of Strabismus Surgery. Philadelphia, PA: Harper & Row ;1983:70–77

[4] Parks MM. Harada–Ito. In: Parks MM. Atlas of Strabismus Surgery. Philadelphia, PA: Harper & Row; 1983:202–207

[5] Parks MM. Tenotomy. In: Parks MM. Atlas of Strabismus Surgery. Philadelphia, PA: Harper & Row; 1983:191–195

[6] Caldeira JAF. Modification of surgical technique for resection of the superior oblique muscle. In: XXII Concilium Ophthalmologicum. Masson Paris, New York, Barcelone, Milan 1976:920–926

[7] Harada M, Ito Y. Surgical correction of cyclotropia. Jpn J Ophthalmol. 1964; 8: 88–96

[8] Fells P. Management of paralytic strabismus. Br J Ophthalmol. 1974; 58(3): 255–265

[9] Prieto Diaz J. Retrocesco del oblicuo posterior: una nueva tecnica comunicacion previa. Arch Oftalmol B Aires. 1986; 61:127–131

[10] Sood S, Simon JW, Zobal–Ratner J. Asymmetric "hang-back" superior oblique recession. J AAPOS. 2002; 6(3):198–200

[11] Carruthers JDA, Astle WF, Buncic JR. Is superior oblique recession a safe and effective method of superior oblique weakening? Paper presented at: 22nd Annual Meeting of the American Association for Pediatric Ophthalmology and Strabismus; March 14, 1996; Snowbird, UT

[12] Caldeira JA. Graduated recession of the superior oblique muscle. Br J Ophthalmol. 1975; 59(10):553–559

[13] Caldeira JAF. Bilateral recession of the superior oblique graded according to the A pattern: a prospective study of 21 consecutive patients. Binocular Vision & Eye Muscle Surgery Qtrly. 1995; 10(3):167–174

[14] Wright KW. Superior oblique silicone expander for Brown syndrome and superior oblique overaction. J Pediatr Ophthalmol Strabismus. 1991; 28(2): 101–107

[15] Wilson ME, Sinatra RB, Saunders RA. Downgaze restriction after placement of superior oblique tendon spacer for Brown syndrome. J Pediatr Ophthalmol Strabismus. 1995; 32(1):29–34, discussion 35–36

[16] Suh DW, Guyton DL, Hunter DG. An adjustable superior oblique tendon spacer with the use of nonabsorbable suture. J AAPOS. 2001; 5(3):164–171

[17] von Noorden GK. Principles of therapy. In: von Noorden GK. Binocular Vision and Ocular Motility. 5th ed. St Louis, MO: Mosby; 1996:557–559

[18] Roizen A, Velez FG, Rosenbaum AL. Superior oblique anterior tenectomy. J AAPOS. 2008; 12(1):54–57

[19] Velez FG, Velez G, Thacker N. Superior oblique posterior tenectomy in patients with Brown syndrome with small deviations in the primary position. J AAPOS. 2006; 10(3):214–219

Part C 术中发现胶原异常的处理
Managing Collagen Abnormalities During Strabismus Surgery

第 27 章 瘢痕延伸修复和其他胶原异常的处理
Stretched Scar Repair and Management of Other Weak Collagen Abnormalities

Irene H. Ludwig 著

刘 艳 译

摘 要

在斜视手术中，遗传或获得性胶原和愈合障碍可引起严重的问题。缝线可能不能很好地固定组织并可被拉出。术中组织可能撕裂，需要精细的技术。肌肉走行可能因为 Pulley 组织薄弱而移位，导致复杂的斜视问题。

既往斜视手术后愈合功能较差也可导致牵拉性和或迁移瘢痕，引起复发或连续性斜视。本章将介绍修复技术，一分为二综合征的肌肉肌腱连接处肌肉撕裂也在本章讨论。

关键词

瘢痕延伸，瘢痕迁移，一分为二综合征，斜视不可吸收缝线，斜视创面愈合，瘢痕节段

一、概述

胶原蛋白不足会造成斜视手术操作困难。胶原异常的患者，结膜很容易撕裂。当结缔组织较弱的患者接受常规斜视手术时，最好使用不可吸收缝线以防止瘢痕延伸和瘢痕迁移引起的愈合困难。原发的胶原蛋白不足和伤口愈合不良[1, 2]可以同时出现，也可单独存在。胶原蛋白不足的患者容易发生 Pulley 移位，在第 19 章和第 30 章叙述。

二、瘢痕延伸修复

瘢痕延伸的定义是患者有既往斜视手术史[2, 3]，既往手术记录可有助于对之前操作过的肌肉进行针对性的探查。如果没有之前的手术记录，可以每只眼做两个小的穹隆切口对 4 条直肌进行探查，例如内下切口探查下直肌和内直肌，颞上切口探查上直肌和外直肌。如果病史清楚，斜视术式明确，则不需要对每条肌肉进行探查。牵拉性

或者延长性瘢痕的第一个线索是肌肉容易剥离和分离[2]。由于瘢痕组织薄弱，结膜瘢痕通常轻微。肌肉在 Stevens 钩上正常分离，然后换大的 Green 钩。由于结膜瘢痕形成较弱，再手术时结膜的牵拉通常非常容易。另外两个瘢痕延伸存在的线索是当斜视钩向前牵拉时，其上的肌肉滚动（图 27-1），以及由于肌腱和巩膜之间瘢痕较弱，斜视钩很容易拉离巩膜（图 27-2）（视频 27-1，视频 27-2）。

1. 识别瘢痕延伸的边缘　根据经验，手术医生通常能够识别正常的肌腱边缘（图 27-3）。如果边缘不清，一个有用的技巧是在巩膜的肌止端位置用 6-0 不可吸收缝线穿过瘢痕组织，并将肌肉断腱（图 27-4）。将肌肉翻转，观察下表面（图 27-5），肌腱和瘢痕之间的界限通常从下面看更清楚（视频 27-3）。如果之前的斜视手术是截除

术时，可以看到瘢痕组织直接从肌肉而不是肌腱发出（图 27-6）。

2. 测量和计算肌肉复位位置　进行两项测

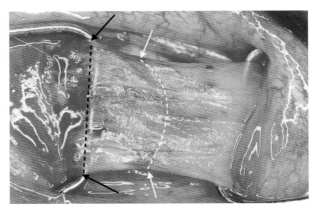

▲ 图 27-3　内直肌的瘢痕延伸，黑箭和线显示瘢痕组织在巩膜上的起点，白箭和线显示瘢痕组织和健康肌腱的界限

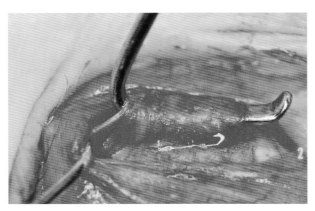

▲ 图 27-1　内直肌的瘢痕延伸，显示当肌肉钩向前牵拉时肌止端在钩上滚动

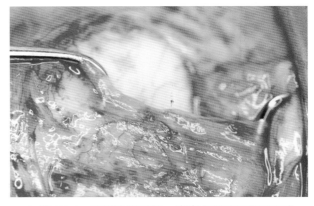

▲ 图 27-4　内直肌断腱前，瘢痕和肌腱的界限不清

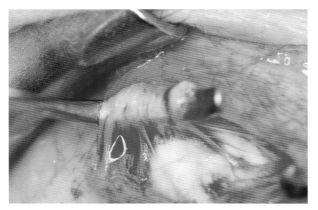

▲ 图 27-2　内直肌的瘢痕延伸，显示当肌肉钩提离眼球时瘢痕从巩膜上提离

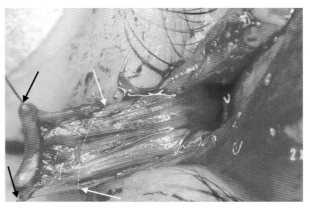

▲ 图 27-5　与图 27-4 同一条肌肉，翻转肌肉从下面观察分界线很容易看到（白箭和线）。黑箭示缝线

量：①原肌止端和发现的巩膜黏附点之间的距离；②巩膜和肌腱之间牵拉 / 延伸瘢痕的长度。标准手术表格通常可以预测肌腱前徙的量，方法是将截除的瘢痕组织的毫米数加到向原肌止端前徙的手术量中（图 27-7）。计算公式是 T=（A+S）-X。例如，对于做过双眼内直肌后徙术的连续性外斜患者，标准手术表格（表 27-1，表 27-2）可能推荐双眼内直肌截除 6mm（公式中的 X）。如果术中发现左眼内直肌后徙 7mm（A），而且肌腱和巩膜间有 4mm 无定形瘢痕组织（S），那么它应该从发现的位置（F）前徙 2mm 到达位置 T 以获得截除 6mm 的效果。如果从原肌止端测量，该距离是 A～T，在这个例子中是 5mm。

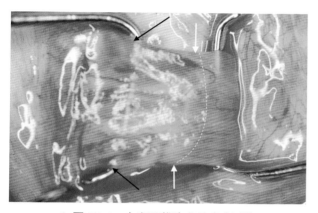

▲ 图 27-6　内直肌截除术后瘢痕延伸

瘢痕组织来自肌肉纤维而不是肌腱（白箭和线），黑箭示瘢痕和巩膜的黏附点

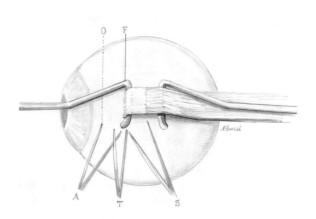

▲ 图 27-7　计算瘢痕延伸修复时肌腱的目标位置

O= 原肌止端；F= 发现的附着位置；S= 瘢痕延伸的长度；A= 从原肌止端到发现位置的距离；T= 目标位置。计算公式为 T=（A+S）-X，X= 建议截除的长度（表 27-2）。从原肌止端开始测量，新距离为 A～T

如果发现右眼内直肌距离原肌止端 6mm（A），并且有 3mm 的瘢痕延伸（S），将在 3mm 的位置重新附着以达到 6mm 的效果。

> **著者按语**
>
> 这些表格是 Parks 医生根据多年的临床经验总结的。这里的手术量是他近年工作中实际使用的数字，略高于以前发表的手术量。多年来，这些手术量效果良好，偶尔需要进行调整。作者倾向截除量小一些，以减小肌止端位置的肿胀，有时会减少

表 27-1　内斜视水平直肌后徙和截除的手术量

内斜视角（PD）	每眼内直肌后徙量（mm）	每眼外直肌截除量（mm）
15	3	4
20	4	5
25	4.5	6
30	5	7
35	5.5	8
40～50	6	8
50+	7	8

改编自 Marshall Parks' 的讲演，Lancaster 课程，Colby College，Maine, July 1985.

表 27-2　外斜视水平直肌后徙和截除的手术量

外斜视角（PD）	每眼外直肌后徙量（mm）	每眼内直肌截除量（mm）
15	4	3
20	5	4
25	6	5
30	7	6
40	8	6
50	9	7
60	10	8
70	10	9
80	10	10

改编自 Marshall Parks' 的讲演，Lancaster 课程，Colby College，Maine, July 1985.

1～2mm 的截除并增加相应数量的后徙。截除和后徙在同一眼时，则手术量参照表格中一行的数字。

3. 编织涤纶缝线　对于眼睑覆盖的巩膜位置的肌止端，应用不可吸收缝线（带 S-29 针的 6-0 编织涤纶线）。缝线穿过邻近瘢痕的肌腱，两侧有锁结（图 27-8）。先截除肌腱上的瘢痕组织，然后用双交叉缝合技术将肌腱缝在巩膜上。由于多年处于松弛状态，肌肉通常紧绷而短小。在肌肉固定打结时，助手通常需要将眼睛拉向肌肉来减小肌止端的张力。线结绕三圈后，肌腱边缘形成一个中央咬锁点（图 27-9），再打 3 个结。

4. 透明聚丙烯缝线　外直肌瘢痕延伸修复经

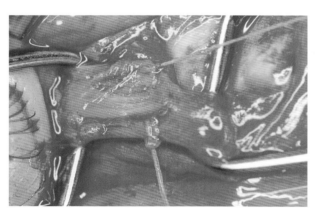

▲ 图 27-8　6-0 涤纶编织线穿过健康肌腱边缘

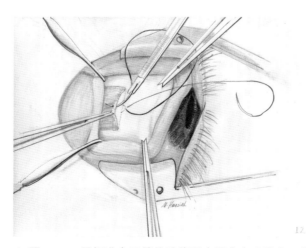

▲ 图 27-9　用标准交叉缝线法将肌肉固定在巩膜上，线结绕三圈后，肌腱边缘形成一个中央咬锁点，将其向前拉，形成第三个附着点以促进伤口愈合

常导致新的肌止端位于暴露的结膜下。编织涤纶线容易导致肉芽形成和不适感，另外可能通过结膜透见下面的白色缝线。因此，可以使用 6-0 透明聚丙烯缝线。聚丙烯缝线的缺点是太滑，无法在有张力的情况下打结，因此用 6-0 聚乳酸缝线与其平行穿过肌腱（图 27-10），聚乳酸缝线穿过巩膜先打结，截除末端，6-0 聚丙烯线接着在它前面缝合巩膜，并打结。然后用聚丙烯缝线进行中央咬锁，至少 3 次绕线。两根针从肌腹下穿过，并在止端位置后至少 8mm 处打结。最后一步非常重要，因为剪线后的残端非常锋利，可能会突出结膜，引起患者不适（视频 27-4）。

三、瘢痕迁移

瘢痕迁移是一种独立但是与伤口愈合有关的现象，有时与瘢痕延伸一起出现，有时单独出现[2]（见第 5 章）。瘢痕迁移的诊断通常需要对之前的手术有准确的了解，有手术记录，以记录肌止端从手术附着点迁移的情况。有时可以追踪瘢痕组织从原手术附着点到迁移附着点的轨迹（图 27-11 和图 27-12）。孤立性瘢痕的修复包括使用标准的经典技术（见第 23 章）和不可吸收缝线（视频 5-2）重新定位止点。

四、一分为二综合征

一分为二综合征[4] 是由于结缔组织薄弱，在

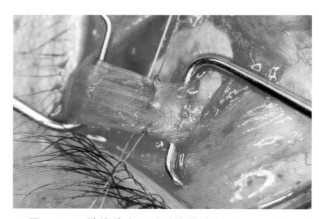

▲ 图 27-10　缝线缝合肌腱（这是外直肌，所以用透明聚丙烯和聚乳酸缝线，对于暴露较少的肌止端，用 6-0 编织涤纶线更佳）

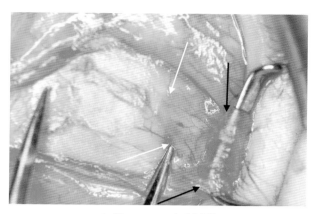

▲ 图 27-11　瘢痕迁移

白箭表示手术附着位置，黑箭表示再次手术发现的实际附着位置，黑白箭之间可见瘢痕组织

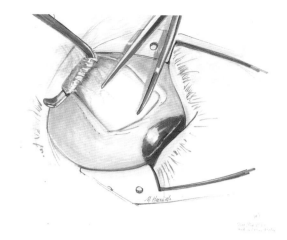

▲ 图 27-12　瘢痕迁移

张力作用下，肌肉肌腱连接处的直肌分离，通常斜视手术时勾取肌肉时发生（见第 5 章和第 20 章，图 27-13 ）。一旦开始撕裂，肌钩上的张力就消除了。如果撕裂不完全，可以用细线轻轻修补，用 7-0 的聚丙烯线效果很好，因为它反应小、不可吸收，并且能光滑地穿过组织。使用简单的连续缝合，松散地固定每次缝合以阻止奶酪线穿过肌肉近端的组织。肌肉的近端部分是由脆弱的肌肉组织组成，需要小心处理，因为它很容易碎裂。修复后，尽量避免对该肌肉进行进一步手术，并将手术转移到其拮抗肌或对侧眼。如果撕裂完全，如视频 5-3 所示，肌肉会发生丢失，将在 29 章讨论。

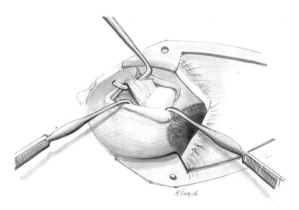

▲ 图 27-13　一分为二综合征撕裂开始示意图。如果在这个阶段发现，初级修复相对简单。如果撕裂完全，可能导致肌肉丢失

参 考 文 献

[1] Ludwig IH, Reiffel RS, Wang FM. Ideal wound healing is not a stretch. J Pediatr Ophthalmol Strabismus. 2018; 55(2):82–83

[2] Ludwig IH. Scar remodeling after strabismus surgery. Trans Am Ophthalmol Soc. 1999; 97:583–651

[3] Ludwig IH, Clark RA, Stager DR, Sr. New strabismus surgical techniques. J AAPOS. 2013; 17(1):79–88

[4] Ellis EM, Kinori M, Robbins SL, Granet DB. Pulled–in–two syndrome: a multicenter survey of risk factors, management and outcomes. J AAPOS. 2016; 20(5):387–391

第 28 章　处理过多瘢痕组织（粘连综合征）
Managing Excessive Scar Tissue (Adhesive Syndrome)

Irene H. Ludwig　Malcolm Ing　著

刘　艳　译

摘　要

纤维化和瘢痕可能由于肌肉挛缩而直接影响眼位，也可能因为结缔组织限制和结膜缩短而间接影响眼位。矫正严重瘢痕导致的眼位异常的方法包括瘢痕组织后徙、瘢痕去除、结膜后徙、羊膜移植和自体结膜移植。抗纤维化药物由于效果有限和潜在的毒副作用没有得到广泛的应用，而新的药物可能在未来有所帮助。

关键词

粘连综合征，限制性斜视，结膜纤维化，眼外肌纤维化，眼眶纤维化，羊膜移植治疗斜视，自体结膜移植治疗斜视和翼状胬肉，瘢痕组织后徙，结膜后徙

一、介绍

纤维化的肌肉和肌周组织纤维化与 27 章讨论的疾病胶原蛋白谱结局相反，并需要不同的手术方法矫正。外伤、炎症或既往斜视手术导致的过多瘢痕可通过很多机制导致斜视，取决于主要累及哪一层。内部的肌肉纤维化引起肌肉缩短和肌肉过度活动。层间瘢痕，如粘连综合征，限制了层间的滑动、减小了眼球运动范围，可朝向纤维化受累区域或者远离纤维化受累区域。Pulley的纤维化扭曲可以复杂的方式改变肌肉的活动。外部纤维化和结膜层的缩短可以使眼球偏离正常的位置，限制其离开纤维化区域的运动。恢复眼位和恢复正常眼球运动是治疗的首选目标，但是当瘢痕非常严重时，恢复眼位就很满意了。当仅肌肉手术还不够时，可能通过操作瘢痕组织层来使眼球居中。

二、瘢痕组织后徙

1. 适应证　如果肌肉周围和眼周组织深层有非常严重的瘢痕，会牵拉眼球偏离正常位置，并限制眼球运动，简单的瘢痕截除只能暂时解决问题，因为瘢痕还会重新形成，二次手术的瘢痕往往比之前更重。如果谨慎地把瘢痕组织在眼球正前方注视或者眼球运动的方向缝到巩膜上，眼位有时仅通过瘢痕组织手术就可以矫正。例如，许多鼻侧瘢痕牵拉眼球成内斜位，如果把瘢痕层缝在赤道后，可把眼球推向外斜。这一手术方法，作者称其为瘢痕组织后徙术，已证明是在非常严重的纤维化情况下使眼球居中的有用方法。

2. 手术方法　术中首先评估各方向被动牵拉试验，包括旋转试验。检查结膜和穹隆有无纤维和组织丢失（见第 3 章）。在瘢痕化的结膜前面做切口，以尽量减少对正常组织的破坏。沿着巩膜平面，在肌止端之间分离，直到显露出足够的

巩膜，可以在 Stevens 肌腱钩上分离目标肌肉，然后用 Green 钩。这样切开比较安全，不会有意外的断腱。清除巩膜的瘢痕组织，直到完全解除眼球运动的限制。有时肌肉周围的瘢痕是造成斜视的原因，因为回弹试验眼球可以很好地居中（见第 3 章和第 20 章）[1]。如果是这种情况，处理好瘢痕组织，但是如果仍然存在斜视，首选行肌肉后徙术。一旦眼球居中，用 7-0 或者 6-0 不可吸收缝线将深层瘢痕组织缝到巩膜（或肌肉表面）使眼球维持正位。如果限制和斜视严重，缝合深层的瘢痕到赤道后能够推拉眼球向相反的方向，并帮助矫正眼位。这一原则可以矫正任何角度的斜视，但是会造成同侧方向的注视受限。

瘢痕组织的准确处理可以防止术后迁移，降低眼球回退至最初斜视位置的风险。一旦深层结缔组织层缝合至巩膜，并在回弹试验中具有良好的向心性，则行结膜后徙术，也可采用羊膜移植或自体结膜移植（视频 28-1）。

三、去除瘢痕组织

如果结膜下瘢痕组织造成实质性增厚，那么在瘢痕组织后徙和结膜后徙之前先去除瘢痕组织。用 0.5mm 的锁钳帮助提起结膜边缘，将瘢痕组织小心地从结膜下剥离并截除。这种做法减少了不美观的结膜增厚和发红，以及术后不适。如果在去除瘢痕后结膜不紧绷，结膜后徙则不必要，可进行正常的切口缝合（视频 28-2）。

四、结膜后徙术

直接肌肉手术和瘢痕组织后徙 / 截除矫正斜视后，需要评价结膜的状态。如果结膜紧绷且直接闭合（对于穹隆切口），或重新复位于原肌止端（对于角膜缘或者角膜缘后切口），引起斜视复发，应行结膜后徙术或缝至开放位置（图 28-1 和图 28-2），用 7-0 不可吸收缝线将结膜边缘直接缝至巩膜上，使眼球运动受限最少。巩膜可以裸露，通常将上皮化。但是有时进行性的瘢痕组织会在巩膜上迁移，引起受限复发。在这种情况下，或者结膜后徙造成大的缺损时，用羊膜或者

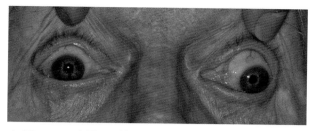

▲ 图 28-1　由于严重的肌肉和周围组织纤维化导致的复发性外斜视，已经进行了外直肌分离和眶固定

1 个月前行右眼瘢痕组织后徙至赤道后和大的结膜后徙。左眼固定于外斜位

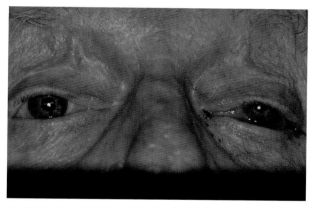

▲ 图 28-2　与图 28-1 同一患者，左眼行瘢痕和结膜后徙 1 天

自体结膜移植覆盖伤口以防止瘢痕组织的侵入是很有帮助的。羊膜还可以抑制炎症反应，促进创面再生愈合。

五、羊膜移植

将冷冻保存的羊膜置于准备好的巩膜缺损上，并用 7-0 或 8-0 不可吸收缝线缝合四个角。然后用组织胶将其固定在巩膜上，眼睛包扎一天（视频 28-3）。

六、自体结膜移植

要解除直肌周围瘢痕组织的限制，一个关键的手术步骤是在受累肌肉下放一个肌肉钩，并尝试牵拉运动。手术医生可以评价受限的程度，以及使用该技术分离覆盖的瘢痕组织和直肌。把瘢痕组织截除后，可以重复被动牵拉试验。如果仍然有受限，

手术医生可以考虑后徙直肌，因为可能存在肌肉挛缩。

作者认为显微镜对复杂斜视的病例非常有用。而且对复杂病例，全身麻醉优于局部麻醉。做穹隆部结膜切口，距离内直肌止端 5mm 处。从切口处放入小的 Stevens 肌钩，手术医生将小肌钩旋转到内直肌和覆盖的瘢痕组织边缘。一旦内直肌边缘确定，用一个大的钝性肌钩代替小肌钩，以安全地扩大内直肌下表面和巩膜之间的空间。在截除瘢痕组织和复发性胬肉时，助手提起大肌钩的位置确保内直肌的识别。通过肌钩向外牵拉眼球对肌肉施加牵引是有帮助的，可以使肌肉表面的瘢痕组织复合体弯曲，有助于区分瘢痕和下面的肌肉组织。然后在瘢痕组织边缘做一个切口，用钝的 Westcott 剪刀破坏内直肌表面的瘢痕组织复合体。当瘢痕组织的底面和直肌的前部表面建立一个平面以后，瘢痕组织复合体和复发性胬肉可以安全的截除。瘢痕组织复合体必须全部截除直到肌止端。瘢痕组织的截除必须延伸到穹隆，以防止再次复发（图 14-1）。瘢痕组织截除后，被动牵拉试验可以显示眼球运动正常。如果手术医生确定内直肌需要后徙，可以在内直肌预置 6-0 不可吸收缝线并在肌止端上下缘锁结，然后后徙肌肉。如果手术修复前存在内斜视，内直肌后徙术是必要的。用自体结膜移植覆盖大的结膜缺损（视频 14-1）。首先要测量缺损的大小，使自体结膜的大小与缺损匹配。然后用 10-0 尼龙线在移植片的角膜侧，8-0 Vicryl 线将移植片边缘固定在巩膜上，使移植片与结膜边缘对齐。如果在内直肌表面进行自体结膜移植，需用结膜缝线。为了减少复发，在移植片近端边缘保留 1～2mm 的裸露区域。作者矫正手术中没有使用纤维蛋白胶、羊膜移植和丝裂霉素（视频 14-1）。

七、抗纤维化药物和材料

局部注射类固醇预防斜视术后纤维化广泛使用，但是并没有显示改变结局。这些作者对结果不满意并且怀疑它在抑制纤维化中的作用。虽然已经提出了很多其他药物来降低斜视术后纤维化，由于并发症和不确定的结果，它们并没有得到广泛的应用。这些药物包括丝裂霉素、5- 氟尿嘧啶[2]。透明质酸肌肉下和周围注射被认为可以降低层间黏附[3-5]，近年一直在尝试合成材料覆盖裸露的肌肉组织来防止黏附，但是最终只增加了纤维化并使问题恶化。

八、缰绳样受限

当瘢痕组织在肌止端和眶缘之间起到桥梁作用时，它可能会限制肌肉的运动。这被 Jampolsky 描述为"牵引"和"反向牵引"效应[5, 6]。肌瓣撕裂也是相似的机制，也许他的一些病例实际上是肌瓣撕裂（图 28-3，见第 20 章和第 29 章）。肌瓣撕裂的修复和筋膜囊的修复并不能避免复发性纤维化改变，本章描述的二次手术可能是必要的，手术后运动的改善是有效的，也可用于其他限制性斜视病例。

九、固定缝线

另一种防止斜视术后瘢痕组织使眼位偏移的有效技术是固定缝线。Callahan[7] 描述了大角度斜视使用固定缝线技术。作者使用一根 5-0 涤纶缝线穿过外直肌残端（大角度外斜后徙术后）通过上睑中心并打结在眶骨膜上。固定缝线放置两周以抵消颞侧瘢痕和眼球外展趋势的增加。在严重的内直肌麻痹的情况下，受累眼在试图外转时

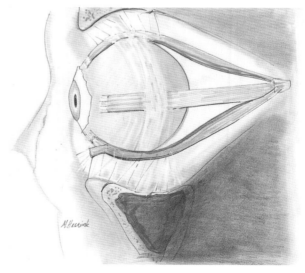

▲ 图 28-3　下直肌肌瓣撕裂，肌瓣边缘与眼眶组织有粘连，可能导致下视和上视受限

甚至不能过中线，建议使用两根固定缝线。两根分别打结在眶骨膜上，一根缝合穿过上睑的鼻侧部分，另一根穿过下睑的鼻侧部分，两处都保留

3周。术后通过眼睑固定缝线来稳定手术效果是有帮助的，因为这种技术允许术眼在术后前几周抵抗瘢痕和结膜挛缩。

参 考 文 献

[1] Jampolsky A. Spring-back balance test in strabismus surgery. In: Symposium on Strabismus: Transactions of the New Orleans Academy of Ophthalmology. St Louis, MO: Mosby-Year Book Inc; 1978:104

[2] Mora JS, Sprunger DT, Helveston EM, Evan AP. Intraoperative sponge 5-fluorouracil to reduce postoperative scarring in strabismus surgery. J AAPOS. 1997; 1(2):92–97

[3] Granet DB, Hertle RW, Ziylan S. The use of hyaluronic acid during adjustable suture surgery. J Pediatr Ophthalmol Strabismus. 1994; 31(5):287–289

[4] Takeuchi K, Nakazawa M, Yamazaki H, et al. Solid hyaluronic acid film and the prevention of postoperative fibrous scar formation in experimental animal eyes. Arch Ophthalmol. 2009; 127(4):460–464

[5] Özkan SB. Restrictive problems related to strabismus surgery. Taiwan J Ophthalmol. 2016; 6(3):102–107

[6] Jampolsky A. Surgical leashes, reverse leashes in strabismus surgical management. In: Helveston EM, ed. Symposium on Strabismus: Transactions of the New Orleans Academy of Ophthalmology. St Louis, MO: CV Mosby Co; 1978:244–268

[7] Callahan A. Reconstructive Surgery of the Eyelids and Ocular Adnexa. Birmingham, AL: Aesculapius; 1966:233–237

Part D 术式进展
Advanced Techniques

第 29 章 外伤性斜视修复（肌瓣撕裂、肌肉滑脱和丢失）
Traumatic Strabismus Repair (Flap Tear, Slipped and Lost Muscles)

Irene H. Ludwig 著

周荣妹 译

摘 要

肌瓣撕裂有四种类型：纵向、板层、斜向和回缩。识别和修复眼外肌需要熟悉直肌正常的解剖及其周围的肌鞘层和邻近的 Pulley 结构。肌瓣撕裂的修复不仅需要解决 Pulley 的移位，还需要解决 Tenon 囊及肌鞘的破裂。肌肉移位可能与肌瓣撕裂并存，如果肌瓣撕裂修复不能将受损肌肉复位，则需要单独处理。

尽管病理机制不同，斜视手术中由于操作不当导致的医源性肌肉滑脱的修复方法，与修复瘢痕性粘连导致的继发性斜视方法相同。肌肉丢失定义为肌肉与眼球的完全分离，可能是创伤性的，也可能是医源性的。如果 Pulley 鞘膜与其他肌肉的连接仍然存在并允许追踪肌肉，那么受损肌肉的定位和修复相对简单。许多受损肌肉与肌瓣撕裂处在同一层面，因此熟悉肌瓣撕裂修复可以提高定位丢失肌肉的成功率。最难修复的肌肉是内直肌，它缺乏与任何斜肌的相连，且在受损后往往会回缩至眼眶深部。精湛的技术也许会有助于肌肉的直接修复，但是如果没有成功，则可以通过影像学的指导提高手术的成功率。

关键词

眼肌部分撕脱，肌瓣撕裂，眼肌完全撕脱，肌肉滑脱，肌肉丢失，Pulley 破裂，肌间带破裂

一、肌瓣撕裂的修复

肌瓣撕裂包括四种类型：纵向、板层、斜向和回缩（图 29-1 至图 29-4）。修复开始前需进行被动牵拉试验和直接的肌肉检查。

被动牵拉试验通常显示撕裂肌肉的功能区

域受限。由于肌锥内和肌锥外之间的粘连，旋转被动牵拉也经常检测出外旋和内旋异常[1-3]。通过与肌瓣附着方向相反的穹隆切口寻找肌肉。比如，在外斜视病例中怀疑下直肌肌瓣撕裂时，最好使用鼻下方穹隆切口来分离下直肌。这样可以避免破坏可能向外牵拉的肌瓣和 Pulley 鞘。切口应当尽可能小，并用 Green 肌肉钩以标准方勾取式分离肌肉，然后将 Desmarres 牵开器放置在肌肉上而不进行解剖分离，这样可以检查目标部

位（图 29-5 和图 29-6）。在严重的肌瓣撕裂病例中，粘连可能非常密集，以至于无法放置牵引器，因此需要进行一些最小程度的分离，以便放置牵引器。分离应尽可能靠前，以避免损伤肌肉周围组织。如果解剖结构不清楚，简要查看对侧眼未受影响的肌肉，有助于进行比较（图 29-7，

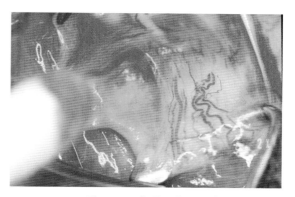

▲ 图 29-4　右眼下直肌回缩

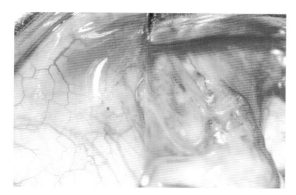

▲ 图 29-1　左眼下直肌的纵向撕裂

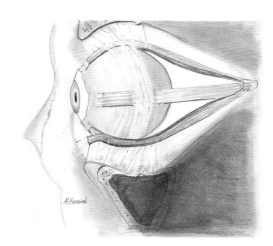

▲ 图 29-5　下直肌肌瓣撕裂静息状态（眼球矢状面）

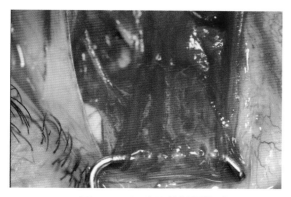

▲ 图 29-2　下直肌的板层撕裂

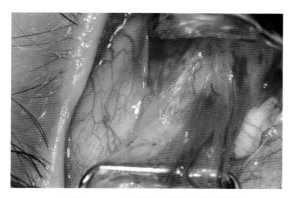

▲ 图 29-3　左眼下直肌的斜向撕裂

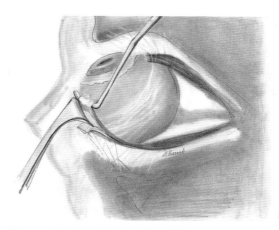

▲ 图 29-6　手术中暴露下直肌及肌瓣撕裂部位（眼球矢状面）

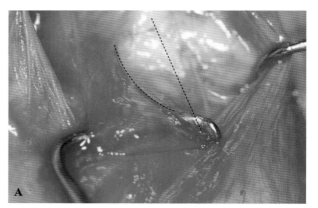

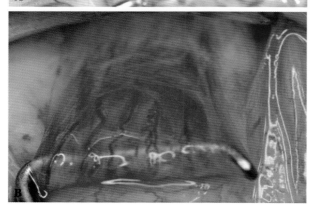

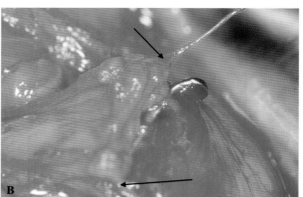

▲ 图 29-7 **A.** 年轻人的正常下直肌；**B.** 60 岁女性的正常下直肌，胶原纤维层完整但是相对薄，肌肉具备正常的宽度和厚度

视频 20-1、视频 29-1 和视频 29-2）。

1. 纵向肌瓣撕裂 一旦确定了缺失的肌肉部分，将 Stevens 钩置于附着完整筋膜的肌肉上，然后穿过撕裂的肌肉部分并向前牵引（图 29-1，图 29-8）。这样可以使术者感觉到肌瓣边缘和周围眶组织之间瘢痕点的拉力。游离肌瓣边缘，用不可吸收的缝线穿过肌瓣，并缝扎（图 29-8A 和 B）。然后根据撕裂的性质，将肌瓣与巩膜或肌肉本身相连，重新固定至正常的解剖位置。筋膜用细的可吸收或不可吸收的单丝缝线修复（图 29-8C）。后部 Tenon 囊常有一个裂口，也要进行修复（图 29-9，视频 29-1 至视频 29-7）。有时在手术开始时观察到肌腹移位，但层复位后，它通常会恢复到正常的解剖位置。如果在肌瓣撕裂修复完成时，它仍未复位，则可以增加肌肉固定缝合 [4]。

2. 板层肌瓣撕裂 若整个宽度的肌肉发生了板层肌瓣撕裂，可使用斜视钩将肌瓣层从眼眶组织中分离出（图 29-2）。这种类型的撕裂比纵向肌瓣撕裂更难看到，但更易凭感觉定位。（纵向

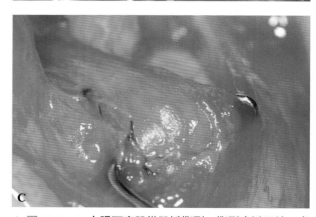

▲ 图 29-8 **A.** 右眼下直肌纵肌瓣撕裂，撕裂皮瓣回缩。虚线标注为丢失的肌肉位置；**B.** 分离撕裂的肌肉皮瓣并使用缝线进行悬吊，箭所示为撕裂皮瓣的边缘；**C.** 修复的肌肉

肌瓣在肌肉表面有一些剩余的完整筋膜，并且比板层肌瓣更容易看到，板层肌瓣肌肉看起来完整但缺乏肌鞘）。钩子在肌瓣和眼眶组织之间通过是没有阻力的，因为肌鞘可以防止瘢痕生成。唯一的粘连发生在肌瓣的远端。一旦肌瓣处于游离状态，修复方法与上述相同（图 29-10、视频 20-3、视频 29-8 和视频 29-9）。板层肌瓣一般比纵向肌瓣的张力小，可以用更细的缝线进行修

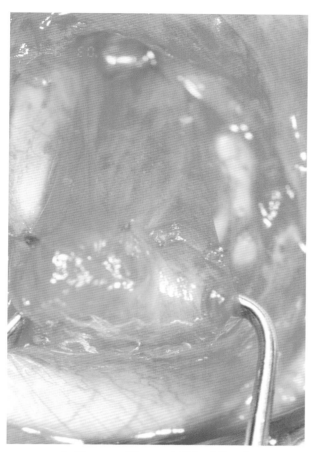

▲ 图 29-9　图 29-1 中修复后的肌肉

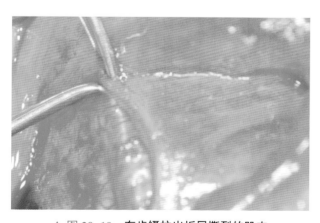

▲ 图 29-10　有齿镊拉出板层撕裂的肌肉

复。有些板层肌瓣可能是由先天性畸形造成的
（视频 29-10）。作者常使用 7-0 聚丙烯缝线缝合
板层肌瓣。

　　3. 斜向肌瓣撕裂　斜向撕裂的修复与纵向撕
裂的修复非常相似（图 29-3）。修复应尝试尽可
能准确地恢复自然解剖结构，调整缝合位置以匹
配缺损（视频 29-3、视频 29-6 和视频 29-11）。

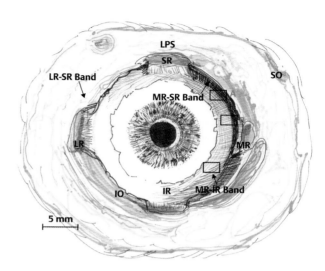

▲ 图 29-11　眼球冠状面显微照片所示为在 Pulley 鞘平
面的 Pulley 鞘和肌间带结构

LR-SR Band. 外直肌 - 上直肌带；MR-SR Band. 内直肌 - 上直
肌带；MR-IR Band. 内直肌 - 下直肌带；IO. 下斜肌；IR. 下直
肌；MR. 内直肌；SR. 上直肌；SO. 上斜肌；LPS. 上睑提肌
引自 Kono R，Clark RA，Demer JL. Active Pulleys：magnetic
resonance imaging of rectus muscle paths in tertiary gaze. Invest
Ophthalmol Vis Sci 2002；43:2179–2188.

　　4. 回缩肌瓣撕裂（高翻领）　为了修复回缩
的肌瓣撕裂，将有齿钳放置在肌鞘内，将回缩的
肌肉组织向前拉，这都是凭感觉完成的。后续修
复类似于纵向肌瓣撕裂修复（视频 29-6）。回缩
的肌瓣通常起始于肌止端而不是肌肉肌腱连接处
（图 29-4）。

　　5. 肌瓣撕裂的非典型运动模式　虽然肌瓣撕
裂时常见的运动功能缺陷是由于系带效应限制
了受累肌肉的运动区域，但由于非典型撕裂位
置、非典型肌肉受累（如下斜肌）（视频 29-12
和视频 29-13）、撕脱组织的异常愈合方向（视频
29-14 和视频 29-15），或由于创伤性 Pulley 鞘破
坏或肌间带失效导致的肌肉移位，导致出现其他
缺陷。内斜视、高 AC/A 比值和同侧下斜视均可
见于以下直肌为主的肌瓣撕裂（视频 29-14 至视
频 29-17）。

　　6. Pulley 和肌间带撕裂　外伤可能会破坏将直
肌间 Pulley 鞘相互连接的肌间带（图 29-11，见第
4 章）。这种损伤导致肌肉缺乏支撑、继发肌肉移
位，可以通过重塑一个或多个肌间带（Pulley 鞘
膜联结术）或直接增加肌肉支撑（肌肉固定术）

来修复。这些将在第 30 章中讨论。

眼眶外伤所致的 Pulley 本身的移位也可以通过对肌肉的主动牵拉导致肌肉扭曲变形。创伤深层的修复通常会恢复肌肉位置。这常与肌瓣撕裂一起出现，修复技术见视频 29-16。

Pulley 撕裂在没有肌瓣撕裂或肌肉移位的情况下，也可导致纤维化和肌肉运动受限。在视频 29-17 中可以看到右眼下直肌这种撕裂的修复。

7. 原始手术附加的斜视手术　如果在外伤后及时修复肌瓣撕裂，那么仅仅修复撕裂就足够了。不幸的是，很少有病例能及时发现。在长期斜视的情况下，会出现其他的肌肉变化，往往需要加以解决。修复肌瓣撕裂后需要多少标准手术量可能较难预估。一个不完善的经验法则是肌瓣撕裂修复取代后徙 / 截除方案中的直肌截除术，或双侧后徙方案中的一侧后徙。肌瓣撕裂越大，术中对回弹试验修复的反应越大[5]，对标准手术的需求则越小。由于联合了或先前的肌肉后徙（视频 20-3、视频 29-7 和视频 29-8），一些肌瓣撕裂病例中发生了连续性斜视，因此在肌瓣撕裂修复操作中加入肌肉后徙应该谨慎。

二、肌肉滑脱的修复

Parks 将肌肉滑脱定义为一种手术失误，即在肌肉断腱前仅将肌鞘纤维纳入肌腱缝合中。由于眼肌未正确地连接到巩膜上，因此，眼肌在肌鞘回缩并向后"滑脱"[6]。其修复方法与之前讨论的拉伸瘢痕修复的方法相同（见第 27 章第二节），只是不需要使用不可吸收缝线，因为可吸收缝线不会导致愈合障碍。根据作者的经验，随着训练和手术技术的提高，真正的肌肉滑脱已经变得很罕见。

三、肌肉丢失的修复

肌肉丢失定义为肌肉与眼球失去了所有直接和间接的联系[7]。最严重的情况是那些失去了大量组织的肌肉，如内镜下的鼻窦手术，可能会无意中截除大块的肌肉。如果可以的话，直接修复

会获得最好的效果和最有效的眼球运动范围（视频 5-3，视频 29-18）[7-10]。

1. 通过隔膜连接和 Pulley 鞘找回肌肉

（1）肌锥外层内：肌肉丢失修复的最佳时机是在肌肉丢失时立即进行直接修复。避免向逃离肌肉方向转动眼球，因为这可能导致肌肉近端撕裂的边缘继续向徙缩[8]。不要分离各层，因为这会导致解剖标志的丢失，不利于找回丢失的肌肉。有时在 Desmarres 牵开器后面、在肌瓣撕裂的同层中发现脱离的肌肉，该牵引器被用来牵引肌肉周围组织并暴露后方的肌肉轨道。可能正是由于缺乏对肌层的正确认知，外科医生认为移到肌锥外的肌肉丢失"无法恢复"。根据作者的经验，这些类型的肌肉丢失其实是最容易修复的。用镊子可以在 Desmarres 牵开器牵制的组织内摸索到丢失的肌肉。如果在这一层抓到肌肉，组织的厚度和强度要比单独抓取 Tenon 囊的感觉要大得多。这种技术与视频 20-2、视频 29-1、视频 29-3、视频 29-4 和视频 29-5 中观察到的技术的主要区别是没有任何肌肉纤维附着在巩膜上。因此，必须用锁定的 0.5mm 镊子支撑眼球，将其固定在原来的肌止点处。然后将肌肉从其远端的任何粘连中游离出来，并像肌瓣撕裂修复一样将其缝合到巩膜上。

（2）通过相邻斜肌的 Pulley 鞘连接：如果在肌锥外层内没有发现肌肉，下一步是尝试通过其Pulley 鞘追踪肌肉。当 Pulley 鞘与某一斜肌相连时，直肌有时会位于比预期中更靠前的位置，轻柔地沿着相邻斜肌的连接找回丢失的直肌，可能有助于直肌复位。

（3）在眼眶深层组织中追踪丢失的肌肉：内直肌与斜肌间缺乏 Pulley 鞘连接，因此如果丢失，它是最难恢复的肌肉。尽管很难定位近端切口或撕裂端，但通过仔细观察、耐心、轻柔的技术，以及出色的辅助，通常可以直接修复。由于肌肉在肌鞘内回缩，因此有必要沿着这个细而空的轨道找回肌肉。彼此相对的两层空的眼眶组织形成的"塌陷的空轨道征"已在磁共振成像（MRI）扫描中得到证实，它可能模拟与眼球的连接[8]。这个轨道很难找到，但并非不可能，已在视频5-3 中展示。

一些斜视手术医生在做眼肌手术时仍然常规分离肌间隔和肌鞘。如果由于缝合失败、一分为二综合征（pulled-in-two syndrome，PITS）[11] 或其他原因导致肌肉丢失，这种做法会增加肌肉无法找回的风险，因此不建议这样做。最好是只分离手术本身所需的最小区域。作者一直能够找回丢失的肌肉，这可能是由于在斜视手术中保留了各层组织。

　　(4) 近端复位后的修复：一旦找到了肌肉撕裂的边缘，修复必须是轻柔的。肌肉组织非常易碎，尤其是 PITS（这是由于肌肉肌腱交界处的结缔组织薄弱造成的），缝线很容易从肌肉组织中牵拉出来。对肌肉边缘周围尤其是相连的肌鞘进行修复，创伤较小，是骨科肌腱修复的首选方法。丢失的肌肉通常张力很大，通常不能被拉回创伤处。因此，缝合和修复必须下移至肌肉所在位置的创伤深处操作。一个训练有素的助手对于保持缝合深层组织所需的暴露至关重要。

　　2. 成像技术辅助肌肉定位从而直接进行修复　如果在肌肉最初丢失时无法对其进行定位，可以使用影像学手段进行辅助。有时肌肉会附着在眶缘上，可以通过标准的经结膜途径直接找回和修复。有时，成像显示肌肉以不常见的位置附着在眼球上，只需通过肌止点重新定位[8]。在眼球的各个注视方向进行动态成像，可以对肌肉功能进行评估[9]。

　　3. 眶壁入路和经鼻内镜途径　当丢失肌肉无法通过标准斜视手术途径恢复时，则可以考虑使用另外两种方法。眶壁入路已在多个病例中成功使用[8-10]。首先通过成像技术定位肌肉，然后做穹隆切口通过球壁寻找丢失的肌肉。在眶骨膜表面至眶尖进行分离，在那里确定肌肉的位置。缝线穿过肌肉的远端边缘，然后通过角膜缘斜视切口将肌肉送到眼球前部，交给斜视手术医生，由他将其缝合到巩膜上。这最好由眼眶外科医生和斜视外科医生共同完成。

　　另一个方法是利用鼻内镜进行修复[12]。这是一个创新的方法，至今只有一例病例被报道[13]。

　　4. 转位修复　如果丢失的肌肉已经受损，以至于无法修复，可以进行转位手术（见第 35 章），并后徙拮抗肌后徙或在拮抗肌中注射肉毒菌素（见第 6 章和第 31 章）。

参考文献

[1] Ludwig IH, Brown MS. Strabismus due to flap tear of a rectus muscle. Trans Am Ophthalmol Soc. 2001; 99:53–62, discussion 62–63

[2] Ludwig IH, Brown MS. Flap tear of rectus muscles: an underlying cause of strabismus after orbital trauma. Ophthal Plast Reconstr Surg. 2002; 18(6): 443–449, discussion 450

[3] Ludwig IH, Clark RA, Stager DR, Sr. New strabismus surgical techniques. J AAPOS. 2013; 17(1):79–88

[4] Clark RA. The role of extraocular muscle pulleys in incomitant strabismus. Middle East Afr J Ophthalmol. 2015; 22(3):279–285

[5] Jampolsky A. Spring–back balance test in strabismus surgery. In: Symposium on Strabismus: Transactions of the New Orleans Academy of Ophthalmology. St Louis, MO: Mosby–Year Book Inc; 1978:104

[6] Parks MM, Bloom JN. The "slipped" muscle. Ophthalmology. 1979; 86(8): 1389–1396

[7] Plager DA, Parks MM. Recognition and repair of the "lost" rectus muscle. A report of 25 cases. Ophthalmology. 1990; 97(1):131–136, discussion 136–137

[8] Kushner BJ. Occurrence and treatment of lost muscles. In: Strabismus: Practical Pearls You Won't Find in Textbooks. Cham, Switzerland: Springer; 2018:196–207

[9] Underdahl JP, Demer JL, Goldberg RL, Rosenbaum AL. Orbital wall approach with preoperative orbital imaging for identification and retrieval of lost or transected extraocular muscles. J AAPOS. 2001; 5(4):230–237

[10] Goldberg RA. Is there a "lost" rectus muscle in strabismus surgery? Am J Ophthalmol. 2001; 132(1):101–103

[11] Ellis EM, Kinori M, Robbins SL, Granet DB. Pulled–in–two syndrome: a multicenter survey of risk factors, management and outcomes. J AAPOS. 2016; 20(5):387–391

[12] McKeown CA, Metson RB, Dunya IM, Shore JW, Joseph MP. Transnasal endoscopic approach to expose the medial rectus from the annulus of Zinn to the penetration of Tenon's capsule. J Pediatr Ophthalmol Strabismus. 1996; 33(4):225–229

[13] Murray ADN. Slipped and lost muscles and other tales of the unexpected. Philip Knapp Lecture. J AAPOS. 1998; 2(3):133–143

第 30 章　Pulley 手术
Pulley Surgeries

Irene H. Ludwig　Yair Morad　著

周荣妹　译

摘　要

随着对眼眶 Pulley 结构的认识，近几年开发了一些手术方式，可直接矫正 Pulley 的异常，包括 Clark 提出的眼眶 Pulley 后固定术和赤道部肌肉固定术，Morad 提出的上直肌外直肌肌肉固定术，以及 Ludwig 提出的 Pulley 鞘膜联结术和 Pulley 破裂的直接修复术。这些修复方法都有详细介绍，并有视频演示。

关键词

肌肉固定术，Pulley，Pulley 鞘，后固定，松眼综合征，重眼综合征，分开不足，肌间带

前言

　　本章节的手术是斜视领域最新的手术方式，而且仍在不断发展。第一个利用肌肉 Pulley 解剖知识研发的手术由是 Robert Clark 设计的 Pulley 后固定术 [1-3]。该手术旨在复制巩膜后固定术（Faden 术）限制眼球运动的效果，而不需要巩膜缝合，在矫正高 AC/A 型内斜视以及失代偿的调节性内斜视方面是不可或缺的。许多儿童在摘掉眼镜后能够控制眼球正位，在游泳等活动中增强了自信心。第二个手术是 Clark 提出的赤道部肌肉固定术，已被证明可有效治疗直肌移位 [4, 5]。

　　Morad 提出了另一种术式来矫正分开不足和重眼综合征，即外直肌和上直肌肌肉固定术 [6]。Ludwig 最近研发了一种略有不同但又相关的术式，即 "Pulley 鞘膜联结术"，用直肌的 Pulley 鞘而不是肌肉本身将肌肉连接。本质是重建有缺陷的肌间带，如 LR-SR 带，而不限制眼球运动。钝性创伤后 Pulley 破裂早已被认识，并可与撕裂肌瓣联合修复。最近也逐渐认识到，单独的 Pulley 破裂（没有肌瓣撕裂）也可能发生，并限制眼球运动 [3, 5, 7-9]，可以直接修复。

　　1. Pulley 后固定术　Clark 医生发现，标准的巩膜后固定术因无肌肉的接触弧支撑而难以达到预期效果，从而设计了 Pulley 后固定术。该术式实际是缝线的机械限制，阻止肌肉通过 Pulley 鞘伸缩 [10]。因此，可在肌腹和其 Pulley 之间制作类似的限制，而不需要巩膜缝线。这种术式对内直肌最有效，因为内直肌有最密集的 Pulley 鞘。也可用于下直肌和上直肌，但对 Pulley 鞘组织菲薄的外直肌作用不大 [10]。

　　用 Green 肌肉钩以标准方式勾取内直肌（视频 30-1）。只需少量分离，暴露肌肉并在上下边缘进行缝合，不要破坏其与 Pulley 之间的连接。如果计划行后徙术，则先进行后徙。然后用小的 Stevens 钩分离肌肉 Pulley，将小钩平放于眼球上，沿着肌肉表面向后滑动，直至到达 Pulley 鞘，距离原肌止端约 10mm。小钩向外旋转，用向外的提升力勾取 Pulley 鞘（图 30-1）并将其提拉至手术视野（图 30-2）。将大弯针上的不可吸收单

丝缝线穿过 Pulley 鞘（图 30-3），并用持针器（图 30-4）抓住，然后松开小钩。用 Desmarres 牵开器

暴露后部肌腹，将缝线的另一端穿过靠近 Pulley 鞘的 1/3 肌腹（图 30-5），并打结（图 30-6）。在肌腹的另一侧重复以上操作。被动牵拉试验确认有适度的内转受限。如果感觉不到限制，则可能是缝线进入 Pulley 鞘的深度不够，或在肌腹的位置不够靠后，应予调整。勾住 Pulley 鞘时应小心，保持在肌肉中心的上方，并仅勾住致密的结缔组织。太用力可能会穿透后部 Tenon 囊，导致眼眶脂肪疝出和粘连综合征。如果眶脂肪不慎进入眶内，则需在后续操作前先复位脂肪并修复眼眶。

2. 单条直肌赤道部固定术　肌肉赤道部固定术对任何移位的直肌都有效，但经验最多的是外直肌（视频 30-2 至视频 30-5）。用 Green 肌肉钩以标准方式勾取肌肉。保持较小的肌肉张力，用 Desmarres 牵开器向后检查肌腹（图 30-7）。如

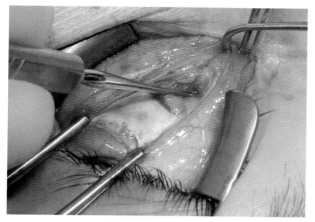

▲ 图 30-1　**Pulley** 后固定术；内直肌已经后徙，斜视钩勾取 **Pulley** 鞘

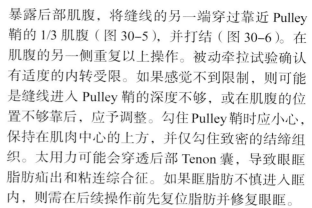

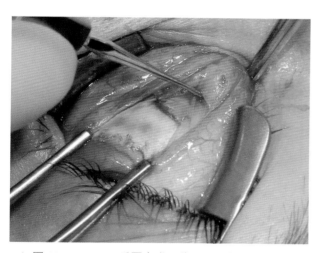

▲ 图 30-2　**Pulley** 后固定术；将 **Pulley** 提拉到手术区

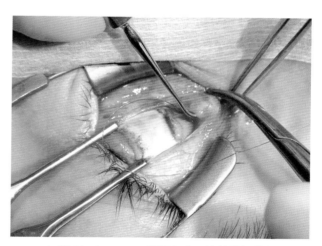

▲ 图 30-4　**Pulley** 后固定术；持针器抓住针

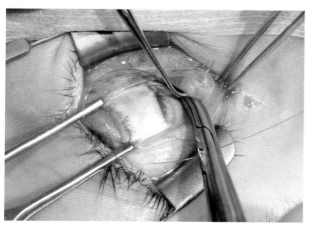

▲ 图 30-3　**Pulley** 后固定术；反手进针穿过 **Pulley** 鞘

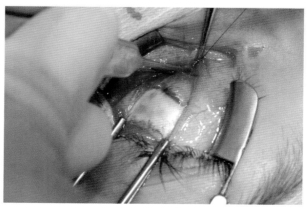

▲ 图 30-5　**Pulley** 后固定术；缝线穿过 **Pulley** 鞘前端下 1/3 肌腹

果检查时肌肉钩的张力很小，则可以通过这种方式准确识别肌肉移位。只需对肌肉进行最小程度的分离——刚好够放置肌肉固定所需缝线即可。0.5mm 锁定镊放置在肌止端的两侧，以防止肌肉长度扭曲。用镊子将肌肉定位到其正常的解剖位置。以肌止点为基准，与肌止点的成角略大于90°，6-0 涤纶编织的肌肉固定缝线置于赤道部，通常位于外直肌止点后 8mm，其他直肌则在肌止点后 6~7mm 处。缝合时包含肌肉附近的少许巩膜，以及前部肌肉纤维，缝合宽度约 3mm（图30-8）。不推荐全层肌肉缝合，因为后部肌肉粘连到巩膜的罕见并发症会产生假性后徙效应，并限制肌肉运动。如果是外直肌，Clark 推荐对外直肌的上端进行固定缝合，但也可行上端和下端的联合缝合，并且可以增加稳定性。

肌肉固定术时，如果计划进行肌肉截除或斜角截除术，应先以标准方式（见第 23 章和第 34章）进行截除术，然后再进行肌肉固定术。

3. 外直肌上直肌肌肉固定术　当两条肌肉都出现移位时，上直肌向鼻侧移位，外直肌向下方移位，则可进行外直肌上直肌肌肉固定术。

用锁定镊将眼球向鼻下方牵拉，做颞上方穹隆部切口。用肌肉钩分离出上直肌，从 Tenon囊中分离其颞侧的肌纤维，直至肌止点后 14mm（图 30-9）。不需分离上直肌的鼻侧纤维。Ethibond双臂缝合线（Ethicon Inc.）在肌止点后约 14mm

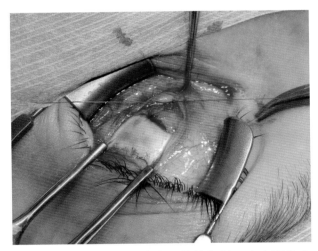

▲ 图 30-6　**Pulley** 后固定术；缝线打结。内直肌的上 1/3 重复上述操作

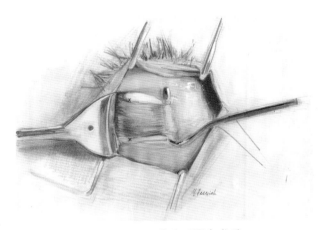

▲ 图 30-8　外直肌固定术后

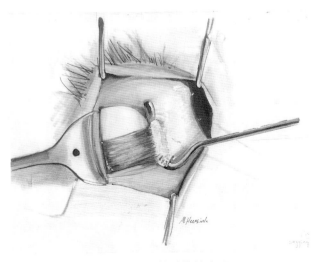

▲ 图 30-7　松弛的外直肌

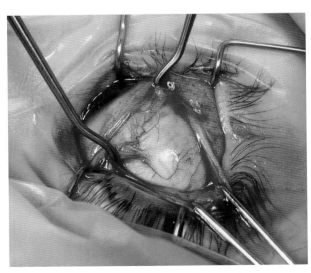

▲ 图 30-9　上直肌外直肌肌肉固定术

眼球向鼻下方牵拉，勾取上直肌和外直肌。注意眼肌之间的球状突起

处穿过上直肌肌腹，可多次穿过固定肌肉。缝合线的两端打结，剪短一端埋在肌腹下，另一端留约 15～20cm 长（图 30-10）。用肌肉钩分离外直肌，分离其上缘的 Tenon 囊，直到肌止点后 14mm。然后，将另一条双臂 Ethibond 缝线穿过肌腹数次，固定大约一半的肌肉，将缝线的两端打结，一端剪短，另一端留 15～20cm 长。最后，将两个长端系在一起，在上直肌和外直肌之间形成紧密连接（图 30-11）。

4. Pulley 鞘膜联结术　骨科医生会避免直接缝合肌肉或肌腱组织。他们通过缝合周围的结缔组织来修复受损的肌肉和肌腱，这些结缔组织有更大的强度支撑缝线。缝线会像"奶酪丝"样穿过肌肉组织。过深的肌腱缝合会导致张力增加，出现组织坏死，并逐渐增加分离和肌腱功能衰竭。

有一些高度近视的患者由于外直肌胶原薄弱和肌张力高，导致外直肌固定术缝合失败。缝线虽仍保留在巩膜上的正确位置，但如"奶酪丝样"穿过肌肉，外直肌回到了术前位置。与其直接缝合肌肉组织，不如通过 Pulley 鞘使肌肉复位，可以防止上述这种并发症。肌肉固定术的另一个罕见并发症是手术部位的肌肉与巩膜粘连良好，但

后部 Pulley 和肌肉明显移位持续存在。因此认为，可以利用后部 Pulley 鞘，像吊索一样向后支撑肌肉路径，而不会损伤肌肉或限制其运动（视频 30-6 至视频 30-8）。

做颞上方穹隆切口，Green 肌肉钩勾取外直肌，用 Desmarres 牵开器暴露肌肉，并检查外直肌位置。用镊子在外直肌后方（肌止点后 12～15mm）抓住肌肉表面组织，并向上方外直肌肌腹（上直肌方向）提起，定位 Pulley 鞘。如果外直肌腹随之向上方移动，则表明已抓住 Pulley 鞘。如果没有移动，则重新抓取深层组织，直到观察到这种移动，用强韧的不可吸收缝线穿过 Pulley 鞘两次。以相同方式定位上直肌 Pulley 鞘时，将针和缝线末端松弛悬挂，然后将针单次穿过上直肌 Pulley 鞘，将两个 Pulley 鞘牢固地系在一起。穿过上直肌 Pulley 鞘进行第二次缝扎，并在线结上进行第三次或更多的缝扎（图 30-12）。如果在手术开始前旋转牵拉试验感到外旋松弛，且松弛是由 Pulley 鞘不稳定导致，则在外直肌 - 上直肌 Pulley 鞘膜联结后，外旋会恢复到正常水平。

Pulley 鞘膜联结术也可在其他移位的肌肉上进行，但迄今为止手术经验还很有限。

(1) 联合肌肉固定术与 Pulley 鞘膜联结术：

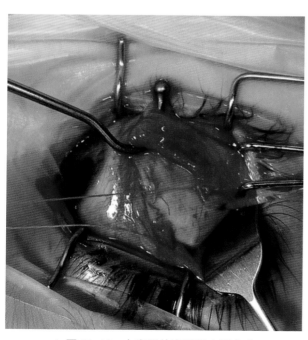

▲ 图 30-10　上直肌外直肌肌肉固定术
将两条肌腹缝扎，留取缝线长端

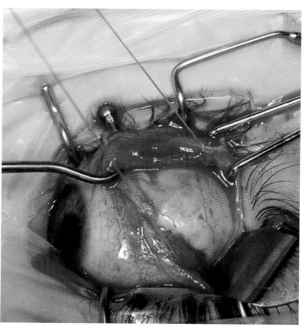

▲ 图 30-11　上直肌外直肌肌肉固定术
将两条缝线的长端系在一起

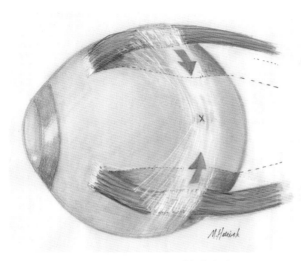

▲ 图 30-12　Pulley 鞘膜联结术

"X" 表示缝合位置，将 Pulley 鞘膜联结在一起。箭表示 Pulley 鞘膜联结后 Pulley 鞘的移动方向

如果患者的胶原非常薄弱，或者曾肌肉固定缝合失败，那么将 Pulley 鞘膜联结术肌肉固定术联合起来，则可能会增加修复的稳定性。由于 Pulley 鞘膜联结术将覆盖外直肌和上直肌之间的手术区域，因此需要先进行肌肉固定术。

（2）Pulley 鞘膜联结术后上直肌向颞侧移位：在胶原薄弱的患者中，外直肌 – 上直肌 Pulley 鞘膜联结可能会导致上直肌向颞侧过度移位。如果遇到这种情况，可以在上直肌的鼻侧缘进行肌肉固定缝合，以稳定上直肌的位置。

5. Pulley 修复（与钝性创伤有关）　通过肌肉 Pulley 的牵引作用，面部和眼眶的钝性创伤可能会导致肌肉损伤，或肌瓣撕裂（见第 20 章和第 29 章）。肌瓣撕裂常与肌肉周围组织的损伤和变形有关，需分层修复以恢复 Pulley 结构。通常情况下，在 Pulley 修复后，肌肉移位可以改善（视频 30-9）。

一些患者有相似的病史和眼球运动，但仅有 Pulley 损伤[9]。修复技术与第 29 章介绍的相同。

下眼睑和下直肌 Pulley 之间的纤维粘连是下眼睑手术的并发症，造成类似于肌瓣撕裂的系带式下转限制，以及伪陷式上转限制[10]。这些粘连可通过眼睑切口截除，但类似于修复肌瓣撕裂，也可直接对肌肉进行修复。

参考文献

[1] Clark RA, Ariyasu R, Demer JL. Medial rectus pulley posterior fixation: a novel technique to augment recession. J AAPOS. 2004; 8(5):451–456

[2] Clark RA, Ariyasu R, Demer JL. Medial rectus pulley posterior fixation is as effective as scleral posterior fixation for acquired esotropia with a high AC/A ratio. Am J Ophthalmol. 2004; 137(6):1026–1033

[3] Ludwig IH, Clark RA, Stager DR, Sr. New strabismus surgical techniques. J AAPOS. 2013; 17(1):79–88

[4] Clark TY, Clark RA. Surgical correction of an inferiorly displaced lateral rectus with equatorial myopexy. J AAPOS. 2016; 20(5):446.e1–446.e3

[5] Clark RA. The Role of extraocular muscle pulleys in incomitant non–paralytic strabismus. Middle East Afr J Ophthalmol. 2015; 22(3):279–285

[6] Morad Y, Pras E, Nemet A. Superior and Lateral Rectus Myopexy for Acquired Adult Distance Esotropia: A "One Size Fits All" Surgery. Strabismus. 2017; 25(3):140–144

[7] Ludwig IH, Brown MS. Strabismus due to flap tear of a rectus muscle. Trans Am Ophthalmol Soc. 2001; 99:53–62, discussion 62–63

[8] Ludwig IH, Brown MS. "Flap tear of rectus muscles: an underlying cause of strabismus after orbital trauma. Ophthalmic Plast Reconstr Surg. 2002; 18(6): 443–449, discussion 450

[9] Ortube MC, Rosenbaum AL, Goldberg RA, Demer JL. Orbital imaging demonstrates occult blow out fracture in complex strabismus. J AAPOS. 2004; 8(3): 264–273

[10] Pirouzian A, Goldberg RA, Demer JL. Inferior rectus pulley hindrance: a mechanism of restrictive hypertropia following lower lid surgery. J AAPOS. 2004; 8(4):338–344

第 31 章 注射技术
Injection Technique

Alan Scott　Seyhan B. Özkan　Talita Cunha Namgalies　著

周荣妹　译

摘　要

在成人局部麻醉中，需要通过在肌电图（EMG）辅助下肌肉注射 A 型肉毒杆菌毒素（BTXA）或布比卡因（BUP）。在儿童麻醉状态下，无须 EMG 就可以可靠地进行内直肌注射。

关键词

肉毒杆菌毒素，布比卡因，斜视，麻痹性斜视，斜视的药物治疗

一、儿童注射技术

对于短暂全身麻醉的儿童，注射很容易完成，如图 31-1 所示抓取肌肉，在肌止点后 8～10mm 进行注射，针头要远离巩膜。大的毒素分子不易被血液吸收并在几天内扩散到整个肌肉。

二、敏感型成人采用肌电图引导下局部注射手段

1. A 型肉毒杆菌毒素　眼内滴 1 滴血管收缩剂后，每隔 1 分钟滴 4 滴丙美卡因，可为大多数患者提供足够的麻醉。若瘢痕组织因太过疼痛无法穿透，则在限制部位注射 100～200μl 的利多卡因，将允许电极穿透。

用酒精擦拭注射眼周围区域的皮肤，以便地线［我们采用一次性的心电图（ECG）电极］能够很好地黏住并形成良好的电接触。在 1.0ml 的注射器中加入 A 型肉毒杆菌毒素（BTXA），连接电极针，并在注射器中留下准确的注射量。这

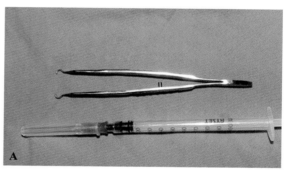

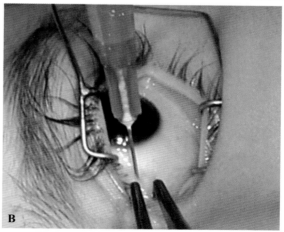

▲ 图 31-1　**A.** Mendonça 镊和胰岛素注射器；**B.** 用 **Mendonça** 镊夹住肌肉进行注射

样就可以测试注射器与针头的连接是否有渗漏。如果做多条肌肉，每条肌肉都要用一个单独的注射器，因为通常不可能通过看注射器的标记来准确地注射多个体积量。电极连接到放大器上，放大器开得很高，所以触摸针轴会有噪音。当针尖接触到与患者眼球相连的地线时，嗡嗡声和静电拾音器会安静下来。避免使用荧光灯和其他电源，或将它们关掉。偶尔需要转移到另一个部位。

患者的视线应远离操作区域，将电极针插入角膜缘后约 12mm 处。如果在此之前有做过后徙手术，则将电极针插入更靠后的位置。我们将针头在眼外肌（EOM）的眶侧推进，直到经过赤道，然后在推进针头的同时将针头转回肌肉以获得最佳肌电图（EMG）幅度（视频 31-1 至视频 31-3）。

如果什么也听不到怎么办？检查连接、检查地线，并调高放大器的增益幅度，小心地左右移动针头，并进一步推进，直到找到肌肉。如果不确定，就重新开始，你不希望在一个未知的地方

注射，导致大的垂直偏差或其他事故。甲状腺相关眼病（thyroid-associated eye disease，TED）伴有大的下斜视时，下直肌有时很难进入。通过下眼睑注射，记住沿着下直肌的方向向内侧倾斜。在没有 EMG 的情况下，未手术过的水平肌其注射的可靠性是很好的。然而，在进入垂直肌和之前手术过的肌肉时，未先使用针尖记录 EMG 进行定位（然后打开 EMG！），经常无法准确定位肌肉，而这种失败可以在 EMG 控制下得到改善（图 31-2）。

2. 布比卡因　针尖应置于 EOM 中部或稍后，注射 1～3ml 后，可以广泛影响众多肌纤维。EMG 有助于定位内直肌和外直肌，对于可靠地定位垂直肌以及之前手术过的肌肉至关重要。对于处于麻醉状态的儿童和患者，当 EMG 无声时，一种既能记录 EMG 又能从注射电极尖端对肌肉进行电刺激的设备可以准确地将注射物注入肌肉中（图 31-3）。

布比卡因（BUP）的最佳注射部位比肉毒

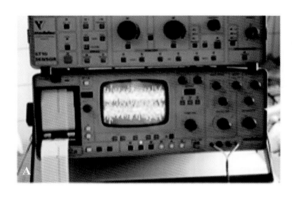
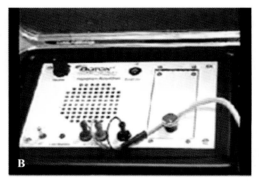
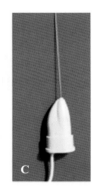
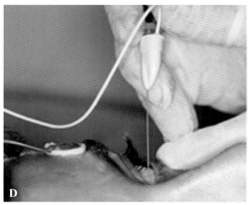
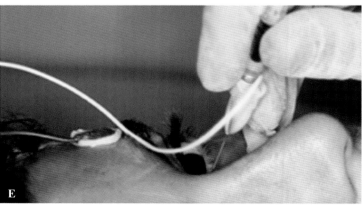

▲ 图 31-2　A. 具有眼外肌（EOM）信号的常规肌电图（EMG）；B. 用于 A 型肉毒杆菌毒素注射的扩音简单的 EMG；C. 单极电极针；D. 注射内直肌时，要求患者眼球外转，电极针经结膜插入；E. 电极针进一步移向内直肌肌腹，在 EOM 信号最大时进行注射

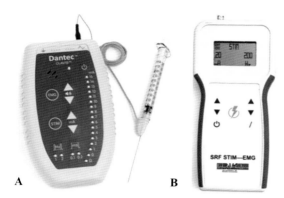

▲ 图 31-3　注射用肌电图（EMG）放大器和刺激装置，通过听 EMG 音频输出定位清醒患者的眼外肌（EOM），通过观察电刺激眼外肌产生的眼球运动定位麻醉患者的 EOM

A. Dantec 公司的 Clavis 装置在 EMG 方面做得非常好。它的刺激模式对寻找 EOM 没有作用。各个国家的资料可以在 网址 https://natus.com/corporate-headquarters-sites 找到。Allergan 和 Natus 都提供注射针头。37mm（1.5in）长的 27 号针头效果很好，有些人更喜欢 26 号针头，以获得更好的硬度和控制；B. BAK 装置（BAK 电子公司）是按照我们的标准开发的。它没有经过 UL 认证。它对 EMG 记录和 EOM 刺激都很有效（https://www.bakelectronicsinc.com）

杆菌毒素的注射部位要后移 10～15mm。注射 0.25ml 的 BUP，并等待 EMG 声音在肌肉和神经麻醉后安静下来，然后继续缓慢注射。如果出现注射阻力，则将针头向前退回几毫米，直到注射能够顺利进行。

3. 注射后临床病程　单纯的 BUP 注射使 EOM 麻醉一天，然后是一周的轻度无力，接着是 3～4 周的进行性改善。通常患者自始至终都是正常的。

BUP 和 BTXA 一起注射几乎同时减弱了激动肌和拮抗肌，减少牵拉，但治疗后眼位没有太大变化，直到神经再生后可能眼位会得以改善（图 31-4）。

三、术中直视

在直视下注射是精确的，但具有有创性。BTXA 注射与斜视手术相结合，是很明智的选择（视频 31-4）。

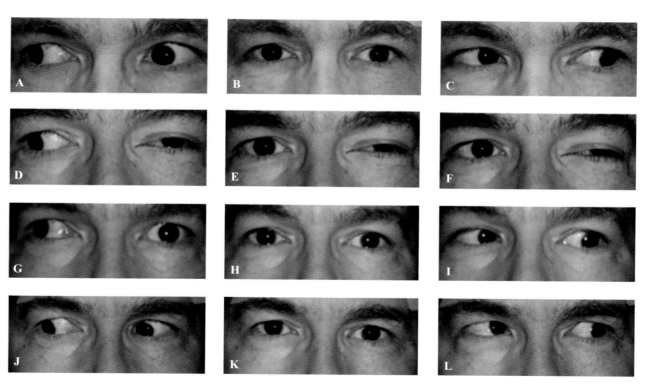

▲ 图 31-4　双眼内直肌后徙后继发性外斜视

先前两次注射 A 型肉毒杆菌毒素（BTXA）均无持久效果。A 至 C. 注射前，16PD 外斜视；D 至 F. 左眼内直肌（MR）麻痹，左 MR 注射布比卡因（BUP）、左外直肌注射 BTXA 后 30min；G 至 I. 注射后 13 天，16PD 外斜视，左 MR 和左 LR 均无力。J 至 L. 注射后 355 天正位眼。注射后 8 年，有 5PD 外斜视

四、BTXA 剂量

对于正常的 EOM，注射 0～4.0U 的 BTXA 通常涵盖从无效果到 90% 麻痹效果范围。我们的常规剂量是 5U，可导致完全麻痹。在婴儿中使用较低的剂量，在 TED 中每次注射最大量为 10U。如果初次注射的反应较弱，重复注射时需要增加剂量。

五、布比卡因剂量

BUP 矫正斜视的效果与剂量有关。表 31-1 显示了我们当前 BUP 和 BTXA 伴随偏差的毫克范围。我们有复方药制剂含 2.5% 或 3.0% 的 BUP，然后用生理盐水稀释成较低浓度。(2.5% 的 BUP 可从 O'Brien Pharmacy，5453 W. 61st Pl., Mission，KS 66205 获得。)

从 1.5～3.0ml 是有效的浓缩溶液体积。注射几分钟后的磁共振成像（MRI）显示，注射 3.0ml 后水平直肌完全膨胀，开始渗漏。

表 31-1　推荐剂量

偏　差	布比卡因（剂量依偏差而定）	肉毒杆菌（剂量视限制而定）
10～20PD	1.0%～1.5% 1.5～2ml 20～30mg	0～2U
20～30PD	1.5%～2.0% 2～3ml 30～60mg	2～5U
＞30PD	2%～3% 2～3ml 40～90mg	3～10U

第 32 章　可调整缝线和悬吊缝线技术
Adjustable Sutures and Hang–Back Suture Technique

Maria Felisa Shokida　著

周荣妹　译

摘　要

斜视手术至今仍然是一项挑战，成功率常常不可预测。在过去的几十年里，斜视外科医生一直在使用可调整缝线技术，这为我们提供了第二次机会来改善欠矫或过矫，提高手术效果并降低再次手术率。

当发生纤维化组织粘连和手术结果不可预测时，该技术很有用。可调整缝线技术的适应证包含甲状腺疾病和眼科手术并发症导致的复视。

调整缝线可与手术同时进行或最多 1 周后进行。可调整缝线技术在儿童中的应用尚未获得普遍认可，部分原因是儿童的合作性差，需要麻醉以及在调整过程中很难做出准确的决策。

本章涵盖了可调整缝线的优势、争议、适应证、患者选择、手术技术、所需的麻醉类型、调整时机、如何改善调整过程的舒适度、并发症，以及应用安全缝线以避免下直肌后徙术后的过矫。

关键词

斜视手术，可调整缝线，安全缝线，下直肌

一、可调整缝线技术

Arthur Jampolsky 医生在 1975 年开始推广可调整缝线技术，他建议大多数斜视再手术的成年患者可考虑使用该技术[1, 2]。可调整缝线技术的优点是提供了术后即刻调整手术肌肉位置的机会。

1. 争议：可调整缝线对所有病例都有用吗？　调整缝线允许外科医生将眼球调至最佳眼位，对外斜视患者可能是轻度过矫，随着时间的推移倾向于向外漂移，或眼球位于融合范围以消除复视。

许多外科医生认为，当手术结果不可预测时，可调整缝线是适用的。已发表的研究表明，再手术时用可调整缝线代替传统斜视手术缝线，手术的成功率更高[2-13]。

Engel、Nihalani 和 Hunter 等在成人和儿童术中使用可调整缝线技术，都有较好的短期成功率[9-12, 14-17]。可调整缝线的缺点是不能用于需在全身麻醉下进行二次手术的不合作患者。

Kamal 等在一项关于儿童是否使用调整缝线的前瞻性研究中发现，两组之间无显著的统计学差异，然而调整缝线组手术成功率更高[17]。

比较再次手术患者、外斜视患者以及婴儿型内斜视患者使用可调整缝线的差异，发现再次手术和外斜视患者使用可调整缝线的手术效果更好；然而婴儿型内斜视组没有统计学差异[18]。Leffler 等发现，水平肌肉采用可调整缝线效果更好，而垂直肌肉则不然[19]。

尽管该手术方式已应用多年，但尚未进行随机对照试验[20]。该术式仍然存在争议，Vasconcelos 和 Guyton 质疑为什么有些外科医生几乎完全使用可调整缝线，而其他外科医生却一直都不用[11-13, 15, 17, 21-23]。

Bata 等发表了可调整缝线用于第Ⅳ脑神经麻痹的上斜肌腱前徙术[24]。Velez 等在伴有眼前节缺血风险的患者中使用可调整缝线技术进行直肌折叠[25]。

2. 适应证　可调整缝线技术适用于手术结果可能发生变化，又需要精准眼位的合作患者。例如，限制性斜视、视网膜脱离修复术后、眼眶外伤、肌肉病变、斜视术后再手术、肌肉滑脱或颅神经麻痹后的异常再生，这些情况需要消除复视。许多外科医生将该技术用于复杂的小儿斜视病例，尽管这需要额外的全身麻醉。

3. 患者选择　患者的合作能力可以通过压平眼压试验来预测，或如同被动牵拉试验一样，用蘸有丙美卡因的棉签模拟调整过程。

4. 麻醉：局部麻醉与全身麻醉　术前双眼滴入 5% 的聚维酮碘溶液防止感染，人工泪液凝胶保护角膜[26]。对于合作的成年患者，在手术和调整过程中可以使用丙美卡因滴剂或 Tenon 囊下注射 4% 利多卡因进行局部麻醉。

调整过程中，应在患者坐直的情况下进行遮盖试验，以避免前庭功能的影响[1, 27]。

全身麻醉适用于再次手术或限制性斜视手术。在全身麻醉下的第一阶段缝扎可调整缝线。在第二阶段，患者清醒的情况下，使用局部麻醉剂如丙美卡因滴剂或 4% 利多卡因 Tenon 囊下注射，对眼位进行微调。这样可以将眼球调至正位，或根据需要有意过矫或欠矫。

全身麻醉的优势在于，能在患者处于麻醉状态时进行被动牵拉试验和回弹试验评估眼位，并在必要时更改手术计划。

5. 直肌后徙联合滑结调整缝线　肌肉后徙术使用可调整缝线的效果最好，因为调整松弛的后徙肌肉更容易。截除术也可联合可调整缝线技术，但需增加 2mm 截除，因为向前牵拉肌肉比后徙肌肉更容易操作。

(1) 牵引缝线：将用于转动眼球的 6-0 黑丝缝合线从垂直于肌肉的角膜边缘穿过 1～2mm，可有助于暴露手术区域。

(2) 结膜切口：在做角膜缘切口前，将含有利多卡因和肾上腺素的棉签涂抹在手术区域进行止血。通常做角膜缘的切口，在调整时可更易接近肌肉和缝线。为了更好地暴露手术区域，在分离肌肉前制作两个放射性松弛切口并向后拉开结膜瓣。这种方法适用于结膜脆弱的老年患者。

标记缝线。Vicryl（Ethicon）7-0 缝线用于确定结膜边缘，以便在手术结束时更容易关闭结膜切口（图 32-1）。由于手术视野暴露有限，穹隆切口在再次斜视手术中并不常用。

(3) 分离肌肉：用 Jameson 肌肉钩勾取肌肉，并用 Green 钩固定肌肉。用 Westcott 剪刀清理 Tenon 筋膜（图 32-2）。

将 Vicryl 5-0 或 6-0 双臂缝线穿过全层肌腱和肌鞘，然后在肌腱的两端锁定缝合固定，随之断腱（图 32-3）。缝线几乎在同一位置穿过肌止端的残端。用卡尺测量肌肉后徙的量。

(4) 肌肉复位：两种打结技巧：领结和滑结。

① 领结技术：缝线以单环领结的方式系在一起，操作快速，但会增加肌肉滑脱的风险。

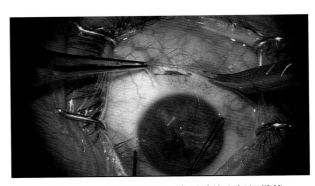

▲ 图 32-1　结膜缘切口—牵引缝线和标记缝线

6-0 黑丝缝线用于控制眼球。牵引缝线可以更好地暴露手术区域。Vicryl 7-0 缝线（蓝色）标记结膜边缘，以便在手术结束时识别结膜位置

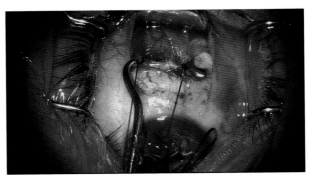

▲ 图 32-2　肌肉断腱

Vicryl 5-0 双臂缝线缝合全层的肌肉纤维和肌鞘。并进行肌肉两端的锁定缝合固定

② 滑结技术：滑结使用的是 Vicryl 缝线。以适度的张力包绕肌肉缝线，以限制肌肉缝线。滑结的张力通过两个持针器维持。在用力的情况下，该结能够沿着肌肉缝线滑动。上下移动滑结使肌肉缝线表面平滑，然后再打 3~4 个结，使滑结更容易被抓住（图 32-4）。滑结的两端要剪得很短。如果不需要调整，可以留下缝线，因为它是可吸收的。（图 32-5，视频 32-1）。由于纤维化的肌肉易于滑脱，在肌肉缝线上再系一个领结（图 32-6）。

牵引缝线置于肌止点附近，便于在调整过程中抓取和控制眼球。手术结束时，操控缝线和调整缝线都塞到结膜下（图 32-7）。

(5) 关闭结膜：手术结束时，用 7-0 Vicryl 缝线缝合结膜。与其后徙结膜并暴露调整缝线后面的巩膜，不如在标记缝线的引导下于角膜缘处缝合结膜。这种方法对患者来说更舒适，也减少了感染的风险（图 32-8）。

在手术结束时，将抗生素、利多卡因和地塞米松溶液注入 Tenon 囊下，以减少感染、疼痛和炎症（视频 32-2）。

(6) 调整时机：大多数外科医生在手术后立即、不久或 24~48h 内进行缝线调整。Velez 等发现，

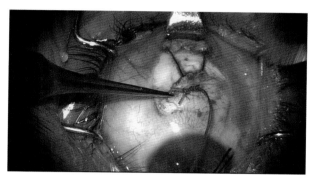

▲ 图 32-5　滑结
剪短滑结缝线的末端。可以用卡尺测量后徙的量

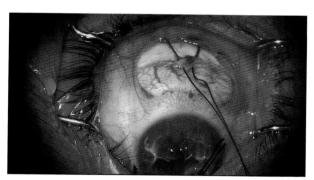

▲ 图 32-3　肌肉断腱
肌肉从眼球上断腱，缝线几乎在同一位置穿过肌止点的残端

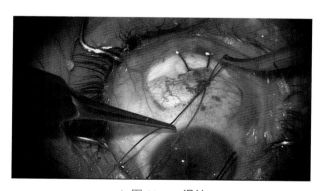

▲ 图 32-6　滑结
为防止可调整缝线滑动，系上另一个领结，并将缝线的末端剪短

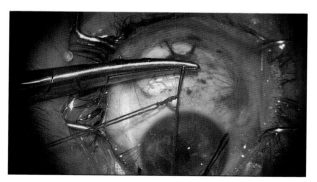

▲ 图 32-4　滑结
用 Vicryl 缝线制作滑结。环绕并限制肌肉缝线，用 3~4 个结使其适度收紧。用力使该结沿着肌肉缝线滑动。上下移动滑结，使肌肉缝线表面平滑，需防止滑结太易滑动。为便于操作，助手需保持这两根缝线绷紧。滑结的张力由两个持针器维持

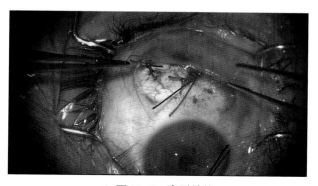

▲ 图 32-7　牵引缝线
牵引缝线置于肌止点附近，以便在调整过程中抓取和牵引眼球

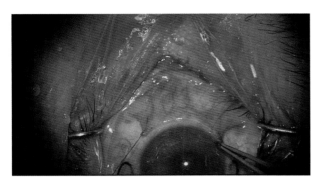

▲ 图 32-8　隐藏缝线和关闭结膜

操纵缝线和调整缝线都置于结膜下。在标记缝线引导，用 7-0 Vicryl 缝线在角膜缘处关闭结膜瓣

在手术当天进行调整和第 2 天调整没有区别[28]。因此可以延长调整前的时间，让眼睛有时间恢复，以减少患者的不适[12]。

Bleik 和 Pineles 建议，如果在术后即刻调整，应预见早期漂移发生的可能[29, 30]。由于在术后 24h 内，肌肉张力会发生变化，并改变眼位，因此最好在 24h 后进行调整（视频 32-3）[30]。

无论是否患有甲状腺疾病，应用调整缝线的下直肌后徙术后经常出现过矫的情况[31-33]。

(7) 提高调整过程中患者的舒适度：人工泪液凝胶可在调整过程中保护角膜。调整缝线易于操作且耐受性良好，也可舌下含服酮咯酸和氯硝西泮缓解疼痛和减少焦虑。此外，Tenon 囊下注射 4% 利多卡因和肾上腺素也有助于缝线调整。Palte 等使用 0.2% 利多卡因和 0.4% 罗哌卡因来减少疼痛[34]。

调整之前先进行局部麻醉，以减少不适和迷走神经性心动过缓。眼 - 心反射有助于识别肌肉

滑脱，而效果会被局部麻醉剂削弱[35]。

(8) 可调整缝线的并发症：可调整缝线可能会引起轻微刺激或短暂的过敏反应。结膜充血不常见，常在第 2 个月或第 3 个月消失，肉芽肿或囊肿也很少见。暂时性的并发症包括心动过缓和恶心。

另一个并发症是当滑结太紧无法前后移动时，出现缝线断裂。因为肌腱不像标准手术那样直接缝合到巩膜上，肌肉滑脱也是调整缝线手术的并发症，但这种并发症也可发生在标准斜视手术中。

(9) 使用安全缝线避免下直肌后徙术的过矫：下直肌发生术后漂移的频率很高，而且有过矫的倾向[29-31]。为了避免这种情况，可在肌腱的内侧缘放置不可吸收的缝线作为安全缝线，并固定在肌止端的巩膜上（视频 32-4）[36]。缝线调整后，用打结的方式固定安全缝线（视频 32-5）。

由于 Mersilene（Ethicon）缝线容易形成肉芽肿，所以安全缝线最好使用 6-0 Prolene（Ethicon）缝线。

另一种避免过矫的方法是采用 Kushner 提出的半可调整缝线用于下直肌后徙术[37]。

二、结论

已有研究表明与直接的巩膜缝合相比，可调整缝线可提高手术成功率，再手术率更低。但是，迄今为止，还没有随机对照试验比较斜视手术中可调整缝线与非调整缝线的手术效果[20]。

参考文献

[1] Jampolsky A. Strabismus reoperation techniques. Trans Sect Ophthalmol Am Acad Ophthalmol Otolaryngol. 1975; 79(5):704–717

[2] Jampolsky A. Current techniques of adjustable strabismus surgery. Am J Ophthalmol. 1979; 88(3 Pt 1):406–418

[3] Grace SF, Cavuoto KM, Shi W, Capo H. Surgical Treatment of Adult–Onset Esotropia: Characteristics and Outcomes. J Pediatr Ophthalmol Strabismus. 2017; 54(2):104–111

[4] Sharma P, Gaur N, Phuljhele S, Saxena R. What's new for us in strabismus? Indian J Ophthalmol. 2017; 65(3):184–190

[5] Mikhail M, Flanders M. Clinical profiles and surgical outcomes of adult esotropia. Can J Ophthalmol. 2017; 52(4):403–408

[6] Razmjoo H, Attarzadeh H, Karbasi N, Najarzadegan MR, Salam H, Jamshidi A. A survey of outcome of adjustable suture as first operation in patients with strabismus. Adv Biomed Res. 2014; 3:179

[7] Mireskandari K, Schofield J, Cotesta M, Stephens D, Kraft SP. Achieving postoperative target range increases success of strabismus surgery in adults: a case for adjustable sutures? Br J Ophthalmol. 2015; 99(12):1697–1701

[8] Liebermann L, Hatt SR, Leske DA, Holmes JM. Adjustment versus no adjustment when using adjustable sutures in strabismus surgery. J AAPOS. 2013; 17(1):38–42

[9] Engel JM. Adjustable sutures: an update. Curr Opin Ophthalmol. 2012; 23(5): 373–376

[10] Ferdi A, Kelly R, Logan P, Dooley I. Outcomes of adjustable strabismus surgery in an Irish University Hospital. Int Ophthalmol. 2017;37(5):1215–1219

[11] Zhang MS, Hutchinson AK, Drack AV, Cleveland J, Lambert SR. Improved ocular alignment with adjustable sutures in adults undergoing strabismus surgery. Ophthalmology. 2012; 119(2):396–402

[12] Nihalani BR, Hunter DG. Adjustable suture strabismus surgery. Eye (Lond). 2011; 25(10):1262–1276

[13] Tripathi A, Haslett R, Marsh IB. Strabismus surgery: adjustable sutures–good for all? Eye (Lond). 2003; 17(6):739–742

[14] Leffler CT, Vaziri K, Schwartz SG, et al. Rates of Reoperation and Abnormal Binocularity Following Strabismus Surgery in Children. Am J Ophthalmol. 2016; 162:159–166.e9

[15] Engel JM, Guyton DL, Hunter DG. Adjustable sutures in children. J AAPOS. 2014; 18(3):278–284

[16] Awadein A, Sharma M, Bazemore MG, Saeed HA, Guyton DL. Adjustable suture strabismus surgery in infants and children. J AAPOS. 2008; 12(6):585–590

[17] Kamal AM, Abozeid D, Seif Y, Hassan M. A comparative study of adjustable and non–adjustable sutures in primary horizontal muscle surgery in children. Eye (Lond). 2016; 30(11):1447–1451

[18] Shokida MF. Delayed adjustment in strabismus surgery with silicone sheet versus early adjustment. Am Orthopt J. 1997

[19] Leffler CT, Vaziri K, Cavuoto KM, et al. Strabismus surgery reoperation rates with adjustable and conventional sutures. Am J Ophthalmol. 2015; 160(2): 385–390.e4

[20] Hassan S, Haridas A, Sundaram V. Adjustable versus non–adjustable sutures for strabismus. Cochrane Database Syst Rev. 2018; 3:CD004240

[21] Vasconcelos GC, Guyton DL. Adjustable sutures in strabismus surgery: why surgeons either love them or hate them after three decades. Arq Bras Oftalmol. 2014; 77(4):5–6

[22] Park YC, Chun BY, Kwon JY. Comparison of the stability of postoperative alignment in sensory exotropia: adjustable versus non–adjustable surgery. Korean J Ophthalmol. 2009; 23(4):277–280

[23] Bishop F, Doran RM. Adjustable and non–adjustable strabismus surgery: a retrospective case–matched study. Strabismus. 2004; 12(1):3–11

[24] Bata BM, Leske DA, Holmes JM. Adjustable Bilateral Superior Oblique Tendon Advancement for Bilateral Fourth Nerve Palsy. Am J Ophthalmol. 2017; 178: 115–121

[25] Velez FG, Demer JL, Pihlblad MS, Pineles SL. Rectus muscle plication using an adjustable suture technique. J AAPOS. 2013; 17(5):480–483

[26] Isenberg SJ. The ocular application of povidone–iodine. Community Eye Health. 2003; 16(46):30–31

[27] Mazow ML, Fletcher J. Selection of patients and results of 25 years of topical anesthesia and adjustable suture surgery. Am Orthopt J. 2013; 63:85–91

[28] Velez FG, Chan TK, Vives T, et al. Timing of postoperative adjustment in adjustable suture strabismus surgery. J AAPOS. 2001; 5(3):178–183

[29] Bleik JH, Karam VY. Comparison of the immediate with the 24–hour postoperative prism and cover measurements in adjustable muscle surgery: is immediate postoperative adjustment reliable? J AAPOS. 2004; 8(6):528–533

[30] Pineles SL, Rosenbaum AL, Demer JL. Changes in binocular alignment after surgery for concomitant and pattern intermittent exotropia. Strabismus. 2008; 16(2):57–63

[31] Bratton E, Hoehn ME, Yoo W, Cox KF, Kerr NC. Postoperative shift in ocular alignment following single vertical rectus recession on adjustable suture in adults without thyroid eye disease. J AAPOS. 2015; 19(3):247–251

[32] Peragallo JH, Velez FG, Demer JL, Pineles SL. Postoperative drift in patients with thyroid ophthalmopathy undergoing unilateral inferior rectus muscle recession. Strabismus. 2013; 21(1):23–28

[33] Volpe NJ, Mirza–George N, Binenbaum G. Surgical management of vertical ocular misalignment in thyroid eye disease using an adjustable suture technique. J AAPOS. 2012; 16(6):518–522

[34] Palte HD, Cavuoto KM, Sundararaman L, Gayer S, Schiffman J, Capo H. The quest for effective pain control during suture adjustment after strabismus surgery: a study evaluating supplementation of 2% lidocaine with 0.4% ropivacaine. J Pain Res. 2015; 8:33–37

[35] Apt L, Isenberg SJ. The oculocardiac reflex as a surgical aid in identifying a slipped or 'lost' extraocular muscle. Br J Ophthalmol. 1980; 64(5):362–365

[36] Shokida MF, Gabriel J, Sanchez C. Safety stitch: a modification to postoperatively adjustable suture strabismus surgery of the inferior rectus muscle. Binocul Vis Strabismus Q. 2007; 22(4):210–215

[37] Kushner BJ. An evaluation of the semiadjustable suture strabismus surgical procedure. J AAPOS. 2004; 8(5):481–487

第 33 章　眼球运动受限的治疗
Procedures to Restrict Movement

Irene H. Ludwig　著

韦　严　译

摘　要

眼球运动受限不是都可以矫正。脑神经麻痹、Duane 眼球后徙综合征、外伤，以及其他原因导致的限制性斜视会在重要眼位上导致恼人的复视，如下转眼位的复视。通过在对侧眼制造对称性的眼球运动受限，进而平衡患者的眼球运动限制，会有助于改善症状。

最简单的限制性手术的操作是下斜肌前转位术，可限制眼球的上转。Faden 术设计的原理是减少直肌的接触弧，限制眼球的过度运动，但功能学显示是限制了直肌在 Pulley 鞘内的滑动。因此 Pulley 后固定术可起到 Faden 术同样的效果，并降低了后部巩膜缝线的潜在风险。

后固定术需要邻近肌肉组织较强的 Pulley 鞘，因此对外直肌无效，对上直肌有轻度的效果。新设计的系带肌瓣手术理论上可克服这些障碍，但目前仅用于治疗 Bielschowsky 现象的垂直震颤。外直肌的眶骨壁固定可有效矫正因第 Ⅲ 对脑神经麻痹内直肌功能缺如导致的外斜视。

关键词

Faden 术，后固定缝线，Pulley 鞘后固定术，下斜肌前转位，系带肌瓣手术，眶骨壁固定

一、前言

当单眼运动受限，并通过第 7、28、35 章描述的治疗，眼球运动没有改善时，则需要在对侧眼制造平衡的眼球运动限制，以改善复视或外观。若原在位眼位改善，但是在一个或者更多的注视眼位仍有复视，再次手术的目标是在特定的注视眼位制造对侧眼的眼球运动受限，并尽量减少对原在眼位的影响。经典的手术设计是 Faden 术。下斜肌的前转位术也是一种有效的方式，可制作或平衡上转运动受限。新的手术方式包括 Pulley 后固定术，制作系带肌瓣，以及眶骨壁固定。所有这些操作都需要较强的愈合能力（见第 5 章），以产生并维持效果。若有证据提示胶原少或愈合能力差时，可考虑用不可吸收缝线。

二、下斜肌前转位

下斜肌的前转位术，首次在 1981 年报道[1]，是较下斜肌减弱术更强的手术方式（见第 8 章、第 25 章），可有效造成眼球上转运动限制。这种术式将下斜肌的止点前移到下直肌止点的外侧缘，将下斜肌从上转肌转变为下转肌。这种术式可起到缰绳的作用，限制眼球上转，而对旋转的影响很小[2]。通常用于治疗分离垂直性斜视，但也可有效平衡对侧眼的眼球运动受限。该术式在第 25 章第八节描述（视频 25-2 和视频 25-3）。

三、Faden 术

Faden 术的设计原理是通过减少相应直肌在

眼球上的接触弧，以限制眼球在某特定方向的运动[3,4]。将缝线置于巩膜后部，并将其穿过肌腹可有效制造新的眼肌起点。这种术式最初的设计是将肌肉离断，在肌止点后 12～14mm 处肌肉中央区的下方，将不可吸收缝线预置在巩膜上。在肌肉后徙后，将缝线穿过该位置的中央肌腹，并在肌肉表面打结，固定于巩膜上。该技术的改良操作是进行后部固定但不断肌腱，用两根缝线将肌肉两侧的外 1/3 肌腹固定于肌止点后 12～14mm 的巩膜上。每种术式都有重要缺陷，因此作者在多年前放弃了该操作。后部巩膜固定操作难度大，巩膜穿孔视网膜损伤的风险也更高[5,6]。缝线穿过肌肉的肌腹组织是制造外科手术中假的通道（见第 5 章）。肌肉组织若没有足够的胶原，缝线则可能奶酪丝线样穿过该组织。作者已在几个病例中观察到中央 Faden 术的并发症。这些患者因缺乏手术效果进行了再次手术，并发现肌肉的走形恢复到初始状态。固定肌肉两侧的 Faden术可能会更有效，有更多的结缔组织存在于肌肉边缘的肌鞘中。术后 MRI 扫描也显示边缘固定的 Faden 术成功的再定位了肌肉走形，术后可至少维持数月[7]。但也观察到组织压缩所致的肌肉坏死。

Clark 和 Rosenbaum 在 Faden 术中进行牵拉试验，惊讶地发现在手术肌肉的运动方向上有明显的受限。Faden 手术的接触弧机制并不能预测这种效果。通过影像学和尸检进一步研究证实 Faden 手术的效果是由于缝线和肌肉的 Pulley 鞘接触产生的眼球运动受限，而并不是由于接触弧理论[7]。由于外直肌 Pulley 鞘很菲薄，这个发现与外直肌 Faden 术通常无效的临床观察一致。

四、Pulley 后固定术

当已知限制眼外肌在 Pulley 鞘内收缩可影响眼球运动后，Pulley 后固定技术利用这一原理发展起来，并降低了巩膜缝线的风险[8-10]。这一手术技术可降低高调节性集合 / 调节比值，作者发现其对于大多数有调节因素的内斜视患者也有效。Pulley 后固定术可允许患者暂时摘除眼镜，而不会立即产生内斜视，使这些患儿能够在游泳或其他需要摘除眼镜的活动中更好地控制眼位，从而增强他们的自信心。这一术式也有助于在

第Ⅵ对脑神经麻痹矫正后，平衡外转运动受限。Pulley 后固定技术需要有较强的 Pulley 组织，因此最适合内直肌，其次是下直肌，对上直肌也有些效果，而对外直肌无效。

Pulley 后固定技术可联合或不联合直肌后徙术。因为最常用于内直肌，所以在这里详细描述内直肌的操作步骤（视频 30-1）。通过结膜穹隆切口或角膜缘切口勾取内直肌，并按标准方式进行后徙术（见第 23 章），为了保留 Pulley 鞘，仅进行最小或不进行后部肌肉游离。将 Stevens 钩平放于肌腹部，向后滑动约 10mm。然后钩尖向外旋转到眼眶壁，再向前，用温和、稳定的外向力勾取 Pulley 鞘，并将其提至手术区（图 33-1）。随后助手用有齿钳或另一个小钩去除钩尖的结缔组织，暴露 Pulley 鞘（图 33-2）。术者将不可吸收的缝线（推荐使用 6-0 聚丁烯或 5-0 聚丙烯缝线）穿过 Pulley 鞘（图 33-3，框 33-1）。继续用斜视钩稳定 Pulley 鞘直到针尖穿过（图 33-4），以防止针尖回缩进入眼眶。如果发生这种情况，需退回缝线重复以上步骤。然后将缝线穿过靠近 Pulley 鞘的上 1/3 肌腹（图 33-5），通常距离肌止点约 10mm，并将缝线打紧（图 33-6），将肌肉固定在 Pulley 上。下 1/3 的肌腹重复上述操作。进行被动牵拉试验，确定可限制眼球内转。

五、系带肌瓣手术

肌瓣撕裂会导致眼球运动受限，但通常不影

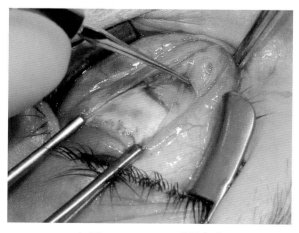

▲ 图 33-1 **Pulley 后固定术**
内直肌已经后徙，斜视钩勾取 Pulley 鞘

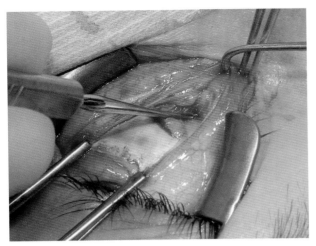

▲ 图 33-2　**Pulley** 后固定术

Pulley 鞘前提至手术视野

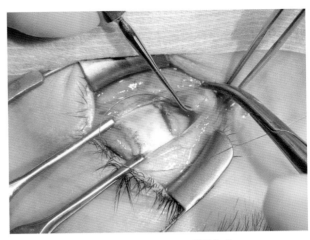

▲ 图 33-4　**Pulley** 后固定术

持针器抓住针尖

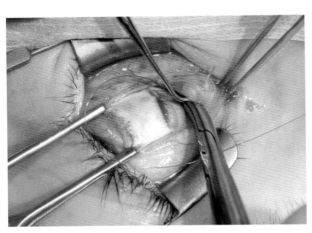

▲ 图 33-3　**Pulley** 后固定术

缝针穿过 Pulley 鞘

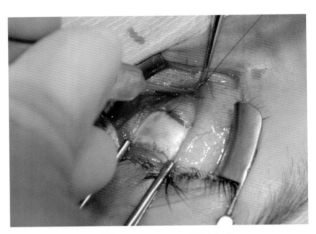

▲ 图 33-5　**Pulley** 后固定术

缝线穿过 Pulley 鞘前端的下 1/3 肌腹

框 33-1

- Pulley 后固定术建议使用的缝线。
  - a. 6-0 聚丁酯单臂缝线，SS-24 针（Novafil Covidien 产品，Medtronic 公司）。
  - b. 5-0 聚丙烯单臂缝线，PC-1 针（Prolene，Ethicon 公司）。
- 系带肌瓣建议使用的缝线。
  - a. 6-0 编织聚酯纤维双臂缝线，S-28 针（Mersilene，Ethicon 公司）。
  - b. 6-0 编织聚酯纤维双臂缝线，SS-28 针（Surgidac，Coviden 公司）。
- 眼眶固定建议使用的缝线。
  - a. 6-0 聚丙烯缝线，C-1 锥形针头。
  - b. 涤纶缝线。
  - c. 6-0 编织聚酯纤维缝线

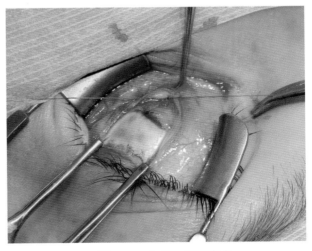

▲ 图 33-6　**Pulley** 后固定术

缝线打结。内直肌的上 1/3 肌腹重复上述操作

响第一眼位[9, 11, 12]。对眼球运动影响的程度取决于肌瓣愈合的方向。通过手术制造肌瓣撕裂是否能以可预测的方式限制眼球运动？迄今为止，这一概念仅在一个临床情况下应用（见下面的文本框），但最终可能在许多病例中都是有用的。由于该项技术不需要坚固的 Pulley 组织支持，因此也可应用于外直肌。不需巩膜缝线，仅需分离眼外肌的前部，因此较 Faden 手术或 Pulley 后固定术创伤更小（视频 33-1）。

1. 系带肌瓣手术控制 Bielschowsky 现象　5 例单侧失明伴 Bielschowsky 征的患者进行了"系带肌瓣"的手术。盲眼通常会有缓慢的、大角度的向上和向下的眼球震颤，严重影响外观（图 33-7 和图 33-8）。下斜肌前转位术长期以来是矫正眼球上漂的简单方式，但眼球下漂一直是治疗难点，直到系带肌瓣手术被开发出来。下斜肌前转位术完成后，用 Stevens 斜视钩分离下直肌的颞侧 1/3 肌纤维，使用 6-0 聚酯缝合线缝扎该部分肌肉，然后断腱（框 33-1）。将眼肌向后分开几毫米，缝线穿过覆盖眶下缘的深层结缔组织，并尽可能靠近眶骨膜。缝合前在邻近眶骨缘处做一个小切口打开后 Tenon 囊，可改善肌瓣的粘连情况（见本章第七节，眶骨膜固定）。这时被动牵

拉试验会显示上转和下转运动的限制。这种联合手术属微创手术，两条眼外肌可通过同一个颞下方结膜穹隆切口勾取，并有效改善了这 5 例患者的眼球震颤（图 33-9 至图 33-11）。

2. 系带肌瓣手术的可行性　通过调整系带肌瓣放置的方向，可以矫正正前方的眼位。肌瓣位置越靠前，眼球运动限制越明显。既然内直肌的板层肌瓣可导致大角度的外斜视，那么是否可通过制造内直肌的板层肌瓣矫正内斜视呢？这可以避免肌肉断腱和巩膜缝线。虽然这只是一个假说，但很有趣，也有一定的可行性。

六、大面积的结膜和瘢痕组织减弱术

如果存在结膜和肌周组织的纤维化，那么将

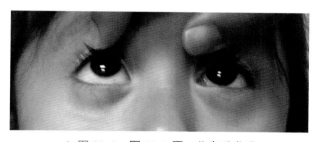

▲ 图 33-9　图 33-7 同一儿童手术后

下斜肌前转位术限制了眼球上转

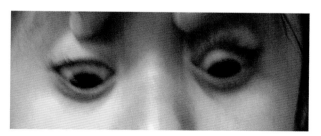

▲ 图 33-10　下直肌系带肌瓣术限制了眼球下转

由于 Bielschowsky 现象导致的垂直震颤现象得以改善

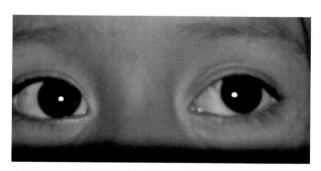

▲ 图 33-7　左眼视神经发育不良的儿童，由于 **Bielschowsky** 现象导致眼球上漂

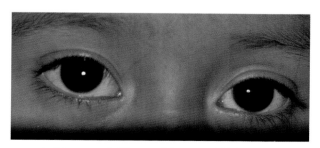

▲ 图 33-8　与图 33-7 同一只眼睛的向下摆动

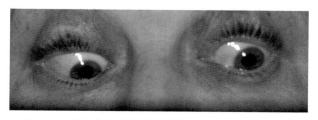

▲ 图33-11　另一名患者接受了同样手术治疗 **Bielschowsky** 现象

下直肌系带肌瓣限制了眼球下转，眼球震颤不再明显

瘢痕组织和结膜后徙至赤道后（通常使用羊膜移植或自体结膜移植）可将眼球推向相反的方向，并可导致瘢痕组织方向的运动限制。这一原理通常对维持眼球居中很有用，详细讨论见第 28 章第二节（视频 28-1）。

七、眼眶固定

直肌断腱并固定在眶壁是破坏性最小的、可永久性消除眼肌功能，并且可逆的眼肌减弱术[13]。眼眶固定术可通过系带效应，产生眼球向该肌肉作用方向的主动运动限制。这种手术最常应用于第 Ⅲ 对脑神经麻痹，通过外直肌的眼眶固定术治疗缺乏内直肌功能的大角度外斜视。也可用于伴有协同分开或严重上、下射的 Duane 综合征（见第 15 章），以及严重的眼眶纤维化（见第 5 章第五节，病例 2）。

通过常规技术，经角膜缘或穹隆切口暴露和分离外直肌（见第 23 章）。不可吸收缝线缝扎肌肉止点，并将肌肉离断（框 33-1）。切开外侧眶缘的软组织，将外直肌缝合到骨膜上。然后将软组织（眶骨膜）靠近外直肌缝合，以防止再次与眼球粘连。

将切口边缘的上下肌间膜缝合在颞部巩膜上会增加额外屏障避免外直肌与眼球粘连。精细的、无反应性、不可吸收缝线，如 7-0 缝线可有助于减少粘连，并降低外直肌间接与巩膜再黏连的风险。

外直肌在眶骨膜的位置越靠前，缰绳效应越明显，由此产生的内漂移也就越大。如果外直肌因之前的后徙术而过于紧张，则可将其置于眶缘后方，但应尽可能靠前缝合，以产生最大的内收效应（视频 33-2）。

参考文献

[1] Elliott RL, Nankin SJ. Anterior transposition of the inferior oblique. J Pediatr Ophthalmol Strabismus. 1981; 18(3):35–38

[2] Santiago AP, Isenberg SJ, Apt L, Roh YB. The effect of anterior transposition of the inferior oblique muscle on ocular torsion. J AAPOS. 1997; 1(4):191–196

[3] Cuppers C. The so-called "fadenoperation" (surgical considerations by welldefined changes of the arc of contact). In: Fells P, ed. The 2nd Congress of the International Strabismological Association. Marseille, France: Diffusion Generale de Libraire; 1976:395–400

[4] Scott AB. The faden operation: mechanical effects. Am Orthopt J. 1977; 27: 44–47

[5] Alio JL, Faci A. Fundus changes following faden operation. Arch Ophthalmol. 1984; 102(2):211–213

[6] Lyons CJ, Fells P, Lee JP, McIntyre A. Chorioretinal scarring following the Faden operation. A retrospective study of 100 procedures. Eye (Lond). 1989; 3(Pt 4):401–403

[7] Clark RA, Isenberg SJ, Rosenbaum AL, Demer JL. Posterior fixation sutures: a revised mechanical explanation for the fadenoperation based on rectus extraocular muscle pulleys. Am J Ophthalmol. 1999; 128(6):702–714

[8] Clark RA, Ariyasu R, Demer JL. Medial rectus pulley posterior fixation is as effective as scleral posterior fixation for acquired esotropia with a high AC/A ratio. Am J Ophthalmol. 2004; 137(6):1026–1033

[9] Ludwig IH, Clark RA, Stager DR, Sr. New strabismus surgical techniques. J AAPOS. 2013; 17(1):79–88

[10] Clark TY, Clark RA. Medial rectus pulley posterior fixation for esotropia with a high AC/A ratio. J AAPOS. 2017; 21(1):63–63.e1

[11] Ludwig IH, Brown MS. Strabismus due to flap tear of a rectus muscle. Trans Am Ophthalmol Soc. 2001; 99:53–62, discussion 62–63

[12] Ludwig IH, Brown MS. Flap tear of rectus muscles: an underlying cause of strabismus after orbital trauma. Ophthal Plast Reconstr Surg. 2002; 18(6): 443–449, discussion 450

[13] Morad Y, Kowal L, Scott AB. Lateral rectus muscle disinsertion and reattachment to the lateral orbital wall. Br J Ophthalmol. 2005; 89(8):983–985

第 34 章 小角度斜视的微小手术和分室手术
Mini-Procedures and Compartmental Surgery for Small Angle Strabismus

Irene H. Ludwig 著

韦 严 译

摘 要

在某些情况下，斜视角度太小，完全的肌肉后徙或截除术可能会导致过度矫正，但患者的症状又需要进行手术干预。微小手术可矫正小角度的斜视，且过矫的风险小。有些手术创伤很小，可在诊室内进行。

微小的肌肉加强术包括有斜角截除和微小折叠术。减弱术包括多肌肉切开术、斜角后徙、分级部分直肌断腱术、微小断腱术和边缘切开术。

关键词

多肌肉切开术，分级部分断腱术，微小折叠术，微小断腱术，斜角截除术，斜角后徙术，边缘切开术，边缘断腱术

一、概述

有小角度斜视但不常戴眼镜的患者不易接受戴三棱镜。患者的症状常令人不安，并影响生活。许多老年患者不能耐受进入手术室的压力和风险，尤其是全身麻醉手术。微小手术只需对眼球进行少量操作，即可产生较弱的手术效果。有些手术可在诊室里表面麻醉下进行，有些可在手术室局部麻醉下操作。

二、肌肉移位的矫正

随着年龄的增长和胶原的丢失，可逐渐出现眼外肌的移位。最常受累的眼肌是外直肌，老年人会出现外直肌的下垂，导致分开不足型内斜视。尽管微小手术暂时有用，外直肌上移位联合斜角

截除术可以通过上提下垂的肌肉起到一定的效果，但最好采用第 19 章和第 30 章详述的肌肉固定术，这种术式可从病因上起到矫正斜视的作用。此外，这种类型斜视通常有小的垂直旋转成分，也可以通过简单地恢复眼肌路径来矫正。

三、加强手术

1. 诊室内加强手术 - 微小折叠术　Wright 将这种微小折叠术发展为一种简单的诊室内操作，加强一条垂直或水平直肌平均可矫正 5.5～9PD 的垂直或水平斜视（图 34-1）[1]。仅进行了微小折叠术平均可矫正 5.5PD 的斜视，若此前曾进行过拮抗肌减弱手术，则平均可矫正 9PD 的斜视。眼球滴用局麻药利多卡因凝胶，然后滴用局麻药丁卡因、2.5% 苯肾上腺素和抗生素溶液。在直

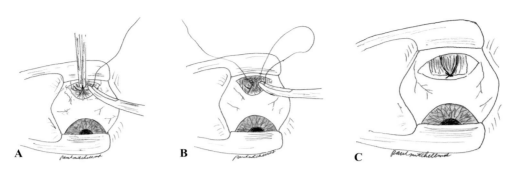

▲ 图 34-1　**Wright** 的微小折叠术

A. 缝合线穿过肌止点后 5mm，宽 3～4mm 的肌肉组织。B. 线结系于肌肉表面，针尖穿过肌止点前方中央区的巩膜。C. 缝线在巩膜上打结，将肌肉折叠

肌止点处做结膜切口，清除肌止点前 2mm 巩膜上疏松的结缔组织。有齿镊夹住眼球，向肌肉作用力的反方向旋转，以到达肌肉的后部位置。结膜切口延伸至肌肉止点后 6mm 处，并用 0.5mm 的有齿钳夹住肌止点后 5mm 的肌腹，需包含 3～4mm 宽的肌肉组织。用镊子提起肌肉，并用 6-0 聚乳酸缝合线穿过中央 3～4mm 宽的肌肉组织，避开睫状前血管。在中央肌腹处打结，并缝合至肌止点前方 0.5mm 处的巩膜上，折叠中央区域的肌肉。结膜用可吸收缝线封闭。Wright 建议将一条或多条眼外肌的微小折叠术与拮抗肌的微小断腱术（见下文）分阶段结合起来，以矫正较大角度斜视或复发性斜视。

2. 手术室内的加强手术 – 斜角截除术　作者发现小角度的截除术有助于矫正小角度斜视，其中只需进行少量加强术（图 34-2，视频 34-1 和视频 34-2）。在内直肌的下半部分手术时，特别有助于治疗集合不足，可单独进行（如果视远时眼球正位）或联合外直肌后徙术（若视远有明显外斜视）。与完全截除术相比，其优点是减少了对组织的损伤，从而减少了不适感和眼部肿胀，同时保留了一半的睫状前血管。保留一半正常的肌止点，可降低异常愈合的影响，如延伸瘢痕。斜角截除术也会产生小角度的肌腹移位效应，有助于矫正肌肉移位（见第 19 章）。例如，当外直肌下垂时，在肌肉上缘进行斜角截除可有助于上提肌腹，差异性截除上部肌纤维。另一个潜在优势是，斜角截除术可单独在一个肌肉分室手术，从而有针对性地矫正独立分室的肌肉无力（见第 4 章）。尽管斜角截除术在某种程度优于全宽度截

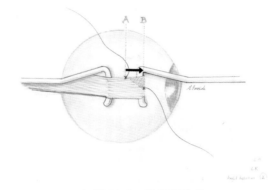

▲ 图 34-2　**斜角截除术**

缝合线从肌止点的中心穿入，A 点穿出肌肉。截除阴影区域内的三角形组织，通过将 A 点移动到 B 点（箭）将肌肉前提回原肌止点

除术，但进行大于 5mm 的截除术是不切实际的，因此通常截除量为 3～5mm。

如第 23 章所述，通过穹隆切口分离直肌。用两个斜视钩将肌肉展开，分离需截除部分的肌肉。从肌止点处测量所需截除的量，将带有 S-29 针的 6-0 聚乳酸缝线穿过该部分肌肉。例如，若行上角截除术，缝线置于肌肉上极肌止点后 5mm 处，以直线穿过，并成一定角度，到达肌止点的中点。在缝合线进入和穿出肌肉的两端锁紧肌肉，用 Westcott 剪刀截除缝合线远端的小块楔形肌肉组织。将 0.5mm 锁定镊子放置在肌止点上，然后同其他截除术一样，将肌肉缝合回原肌止点。

四、减弱手术

1. 诊室内的减弱手术，分级直肌断腱术　Scott

设计了断腱术 / 肌肉切开术，可在诊室内根据斜视角度调整肌腱切开的长度[2, 3]。其他学者也证实了其有效性[4, 5]。

使用表面麻醉剂，并进行标准结膜切口。斜视钩勾取眼外肌，分离 Tenon 囊以暴露肌止点。使用 Westcott 剪刀在肌止点处进行 60% 的全层肌腱切开，再次测量眼位。如果仍存在斜视，肌腱切开术最大可增加至肌腱宽度的 90%。

中央区微小断腱术：Wright 医生提出了中央区的微小断腱术，患者的眼球滴局部麻醉药，并用局部苯肾上腺素（2.5%）收缩结膜血管[6]。用 0.75mm Wright 肌腱切开钳，通过完整的结膜抓住中央肌腱，下直肌位于角膜缘后方 8～9mm，内直肌位于角膜缘后方 7～8mm（图 34-3）。将眼球左右移动，以确保肌腱已用镊子固定，然后将肌腱提离眼球，用钝的 Westcott 剪刀将肌腱切开 3～4mm（图 34-4）。放开肌腱并进行检查（图 34-5）。如果肌腱切开不是 3～4mm 宽，可以重复上述操作。如果第一次手术未完全矫正眼位，则可在同一天对另一只眼睛进行同样操作。

2. 手术室进行的减弱手术

(1) 多肌肉切开术：作者偏爱的微小减弱手术是"多肌肉切开术"（图 34-6，视频 34-3）。这种术式已应用近 20 年，通过在直肌远端 6～7mm 的肌纤维上做多个微小的交错放松切口，矫正

2～4PD 的水平或垂直斜视。当有眼肌纤维化改变时，这种术式最常应用于内直肌和下直肌。当矫正大角度的水平斜视时，这种术式可同期矫正小角度的垂直斜视，反之亦然。它也被成功地应用于双下直肌，若外旋转程度较小，可矫正向下注视时的 V 征，并可联合双侧内直肌后徙术矫正鼻窦相关的斜视（见第 13 章）。这种手术的优点是不会改变肌止点或肌肉走行，也不会增加将来做肌肉减弱手术的难度。

通过标准穹隆切口分离肌肉（见第 23 章），并用两个斜视钩将肌肉展开。无须、也不建议清

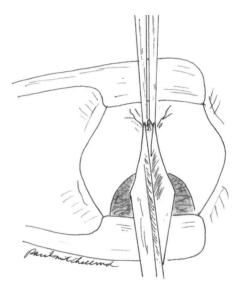

▲ 图 34-4　中央微小断腱术
镊子内的组织用 Westcott 剪刀切开

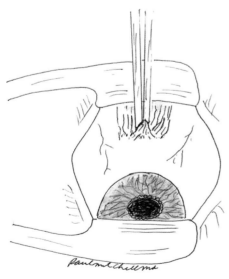

▲ 图 34-3　中央微小断腱术
通过完整的结膜抓住中央肌腱

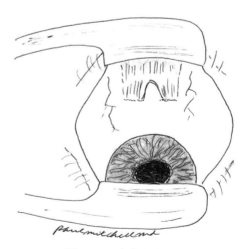

▲ 图 34-5　中央微小断腱术
放开中央区肌腱并使之回退

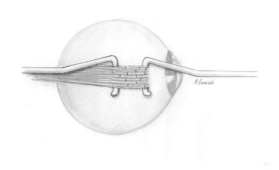

▲ 图 34-6　多肌肉切开术

交叉阴影线表示通过肌肉纤维束的交错小切口

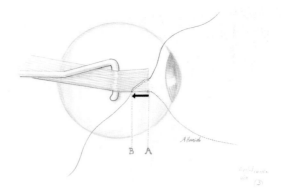

▲ 图 34-7　斜角后徙术

缝合线穿过一半的肌止点，在这个病例中是位于下方。断开肌腱的下半部分，将肌肉以斜角的方式缝合到巩膜上，将点 A（原肌止点的下极）移动到点 B（通常在原肌止点后 3～5mm）

除肌肉止端或表面的囊膜。从肌止点到远端大约 6～7mm 的距离，使用尖头 Westcott 剪刀以交错的方式在肌纤维上做大约 10 个切口，每个切口 1mm。助手必须小心，拉钩不要过紧，避免出现撕裂眼肌的风险（见第 5 章和第 29 章），手术医生也应尽可能避免损伤肌肉肌腱的连接。当助手感觉到眼肌轻微放松时，该手术操作完成。

(2) 斜角后徙术：当斜视角度太小不适合做完全肌腱后徙术时，可使用斜角后徙术，该术式有斜角截除术相同的结构、血管和分室优势（如上所述）。一个斜角的后徙可矫正 2～4PD 的斜视。选择将哪个角进行后徙会影响肌肉的移位，如同斜角截除术，可增加外科医生的选择优势。

肌肉分离和后徙技术与经典后徙术相同（见第 23 章），不同之处在于只后徙一半的肌止点，缝线在巩膜上的位置与肌止点成一定角度（图 34-7）。通过穹隆切口勾取肌肉，并用斜视钩固

定。仅需清除覆盖肌止点表面的部分筋膜组织。带有 S-29 针的 6-0 聚乳酸缝线穿过需后徙的部分肌腱，在入口和出口处打结固定。将这部分肌腱断腱，并后徙（通常 3～5mm），并使用 Parks 的"交叉缝线"技术，将缝线置于肌止点的中点和标记位置之间的连线上（视频 34-4）。

(3) 边缘断腱和边缘肌肉切开术：边缘肌肉切开术是一些外科医生使用的术语，用来描述直肌的一个或两个角的小部分断腱，以产生轻微的放松效果。在概念上类似于分级部分直肌断腱术（见上文），但尺度要小得多。可更准确地称为"边缘断腱术"。从历史发展的角度看，边缘肌肉切开术是一种肌肉破坏性手术，它切开肌腹组织而不是肌止点，可导致肌肉纤维化和限制性斜视[5, 7-9]。这种手术已基本被放弃。

参 考 文 献

[1] Leenheer RS, Wright KW. Mini-plication to treat small-angle strabismus: A minimally invasive procedure. J AAPOS. 2012; 16(4):327-330

[2] Scott AB. Graded rectus muscle tenotomy for small deviations. In: Proceedings of the Jampolsky Festschrift. San Francisco, CA: The Smith-Kettlewell Eye Research Institute; 2000:215-216

[3] Scott AB. Graded rectus muscle tenotomy. Arch Chil Oftal. 2006; 63:127-128

[4] Chaudhuri Z, Demer JL. Graded vertical rectus tenotomy for small-angle cyclovertical strabismus in sagging eye syndrome. Br J Ophthalmol. 2016; 100(5):648-651

[5] Yim HB, Biglan AW, Cronin TH. Graded partial tenotomy of

vertical rectus muscles for treatment of hypertropia. Trans Am Ophthalmol Soc. 2004; 102: 169-175, discussion 175-176

[6] Wright KW. Mini-tenotomy procedure to correct diplopia associated with small-angle strabismus. Trans Am Ophthalmol Soc. 2009; 107:97-102

[7] Gibson GG. Marginal myotomy; analysis of twenty-two cases. Arch Ophthalmol. 1947; 37(2):175-181

[8] Kennedy JA. Marginal myotomy of the medial rectus. Arch Ophthalmol. 1970; 84(5):625-626

[9] Parks MM, Kennedy JA. Marginal myotomy. Arch Ophthalmol. 1971; 85(5): 639-640

第 35 章　转位术
Transpositions

Irene H. Ludwig　Lionel Kowal　著

韦 严 译

摘　要

眼外肌转位术是通过改变肌止点位置，调整肌肉作用方向。转位手术通常用于治疗脑神经麻痹导致的斜视，也可用于治疗单侧斜视手术后的继发偏斜和较大角度的原发偏斜。转位术的效果可通过加强缝线来增强，在改变肌止点位置的同时移动肌腹（和 Pulley 鞘的位置）。加强缝线可以降低肌止点移位所致的不必要的旋转效应。在转位前截除部分肌肉是增强转位效果的另一种方法。

劈开肌肉的转位手术可保留一半的直肌止点及睫状血管，从而降低眼前节缺血的风险，但劈开肌肉转位手术可能会导致过度的纤维化，或瘢痕移行回原肌止点处而降低疗效。据报道，单条眼外肌转位术与双条平衡的拮抗肌转位术效果相当，而术后旋转斜视的风险更小。在麻痹肌肉对侧，向已出现纤维化改变的拮抗肌肉内注射肉毒素是另一种增强转位手术效果的方法，同时也可最小化眼前节缺血风险。

关键词

直肌全肌腱转位，垂直肌转位，水平肌转位，前转位术，上斜肌转位，Hummelsheim 手术，Jensen 手术，Nishida 转位术，加强缝线

一、概述

眼肌转位的定义是通过改变其肌止点的位置，而改变作用力的方向[1]。这与标准斜视手术不同，在标准斜视手术中，肌肉的作用力增强或减弱，但作用方向不变。例如，垂直直肌的水平移位可增加该肌肉水平方向的作用力，水平直肌的垂直移位将会增加垂直方向的作用力（视频35-1，视频35-2）。与肌腹移位术不同，后者可能会对肌肉的作用模式产生影响（见第19章和第30章）。当直肌在其作用方向上没有作用力时，就需要进行眼肌转位手术。最常用于治疗完全性第Ⅲ和第Ⅵ对脑神经麻痹、Duane 综合征和无法

恢复的肌肉丢失。当斜视角度较大，且手术仅限单眼时，转位术也有助于同时矫正次要偏斜。例如，当盲眼有大角度的外斜视和较小角度的下斜视时，可进行正常的水平直肌手术联合双水平直肌的上移位术（视频35-2）。

肌止点的转位术可能会产生明显的旋转效应，若患者术前就有旋转斜视，这可能对患者有利。联合肌止点转位与肌腹移位（加强缝线）可能会抵消肌止点转位的旋转效应，因为肌止点转位的旋转作用与肌腹再定位的作用方向相同，而效应相反（见第11章，表11-1）。同时转位两条拮抗的垂直或水平直肌可以抵消其旋转效应，前提是每条眼肌与受体眼肌的距离相同（使用不可

吸收缝线有助于防止不对称愈合）。在联合转位时，同时后徙或截除两条眼肌中的一条也可能会改变其旋转平衡（视频 35-2）。

所有转位术均建议使用非吸收性缝线，因为这些属于"主动"程序（见第 5 章第二节）。下斜肌和上斜肌的转位也会改变其作用方式，这可以创造性地用于矫正斜视。

二、直肌完全转位术

1. 上下直肌联合转位术　本节将介绍上直肌的颞侧转位术，但该技术同样适用于下直肌以及上直肌和（或）下直肌的鼻侧转位。

手术开始前，先在 12 点钟和 6 点钟位置的角膜缘位置，用标记笔点"Holmes 点"，以便监测（或逆转）手术导致的旋转，尤其是使用后固定缝线时[2]。

在断腱后，将上直肌扎成一束，并缝合到外直肌的上缘。这种方法可以更好地获得上直肌和下直肌联合转位术的对称效果（图 35-1 和图 35-2）。有些外科医生更喜欢将肌止点展开，将上直肌的鼻侧束缝合到原上直肌止点的颞侧，将上直肌的颞侧束缝合到外直肌止点的上缘。这通常被错误地称为恢复"Tilaux 螺旋"。但原上直肌止点的颞侧（在断腱前）距离角膜缘的位置通常较缝合后的外直肌上缘靠后几毫米，因此该技术并没有遵循原螺旋（图 35-3）。

另一种直肌完全转位的方法是将转位直肌的止点在缝合线上展开，从而保持其正常宽度。鼻

侧缘缝合靠近麻痹的外直肌止点，颞侧缘缝至外直肌的上缘肌止点后相应的距离处。该方法在技术上更具挑战性，但会产生更大的颞侧移位，是作者首选的方法（图 35-4，视频 35-1）。

2. 联合内、外直肌垂直转位　内直肌和外直肌的垂直转位可治疗垂直斜视，手术技术与垂直肌的水平转位术相同，只是目标位置是薄弱的上直肌或下直肌止点处。下文所述的用加强缝线或截除术增加转位效果的技术，也同样适用于此处（视频 35-2）。

3. 单条直肌完全转位术　单条直肌完全转位术的手术技术与联合直肌转位术相同。第 18 章讨论了单条直肌转位术的优缺点。

4. 上斜肌转位术治疗第Ⅲ对脑神经麻痹　完全性第Ⅲ对脑神经麻痹的传统治疗包括同侧上斜肌断腱（上斜肌通常会由于长期外斜视而绷紧）并重新缝至内直肌止点的上缘。这会导致明显的

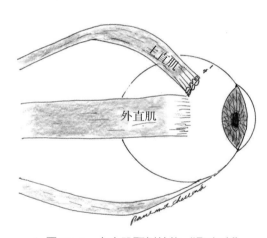

▲ 图 35-2　上直肌颞侧转位，"聚束法"

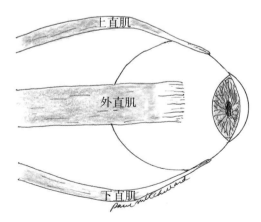

▲ 图 35-1　转位前眼外肌的矢状面侧视图

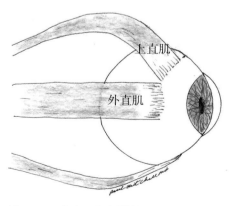

▲ 图 35-3　上直肌颞侧转位，"Tillaux 螺旋法"

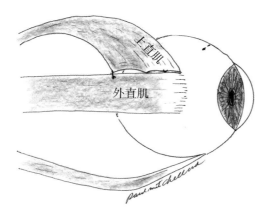

▲ 图 35-4 上直肌颞侧转位，将上直肌的鼻侧缘靠近外直肌的上极，沿着外直肌的上极展开肌止点，并联合加强缝线

缰绳效应，治疗外斜视和下斜视，可截除部分上斜肌的肌腱以增强缰绳效果。但手术效果多变，并可导致不美观的上斜视。

三、肌肉劈开转位术

为了降低眼前节缺血的风险，发展了肌肉劈开转位术（见第 7 章）。在联合转位术中，仅转位每条直肌的一半，这样会保留一半的睫状循环，可以预防眼前节缺血的并发症。然而，纵向劈开肌腱和肌肉的问题在于，机体有很强的自我愈合趋势，会将分开的一半肌肉重新愈合在一起，这会导致转位的一半肌腱逐渐恢复至原来的肌止点。这会导致严重的纤维化，是影响手术成功率的主要原因。将布比卡因注射到麻痹或轻度麻痹的肌肉中会有同样的纤维化结果，对眼睛的作用力和创伤更小（见第 6 章和第 31 章）。然而，一些著名的斜视专家在特定情况下支持这种手术。

1. Hummelsheim 手术　Hummelsheim 手术通常用于治疗完全性第 Ⅵ 对脑神经麻痹，需联合行内直肌的后徙术。将上直肌和下直肌的颞侧 4～5mm 肌肉断腱，并重新缝合至外直肌的上、下缘。手术效果可以通过截除 4mm 转位的肌肉来增强。对于完全的内直肌麻痹，上直肌和下直肌的鼻侧 4～5mm 被截除，并重新缝合至内直肌的上、下缘。鼻侧转位的效果可通过截除 5mm 转位的肌肉来增强。

2. Jensen 手术　Jensen 手术通常用于治疗完

全性第 Ⅵ 对脑神经麻痹，需联合行内直肌的后徙术。上直肌、外直肌和下直肌用虹膜钩分开，在肌止点后 8～10mm 处用不可吸收的缝线将相邻的一半肌肉缝扎，直到相邻的肌肉边缘相交。监测远端肌肉的颜色，以避免明显的发白（被认为是缺血），松开套索，直到肌肉发白消失。

3. Nishida 转位术　Nishida 转位术联合内直肌后徙术是治疗完全性第 Ⅵ 对脑神经麻痹的"新成员"[3]。非吸收性缝线缝扎上直肌（随之是下直肌）的颞侧缘，肌止点后 8mm 处，不需劈开肌肉，并将其缝至垂直肌和外直肌之间的中点，角膜缘后 12mm 处。这项技术已有一些研究论文和演示引起广泛关注，期待未来有更多的成果发表。

4. 外直肌劈开转位至内直肌　最近，波士顿的斜视专家小组和其他医生将外直肌劈开并转位至内直肌处，治疗复杂的第 Ⅲ 对脑神经麻痹，很快受到广泛关注[4, 5]。清除外直肌与肌间膜之间的结缔组织，至少分离至肌止点后 15mm 处。然后，将肌腱和肌肉纵向分开至肌止点后 15mm。然后使用不可吸收缝线以标准方式缝合上半和下半部分肌束，并将其断腱。肌腱的上半部分穿过 Gass 钩（Katena）的孔，并用钩将半束肌肉穿过上直肌和上斜肌的下方，将这半束肌肉尽可能向后推，缝至尽量靠近内直肌止点上缘（后 1mm）处。对下半部分肌束重复此操作，下半部分穿过下直肌和下斜肌的下方，并缝至内直肌止点下缘 1mm 处。有时需要在术中调整半束肌腱的位置以维持眼球正位（见第 18 章第三节）。

四、斜肌转位术

下斜肌前转位、下斜肌鼻侧转位和上斜肌的全肌腱前徙都可改变肌肉的作用模式，因此被视为转位术。下斜肌前转位和下斜肌鼻侧转位在第 8 章和第 25 章中讨论。上斜肌的全肌腱前徙术在第 9 章和第 26 章讨论。

五、转位效应的增强

后固定加强缝线和转位前的肌肉截除术是

增强转位效果的有效方法 [6-8]。尽管后固定技术更受欢迎，但这两种技术的转位效果似乎没有什么差别。然而，后固定缝线法减弱了肌止点移位的旋转效应，因此在设计手术时应牢记这种差异。

1. 加强缝线　后固定缝线可增强直肌转位的效果。如在上直肌转位（SRT）中，不可吸收缝线固定上直肌的颞侧 1/3，肌止点后 7mm；可在断腱前先预置缝线。缝合至外直肌的相邻边缘，也可以缝合至外直肌上缘的巩膜上。这种方法改变并增强了上直肌转位的外转作用（图 35-4，视频 35-1 和视频 35-2）。

2. 转位前的肌肉截除　任何直肌转位的效果可以通过 4mm 或 5mm 的截除术来增强（视频 35-2）。转位前的截除技术与第 23 章所述的经典截除技术相同。

六、外直肌转位至外侧眶缘

直肌断腱后固定在眶壁上是永久性消除肌肉功能的破坏性最小的方法。通过缰绳效应，主动限制眼球向该肌肉作用方向运动。

以标准方式分离外直肌（见第 23 章），在肌止点处预置不可吸收缝线后断腱。切开眶外侧缘表面的软组织，将外直肌缝合至眶骨膜上，并将相邻的软组织缝合覆盖外直肌，以防止其粘连回眼球。上下肌间膜的切缘用 7-0 缝线在颞侧巩膜上缝合，以提供附加的屏障防止外直肌黏连至眼球。

将外直肌的位置向前移动到眼眶边缘会增加转位术的缰绳效应，并会导致眼球向内偏斜（见第 33 章第七节，视频 33-2）。

七、肉毒素

可在转位手术的同时将肉毒素注射到麻痹肌肉对侧挛缩的拮抗肌。这种肌肉的暂时性瘫痪有助于拉长肌肉，避免行肌肉后徙术。也可以使转位肌肉发生无对抗性的愈合和强化，提高转位术的成功率。第 6 章和第 31 章对此进行了讨论。

参 考 文 献

[1] Miller JM, Demer JL, Rosenbaum AL. Effect of transposition surgery on rectus muscle paths by magnetic resonance imaging. Ophthalmology. 1993; 100(4): 475–487

[2] Holmes JM, Hatt SR, Leske DA. Intraoperative monitoring of torsion to prevent vertical deviations during augmented vertical rectus transposition surgery. J AAPOS. 2012; 16(2):136–140

[3] Muraki S, Nishida Y, Ohji M. Surgical results of a muscle transposition procedure for abducens palsy without tenotomy and muscle splitting. Am J Ophthalmol. 2013; 156(4):819–824

[4] Shah AS, Prabhu SP, Sadiq MA, Mantagos IS, Hunter DG, Dagi LR. Adjustable nasal transposition of split lateral rectus muscle for third nerve palsy. JAMA Ophthalmol. 2014; 132(8):963–969

[5] Aygit ED, İnal A, Ocak OB, et al. Simplified approach of Gokyigit's technique for complete cranial nerve third palsy. Int Ophthalmol. 2019; 39(1): 111–116

[6] Foster RS. Vertical muscle transposition augmented with lateral fixation. J AAPOS. 1997; 1(1):20–30

[7] Velez FG, Foster RS, Rosenbaum AL. Vertical rectus muscle augmented transposition in Duane syndrome. J AAPOS. 2001; 5(2):105–113

[8] Akar S, Gokyigit B, Pekel G, Demircan A, Demirok A. Vertical muscle transposition augmented with lateral fixation (Foster) suture for Duane syndrome and sixth nerve palsy. Eye (Lond). 2013; 27(10):1188–1195

第四篇
总　结
Conclusion

第 36 章 斜视手术展望
Imagining the Future of Strabismus Surgery

Irene H. Ludwig　Joel Miller　著
韦 严 译

摘 要

我们已经在斜视的外科矫正方面取得了长足的进步，但更多是在水平斜视方面。在不久的将来，自动化测量眼位和融合功能的设备将问世。自动化三棱镜适应的设备也不需等待太久。高分辨率磁共振成像（MRI）联合自动化眼位测量可有助于个体化设计手术方案。纳入患者的胶原含量和伤口愈合数据将进一步增加手术结果的可预测性和稳定性。未来还可能开发出新的材料和装置，用于修复和替换创伤组织，恢复瘢痕性、限制性斜视的眼球运动。针对性的控制伤口愈合过程可降低纤维化和角化过度的并发症，如延伸瘢痕、瘢痕迁移和其他愈合不良结果。眼眶结缔组织和肌间带的解剖学研究已引领了斜视手术方式的发展，随着斜视专家的不断尝试，必将有更多的研究结果面世。

关键词

眼肌 Pulley，眼肌成像，眼球跟踪器，三棱镜适应，眼肌分室，胶原分型，斜视手术的伤口愈合，新的斜视手术技术，斜视测量的进展，斜视诊断的进展

一、概述

斜视领域正进入一个令人兴奋的新阶段。对眼眶壁支撑结构和结缔组织 Pulley 重要性的认识，转变了传统眼肌解剖和功能的研究模式，进而开发了斜视治疗的新方法。这些新概念贯穿全书。我们能为未来设想哪些可能性？

二、自动化诊断和设计手术

我请 Robert Clark（见第 4 章）分享他对斜视手术未来的展望。他的概念是独特的，与我的不同，所以在下面的框中以他自己的话呈现。

> **著者按语**
> 我的目标不是创建一个计算机化的系统——我认为这不需我的帮助。我的目标是确定自动化系统应该捕获哪些重要的测量值，以提高诊断和治疗的精确度。我可以想象有一天，一位患者进入你的诊室，先让其戴一套智能护目镜。当你走进诊室的时候，智能护目镜会把所有眼球运动的数据上传到你的平板电脑上，且人工智能已经提供了诊断。基于诊室的技术（如光学相干断层扫描术和超声波）将进行成像，以确定旋转轴和眼外肌的位置。在与患者相处的短暂时间内，您将快速的验证

上述结果，无须进行遮盖测试，只需检查原在位斜视度和有无眼球运动限制。您输入眼位，并根据患者每条眼外肌的作用力，个性化设计需要处理的肌肉以及手术量。您点击"发送"，患者将收到一份临床检查数据和您的建议，患者及家属将决定是否进行手术。您检查一位患者的总时间将少于 5min。其他未来的可能性是我们已经讨论过的，直接对 Pulley 进行手术，从而取代眼外肌止点手术，以及根据可产生最佳效果的确切分室进行部分或分室眼肌手术。

1. 基于眼球追踪的斜视诊断技术　斜视诊断的智能护目镜已被研发出来。以色列创新型公司 Novasight 在 2018 年国际斜视协会和美国小儿眼科和斜视协会联合会议上展示了这个系统，称为 Eyeswift [1]。该公司对这个系统的描述将在下面的方框中显示。

> 著者按语
>
> 测量眼位偏差有时对婴儿、幼儿和儿童来说是一项挑战。目前的金标准遮盖测试要求检查者在遮盖和去遮盖时观察眼球的运动。然而，由于检查者自身和检查者间的变异性以及患者的变异性，本试验的差异性较大 [1-4]。此外，斜视角度也会随时间而变化 [5]。准确、主观、易于多次重复的自动化测量可以提高测量精度，从而显著降低测试结果的可变性。
>
> 一个新开发的基于眼球追踪的系统旨在客观地测量显性和隐性的斜视。眼球追踪器使用先进的图像处理和数学算法，从瞳孔的视频图像中实时监测注视点，有很高的精确度。用近红外照明在角膜的瞳孔区创建反射图案，并用红外照相机探测反射区。从而，眼动追踪器可以像眼科专家一样监测眼球运动，且精确度更高。
>
> 新系统包含专用的同步液晶眼镜（liquid crystal glasses，LCD），可遮盖眼球，并进行单眼的交替遮盖试验（即单目或双目

观察），类似于传统的遮盖试验。与传统的遮盖试验相比，遮盖和未被遮盖的眼球位置都可被连续地记录，并整合计算确切的斜视角度。受试者戴测试用 LCD 眼镜，并观看一段短视频。执行测试不需要语言技能，也不需要依赖患者的高度配合进行初始校准，因此适合于 1 岁以下的婴儿。使用快速、客观和准确的算法，该系统可同时发现并测量显性和隐性斜视的角度和方向，以及双眼视功能的其他情况，如融合储备（集合和分开），从而能够在缺乏其他设备的情况下进行视能评估，大大提高诊室效率。新开发的仪器已成功应用于临床，在成人和儿童患者中进行了临床试验 [6]。

2. 自动化三棱镜适应试验　如上所述，自动化智能护目镜系统可用于诊室内的三棱镜自适应（见第 2 章），该试验是一项非常有用但耗时的测试。由于目前诊间访视的保险补偿机制，不能激励斜视医生投入额外时间进行三棱镜适应。自动化过程将是一项改变现状的进步。

三、改良的成像技术、直立 MRI、直立手术

第 4 章中描述的高质量磁共振成像技术（MRI）尚未广泛使用。希望这项技术能被更多的中心采用，提高斜视诊断的准确性。

马方综合征患者眼外肌 Pulley 的侧移位，以及改变注视位置时非典型的眼球平移已被证实 [7]。因此，重力可能会导致 Pulley 移位，也会在胶原较弱的斜视患者中起到一定作用，但尚未进行该领域的研究。如果 MRI 能够以直立姿势进行，会揭示这一机制（如果存在的话），并可精确校正。

调整手术床和麻醉方式可允许斜视患者进行直立手术，这项进步会让我们更好地识别和矫正重力相关的 Pulley 移位。

眼外肌扫描分析　Joel M.Miller 博士通过生物力学模型预测了眼外肌 Pulley 的存在，并在肌肉转位手术前后，通过新的 MRI 分析证实了 Pulley 在

稳定肌肉路径中的作用[8-10]。自那以后，眼眶 MRI 已被应用于许多方面，为了提高其准确性和减少偏差，也对原始技术进行了必要改进。虽然目前仅适用于研究，但这些方法也可能会用于临床。本节的其余部分是 Miller 博士的工作总结。

已有许多研究应用我们介绍的 MRI 图像分析技术[8]评估眼外肌的路径、形状和大小，例如眼外肌 Pulley[9]，以及布比卡因注射导致的肌肉肥大[3]。但是，也有一些研究对 MRI 技术的精确性和客观性提出了质疑。虽然没有方法能保证良好的科学性，但近三十年的经验表明，改进扫描方式可以提高眼外肌定量 MRI 的可靠性。需改进扫描分析的四个方面，以解决可能影响 MRI 定量的错误和偏差[11]。

(1) 垂直于肌肉长轴的扫描平面：分析断层图像中的肌肉，首先要描绘肌肉和其他结构的轮廓来分割感兴趣的区域。所研究对象及其周围组织的高空间分辨率和高对比度对精确分割至关重要。在扫描仪的范围内，将感兴趣的区域（如单眼或双眼）紧密地框定，可最大限度地提高空间分辨率。当在直肌的冠状切面眼外肌与眼眶脂肪对比，而不是在水平直肌的矢状切面与低分辨率的眼球或视神经对比时，可以获得高对比度的图形。

MRI 数据不是各向同性的。最佳的空间分辨率，可能是 1/3×1/3mm，这可在扫描平面中获得，扫描平面通常间隔约 2mm。尽管扫描平面的适当叠加有利于构建多角度的观看，但分辨率会丢失。扫描平面图像中每 1/3×1/3mm 像素代表 2mm 组织厚度的平均 MRI 信号，如果感兴趣的结构在扫描平面中经过该距离时改变位置，会导致影像模糊。这种体积平均法对薄片的影响较

小，但提供的信号较弱，噪声较大。如果细长结构（如眼外肌）在垂直于其长轴的平面上成像，则像素厚度的结构变化很小，平均体积仅对信号强度起作用。即使可以与眼眶脂肪对比，在成像肌肉的纵向视图中，平均体积也会模糊轮廓并扭曲肌肉轮廓。因此，应始终使用准横切面或准冠状面扫描平面对眼外肌进行成像[12]。然而，仍有研究会基于错误的假设，用横切面或矢状切面扫描眼外肌，并认为可提供更直接、完整的图像[13]。实际上，由于平均体积的影响，肌肉的大小，形状和路径都显著依赖于切面的厚度和位置，因此这类图像是不可靠的。

(2) 多重独立分段：即使使用现代扫描仪和横截面定向，也必须手动描绘肌肉轮廓。量化 MRI 扫描需要一定的判断力，控制操作员的偏差也至关重要。神经、血管和致密结缔组织带会扭曲肌肉的外观轮廓，尤其是在眼眶前部，参考已知的解剖结构是有帮助的（图 36-1）。为了研究的准确性，必须获得多个肌肉轮廓的独立判断，最好是获取不知晓实验假设的读片者意见。

(3) 体积和横截面的三维重建：单横截面扫描，即使可精确量化，也很难解释。若肌肉收缩将其较大的横截面移动到所选的扫描平面，会导致肌肉的体积似乎增加了。更好的方法是分成多个切面，并比较包含最大横截面的扫描图形。对于一张完整的图片，必须对整个范围的切面进行分段，如果将一系列完整的扫描图像作为"叠加块"进行分析，则体积计算会出现难以纠正的错误，并且横截面区域需要投影角度校正（图 36-2）。除非测量的目标足够大，可以经受体积平均伪影、投影失真、体积量化误差和切片选择偏差的影响，否则量化眼外肌等细长结构的首选方法是

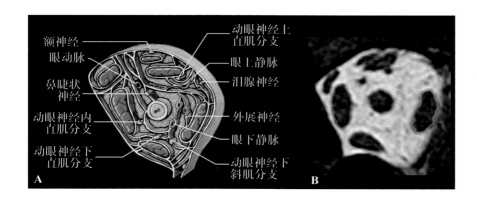

额神经
眼动脉
鼻睫状神经
动眼神经内直肌分支
动眼神经下直肌分支
动眼神经上直肌分支
眼上静脉
泪腺神经
外展神经
眼下静脉
动眼神经下斜肌分支
A
B

◀ 图 36-1　A. 绘制的准冠状位眼眶切面（引自 Dutton JJ, Waldrop TG. Atlas of Clinical and Surgical Orbital Anatomy. Philadelphia, PA: WB Saunders; 1994.）；B. 大致对应的磁共振成像扫描。参考已知的解剖结构有助于将眼肌、结缔组织及血管系统区分开

基于多个准横截面的三维重建技术。根据肌肉轮廓生成环形模型，用平滑曲面拟合环形模型，然后垂直于肌肉长轴重新选择曲面，这项技术简单直接，可以使用许多图像处理软件包来执行（图 36-3）[14]。

(4) 成像至起点：眼外肌的收缩主要反映在后横切面增加，因此将测量延伸至起始点是必要

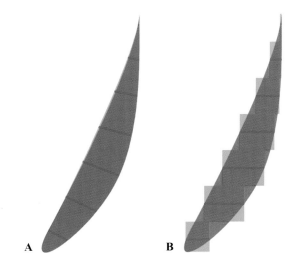

▲ 图 36-2　**A** 和 **B.** 为准确估算体积，可能需要重新分层

的[8]。目前常用的临床扫描仪可以充分显示眶尖部，以肌肉起始点作为固定参考，而不像既往研究中将眼球 – 视神经连接处作为参考点，这为常规获取整个眼眶图形提供了基础。

通常应用两种方法测量肌肉大小。第一个是评估肌肉总体积。肌肉收缩时的总体积基本不变是研究肌肉肥大的主要原则[11]。研究肌肉收缩力的第二个重要指标是最大横截面，可以是最大横截面的纵向位置，研究表明其会随着收缩向后移动[8, 15]。但这些测量结果不只反映在一个 MRI 层面，计算最大横截面附近的多个层面数值会更可靠，也可更好地计算体积并估计位置。也可以通过三维重建计算肌肉路径的中心线。

四、术前胶原分型

通过标准化临床方案，在术前对患者的胶原状态进行分类，有助于斜视手术的诊断、计划和实施。这包含了调查问卷和标准化检查技术。如果能通过简单的术前实验室检查了解胶原强度和愈合能力，会有很大的帮助。

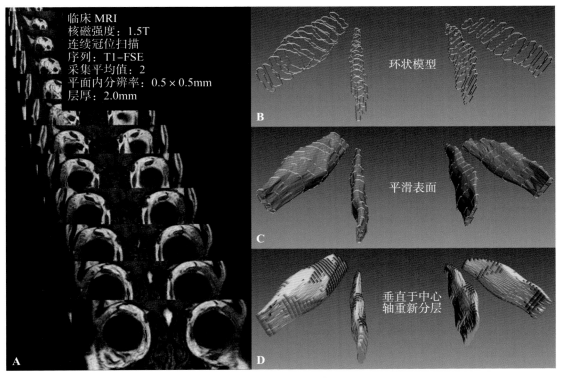

▲ 图 36-3　**重建和重新分层**
用一组连续的准冠状面图像勾勒出水平直肌，组成一个"环状模型"，其表面光滑，可以垂直于肌肉的中心线重新分层

五、再生伤口愈合，生长因子调控

胎儿伤口愈合可使组织恢复到原来的强度、板层分化和功能，而出生后的伤口愈合是360°的过程，会导致瘢痕横穿并破坏组织层。瘢痕组织很少会达到天然胶原蛋白的强度。如果通过调控生长因子或细胞分化，复制胎儿伤口愈合过程，那么再生伤口愈合会产生更有效和可预测的手术结果。

六、新材料

材料科学和生物工程的快速发展会带来更好的材料取代受损的肌肉、肌鞘、肌间层和结膜。现有的计算机技术可以根据预定牙齿的扫描图像，在几分钟内雕刻出一个牙冠。如果将类似技术应用于眼眶骨折修复，就可以扫描骨缺损，并将精确匹配的眼眶植入物嵌入缺损处，表面光滑，无须螺钉。这可以减少眼眶骨折修复手术导致的限制性斜视并发症。

七、新技术

随着眼外肌 Pulley 的解剖学研究，会有更多的技术被开发出来。第 4 章中描述的眼部肌肉的分室功能可能会带动针对特定区域手术的新技术。最近，外斜视患者内直肌板层肌瓣撕裂修复的结果表明，直肌的眶层结构对眼位有显著影响。

直肌眶层组织的前徙能代替截除术吗？眶层组织的后徙，即制作一个板层肌瓣，减少肌肉的运动，可取代肌肉止点断腱术吗？我们能在不损伤肌肉的情况下，重新定位 Pulley 吗？注射技术可用于收紧松弛的 Pulley 而不是肌肉本身吗？将来会有更多……

"教育永远不会结束，沃森。它是一系列的课程，最伟大的课程将在最后。"

福尔摩斯《红圈历险记》
亚瑟·柯南·道尔爵士

参考文献

[1] de Jongh E, Leach C, Tjon–Fo–Sang MJ, Bjerre A. Inter-examiner variability and agreement of the alternate prism cover test (APCT) measurements of strabismus performed by 4 examiners. Strabismus. 2014; 22(4):158–166

[2] Johns HA, Manny RE, Fern K, Hu YS. The intraexaminer and interexaminer repeatability of the alternate cover test using different prism neutralization endpoints. Optom Vis Sci. 2004; 81(12):939–946

[3] Holmes JM, Leske DA, Hohberger GG. Defining real change in prism–cover test measurements. Am J Ophthalmol. 2008; 145(2):381–385

[4] Pediatric Eye Disease Investigator Group. Interobserver reliability of the prism and alternate cover test in children with esotropia. Arch Ophthalmol. 2009; 127(1):59–65

[5] Christiansen SP, Chandler DL, Holmes JM, et al. Pediatric Eye Disease Investigator Group. Instability of ocular alignment in childhood esotropia. Ophthalmology. 2008; 115(12):2266–2274.e4

[6] Yehezkel, O.; Spierer, A.; Oz, D.; Yam, R.; Belkin, M., Wygnanski – Jaffe, T. (2018). An objective rapid system based on eye tracking for eye deviation measurement in children and adults. Presented at the annual meeting of the Association for Research in Vision and Ophthalmology, Honolulu, HI, April 29, 2018. (poster 1024)

[7] Clark RA. The role of extraocular muscle pulleys in incomitant strabismus. Middle East Afr J Ophthalmol. 2015; 22(3):279–285

[8] Miller JM. Functional anatomy of normal human rectus muscles. Vision Res. 1989; 29(2):223–240

[9] Miller JM, Demer JL, Rosenbaum AL. Effect of transposition surgery on rectus muscle paths by magnetic resonance imaging. Ophthalmology. 1993; 100(4): 475–487

[10] Miller JM, Robinson DA. A model of the mechanics of binocular alignment. Comput Biomed Res. 1984; 17(5):436–470

[11] Miller JM, Scott AB, Danh KK, Strasser D, Sane M. Bupivacaine injection remodels extraocular muscles and corrects comitant strabismus. Ophthalmology. 2013; 120(12):2733–2740

[12] Demer JL, Miller JM. Orbital imaging in strabismus surgery. In: RosenbaumAL, Santiago AP, eds. Clinical Strabismus Management. Philadelphia, PA: WBSaunders; 1999:84–98

[13] Lee KM, Lai AP, Brodale J, Jampolsky A. Sideslip of the medial rectus muscleduring vertical eye rotation. Invest Ophthalmol Vis Sci. 2007; 48(10):4527–4533

[14] Amira from the Visualization Sciences Group of FEI is one such image manipulation package

[15] Demer JL, Clark RA. Magnetic resonance imaging of differential compartmental function of horizontal rectus extraocular muscles during conjugate and converged ocular adduction. J Neurophysiol. 2014; 112(4):845–855

附录 A 神经与神经遗传性疾病（章节分布）
Neurological and Neuro/Genetic Disorders

- 重症肌无力：12，20，23
- Arnold Chiari 畸形：5，19
  - 内斜视常见。分开不足少或无——双眼内直肌后徙：23
  - 分开不足伴外直肌 Pulley 移位——外直肌肌肉固定术，上直肌到外直肌 Pulley 鞘膜联结术：19，30
  - 分开不足不伴外直肌 Pulley 移位——双眼外直肌截除：23
- 急性共同性内斜视——标准内斜视手术：23
- 慢性进行性眼外肌麻痹
  - 外斜视很常见，纤维化可能很显著：28，33
- 先天性眼外肌纤维化：28、33
- Moebius 综合征：23
- 帕金森病：
  - 既往通过融合性辐辏幅度得到良好代偿的小角度斜视，因帕金森病而出现症状。可能包括年龄相关的 Pulley 移位（19，30），既往外伤史、可能伴有肌瓣

撕裂（20、29）和鼻窦炎相关的炎症改变（13）。这些斜视对标准手术反应良好，微小手术尤其有效（34）。
- Bielchowsky 现象
  - 下斜肌前转位联合下直肌系带肌瓣手术可同时减少盲眼的向上与向下震颤：33
- Duane 综合征：15
- 眼球震颤：17
- 脑神经麻痹：9，18，26
- 海洛因戒断性内斜视：
  - 标准双眼内直肌后徙术，或单眼内直肌后徙 – 外直肌截除术（单眼手术允许局麻，可能更可取）：23
- 中枢性 skew deviation
  - 如果低位眼外旋，高位眼内旋，低位眼下直肌后徙和高位眼上直肌后徙效果良好：11，23
  - 根据旋转情况，采用下斜肌或上斜肌手术矫正垂直斜视：8，9，23，25，26，33

附录 B　斜视类型（章节分布）
Patterns by Chapter

缩略语

MR. 内直肌；LR. 外直肌：IR. 下直肌：SR. 上直肌；IO. 下斜肌；SO. 上斜肌

- 内斜视
  - 共同性内斜视，不伴字母型
    - 先天性内斜视，调节性内斜视恶化：23
    - 急性共同性内斜视：23
    - 炎症、纤维化：12, 13
    - 眼球震颤阻滞：17
    - 双侧第Ⅵ对脑神经麻痹：18
    - 甲状腺相关眼病：12
    - LR 和 SR 同时肌肉 /Pulley 移位：19, 30
  - V 型内斜视
    - LR 肌肉和 Pulley 移位：19, 30
    - MR 和 IR 纤维化 – 鼻窦相关斜视：13
    - SO 功能不足，SO 先天性位置异常：9, 26
    - 双眼 SO 麻痹：9, 18, 26
    - IO 功能亢进：8, 25
    - 甲状腺相关眼病：12
  - A 型内斜视
    - 原发性内斜视伴获得性 SO 功能亢进：9, 11, 26
    - MR 和 SO 纤维化、炎症：12, 13
    - 眼眶旋转，肌肉移位：4, 19, 30
    - 甲状腺相关眼病：12
  - 非共同性内斜视
    - 第Ⅵ对脑神经麻痹：18
    - Duane 综合征：15
    - 翼状胬肉：14
    - 甲状腺相关眼病、炎症：12, 13
    - 外伤、MR 嵌顿、MR 撕裂：20, 29

- 高 AC/A
  - MR 纤维化：12, 13, 28
  - 眼肌移位：19, 30
  - 调节性：23
  - 眼球震颤：17
- 分开不足
  - LR 移位：4, 19, 30
  - Arnold Chiari 畸形：5
  - 双侧第Ⅵ对脑神经麻痹：18
  - 肌肉损伤、肌瓣撕裂：20, 29
  - 外斜视
- 共同性
  - 先天性或家族性：23
  - 外伤 – 肌瓣撕裂：20, 29
  - 眼眶炎症：12, 13, 28
- 水平非共同性
  - 第Ⅲ对脑神经麻痹：18
  - Duane 综合征：15
  - 眼眶纤维化：12, 13, 28
  - 肌瓣撕裂：20, 29
  - MR 瘢痕延伸：5, 27
  - MR 移位：19, 30
- V 型外斜视
  - IO 纤维化或"功能亢进"：8, 12, 25
  - Pulley 异位：4, 20, 29
  - SO 功能减弱：9, 26
  - 颅缝早闭：4, 19, 30
  - 先天性眼外肌纤维化：12, 28
- A 型外斜视
  - MR 向下移位，Pulley 异位：4, 19, 30
  - 双眼 IR 瘢痕延伸或肌肉滑脱：5, 12,

27，29
- ◆ SO 功能亢进或纤维化：9，12，26
- – 集合不足
  - ◆ MR 移位：19，30
  - ◆ IR 和 / 或 MR 肌瓣撕裂：20，29
  - ◆ 眼眶和 / 或眼肌纤维化：12，28
  - ◆ MR 瘢痕延伸：5，27
  - ◆ 上斜视
- – 共同性
  - ◆ skew deviation：23
  - ◆ 分离垂直性斜视：16
  - ◆ Bielchowsky 现象：25，33
  - ◆ 甲状腺相关眼病：12
  - ◆ 慢性第 Ⅳ 对脑神经麻痹：9，18，26
- – 非共同性
  - ◆ 外展时明显
    - – IR 移位：4，19，30
    - – IR 部分撕脱（肌瓣撕裂）：20，29
    - – SR 纤维化：12，28
    - – 单眼 IR 瘢痕延伸：5，12，27
    - – Brown 综合征或对侧眼 SO 紧张：10，26
    - – Duane 综合征伴对侧眼下射：15
  - ◆ 内收时更明显
    - – SO 异常或功能减弱（如果高位眼可见外旋）：9，26
    - – IO 紧张或功能亢进：8，25
    - – 对侧眼 IR 纤维化（低位眼外旋）：12，13，28
    - – Duane 综合征：15
    - – 分离垂直性斜视：16
  - ◆ 上视时更明显
    - – 既往手术 - IO 前转位：8，25，33
    - – IR 纤维化 / 炎症（对侧眼）：12，13，28
    - – 眼眶骨折所致嵌顿：20，29
    - – SR 移位：19，30
    - – Brown 综合征：10，26
    - – SR 肌瓣撕裂（少见）：20，29
    - – 双上转肌麻痹：35
    - – Duane 综合征：15
  - ◆ 下视时更明显
    - – SO 功能减弱：9，26

- – IR 肌瓣撕裂：20，29
- – IR Pulley（肌腹）移位：19，30
- – SR 纤维化，甲状腺相关眼病：12
- ● 旋转伴上斜视
  - – 高位眼外旋
    - ◆ SO 功能减弱（异常或麻痹）：9，18，26
    - ◆ 同侧 IR Pulley（肌腹）鼻侧移位：19，30
    - ◆ IO 纤维化或缩短：8，25
    - ◆ MR Pulley（肌腹）上移：4，19，30
  - – 低位眼外旋
    - ◆ IR 纤维化：12，13，28
    - ◆ 低位眼 SR Pulley（肌腹）颞侧移位：4，19，30
    - ◆ SR-LR 带功能不足所致的 LR Pulley（肌腹）下移：4，19，20，30
  - – 高位眼内旋
    - ◆ 中枢性 skew deviation：23
    - ◆ IR Pulley（肌腹）外侧移位：12，19，20，29，30
    - ◆ LR Pulley（肌腹）上移：19，30
    - ◆ SR 纤维化：12
    - ◆ 孤立的 IR 功能减弱或完全撕脱 / 丢失：20，29
  - – 低位眼内旋
    - ◆ SO 紧张，Brown 综合征：10，26
    - ◆ MR Pulley（肌腹）下移：4，19，30
  - – 无旋转但伴上斜视
    - ◆ 可能存在平衡的肌肉移位（旋转抵消）：19，30
    - ◆ 肌瓣撕裂：20，29
- ● 旋转不伴上斜视
  - – 外旋
    - ◆ 眼眶旋转（Pulley 异位）：4，11，19，30
    - ◆ 双眼 IO 紧张 / 缩短：8，12，25
    - ◆ 双眼 SO 功能减弱、异常、麻痹，合并双眼 IR 损伤：9，18，20，26，29
    - ◆ 双眼 IR 纤维化：12，13
    - ◆ 双眼 LR Pulley（肌腹）下移：4，19，30
  - – 内旋
    - ◆ 平衡的肌肉移位：11，19，30
    - ◆ SO 纤维化、炎症：9，10，11，12，13，26
    - ◆ 双眼 SR 纤维化：12

索 引
Index